《实用临床药物治疗学》丛书

主任委员　吴永佩　金有豫
总 主 译　金有豫　韩　英

国家卫生健康委医院管理研究所药事管理研究部　组织翻译

APPLIED THERAPEUTICS
The Clinical Use of Drugs

实用临床药物治疗学
精神疾病和物质滥用

第11版

主　　　编　Caroline S. Zeind　Michael G. Carvalho

分 册 主 译　姚贵忠　孙路路

分 册 译 者　（按姓氏笔画排序）

司飞飞　张卫华　陈　超　赵　悦　郭海飞

陶小妹　梁　英　梁　硕　董　敏　程小强

熊玉兰

分册负责单位　北京大学第六医院

首都医科大学附属北京世纪坛医院

人民卫生出版社
·北　京·

版权所有，侵权必究！

图书在版编目（CIP）数据

实用临床药物治疗学. 精神疾病和物质滥用/（美）
卡罗琳·S. 扎因得（Caroline·S. Zeind）主编；姚贵
忠，孙路路主译. —北京：人民卫生出版社，2020.7
　　ISBN 978-7-117-30190-9

　　Ⅰ.①实…　Ⅱ.①卡…②姚…③孙…　Ⅲ.①精神病
-药物疗法②药物滥用-药物疗法　Ⅳ.①R453

　　中国版本图书馆 CIP 数据核字（2020）第 125373 号

人卫智网　**www.ipmph.com**	医学教育、学术、考试、健康，	
	购书智慧智能综合服务平台	
人卫官网　**www.pmph.com**	人卫官方资讯发布平台	

图字：01-2018-6491

实用临床药物治疗学　精神疾病和物质滥用
Shiyong Linchuang Yaowu Zhiliaoxue
Jingshen Jibing he Wuzhi Lanyong

分册主译：姚贵忠　孙路路
出版发行：人民卫生出版社（中继线 010-59780011）
地　　址：北京市朝阳区潘家园南里 19 号
邮　　编：100021
E - mail：pmph @ pmph.com
购书热线：010-59787592　010-59787584　010-65264830
印　　刷：北京顶佳世纪印刷有限公司
经　　销：新华书店
开　　本：889×1194　1/16　印张：16
字　　数：653 千字
版　　次：2020 年 7 月第 1 版
印　　次：2020 年 9 月第 1 版印刷
标准书号：ISBN 978-7-117-30190-9
定　　价：115.00 元
打击盗版举报电话：010-59787491　**E-mail**：WQ @ pmph.com
质量问题联系电话：010-59787234　**E-mail**：zhiliang @ pmph.com

《实用临床药物治疗学》（第11版）译委会

主 任 委 员 吴永佩　金有豫

副主任委员 颜　青

总 主 译 金有豫　韩　英

副 总 主 译 缪丽燕　吕迁洲　樊德厚　蒋学华

分册（篇）主译

第一篇	总论		蒋学华	杜晓冬
第二篇	心血管系统疾病		牟　燕	周聊生
第三篇	呼吸系统疾病		杨秀岭	蔡志刚
第四篇	消化系统疾病			韩　英
第五篇	肾脏疾病		缪丽燕	卢国元
第六篇	免疫失调		张雅敏	徐彦贵
第七篇	营养支持			吕迁洲
第八篇	皮肤疾病		鲁　严	孟　玲
第九篇	骨关节疾病		伍沪生	毛　璐
第十篇	妇女保健		张伶俐	赵　霞
第十一篇	内分泌系统疾病		梅　丹	邢小平
第十二篇	眼科疾病			王家伟
第十三篇	神经系统疾病		王长连	吴　钢
第十四篇	感染性疾病	夏培元	吕晓菊	杨　帆
第十五篇	精神疾病和物质滥用		姚贵忠	孙路路
第十六篇	肿瘤		杜　光	桂　玲
第十七篇	儿科疾病		徐　虹	李智平
第十八篇	老年疾病		封宇飞	胡　欣

3

《实用临床药物治疗学》为 APPLIED THERA-PEUTICS：the Clinical Use of Drugs 第 11 版的中译本。其第 8 版中译本曾以《临床药物治疗学》之名于 2007 年出版。

APPLIED THERAPEUTICS：the Clinical Use of Drugs 一书为临床药学的经典教材和参考书。其第 1 版由美国被誉为"药师对患者监护开拓者"（Pioneering the Pharmacists' Role in Patients Care）、2010 年美国 Remington 荣誉奖获得者的著名药学家 Marry Anne Koda-Kimble 主编，于 1975 年作为教材面世，至今出版已 44 载，虽经多版修订，但始终未离其编写初衷：采用基于"案例"和"问题"进行教育的特点和方法，帮助学生掌握药物治疗学的基本知识；学生可从中学习到常见疾病的基本知识；培养学生解决问题的能力，以制定和实施合理的药物治疗方案；每个案例均融入各章的治疗关键概念和原则等。

为了表彰作者的贡献，其第 10 版书名首次被冠名为"Koda-Kimble & Young's Applied Therapeutics"，以资纪念。

本版与第 8 版相比，其参加编写和每篇负责人的著名药学院校专家分别增为 214 人和 26 人。

本书第 11 版的章节数经调整后共 18 篇 110 章。与第 8 版的 101 章相比，增改了 9 章。各章内容均有所更新，特别是具有本书特点的"案例"和"问题"的数量，分别增至约 900 例和 2 800 多题，个别案例竟多达 12 题，甚至 18 题，从病情到治疗，由繁到简，环环丝扣，最终解释得清清楚楚。原版全书正文总面数达 2 288 面，堪称与时俱进的经典巨著。

当前，我国正处于深化医疗改革的阶段，医疗、医保和医药联动的改革工作任务甚重。特别是在开展"以患者为中心"的药学监护（Pharmaceutical Care）工作方面，我国药师无论是在数量还是质量方面，都有相当大的差距，任重而道远。因此本书的翻译出版，定将为药师学习提高专业实践技能，促进药师在医改进展中的服务能力起到重要作用。

为此，简略地回顾一下药师的发展历史，可能有助于读者更深刻地体会本书的特点、意义和价值。

第二次世界大战后，欧美各国家制药工业迅速发展，新药大量开发应用于临床。随着药品品种和使用的增加，药物不良反应也频繁发生，不合理用药加重，药物的不合理使用导致药源性疾病的增加，患者用药风险增大。同时，人类面临的疾病负担严峻，慢性病及其他疾病的药物应用问题也愈加复杂，医疗费用迅速增加，促进合理用药成为共同关注的问题，因而要求医院药学部门工作的转型、药师观念与职责的转变，要求药师能参与临床药物治疗管理，要求高等医药院校培养应用型临床药学专业人才，这就导致药学教育的改革。美国于1957 年首先提出高等医药院校设置 6 年制临床药学专业 Pharm D. 培养计划，培养临床型药学专业技术人才。至今美国 135 所高等医药院校的药学教育总规模 90% 以上为 Pharm D. 专业教育；规定Pharm D. 专业学位是在医院和社会药店上岗药师的唯一资格。并在医院建立学员毕业后以提高临床用药实践能力为主的住院药师规范化培训制度。

在此背景下，美国加州旧金山大学药学院临床药学系主任、著名的药学家 Marry Anne Koda-Kimble 主编了本书的第 1 版，作为培养新型药师的教材于 1975 年问世。本书第 1 版前言中指出"正是药师——受过高级培训、成为药物治疗专家，掌握药物的最新知识及了解发展动态、为患者和医师提供咨询，在合理使用药物、防止药物不良反应等方面——将起到关键作用"。美国的一些药学院校在课程设置方面增加了相应的内容，使药师能够胜任"以患者为中心"参与临床药物治疗管理的工作职责。其后40年来，药师的教育和实践任务随着医疗保健工作的发展，在"以患者为中心"的基础上，不断地向临床药学、实践规范化和系统管理方面进行改革和提高。其中比较突出的有3位美国学者Robert J. Cipolle（药师和教育学家）、Linda M. Strand（药师和教育学家）和Peter C. Morley（医学人类学家和教育学家），作为一个团队，通过调查、研究、试点、总结而提出"药学监护"（Pharmaceutical Care）的理念（philosophy）、实践和规范（practice），指南（guide）以至"药物治疗管理"（Medication Therapy Management，MTM）系统。4位专家的"革命"性变革，提高了药师在医疗保健中的地位及对其重要性的认识，促进了药师专业作用的发挥。因此Robert J. Cipolle、Linda M. Strand两人和Koda-Kimble分别于1997年和2010年获得美国药师协会颁发的代表药学专业领域最高荣誉的Remington奖章，对他们在药学专业领域所作的巨大贡献予以肯定和鼓励。

迄今，世界各国的药学教育和药师的工作重点和作用，也都先后向这方面转变。在我国也正在加速药学教育改革和医院药师职责的转变。本版第1章"药物治疗管理和治疗评估"（Medication Therapy Management and Assessment of Therapy）的内容，很适合我国药师的现状和需要。

有鉴于此，我们组织了本书的翻译，以飨读者。

本书的翻译工作由金有豫教授和吴永佩教授牵头，韩英、缪丽燕、吕迁洲、樊德厚、蒋学华等教授出任总译校审阅工作。由23家三级医院和药学院校有丰富理论和实际经验的药学、医学专家教授及部分临床药师近200人分别承担了18篇共110章的翻译、校译和审译工作，我们对各篇章译校专家所付出的辛勤劳动深表感谢。由于专业知识、翻译水平与经验的不足，难免有疏漏或不当之处，恳请专家和读者提出宝贵意见。

译委会

2019年10月

距 *APPLIED THERAPEUTICS：the Clinical Use of Drugs* 第 1 版出版已经 40 多年了，这期间健康卫生的蓝图发生了巨大的变革。虽然科技的巨大进步改变了个体化医疗，但我们也意识到在日益复杂的医疗保健服务系统中所面临的重大挑战。我们比以往任何时候都更需要具有批判性思维和可以运用解决问题技能来改善患者预后的卫生专业技术人员。

大约 40 年后，这本教科书的基本原则——以患者为中心，以案例为基础的学习方法——仍然是卫生专业教育的基石。我们的编者们列出了约 900 个案例来帮助读者在特定的临床环境中综合应用治疗学原则。我们也给卫生专业学生和实践者提供了简要的有关临床医师批判性的思维、解决问题的技能评估和解决治疗问题的思维方式。卫生专业的学生和实践者通过初步了解临床医师评估和解决治疗问题的思维来提升自身批判性思维和解决问题的能力。

熟悉本书过去版本的读者会注意到本书的整体设计与第 10 版一致，每章开头都包含了核心原则部分，提供了本章最重要的概括性信息。每个核心原则都定位于每章将被详细讨论的特定案例，关键性的参考文献和网站在每章结尾列出，每章所有的参考文献都可在网上看到。

基于过去版本中提供的基于案例学习的良好基础，第 11 版做了一些改变，以满足全球卫生专业教育工作者和学生不断变化的教育需求。主编们和编者们将美国医学研究所（Institute of Medicine，IOM）的 5 个核心能力，即以患者为中心的监护能力、跨学科团队的协作能力、基于循证证据的实践能力、质量改进技术的应用能力和信息技术的应用能力作为在书中提出案例研究和问题的主要框架。

此外，2016 年药学教育认证委员会（the Accreditation Council for Pharmacy Education，ACPE）认证标准，药学教育促进中心（the Center for the Advancement of Pharmacy Education，CAPE）教育成果和北美药剂师执照考试（the North American Pharmacist Licensure Examination，NAPLEX）修订版的能力声明作为编写团队和编者们设计编撰第 11 版的指导方针。

本版的特点在于 200 多位经验丰富的临床医师做出了积极的贡献，每一章都经过修订和更新，以反映我们不断变化的药物知识以及这些知识在患者个体化治疗中的应用。几部分内容已经过广泛的重组，引入了新的章节来扩展重要主题，其中包括总论、免疫失调、类风湿性疾病、骨关节疾病、神经系统疾病、精神疾病和物质滥用及肿瘤部分。特别值得注意的是总论部分关于药物相互作用、药物基因组学和个体化用药及职业教育与实践的新章节。此外，还重新设计了 1 章，重点关注重症患者的监护，现在还补充了关于儿童危重症监护的章节。

鉴于将跨专业教育（interprofessional education，IPE）纳入教学、实践和临床环境的重要性，我们添加了一系列由本书各个部分编者们的代表编写的 IPE 案例研究。

由于我们正在计划下一个版本，因此我们欢迎您的反馈。作者从文献、现行标准、临床经验中提取信息，从而分享合理的、深思熟虑的治疗策略。然而，每个实践者都有责任去评估书中实际临床环境中某些观点的适用性，我们支持任何在此领域的发展。我们强烈要求学生和实践者在需要使用新的和不熟悉的药物时参考适当的信息来源。

我们十分感激那些致力于完成 *APPLIED THERAPEUTICS：the Clinical Use of Drugs* 第 11 版的所有编者。我们感谢所有编者在平衡承担教育工作者、临床医师和研究人员众多责任的同时，不懈地提供最高质量的编写工作。我们感谢 26 位分册（篇）主编的出色工作，他们在本书的组织结构和章节的个性化编写中提供了必要的关键性的反馈意见，没有他们的奉献和支持，这个版本也是不可能出版的。另外，我们特别希望感谢那些已退休的主编们——Jean M. Nappi、Timothy J. Ives、Marcia L. Buck、Judith L. Beizer 和 Myrna Y. Munar，因为他们是第 11 版的指导力量。我们衷心感谢本书之前版本的编写团队，特别感谢 Brian K. Alldredge 博士和 B. Joseph Guglielmo 博士对第 11 版的指导和支持。我们还要感谢"Facts and Comparisons"允许我们使用他们的数据来构建本书的一些表格。

来自 Wolters Kluwer、Matt Hauber、Andrea Vosburgh 和 Annette Ferran 的团队应该得到特别的认可。他们非凡的耐心、对细节的关注和指导对于这个项目的成功至关重要。我们衷心感谢 Tara Slagle（项目管理）和 Samson Premkumar（制作）协助我们完成这个版本。最重要的是，我们要感谢我们的配偶和家人对我们的爱、理解和坚定的支持。他们无私地给予我们编写本书时所需的一个个清晨、深夜、周末和假期。

与过去的版本一致，我们继续将我们的工作奉献给激励我们的学生以及教会了我们宝贵经验的患者。我们还将第 11 版献给那些临床医师和教育工作者，他们在应用基于团队的方法提供以患者为中心的监护服务方面发挥了先锋领袖和行为榜样作用。

Michael C. Angelini, PharmD, MA, BCPP
Associate Professor of Pharmacy Practice
School of Pharmacy–Boston
MCPHS University
Boston, Massachusetts

Judith L. Beizer, PharmD, CGP, FASCP
Clinical Professor
Department of Clinical Pharmacy Practice
College of Pharmacy & Allied Health Professions
St. John's University
Jamaica, New York

Marcia L. Buck, PharmD, FCCP, FPPAG
Professor
Department of Pediatrics
School of Medicine
Clinical Coordinator, Pediatrics
Department of Pharmacy
University of Virginia
Charlottesville, Virginia

Michael G. Carvalho, PharmD, BCPP
Assistant Dean of Interprofessional Education
Professor and Chair
Department of Pharmacy Practice
School of Pharmacy–Boston
MCPHS University
Boston, Massachusetts

Judy W. Cheng, PharmD, MPH, BCPS, FCCP
Professor of Pharmacy Practice
School of Pharmacy–Boston
MCPHS University
Boston, Massachusetts

R. Rebecca Couris, PhD, RPh
Professor of Nutrition Science and Pharmacy Practice
Department of Pharmacy Practice, School of Pharmacy–Boston
MCPHS University
Boston, Massachusetts

Steven Gabardi, PharmD, BCPS, FAST, FCCP
Abdominal Organ Transplant Clinical Specialist & Program Director
PGY-2 Organ Transplant Pharmacology Residency
Brigham and Women's Hospital
Departments of Transplant Surgery/Pharmacy/Renal Division
Assistant Professor of Medicine
Harvard Medical School
Boston, Massachusetts

Jennifer D. Goldman, BS, PharmD, CDE, BC-ADM, FCCP
Professor of Pharmacy Practice
School of Pharmacy–Boston
MCPHS University
Boston, Massachusetts

Christy S. Harris, PharmD, BCPS, BCOP
Associate Professor of Pharmacy Practice
School of Pharmacy–Boston
MCPHS University
Boston, Massachusetts

Timothy R. Hudd, PharmD, AE-C
Associate Professor of Pharmacy Practice
School of Pharmacy–Boston
MCPHS University
Boston, Massachusetts

Timothy J. Ives, PharmD, MPH, FCCP, BCPS
Professor
Eshelman School of Pharmacy
The University of North Carolina at Chapel Hill
Chapel Hill, North Carolina

Susan Jacobson, MS, EdD, RPh
Associate Professor of Pharmacy Practice
School of Pharmacy–Boston
MCPHS University
Boston, Massachusetts

Maria D. Kostka-Rokosz, PharmD
Assistant Dean of Academic Affairs
Professor of Pharmacy Practice
School of Pharmacy–Boston
MCPHS University
Boston, Massachusetts

Irisha LaPointe, PharmD, BCPS
Associate Professor of Pharmacy Practice
School of Pharmacy–Boston
MCPHS University
Boston, Massachusetts

Michele Matthews, PharmD, CPE, BCACP
Associate Professor of Pharmacy Practice
School of Pharmacy–Boston
MCPHS University
Boston, Massachusetts

12

分册主编

Susan L. Mayhew, PharmD, BCNSP, FASHP
Professor and Dean
Appalachian College of Pharmacy
Oakwood, Virginia

William W. McCloskey, BA, BS, PharmD
Professor and Vice-Chair
Department of Pharmacy Practice
School of Pharmacy–Boston
MCPHS University
Boston, Massachusetts

Myrna Y. Munar, PharmD
Associate Professor
Department of Pharmacy Practice
College of Pharmacy
Oregon State University
Oregon Health and Science University
Portland, Oregon

Jean M. Nappi, PharmD, FCCP, BCPS AQ-Cardiology
Professor
Clinical Pharmacy and Outcome Sciences
South Carolina College of Pharmacy
Medical University of South Carolina
Charleston, South Carolina

Kamala Nola, PharmD, MS
Professor and Vice-Chair
Department of Pharmacy Practice
Lipscomb University College of Pharmacy
Nashville, Tennessee

Dorothea C. Rudorf, PharmD, MS
Professor of Pharmacy Practice
School of Pharmacy–Boston
MCPHS University
Boston, Massachusetts

Carrie A. Sincak, PharmD, BCPS, FASHP
Assistant Dean for Clinical Affairs and Professor
Department of Pharmacy Practice
Midwestern University Chicago College of Pharmacy
Downers Grove, Illinois

Timothy E. Welty, PharmD, FCCP
Professor
Department of Pharmacy Practice
University of Kansas School of Pharmacy
Lawrence, Kansas

G. Christopher Wood, PharmD, FCCP, FCCM, BCPS
Associate Professor of Clinical Pharmacy
University of Tennessee Health Science Center
College of Pharmacy
Memphis, Tennessee

Kathy Zaiken, PharmD
Professor of Pharmacy Practice
School of Pharmacy–Boston
MCPHS University
Boston, Massachusetts

Caroline S. Zeind, PharmD
Associate Provost for Academic and International Affairs
Chief Academic Officer
Worcester, Massachusetts and Manchester, New Hampshire Campuses
Professor of Pharmacy Practice
Academic Affairs
MCPHS University
Boston, Massachusetts

Steven R. Abel, PharmD, FASHP
Professor of Pharmacy Practice
Associate Provost for Engagement
Purdue University
West Lafayette, Indiana

Jessica L. Adams, PharmD, BCPS, AAHIVP
Assistant Professor of Clinical Pharmacy
HIV and Infectious Diseases Specialist
Department of Pharmacy Practice and Pharmacy Administration
Philadelphia College of Pharmacy
University of the Sciences
Philadelphia, Pennsylvania

Brian K. Alldredge, PharmD
Professor and Vice Provost
University of California–San Francisco
San Francisco, California

Mary G. Amato, PharmD, MPH, BCPS
Professor of Pharmacy Practice
School of Pharmacy–Boston
MCPHS University
Boston, Massachusetts

Jaime E. Anderson, PharmD, BCOP
Oncology Clinical Pharmacy Specialist
MD Anderson Medical Center
University of Texas
Houston, Texas

Michael C. Angelini, PharmD, MA, BCPP
Associate Professor of Pharmacy Practice
School of Pharmacy–Boston
MCPHS University
Boston, Massachusetts

Albert T. Bach, PharmD
Assistant Professor of Pharmacy Practice
School of Pharmacy
Chapman University
Irvine, California

Jennifer H. Baggs, PharmD, BCPS, BCNSP
Clinical Assistant Professor
University of Arizona
Tucson, Arizona

David T. Bearden, PharmD
Clinical Professor and Chair
Department of Pharmacy Practice
Clinical Assistant Director

Department of Pharmacy Services
College of Pharmacy
Oregon State University
Oregon Health and Science University
Portland, Oregon

Sandra Benavides, PharmD, FCCP, FPPAG
Professor
Assistant Dean for Programmatic Assessment and Accreditation
Interim Chair
Department of Clinical and Administrative Sciences
Larkin Health Sciences Institute College of Pharmacy

Paul M. Beringer, PharmD, FASHP, FCCP
Associate Professor
Department of Clinical Pharmacy
University of Southern California
Los Angeles, California

Snehal H. Bhatt, PharmD, BCPS
Associate Professor of Pharmacy Practice
School of Pharmacy–Boston
MCPHS University
Clinical Pharmacist
Beth Israel Deaconess Medical Center
Boston, Massachusetts

Jeff F. Binkley, PharmD, BCNSP, FASHP
Administrative Director of Pharmacy
Maury Regional Medical Center and Affiliates
Columbia, Tennessee

Marlo Blazer, PharmD, BCOP
Assistant Director
Xcenda, an AmerisourceBergen Company
Columbus, Ohio

KarenBeth H. Bohan, PharmD, BCPS
Professor and Founding Chair
Department of Pharmacy Practice
School of Pharmacy and Pharmaceutical Sciences
Binghamton University
Binghamton, New York

Suzanne G. Bollmeier, PharmD, BCPS, AE-C
Professor of Pharmacy Practice
School of Pharmacy–Boston
St. Louis College of Pharmacy
St. Louis, Missouri

14

编者名单

Laura M. Borgelt, PharmD, BCPS
Associate Dean of Administration and Operations
Professor
Departments of Clinical Pharmacy and Family Medicine
University of Colorado Anschutz Medical Campus
Skaggs School of Pharmacy
Aurora, Colorado

Jolene R. Bostwick, PharmD, BCPS, BCPP
Clinical Associate Professor
Department of Clinical, Social, and Administrative Sciences
University of Michigan College of Pharmacy
Ann Arbor, Michigan

Nicole J. Brandt, PharmD, MBA, CGP, BCPP, FASCP
Executive Director
Peter Lamy Center on Drug Therapy and Aging
Professor
University of Maryland School of Pharmacy
Baltimore, Maryland

Marcia L. Buck, PharmD, FCCP, FPPAG
Professor
Department of Pediatrics
School of Medicine
Clinical Coordinator, Pediatrics
Department of Pharmacy
University of Virginia
Charlottesville, Virginia

Deanna Buehrle, PharmD
Infectious Diseases Clinical Specialist
University of Pittsburgh Medical Center Presbyterian
Pittsburgh, Pennsylvania

Sara K. Butler, PharmD, BCPS, BOCP
Clinical Pharmacy Specialist, Medical Oncology
Barnes-Jewish Hospital
Saint Louis, Missouri

Beth Buyea, MHS, PA-C
Assistant Professor
Tufts University, School of Medicine
Boston, Massachusetts

Charles F. Caley, PharmD, BCCP
Clinical Professor
School of Pharmacy
University of Connecticut
Storrs, Connecticut

Joseph Todd Carter, PharmD
Assistant Professor of Pharmacy Practice
Appalachian College of Pharmacy
Oakwood, Virginia
Primary Care Centers of Eastern Kentucky
Hazard, Kentucky

Michael G. Carvalho, PharmD, BCPP
Assistant Dean of Interprofessional Education
Professor and Chair
Department of Pharmacy Practice
School of Pharmacy–Boston
MCPHS University
Boston, Massachusetts

Jamie J. Cavanaugh, PharmD, CPP, BCPS
Assistant Professor of Clinical Education, Pharmacy
Assistant Professor of Medicine
University of North Carolina at Chapel Hill
Chapel Hill, North Carolina

Michelle L. Ceresia, PharmD, FACVP
Associate Professor of Pharmacy Practice
School of Pharmacy–Boston
MCPHS University
Boston, Massachusetts
Adjunct Associate Professor
Department of Clinical Sciences
Cummings Veterinary School of Medicine at Tufts University
North Grafton, Massachusetts

Laura Chadwick, PharmD
Clinical Specialist in Pharmacogenomics
Boston Children's Hospital
Boston, Massachusetts

Michelle L. Chan, PharmD, BCPS
Clinical Pharmacy Specialist
Infectious Diseases
Methodist Hospital of Southern California
Arcadia, California

Lin H. Chen, MD, FACP, FASTMH
Associate Professor of Medicine
Harvard Medical School
Boston, Massachusetts
Director of the Travel Medicine Center
Mount Auburn Hospital
Cambridge, Massachusetts

Steven W. Chen, PharmD, FASHP, FNAP
Associate Professor and Chair
Titus Family Department of Clinical Pharmacy
William A. Heeres and Josephine A. Heeres Endowed Chair in Community Pharmacy
University of Southern California School of Pharmacy
Los Angeles, California

Judy W. Cheng, PharmD, MPH, BCPS, FCCP
Professor of Pharmacy Practice
School of Pharmacy–Boston
MCPHS University
Boston, Massachusetts

Michael F. Chicella, PharmD, FPPAG
Pharmacy Clinical Manager
Children's Hospital of The King's Daughters
Norfolk, Virginia

Jennifer W. Chow, PharmD
Director of Professional Development and Education
Pediatric Pharmacy Advocacy Group
Memphis, Tennessee

Cary R. Chrisman, PharmD
Assistant Professor
Department of Clinical Pharmacy
University of Tennessee College of Pharmacy
Clinical Pharmacist, Department of Pharmacy
Methodist Medical Center
Memphis and Oak Ridge, Tennessee

Edith Claros, PhD, MSN, RN, APHN-BC
Assistant Dean and Associate Professor
School of Nursing
MCPHS University
Worcester, Massachusetts

John D. Cleary, PharmD, FCCP, BCPS
Director of Pharmacy
St. Dominic-Jackson Memorial Hospital
Schools of Medicine and Pharmacy
University of Mississippi Medical Center
Jackson, Mississippi

Michelle Condren, PharmD, BCPPS, AE-C, CDE, FPPAG
Professor and Department Chair
University of Oklahoma College of Pharmacy
University of Oklahoma School of Community Medicine
Tulsa, Oklahoma

Amanda H. Corbett, PharmD, BCPS, FCCP
Clinical Associate Professor
Eshelman School of Pharmacy and School of Medicine
Global Pharmacology Coordinator
Institute for Global Health and Infectious Diseases
University of North Carolina
Chapel Hill, North Carolina

Mackenzie L. Cottrell, PharmD, MS, BCPS, AAHIVP
Research Assistant Professor
UNC Eshelman School of Pharmacy
University of North Carolina at Chapel Hill
Chapel Hill, North Carolina

R. Rebecca Couris, PhD, RPh
Professor of Nutrition Science and Pharmacy Practice
Department of Pharmacy Practice, School of Pharmacy–Boston
MCPHS University
Boston, Massachusetts

Steven J. Crosby, MA, BSP, RPh, FASCP
Assistant Professor of Pharmacy Practice
School of Pharmacy–Boston
MCPHS University
Boston, Massachusetts

Jason Cross, PharmD
Associate Professor Pharmacy Practice
School of Pharmacy–Worcester/Manchester
MCPHS University
Worcester, Massachusetts

Sandeep Devabhakthuni, PharmD, BCPS–AQ Cardiology
Assistant Professor of Cardiology/Critical Care
University of Maryland School of Pharmacy
Baltimore, Maryland

Andrea S. Dickens, PharmD, BCOP
Clinical Pharmacy Specialist
MD Anderson Cancer Center
University of Texas
Houston, Texas

Lisa M. DiGrazia, PharmD, BCPS, BCOP
Director, Medical Affairs
Amneal Biosciences Bridgewater, New Jersey

Suzanne Dinsmore, BSP, PharmD, CGP
Assistant Professor of Pharmacy Practice
School of Pharmacy–Boston
MCPHS University
Boston, Massachusetts

Betty J. Dong, PharmD, FASHP, FAPHA, FCCP, AAHIVP
Professor of Clinical Pharmacy and Family and Community Medicine
Department of Clinical Pharmacy
Schools of Pharmacy and Medicine
University of California, San Francisco
San Francisco, California

Richard H. Drew, PharmD, MS, FCCP
Professor and Vice-Chair of Research and Scholarship
Campbell University College of Pharmacy and Health Sciences
Buies Creek, North Carolina
Associate Professor of Medicine (Infectious Diseases)
Duke University School of Medicine
Durham, North Carolina

Robert L. Dufresne, PhD, PhD, BCPS, BCPP
INBRE Behavioral Science Coordinator and Professor
College of Pharmacy
University of Rhode Island
Kingston, Rhode Island
Psychiatric Pharmacotherapy Specialist
PGY-2 Psychiatric Pharmacy Residency Program Director
Providence VA Medical Center
Providence, Rhode Island

Kaelen C. Dunican, PharmD
Professor of Pharmacy Practice
School of Pharmacy–Worcester/Manchester
MCPHS University
Worcester, Massachusetts

Brianne L. Dunn, PharmD
Associate Dean for Outcomes Assessment & Accreditation
Clinical Associate Professor
Department of Clinical Pharmacy and Outcomes Sciences
University of South Carolina College of Pharmacy
Columbia, South Carolina

Robert E. Dupuis, PharmD, FCCP
Clinical Professor of Pharmacy
Eshelman School of Pharmacy
University of North Carolina at Chapel Hill
Chapel Hill, North Carolina

Cheryl R. Durand, PharmD
Associate Professor of Pharmacy Practice
School of Pharmacy–Worcester/Manchester
MCPHS University
Manchester, New Hampshire

Megan J. Ehret, PharmD, MS, BCPP
Behavior Health Clinical Pharmacy Specialist
United States Department of Defense
Fort Belvoir Community Hospital
Fort Belvoir, Virginia

编者名单

Carol Eliadi, EdD, JD, NP-BC
Professor and Dean of Nursing
MCPHS University
School of Nursing–Worcester, Massachusetts and Manchester,
    New Hampshire Campuses

Shareen Y. El-Ibiary, PharmD, FCCP, BCPS
Professor of Pharmacy Practice
Department of Pharmacy Practice
Midwestern University College of Pharmacy–Glendale
Glendale, Arizona

Katie Dillinger Ellis, PharmD
Clinical Specialist
Neonatal/Infant Intensive Care
Department of Pharmacy
The Children's Hospital of Philadelphia
Philadelphia, Pennsylvania

Justin C. Ellison, PharmD, BCPP
Clinical Pharmacy Specialist–Mental Health
Providence Veterans Affairs Medical Center
Providence, Rhode Island

Rachel Elsey, PharmD, BCOP
Clinical Pharmacist
Avera Cancer Institute
South Dakota State University
Sioux Falls, South Dakota

Gregory A. Eschenauer, PharmD, BCPS (AQ-ID)
Clinical Assistant Professor
University of Michigan
Ann Arbor, Michigan

John Fanikos, MBA, RPh
Executive Director of Pharmacy
Brigham and Women's Hospital
Adjunct Associate Professor of Pharmacy Practice
MCPHS University
Department of Pharmacy Practice, School of Pharmacy–Boston
Boston, Massachusetts

Elizabeth Farrington, PharmD, FCCP, FCCM, FPPAG, BCPS
Pharmacist III–Pediatrics
Department of Pharmacy
New Hanover Regional Medical Center
Wilmington, North Carolina

Erika Felix-Getzik, PharmD
Associate Professor of Pharmacy Practice
School of Pharmacy–Boston
MCPHS University
Boston, Massachusetts

Jonathan D. Ference, PharmD
Assistant Dean of Assessment and Alumni Affairs
Associate Professor of Pharmacy Practice
Director of Pharmacy Care Labs
Nesbitt School of Pharmacy
Wilkes University
Wilkes-Barre, Pennsylvania

Kimberly Ference, PharmD
Associate Professor
Department of Pharmacy Practice
Nesbitt College of Pharmacy and Nursing

Wilkes University
Wilkes-Barre, Pennsylvania

Victoria F. Ferraresi, PharmD, FASHP, FCSHP
Director of Pharmacy Services
Pathways Home Health and Hospice
Sunnyvale, California

Joseph W. Ferullo, PharmD
Associate Professor of Pharmacy Practice
School of Pharmacy–Boston
MCPHS University
Boston, Massachusetts

Christopher K. Finch, PharmD, BCPS, FCCM, FCCP
Director of Pharmacy
Methodist University Hospital
Associate Professor
College of Pharmacy
University of Tennessee
Memphis, Tennessee

Douglas N. Fish, PharmD, BCPS–AQ ID
Professor and Chair
Department of Clinical Pharmacy
Skaggs School of Pharmacy and Pharmaceutical Science
University of Colorado
Clinical Specialist in Critical Care/Infectious Diseases
University of Colorado Hospital
Aurora, Colorado

Jeffrey J. Fong, PharmD, BCPS
Associate Professor of Pharmacy Practice
School of Pharmacy–Worcester/Manchester
MCPHS University
Worcester, Massachusetts

Andrea S. Franks, PharmD, BCPS
Associate Professor, Clinical Pharmacy and Family Medicine
College of Pharmacy and Graduate School Medicine
University of Tennessee Health Science Center
Knoxville, Tennessee

Kristen N. Gardner, PharmD
Clinical Pharmacy Specialist–Behavioral Health
Highline Behavioral Clinic
Kaiser Permanente Colorado
Denver, Colorado

Virginia L. Ghafoor, PharmD
Pharmacy Specialist–Pain Management
University of Minnesota Medical Center
Minneapolis, Minnesota

Brooke Gildon, PharmD, BCPPS, BCPS, AE-C
Associate Professor of Pharmacy Practice
Southwestern Oklahoma State University College of Pharmacy
Weatherford, Oklahoma

Ashley Glode, PharmD, BCOP
Assistant Professor
Department of Clinical Pharmacy
Skaggs School of Pharmacy and Pharmaceutical Sciences
University of Colorado Anschutz Medical Campus
Aurora, Colorado

Jeffery A. Goad, PharmD, MPH, FAPhA, PCPhA, FCSHP
Professor and Chair
Department of Pharmacy Practice
School of Pharmacy
Chapman University
Irvine, California

Jennifer D. Goldman, BS, PharmD, CDE, BC-ADM, FCCP
Professor of Pharmacy Practice
School of Pharmacy–Boston
MCPHS University
Boston, Massachusetts

Joel Goldstein, MD
Assistant Clinical Professor
Harvard Medical School
Division of Child/Adolescent Psychology
Cambridge Health Alliance
Cambridge, Massachusetts

Luis S. Gonzalez, III, PharmD, BCPS
Manager
Clinical Pharmacy Services
PGY1 Pharmacy Residency Program Director
Conemaugh Memorial Medical Center
Johnstown, Pennsylvania

Larry Goodyer, PhD, MRPharmS, BCPS
Professor, School of Pharmacy
De Montfort University
Leicester, United Kingdom
Medical Director
Nomad Travel Stores and Clinic
Bishop's Stortford, United Kingdom

Mary-Kathleen Grams, PharmD, BCGP
Assistant Professor of Pharmacy Practice
School of Pharmacy–Boston
MCPHS University
Boston, Massachusetts

Philip Grgurich, PharmD, BCPS
Associate Professor of Pharmacy Practice
School of Pharmacy–Boston
MCPHS University
Boston, Massachusetts

B. Joseph Guglielmo, PharmD
Professor and Dean
School of Pharmacy
University of California, San Francisco
San Francisco, California

Karen M. Gunning, PharmD, BCPS, BCACP, FCCP
Professor (Clinical) and Interim Chair of Pharmacotherapy
Adjunct Professor of Family and Preventive Medicine
PGY2 Ambulatory Care Residency Director
Clinical Pharmacist–University of Utah Family Medicine Residency/
    Sugarhouse Clinic
University of Utah College of Pharmacy and School of Medicine
Salt Lake City, Utah

Mary A. Gutierrez, PharmD, BCPP
Professor of Pharmacy Practice
Chapman University School of Pharmacy
Irvine, California

Justinne Guyton, PharmD, BCACP
Associate Professor of Pharmacy Practice
Site Coordinator
PGY2 Ambulatory Care Residency Program
St. Louis College of Pharmacy
St. Louis, Missouri

Matthew Hafermann, PharmD, BCPS
Medical ICU/Cardiology Clinical Pharmacist
Harborview Medical Center
PGY1 Pharmacy Residency Coordinator
Medicine Clinical Instructor
University of Washington School of Pharmacy
Seattle, Washington

Jason S. Haney, PharmD, BCPS, BCCCP
Assistant Professor
Department of Clinical Pharmacy and Outcome Sciences
South Carolina College of Pharmacy
Medical University of South Carolina
Charleston, South Carolina

Christy S. Harris, PharmD, BCPS, BCOP
Associate Professor of Pharmacy Practice
School of Pharmacy–Boston
MCPHS University
Boston, Massachusetts

Mary F. Hebert, PharmD, FCCP
Professor
Department of Pharmacy
Adjunct Professor of Obstetrics and Gynecology
University of Washington
Seattle, Washington

Emily L. Heil, PharmD, BCPS-AQ ID
Assistant Professor
Infectious Diseases
University of Maryland School of Pharmacy
Baltimore, Maryland

Erika L. Hellenbart, PharmD, BCPS
Clinical Assistant Professor
University of Illinois at Chicago College of Pharmacy
Chicago, Illinois

David W. Henry, PharmD, MS, BCOP, FASHP
Associate Professor and Chair
Pharmacy Practice
University of Kansas School of Pharmacy
Lawrence, Kansas

Christopher M. Herndon, PharmD, BCPS, CPE
Associate Professor
Department of Pharmacy Practice
School of Pharmacy
Southern University Illinois Edwardsville
Edwardsville, Illinois

Richard N. Herrier, PharmD, FAPhA
Clinical Professor
Department of Pharmacy Practice and Science
College of Pharmacy
University of Arizona
Tucson, Arizona

Karl M. Hess, PharmD, CTH, FCPhA
Vice Chair of Clinical and Administrative Sciences
Associate Professor
Certificate Coordinator for Medication Therapy Outcomes
Keck Graduate Institute Claremont, California

Curtis D. Holt, PharmD
Clinical Professor
Department of Surgery
University of California, Los Angeles
Los Angeles, California

Evan R. Horton, PharmD
Associate Professor of Pharmacy Practice
School of Pharmacy–Worcester/Manchester
MCPHS University
Worcester, Massachusetts

Priscilla P. How, PharmD, BCPS
Assistant Professor
Director of PharmD Program
Department of Pharmacy
Faculty of Science
National University of Singapore
Principal Clinical Pharmacist
Department of Medicine
Division of Nephrology
National University Hospital
Singapore, Republic of Singapore

Molly E. Howard, PharmD, BCPS
Clinical Pharmacy Specialist
Central Alabama Veterans Health Care System
Montgomery, Alabama

Timothy R. Hudd, PharmD, AE-C
Associate Professor of Pharmacy Practice
School of Pharmacy–Boston
MCPHS University
Boston, Massachusetts

Bethany Ibach, PharmD, BCPPS
Assistant Professor of Pharmacy Practice
School of Pharmacy, Pediatrics Division
Texas Tech University Health Sciences Center
Abilene, Texas

Gail S. Itokazu, PharmD
Clinical Associate Professor
Department of Pharmacy Practice
University of Illinois, Chicago
Clinical Pharmacist
Division of Infectious Diseases
John H. Stroger Jr. Hospital of Cook County
Chicago, Illinois

Timothy J. Ives, PharmD, MPH, FCCP, CPP
Professor of Pharmacy
Adjunct Professor of Medicine
Eshelman School of Pharmacy
University of North Carolina at Chapel Hill
Chapel Hill, North Carolina

Nicole A. Kaiser, RPh, BCOP
Oncology Clinical Pharmacy Specialist
Children's Hospital Colorado
Aurora, Colorado

James S. Kalus, PharmD, FASHP
Director of Pharmacy
Henry Ford Health System
Henry Ford Hospital
Detroit, Michigan

Marina D. Kaymakcalan, PharmD
Clinical Pharmacy Specialist
Dana Farber Cancer Institute
Boston, Massachusetts

Michael B. Kays, PharmD, FCCP
Associate Professor
Department of Pharmacy Practice
Purdue University College of Pharmacy
West Lafayette and Indianapolis, Indiana

Jacob K. Kettle, PharmD, BCOP
Oncology Clinical Pharmacy Specialist
University of Missouri Health Care
Columbia, Missouri

Rory E. Kim, PharmD
Assistant Professor of Clinical Pharmacy
University of Southern California School of Pharmacy
Los Angeles, California

Lee A. Kral, PharmD, BCPS, CPE
Clinical Pharmacy Specialist, Pain Management
Department of Pharmaceutical Care
The University of Iowa Hospitals and Clinics
Iowa City, Iowa

Donna M. Kraus, PharmD, FAPhA, FPPAG, FCCP
Pediatric Clinical Pharmacist/Associate Professor of Pharmacy
    Practice
Departments of Pharmacy Practice and Pediatrics
Colleges of Pharmacy and Medicine
University of Illinois at Chicago
Chicago, Illinois

Susan A. Krikorian, MS, PharmD
Professor of Pharmacy Practice
School of Pharmacy–Boston
MCPHS University
Boston, Massachusetts

Andy Kurtzweil, PharmD, BCOP
Pharmacy Supervisor–Adult Hematology and Oncology/BMT
University of Minnesota Health
Minneapolis, Minnesota

Benjamin Laliberte, PharmD, BCPS
Clinical Pharmacy Specialist, Cardiology
Massachusetts General Hospital
Boston, Massachusetts

Jerika T. Lam, PharmD, AAHIVP
Assistant Professor of Pharmacy Practice
School of Pharmacy
Chapman University
Irvine, California

Trisha LaPointe, PharmD, BCPS
Associate Professor of Pharmacy Practice
School of Pharmacy–Boston

MCPHS University
Boston, Massachusetts

Alan H. Lau, PharmD
Professor
Director, International Clinical Pharmacy Education
College of Pharmacy
University of Illinois at Chicago
Chicago, Illinois

Elaine J. Law, PharmD, BCPS
Assistant Clinical Professor of Pharmacy Practice
Thomas J. Long School of Pharmacy and Health Sciences
University of the Pacific
Stockton, California

Kimberly Lenz, PharmD
Clinical Pharmacy Manager
Office of Clinical Affairs
University of Massachusetts Medical School
Quincy, Massachusetts

Russell E. Lewis, PharmD, FCCP
Associate Professor of Medicine, Infectious Diseases
Department of Medical and Surgical Services
Infectious Diseases Unit, Policlinico S. Orsola-Malpighi
University of Bologna
Bologna, Italy

Rachel C. Long, PharmD, BCPS
Clinical Staff Pharmacist
Carolinas HealthCare System
Charlotte, North Carolina

Ann M. Lynch, BSP, PharmD, AE-C
Professor of Pharmacy Practice
School of Pharmacy–Worcester/Manchester
MCPHS University
Worcester, Massachusetts

Matthew R. Machado, PharmD
Associate Professor of Pharmacy Practice
School of Pharmacy–Boston
MCPHS University
Boston, Massachusetts

Emily Mackler, PharmD, BCOP
Clinical Pharmacist and Project Manager
Michigan Oncology Quality Consortium
University of Michigan
Ann Arbor, Michigan

Daniel R. Malcolm, PharmD, BCPS, BCCCP
Associate Professor and Vice-Chair
Clinical and Administrative Services
Sullivan University College of Pharmacy
Louisville, Kentucky

Shannon F. Manzi, PharmD, NREMT, FPPAG
Director, Clinical Pharmacogenomics Service
Manager, Emergency and ICU Pharmacy Services
Boston Children's Hospital
Boston, Massachusetts

Joel C. Marrs, PharmD, FCCP, FASHP, FNLA, BCPS-AQ Cardiology, BCACP, CLS, ASH-CHC
Associate Professor
Department of Clinical Pharmacy
University of Colorado Anschutz Medical Campus
Skaggs School of Pharmacy and Pharmaceutical Sciences
Clinical Pharmacy Specialist
Department of Pharmacy
Denver Health and Hospital Authority
Aurora, Colorado

John Marshall, PharmD, BCPS, BCCCP, FCCM
Clinical Pharmacy Coordinator–Critical Care
Beth Israel Deaconess Medical Center
Boston, Massachusetts

Darius L. Mason, PharmD, BCPS, FACN
Clinical Pharmacist
Methodist South Hospital
Memphis, Tennessee

Susan L. Mayhew, PharmD, BCNSP, FASHP
Professor and Dean
Appalachian College of Pharmacy
Oakwood, Virginia

James W. McAuley, RPh, PhD, FAPhA
Associate Dean for Academic Affairs and Professor
Departments of Pharmacy Practice and Neurology
The Ohio State University College of Pharmacy
Columbus, Ohio

Sarah E. McBane, PharmD, CDE, BCPS, FCCP, FCPhA, APh
Professor and Chair
Department of Pharmacy Practice
West Coast University
Los Angeles, California

William W. McCloskey, BA, BS, PharmD
Professor of Pharmacy Practice
School of Pharmacy–Boston
MCPHS University
Boston, Massachusetts

Chephra McKee, PharmD
Assistant Professor of Pharmacy Practice
School of Pharmacy
Pediatrics Division
Texas Tech University Health Sciences Center
Abilene, Texas

Molly G. Minze, PharmD, BCACP
Associate Professor of Pharmacy Practice
Ambulatory Care Division
School of Pharmacy
Texas Tech University Health Sciences Center
Abilene, Texas

Amee D. Mistry, PharmD
Associate Professor Pharmacy Practice
School of Pharmacy–Boston
MCPHS University
Boston, Massachusetts

Katherine G. Moore, PharmD, BCPS, BCACP
Executive Director of Experiential Education
Associate Professor of Pharmacy Practice
Presbyterian College School of Pharmacy
Clinton, South Carolina

Jill A. Morgan, PharmD, BCPS, BCPPS
Associate Professor and Chair
Department of Pharmacy Practice and Science
University of Maryland School of Pharmacy
Baltimore, Maryland

Anna K. Morin, PharmD
Professor of Pharmacy Practice and Dean
School of Pharmacy–Worcester/Manchester
MCPHS University
Worcester, Massachusetts

Pamela B. Morris, MD, FACC, FAHA, FASPC, FNLA
Director, Seinsheimer Cardiovascular Health Program
Co-Director, Women's Heart Care
Medical University of South Carolina
Charleston, South Carolina

Oussayma Moukhachen, PharmD, BCPS
Assistant Professor Pharmacy Practice
School of Pharmacy–Boston
MCPHS University
Boston, Massachusetts
Clinical Care Specialist
Mount Auburn Hospital
Cambridge, Massachusetts

Kelly A. Mullican, PharmD
Primary Care Clinical Pharmacy Specialist
Kaiser Permanente–Mid-Atlantic States
Washington, District of Columbia

Myrna Y. Munar, PharmD
Associate Professor of Pharmacy
College of Pharmacy
Oregon State University
Oregon Health and Science University
Portland, Oregon

Yulia A. Murray, PharmD, BCPS
Assistant Professor of Pharmacy Practice
School of Pharmacy–Boston
MCPHS University
Boston, Massachusetts

Milap C. Nahata, MS, PharmD, FCCP, FAPhA, FASHP
Director, Institute of Therapeutic Innovations and Outcomes
Professor Emeritus of Pharmacy, Pediatrics, and Internal Medicine
Colleges of Pharmacy and Medicine
The Ohio State University
Columbus, Ohio

Richard S. Nicholas, PharmD, ND, CDE, BCPS, BCACP
Assistant Professor of Pharmacy Practice
Appalachian College of Pharmacy
Oakwood, Virginia

Stefanie C. Nigro, PharmD, BCACP, BC-ADM
Assistant Professor of Pharmacy Practice
School of Pharmacy–Boston

MCPHS University
Boston, Massachusetts

Cindy L. O'Bryant, PharmD, BCOP, FCCP, FHOPA
Professor
Department of Clinical Pharmacy
Skaggs School of Pharmacy and Pharmaceutical Sciences
Clinical Pharmacy Specialist in Oncology
University of Colorado Cancer Center
Aurora, Colorado

Kirsten H. Ohler, PharmD, BCPS, BCPPS
Clinical Assistant Professor of Pharmacy Practice
College of Pharmacy
University of Illinois at Chicago
Clinical Pharmacy Specialist–Neonatal ICU
University of Illinois at Chicago Hospital and Health Sciences System
Chicago, Illinois

Julie L. Olenak, PharmD
Assistant Dean of Student Affairs
Associate Professor
Department of Pharmacy Practice
Nesbitt College of Pharmacy and Nursing
Wilkes University
Wilkes-Barre, Pennsylvania

Jacqueline L. Olin, MS, PharmD, BCPS, CDE, FASHP, FCCP
Professor of Pharmacy
School of Pharmacy
Wingate University
Wingate, North Carolina

Neeta Bahal O'Mara, PharmD, BCPS
Clinical Pharmacist
Dialysis Clinic, Inc.
North Brunswick, New Jersey

Robert L. Page, II, PharmD, MSPH, FHFSA, FCCP, FASHP, FASCP, CGP, BCPS (AQ-Cards)
Professor
Departments of Clinical Pharmacy and Physical Medicine
School of Pharmacy and Pharmaceutical Sciences
University of Colorado
Aurora, Colorado

Louise Parent-Stevens, PharmD, BCPS
Assistant Director of Introductory Pharmacy Practice Experiences
Clinical Assistant Professor
Department of Pharmacy Practice
University of Illinois at Chicago College of Pharmacy
Chicago, Illinois

Dhiren K. Patel, PharmD, CDE, BC-ADM, BCACP
Associate Professor of Pharmacy Practice
School of Pharmacy–Boston
MCPHS University
Boston, Massachusetts

Katherine Tipton Patel, PharmD, BCOP
Clinical Pharmacy Specialist
The University of Texas
MD Anderson Cancer Center
Houston, Texas

Jennifer T. Pham, PharmD, BCPS, BCPPS
Clinical Assistant Professor, Department of Pharmacy Practice
University of Illinois at Chicago College of Pharmacy
Clinical Pharmacy Specialist, Neonatal Clinical Pharmacist
University of Illinois Hospital and Health Sciences System
Chicago, Illinois

Jonathan D. Picker, MBChB, PhD
Assistant Professor
Harvard Medical School
Clinical Geneticist
Boston Children's Hospital
Boston, Massachusetts

Brian A. Potoski, PharmD, BCPS
Associate Professor
Departments of Pharmacy and Therapeutics
University of Pittsburgh School of Pharmacy
Associate Director, Antibiotic Management Program
University of Pittsburgh Medical Center
Presbyterian University Hospital
Pittsburgh, Pennsylvania

David J. Quan, PharmD, BCPS
Health Sciences Clinical Professor of Pharmacy
Department of Clinical Pharmacy
School of Pharmacy
University of California, San Francisco
Pharmacist Specialist–Solid Organ Transplant
University of California, San Francisco Medical Center
San Francisco, California

Erin C. Raney, PharmD, BCPS, BC-ADM
Professor of Pharmacy Practice
Midwestern University College of Pharmacy–Glendale
Glendale, Arizona

Valerie Relias, PharmD, BCOP
Clinical Pharmacy Specialist
Division of Hematology/Oncology
Tufts Medical Center
Boston, Massachusetts

Lee A. Robinson, MD
Instructor
Department of Psychiatry
Harvard Medical School
Boston, Massachusetts
Associate Training Director
Child and Adolescent Psychiatry Fellowship
Primary Care Mental Health Integrated Psychiatrist
Cambridge Health Alliance
Cambridge, Massachusetts

Charmaine Rochester-Eyeguokan, PharmD, BCPS, BCACP, CDE
Associate Professor of Pharmacy Practice and Science
University of Maryland School of Pharmacy
Baltimore, Maryland

Carol J. Rollins, PharmD, MS, RD, CNSC, BCNSP
Clinical Associate Professor
Department of Pharmacy Practice and Science
College of Pharmacy
The University of Arizona
Tucson, Arizona

Melody Ryan, PharmD, MPH, GCP, BCPS
Professor
Department of Pharmacy Practice and Science
College of Pharmacy
University of Kentucky
Lexington, Kentucky

David Schnee, PharmD, BCACP
Associate Professor of Pharmacy Practice
School of Pharmacy–Boston
MCPHS University
Boston, Massachusetts

Eric F. Schneider, BS Pharm, PharmD
Assistant Dean for Academics
Professor
School of Pharmacy
Wingate University
Wingate, North Carolina

Sheila Seed, PharmD, MPH
Professor of Pharmacy Practice
School of Pharmacy–Worcester/Manchester
MCPHS University
Worcester, Massachusetts

Timothy H. Self, PharmD
Professor of Clinical Pharmacy
College of Pharmacy
University of Tennessee Health Science Center
Memphis, Tennessee

Amy Hatfield Seung, PharmD, BCOP
Senior Director of Clinical Development
Physician Resource Management/Caret
Cary, North Carolina

Nancy L. Shapiro, PharmD, FCCP, BCPS
Operations Coordinator
University of Illinois Hospital and Health Sciences System
Clinical Associate Professor of Pharmacy Practice
Director, PGY2 Ambulatory Care Residency
College of Pharmacy
University of Illinois at Chicago
Chicago, Illinois

Iris Sheinhait, PharmD, MA, RPh
Certified Poison Information Specialist
Adjunct Assistant Professor
Regional Center for Poison Control Serving Massachusetts and Rhode Island
Boston Children's Hospital and MCPHS University
Boston, Massachusetts

Greene Shepherd, PharmD, DABAT
Clinical Professor and Vice-Chair
Division of Practice Advancement and Clinical Education
Director of Professional Education, Asheville Campus
Eshelman School of Pharmacy
University of North Carolina at Chapel Hill
Asheville, North Carolina

Devon A. Sherwood, PharmD, BCPP
Assistant Professor
Psychopharmacology
College of Pharmacy
University of New England
Portland, Maine

Richard J. Silvia, PharmD, BCCP
Associate Professor of Pharmacy Practice
School of Pharmacy–Boston
MCPHS University
Boston, Massachusetts

Carrie A. Sincak, PharmD, BCPS, FASHP
Assistant Dean for Clinical Affairs and Professor
Department of Pharmacy Practice
Midwestern University Chicago College of Pharmacy
Downers Grove, Illinois

Harleen Singh, PharmD, BCPS-AQ Cardiology, BCACP
Clinical Associate Professor of Pharmacy Practice
Oregon State University
Oregon Health and Science University
Portland, Oregon

Jessica C. Song, MA, PharmD
Clinical Pharmacy Supervisor
PGY1 Pharmacy Residency Coordinator
Department of Pharmacy Services
Santa Clara Valley Medical Center
San Jose, California

Suellyn J. Sorensen, PharmD, BCPS, FASHP
Director
Clinical Pharmacy Services
St. Vincent Indianapolis
Indianapolis, Indiana

Linda M. Spooner, PharmD, BCPS (AQ-ID), FASHP
Professor of Pharmacy Practice
School of Pharmacy–Worcester/Manchester
MCPHS University
Clinical Pharmacy Specialist in Infectious Diseases
Saint Vincent Hospital
Worcester, Massachusetts

Karyn M. Sullivan, PharmD, MPH
Professor of Pharmacy Practice
School of Pharmacy–Worcester/Manchester
MCPHS University
Worcester, Massachusetts

David J. Taber, PharmD, MS, BCPS
Associate Professor
Division of Transplant Surgery
College of Medicine
Medical University of South Carolina
Charleston, South Carolina

Candace Tan, PharmD, BCACP
Clinical Pharmacist
Kaiser Permanente
Los Angeles, California

Yasar O. Tasnif, PharmD, BCPS, FAST
Associate Professor
Cooperative Pharmacy Program
University of Texas at Austin and University of Texas, Rio Grande
  Valley
Clinical Pharmacist Specialist
Doctor's Hospital at Renaissance–Renaissance Transplant Institute
Edinburg, Texas

Daniel J. G. Thirion, BPharm, MSc, PharmD, FCSHP
Professeur Titulaire de Clinique
Faculté de Pharmacie
Université de Montréal
Pharmacien
Centre Universitaire de Santé McGill
Montréal, Québec, Canada

Angela M. Thompson, PharmD, BCPS
Assistant Professor
Department of Clinical Pharmacy
Skaggs School of Pharmacy and Pharmaceutical Sciences
University of Colorado
Aurora, Colorado

Lisa A. Thompson, PharmD, BCOP
Clinical Pharmacy Specialist in Oncology
Kaiser Permanente Colorado
Lafayette, Colorado

Toyin Tofade, MS, PharmD, BCPS, CPCC
Dean and Professor
Howard University College of Pharmacy
Washington, District of Columbia

Tran H. Tran, PharmD, BCPS
Associate Professor
Midwestern University, Chicago College of Pharmacy
Downers Grove, Illinois

Dominick P. Trombetta, PharmD, BCPS, CGP, FASCP
Associate Professor
Department of Pharmacy Practice
Nesbitt School of Pharmacy
Wilkes University
Wilkes-Barre, Pennsylvania

Toby C. Trujillo, PharmD, FCCP, FAHAH, BCPS-AQ Cardiology
Associate Professor
Department of Clinical Pharmacy
Skaggs School of Pharmacy and Pharmaceutical Sciences
University of Colorado
Aurora, Colorado

Sheila K. Wang, PharmD, BCPS (AQ–ID)
Associate Professor of Pharmacy Practice
Chicago College of Pharmacy
Midwestern University
Downers Grove, Illinois
Clinical Pharmacist, Infectious Disease
Program Director, Rush University Medical Center
Chicago, Illinois

Brian Watson, PharmD, BCPS
Pharmacist
University of Maryland Medical System
St. Joseph's Medical Center
Baltimore, Maryland

Kristin Watson, PharmD, BCPS-AQ Cardiology
Associate Professor, Vice-Chair of Clinical Services
University of Maryland School of Pharmacy
Baltimore, Maryland

编者名单

Lynn Weber, PharmD, BCOP
Clinical Pharmacy Specialist, Oncology/Hematology
Pharmacy Residency Coordinator and PGY-1 Residency Director
Hennepin County Medical Center
Minneapolis, Minnesota

Kellie Jones Weddle, PharmD, BCOP, FCCP, FHOPA
Clinical Professor of Pharmacy Practice
College of Pharmacy
Purdue University
Indianapolis, Indiana

C. Michael White, PharmD, FCP, FCCP
Professor and Head
Department of Pharmacy Practice
School of Pharmacy
University of Connecticut
Storrs, Connecticut

Natalie Whitmire, PharmD, BCPS, BCGP
Pharmacist Specialist
University of California, San Diego Health

Barbara S. Wiggins, PharmD, BCPS, CLS, AACC, FAHA, FCCP, FNLA
Clinical Pharmacy Specialist–Cardiology
Medical University of South Carolina
Charleston, South Carolina

Kristine C. Willett, PharmD, FASHP
Associate Professor of Pharmacy Practice
School of Pharmacy–Worcester/Manchester
MCPHS University
Manchester, New Hampshire

Bradley R. Williams, PharmD, CGP
Professor of Clinical Pharmacy and Clinical Gerontology
School of Pharmacy
University of Southern California
Los Angeles, California

Casey B. Williams, PharmD, BCOP, FHOPA
Director, Center for Precision Oncology
Director, Department of Molecular and Experimental Medicine
Avera Cancer Institute
Sioux Falls, South Dakota

Dennis M. Williams, PharmD, BCPS, AE-C
Associate Professor and Vice-Chair for Professional Education and
  Practice
Division of Pharmacotherapy and Experimental Therapeutics
Eshelman School of Pharmacy
University of North Carolina at Chapel Hill
Chapel Hill, North Carolina

Katie A. Won, PharmD, BCOP
Clinical Pharmacist
Hennepin County Medical Center
Minneapolis, Minnesota

Annie Wong-Beringer, PharmD, FIDSA
Professor of Pharmacy
School of Pharmacy
University of Southern California
Los Angeles, California

Dinesh Yogaratnam, PharmD, BCPS, BCCCP
Assistant Professor of Pharmacy Practice
School of Pharmacy–Worcester/Manchester
MCPHS University
Worcester, Massachusetts

Kathy Zaiken, PharmD
Professor of Pharmacy Practice
School of Pharmacy–Boston
MCPHS University
Boston, Massachusetts

Caroline S. Zeind, PharmD
Associate Provost for Academic and International Affairs
Chief Academic Officer
Worcester, Massachusetts and Manchester, New Hampshire,
  Campuses
Professor of Pharmacy Practice
MCPHS University
Boston, Massachusetts

Sara Zhou, PharmD
Certified Poison Information Specialist
Adjunct Assistant Professor
Regional Center for Poison Control Serving Massachusetts and Rhode
  Island
Boston Children's Hospital and MCPHS University
Boston, Massachusetts

Kristin M. Zimmerman, PharmD, CGP, BCACP
Associate Professor
Department of Pharmacotherapy & Outcomes Science
Virginia Commonwealth University
Richmond, Virginia

目　录

第十五篇　精神疾病和物质滥用

Michael C. Angelini and Michael G. Carvalho

83 第83章 焦虑障碍

Jolene R. Bostwick and Kristen N. Gardner

核心原则	章节案例
临床评估和鉴别诊断	
① 焦虑障碍(anxiety disorders)以焦虑情绪体验为主要特征,表现为与客观事件不相称、对周围情境反应过度或导致精神痛苦,严重者可影响日常功能。躯体疾病或躯体相关因素也可诱发或加剧焦虑。	案例83-1(问题1) 表83-2
广泛性焦虑障碍	
① 根据《精神障碍诊断与统计手册》(第5版)(DSM-5)的定义,广泛性焦虑障碍(generalized anxiety disorder,GAD)是一种慢性疾病,焦虑持续存在,患者不能有效地控制焦虑的症状。焦虑症状严重并损害了日常功能是使用药物治疗的指征。	案例83-2(问题1) 表83-3
② 广泛性焦虑的一线治疗方法包括药物治疗和非药物治疗。药物治疗包括文拉法辛(venlafaxine)、度洛西汀(duloxetine)、选择性5-羟色胺再摄取抑制剂(selective serotonin reuptake inhibitor,SSRI)、丁螺环酮(buspirone)和苯二氮䓬类。心理治疗,如认知行为治疗(cognitive behavioral therapy,CBT)可单独实施,也可以与药物联合使用。制订广泛性焦虑障碍的个体化治疗方案应考虑以下因素:患者既往治疗情况、是否合并其他精神疾病、药物的药代动力学特点、预期的起效时间和患者的偏好。	案例83-2(问题2和3) 表83-4,表83-5,表83-6,表83-8
③ 当广泛性焦虑的患者开始使用苯二氮䓬类药物治疗时,应对患者进行以下用药教育:可能出现的不良反应、药物依赖性和药物相互作用。还应注意药物对妊娠的影响、药物的致畸性和药物对哺乳的影响。	案例83-2(问题4和5) 案例83-3(问题1) 案例83-4(问题1和2) 案例83-5(问题1) 案例83-6(问题1~3) 表83-7
④ 患者开始接受SSRI、文拉法辛或者度洛西汀治疗时,应告知患者不良反应可能会出现在治疗早期或者后期,可能会持续较长的时间。此外,应告知所有接受药物治疗的患者关于药物的治疗疗程。	案例83-2(问题6)
惊恐障碍	
① 惊恐障碍(panic disorder)的症状特点是短时间的强烈恐惧体验。发作时伴有心率加快、呼吸急促、胃肠道紊乱或颤抖。这些与躯体相关的感觉,因为患者认为是躯体疾病而常常未能得到诊断或被误诊。	案例83-7(问题1) 表83-9
② 惊恐障碍的治疗包括CBT、药物治疗(SSRI、文拉法辛、TCA或苯二氮䓬类药物)和联合治疗。药物治疗应使用较低的起始剂量以减少短期治疗即可能出现的不良反应如紧张不安,并应提前告知患者。	案例83-7(问题2~4) 表83-5
社交焦虑障碍和特定恐怖症	
① 社交焦虑障碍(social anxiety)和特定恐怖症(specific phobias)都包括过度的恐惧和由此导致的逃避行为,希望通过逃避使得恐惧减轻。社交焦虑障碍包括涉及社会交往的、广泛的和强烈的焦虑。特定恐怖症是与特定的物体或场景(如蜘蛛、电梯)相关的强烈恐惧。社交焦虑障碍的一线治疗药物是SSRI,而心理治疗是特定恐怖症的主要治疗方式。	案例83-8(问题1~3) 表83-5,表83-10

创伤后应激障碍和急性应激障碍

①	创伤后应激障碍（post-traumatic stress disorder, PTSD）和急性应激障碍（acute stress disorder）发生在个体经历令人痛苦的严重创伤性事件后。在PTSD中，创伤性体验反复发生、回避、反应过度和在认知和心境方面的负性改变造成患者心理、社会功能和人际关系严重受损。	案例83-9（问题1） 表83-11
②	主要的治疗药物是SSRI，SSRI和认知行为治疗都可有效治疗PTSD。根据精神疾病共病情况，如同时存在需要治疗的抑郁或睡眠障碍，则在保留原有药物的基础上辅加药物治疗。治疗的目标是改善核心症状和恢复患者功能。	案例83-9（问题2和3） 表83-5

强迫性障碍

①	强迫性障碍（obsessive-compulsive disorder, OCD）以反复出现强迫思维或强迫动作为特征。患者无法控制这些强迫症状，每日至少持续1个小时。OCD的治疗包括药物[SSRI、氯米帕明（clomipramine）或文拉法辛]和心理治疗（CBT、CBT联合暴露治疗）。药物治疗联合心理治疗是最优的治疗方案，但近40%的患者在接受联合治疗方案后仍然不能有效控制强迫症状。	案例83-10（问题1~5） 表83-5
②	基于许多OCD患者在接受单药治疗后症状没有得到完全缓解，考虑联合抗抑郁药物或辅助抗精神病药治疗，注意监测可能增加的药品不良反应和药物相互作用。	案例83-11（问题1~3）

焦虑被描述为一种不适感，一种伴有特征性躯体感觉的莫名其妙的恐惧和担忧。当人类感知到损害自身健康的危险时会产生正常的反应。出于自我保护的目的，当压力刺激产生焦虑时，激活神经生物系统。焦虑反应由两部分基本症状组成：①精神症状，如担心、害怕、难以集中注意力；②躯体症状，如心率加快、呼吸急促、颤抖、踱步。某些疾病（嗜铬细胞瘤、甲状腺功能亢进）和药物（拟交感神经药物）也可出现和焦虑一样的精神和躯体症状。当焦虑是由于外部因素如躯体疾病和药物所引起时，去除这些因素之后，焦虑症状可得到相应减轻[1]。

如果焦虑不是由外部因素所引起，和实际威胁的程度不相称、持续的时间超过威胁存在的时间，临床上称之为焦虑障碍（anxiety disorders）。不同类型的病理性焦虑可从以下几个方面来鉴别：①焦虑障碍是原发性的；②由于躯体疾病或物质使用引起的继发性焦虑障碍；③对急性应激的反应（如失去至亲、婚姻或财务出现问题）；④只是其他精神障碍的一个相关症状，但对于指导和选择最佳治疗方案是很重要的[1]。

焦虑障碍的分类和诊断

《精神障碍诊断与统计手册》（第5版）（Diagnostic and Statistical Manual of Mental Disorders, fifth edition, DSM-5）将原发性焦虑障碍分为7个类型：广泛性焦虑障碍（generalized anxiety disorder, GAD）、惊恐障碍、恐怖症（包括特定恐怖症和社交焦虑障碍）、分离焦虑障碍、选择性缄默症和广场恐怖症[1]。强迫性障碍（obsessive-compulsive disorder, OCD）和创伤性应激障碍（post-traumatic stress disorder, PTSD）在DSM-5中归入新的类目。每种类型都达到了病理性焦虑的程度，但症状的特点、严重程度和病程都不一样，药物治疗和非药物治疗对不同类型焦虑障碍的有效性也不

相同。这说明不同类型的焦虑障碍存在生物学差异。在DSM-5中，继发性焦虑障碍包括"由于其他躯体疾病所致的焦虑障碍"和"物质（药物）所致的焦虑障碍"[1]。焦虑障碍常伴发其他精神障碍，如心境障碍。虽然心境障碍有着突出的情绪问题，但和焦虑障碍同样都与边缘系统失调相关，因此具有许多相同的症状，包括疲劳感、难以集中注意力、坐立不安、失眠和躯体症状[2]。

焦虑的神经生物学

参与调节情绪、处理学习和记忆过程的边缘系统由一系列的结构组成，包括海马和杏仁核，这些结构对于人类行为而言是必不可少的。海马回路可将短期记忆转变为长期记忆，并储存空间记忆。杏仁核回路涉及情感和表达。起始于杏仁核的神经传出通路被认为与人类的恐惧和焦虑反应的调节有关[3]。不同杏仁核相关回路的失调或过多输出是引起各种焦虑障碍的常见原因，但不同的焦虑障碍类型存在不同的功能异常。假设对于压力反应的失调是引起焦虑障碍的基础，那么焦虑的发生可能主要与边缘系统神经通路、交感神经系统和下丘脑-垂体-肾上腺皮质（hypothalamic-pituitary-adrenal axis, HPA）轴的相互作用有关[2,4]。许多神经递质和神经内分泌系统互相作用并调节边缘系统的神经通路功能，包括：单胺类神经递质，肾上腺素和去甲肾上腺素；促肾上腺皮质素释放激素（corticotropin-releasing hormone, CRH）；吲哚胺，5羟色胺（5-hydroxytryptamine, 5-HT）；抑制性氨基酸，γ-氨基丁酸（γ-aminobytyric acid, GABA）；兴奋性氨基酸，谷氨酸；神经肽，胆囊收缩素（cholecystokinin, CCK），神经肽Y和P物质[3,5]。因此，产生和调节这些神经递质和神经内分泌系统的基因是一个研究热点。更进一步，目前正在运用表观遗传学机制来探索基因和环

境相互作用的复杂关系[6]。

下丘脑-垂体-肾上腺皮质系统、去甲肾上腺素系统和5-羟色胺系统的相互影响

在急性威胁事件中,恐惧刺激经过丘脑传递到杏仁核,然后投射到下丘脑和脑干。蓝斑(locus ceruleus, LC)释放去甲肾上腺素,在外周所表现出的反应就是心率加快,心脏每搏输出量增加和血管舒张,供给肌肉更多的血液。蓝斑是大脑中合成去甲肾上腺素的主要部位。中枢释放去甲肾上腺素产生警觉和唤醒,使个体集中注意力以应付威胁。机体对压力和恐惧的反应引起唤醒和焦虑症状(如心动过速、颤抖、出汗)。去甲肾上腺素支配海马增强了焦虑记忆的形成。去甲肾上腺素支配杏仁核则增加令人不愉快的记忆。正常情况下,个体能够对情绪过载的记忆进行编译。但当过度刺激的情况下,这将导致持续的唤醒和过度警觉。个体感知到威胁后,下丘脑释放CRH,CRH激活垂体前叶释放促肾上腺皮质激素(adrenocorticotropic hormone, ACTH),ACTH刺激肾上腺皮质释放糖皮质激素。短期升高的糖皮质激素通过激活HPA和动员储备的能量,使得身体能够适应充满压力的环境。但糖皮质激素如果长期升高,将损害神经的适应性,甚至可能导致神经细胞死亡。将CRH注射进啮齿类动物的蓝斑,可引发焦虑样的行为[2,4,7]。

抑制性神经递质5-HT参与压力反应,但还不完全明确5-HT的作用。5-HT参与了睡眠、食欲、记忆、冲动、性行为和运动功能的生理调节,并可能具有抑制攻击性行为的作用。大脑大部分的5-HT能神经元位于中缝核。中缝核和蓝斑之间存在相当数量的连接,它们之间存在相互抑制的作用。在正常情况下,来自海马的5-HT连接降低杏仁核的活性,减轻恐惧和焦虑反应。但处于压力的情况下,促使蓝斑神经元发放,抑制中缝核神经元的发放,增加CRH的释放,边缘系统敏感性上升,最终导致觉醒和储存充满压力和不愉快的记忆,使个体处于觉醒状态以应对威胁[2]。

尽管现在焦虑的特异性病因学只是一个假设,但当前激活5-HT系统或激活其他抑制系统如GABA的治疗方案支持了这种假设。

焦虑障碍的流行病学和临床意义

焦虑障碍(anxiety disorders)是一组最常见的精神疾病。流行病学调查显示,13%~28%的美国人在其一生中的某段时间出现过焦虑障碍。焦虑障碍在世界其他国家的流行情况与之相似[8,9]。女性焦虑障碍的患病率比男性高[9]。

目前,药物、认知和行为治疗或者联合治疗可以有效治疗大多数的焦虑障碍。然而只有不到1/3的患者寻求医疗帮助,这其中有相当多的患者没有得到正确的诊断[9]。许多焦虑障碍的诊治是在非精神病机构进行的。患者常去初级医疗保健机构,向医师诉说难以用躯体疾病解释的症状,而焦虑一直未被发现。相当一部分的焦虑患者并不认为服用药物可以解决情绪问题。而另一些患者因为没有得到正确的诊断而一直没有进行治疗[10]。

因为焦虑是一种每个人都很熟悉的情绪,人们并不重视焦虑对于患者社会功能和生活质量的影响。应提高社会,特别是医疗保健机构对病理性焦虑的认识。这样,患者就可以寻求和接受适合他们的治疗。表83-1列出了提供焦虑障碍相关信息和治疗的机构。

表83-1

美国管理焦虑障碍的组织机构

焦虑指导
www.anxietycoach.com
美国焦虑障碍协会
www.adaa.org
远离恐惧
www.freedomfromfear.org
国际OCD基金会
Website:www.locdf.org
美国精神健康协会
www.nmha.org/
国家精神疾病联盟
www.naml.org
PTSD中心
www.ptsdingfo.org

PTSD,创伤后应激障碍;OCD,强迫性障碍

焦虑的临床评估和鉴别诊断

案例83-1

问题1: R. R. ,女性,49岁,向医师诉说她出现了睡眠问题,容易感到疲劳和紧张,长期处于忧虑状态。R. R. 在2年前离婚,独自抚养15岁的女儿。自从离婚后,R. R. 重新从事护士工作,但她一直担心不能挣到足够的钱来支撑她和女儿的生活。R. R. 患有高血压、哮喘和季节性过敏。她目前服用的处方药有氢氯噻嗪每日12.5mg、氯沙坦每日50mg、孟鲁司特每日10mg、泮托拉唑每日40mg和沙丁胺醇,沙丁胺醇在必要时每4~6小时使用1~2喷治疗喘息和呼吸急促。同时服用非处方药氯雷他定每日10mg和伪麻黄碱治疗过敏,伪麻黄碱在必要时每4~6小时服用60mg,必要时每8~12小时服用萘普生200mg治疗偶尔发作的后背疼痛,必要时每日服用聚乙二醇治疗便秘。R. R. 在感到压力大的时候,会饮用咖啡和酒来帮助自己放松紧张的情绪,一般每日早晨喝3~4杯咖啡,每周有4个晚上会喝1~2杯酒。R. R. 否认精神疾病史,但常常会处于"担心"的状态。在对R. R. 进行焦虑症状的临床评估和鉴别诊断时应该考虑哪些因素?

图83-1展示了焦虑障碍的诊断决策树,可以帮助医师鉴别引发焦虑的各种原因和不同类型的焦虑障碍。根据DSM-5中关于原发性焦虑障碍的诊断标准,这些症状不应是任何医疗(药物或疾病)原因的激发症状。

过度和持续的焦虑

由于药物或物质引起的焦虑 —是→ 物质所致的焦虑障碍

↓否

由于其他躯体疾病引起的焦虑 —是→ 由于其他躯体疾病导致的焦虑障碍

↓否

近期遭受创伤或社会心理应激引起的焦虑 —是→ 以创伤性再体验、回避、负性认知、情绪症状和警觉性增高为特点的PTSD症状 —否→ 伴有焦虑情绪的适应障碍

↓否　（PTSD症状）↓是

反复发作的、不可预测的恐惧发作引起了持续的关注、焦虑或行为改变(见表83-9) —是→ 惊恐障碍

症状持续 > 1个月 —否→ 急性应激障碍

↓是

PTSD

惊恐障碍 → 因害怕惊恐发作而回避某些地点或环境

因害怕惊恐发作而回避某些地点或环境 —否→ 非广场恐怖症

因害怕惊恐发作而回避某些地点或环境 —是→ 广场恐怖症

↓否（反复发作）

以强迫思维和强迫行为为特征的OCD —是→ OCD

↓否

主要与惧怕某些特定的物体或环境相关的焦虑 —是→ 与接触社会环境有关的焦虑和恐惧 —是→ 社交焦虑障碍

与接触社会环境有关的焦虑和恐惧 ↓否

特定恐怖症

↓否（主要与惧怕）

以过度的、持续的焦虑为特征的GAD(见表83-3) —是→ GAD

↓否

未特定的焦虑障碍

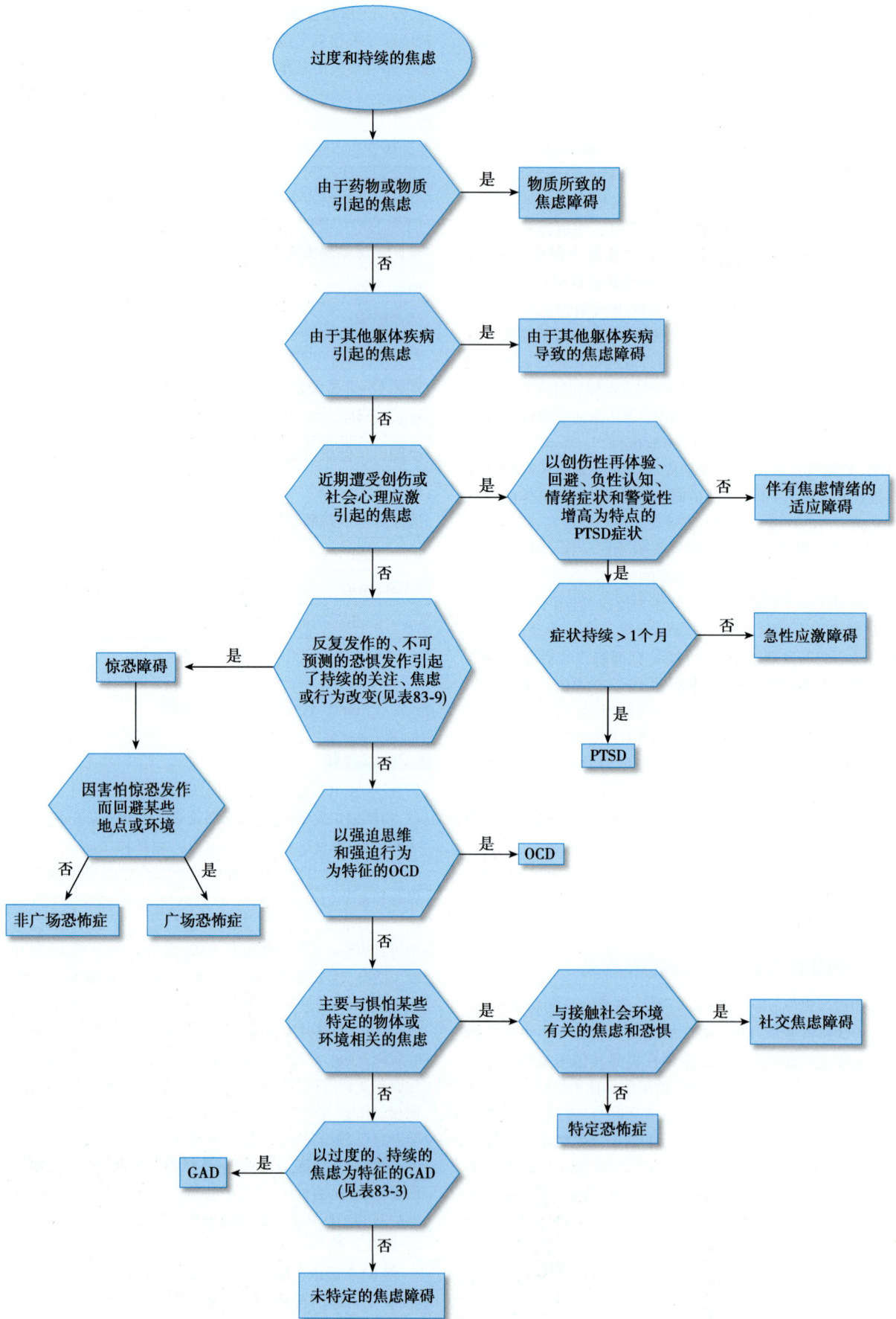

图 83-1　焦虑障碍诊断决策树。GAD,广泛性焦虑障碍;OCD,强迫性障碍;PTSD,创伤后应激障碍

继发性焦虑的病因

如果焦虑的症状是由躯体疾病所直接导致，诊断为躯体疾病继发的焦虑障碍[1]。在做出原发性焦虑障碍的诊断之前，需要进行全面的体格和实验室检查，并详细了解躯体和精神疾病病史，来排除可逆性的病因。老年人群罕见新发的焦虑障碍，一般只出现在某些疾病或者物质使用的情况下。焦虑的发生可使躯体疾病临床表现复杂化，并对疾病的进程产生不利影响。必须注意到 R. R. 已经 49 岁了，而更年期的起始年龄中位数是 52 岁。尽管更年期不属于躯体疾病，但可出现睡眠障碍和情绪波动的症状。

躯体疾病患者的焦虑发生率高于普通人群[11]。在某些病例中，疾病本身可引起焦虑，患者在应对疾病时也会产生反应性焦虑。尽管有效治疗躯体疾病可以缓解相关的焦虑，但进行短期的抗焦虑治疗是可以获益的。

当评估焦虑可能的病因时，还要考虑到患者服用的所有药物（包括治疗咳嗽和感冒的非处方药）[12]。当焦虑症状的出现与物质中毒或撤药有关，或药物的应用与焦虑症状有病因学上的关联时，即可诊断为物质使用所导致的焦虑障碍。在 R. R. 所使用的药物中，伪麻黄碱可引起焦虑症状。其他可引起焦虑的药物见表 83-2。人们容易忽视精神兴奋性物质的滥用、中枢神经系统抑制剂的突然停用（如酒精、巴比妥类和苯二氮䓬类）、过多摄入咖啡因和停止摄入尼古丁均为潜在的导致焦虑的因素。虽然 R. R. 目前尚未过量使用酒精，但如果她使用酒精作为一种自我治疗焦虑的方式，就有可能成为酒精依赖的开始。

虽然焦虑症状是焦虑障碍的特征性表现，但它不是焦虑障碍这个诊断类目所独有的。实际上，任何精神疾病都可以出现焦虑症状。如果焦虑症状仅伴随其他精神症状出现，可排除单纯性焦虑障碍的诊断。在这些病例中，可通过治疗原发的精神障碍而使焦虑得到缓解。就像 R. R. 目前有睡眠困难、疲劳和过度担心的症状，这些症状可能是焦虑或者是抑郁的核心症状，也可能两者都是。其他精神障碍的患者也可出现原发性焦虑障碍，与焦虑发生共病的情况很常见。抑郁症尤其与焦虑障碍明显相关，两者之间有很高的共病率[7,13]。焦虑和抑郁共病的病残率和自杀率比单独的焦虑或抑郁高，治疗效果更差。

应激性或创伤性的生活事件会使人产生焦虑，这些事件引起的焦虑可能会很严重并影响社会功能，但应被视为对环境变化的正常反应。通常，这种焦虑是自限性的和短暂的，当人们适应了新环境几日至几周以后就可缓解。如果没有焦虑障碍的既往史，症状只持续几个月，可诊断为伴

表 83-2

继发性焦虑的原因

躯体疾病
内分泌和代谢疾病：甲状腺功能亢进，低血糖，原发性慢性肾上腺皮质功能减退症，库欣综合征，嗜铬细胞瘤，PMS，电解质紊乱，急性间歇性卟啉症，贫血
神经系统：癫痫发作，多发性硬化，慢性疼痛综合征，脑外伤，中枢神经系统肿瘤，偏头痛，重症肌无力，帕金森病，眩晕，震颤
心血管系统：二尖瓣脱垂，CHF，心律失常，MI 后，β 肾上腺素能功能亢进状态，高血压，心绞痛，脑梗死后
胃肠系统：PUD，克罗恩病，溃疡性结肠炎，肠易激综合征
呼吸系统：COPD，哮喘，肺炎，肺水肿，呼吸机依赖，肺栓塞
其他：HIV 感染，系统性红斑狼疮

精神疾病
抑郁，躁狂，精神分裂症，适应障碍，人格障碍，谵妄，痴呆，进食障碍

药物
中枢兴奋性药物：苯丙胺，咖啡因，可卡因，二乙胺苯丙酮，麻黄碱，MDMA（ecstasy），哌甲酯，尼古丁（包括撤药），PCP，去氧肾上腺素，伪麻黄碱
中枢镇静剂（撤药）：巴比妥类药物，苯二氮䓬类药物，乙醇，阿片类
精神药物：抗精神病药物（静坐不能），安非他酮，丁螺环酮，SNRI 类，SSRI 类，TCA 类
心血管药物：卡托普利，依托普利，地高辛，丙吡胺，肼屈嗪，普鲁卡因胺，普罗帕酮，利血平
其他药物：沙丁胺醇，氨茶碱，巴氯芬，溴隐亭，环丝氨酸，氨苯砜，屈大麻酚，依法韦仑，氟喹诺酮类，干扰素-α，异烟肼，异丙肾上腺素，左旋多巴，利多卡因，甲氟喹，甲氧氯普胺，谷氨酸钠，烟酸，NSAID，培高利特，奎纳克林，西布曲明，他汀类，类固醇类，茶碱，甲状腺素，曲坦类，长春碱，育亨宾

CHF，充血性心力衰竭；COPD，慢性阻塞性肺病；HIV，人类免疫缺陷病毒；MDMA，亚甲二氧基甲基苯丙胺；MI，心肌梗死；NSAID，非甾体抗炎药；PCP，苯环己哌啶；PMS，经前期综合征；PUD，消化性溃疡病；SNRI，5-羟色胺和去甲肾上腺素再摄取抑制剂；SSRI，5-羟色胺再摄取抑制剂；TCA，三环类抗抑郁药

有焦虑情绪的适应障碍。如果症状严重并且持续了较长时间,则可诊断为原发性焦虑障碍。慢性焦虑的首次发作常发生在应激期间。在急性应激期间,短期使用抗焦虑药物治疗或心理咨询可极大提高个体应对压力的能力。但对原发性焦虑的治疗则通常需要很长时间。

总的来讲,在对 R. R. 做出原发性焦虑障碍诊断之前,需要进一步评估病例中出现的各种因素,包括躯体疾病(哮喘)、可能处于绝经期、服用伪麻黄碱和咖啡因、可能存在抑郁以及最近生活中的变化。如果可以的话,在做出焦虑障碍的诊断和制定合适的治疗之前,应纠正或治疗这些因素。

广泛性焦虑障碍

流行病学和临床病程

广泛性焦虑障碍(generalized anxiety disorder,GAD)是最常见的焦虑障碍之一,其终生患病率为 9%,女性经历 GAD 的概率大概是男性的 2 倍[1,14]。GAD 通常缓慢起病,与生活压力的增加有关。GAD 是所有焦虑障碍中起病年龄最晚的[1],GAD 起病的中位年龄是 30 岁[9,14],但从中青年期到 55 岁左右均为发病的危险期。与亚裔、拉美裔、非裔美国人相比,白种人更有可能报告更多的焦虑症状[15]。典型的 GAD 病程常被描述为慢性波动性病程,但目前对 GAD 长期的病程的了解还很不足。未经治疗的患者中,只有不到一半发生自然缓解。

大多数 GAD 患者至少共病一种其他类型的精神障碍,最常见的共病是惊恐障碍、社交焦虑障碍、特定恐怖症、OCD 和抑郁障碍[8]。最新的证明表明,GAD 本身是自杀观念的一个危险因素,尤其在女性患者,共病、物质滥用和抑郁时更要考虑到这一点[16]。

诊断标准

GAD 的特征表现为过度地焦虑或担心生活中的事件,且持续时间超过 6 个月[1]。患者常常很难控制这种担心,这种焦虑和担心与表 83-3 中所列出的症状中至少 3 种有关。尽管 GAD 的躯体症状和其他一些焦虑障碍相似,但如果焦虑只与其他焦虑障碍(如对病菌的强迫思维、对社交场合的恐惧)相关,则可排除 GAD 的诊断。

表 83-3

广泛性焦虑障碍的症状

这种焦虑和担心与下列症状中至少 3 项有关(儿童只需要 1 项):

- 坐立不安或感到激动或紧张
- 容易疲倦
- 注意力难以集中或头脑一片空白
- 易激惹
- 肌肉紧张
- 睡眠障碍

病因学和病理生理学

遗传学因素在 GAD 的病因学里起着很重要的作用,基因在 GAD 发病过程中的作用与在神经症和抑郁中的作用相同,遗传学因素与环境因素共同决定患者的发病[5,17,18]。生物学研究发现 GAD 患者的去甲肾上腺素能、5-羟色胺能、CCK 和 GABA-A 受体功能异常[5]。有研究报道 GAD 患者中 α_2-肾上腺素受体的数量减少,这是应对儿茶酚胺水平增高而发生的受体下调。

广泛性焦虑障碍的治疗

非药物性治疗

对 GAD 的治疗包括非药物治疗和药物治疗两部分。非药物治疗包括支持性心理治疗、动力性心理治疗、CBT(包括基于网络或计算机的治疗项目)、放松训练和调节练习,这些治疗有助于缓解焦虑和提高应对技巧[19-21]。CBT 的目的在于找出消极的思维模式,这种思维模式常可引起或加重焦虑,通过治疗将其转变为积极正面的思维模式。CBT 能使焦虑症状明显缓解,疗效可持续 6~12 个月,同时还降低了 GAD 与精神疾病的共病[19]。

苯二氮䓬类药物

苯二氮䓬类药物治疗 GAD 和其他焦虑障碍都有效,特别是短期的疗效明确,具有快速缓解症状的作用,因此是目前应用很广泛的抗焦虑药[22]。苯二氮䓬类药物显示出了快速缓解症状的作用,但苯二氮䓬类药物仍然存在依赖和撤药的风险,不推荐长期用于 GAD 患者的治疗。

作用机制

苯二氮䓬类药物有四方面不同的作用:抗焦虑作用、抗惊厥作用、肌肉松弛作用和镇静催眠作用。GABA 是中枢神经系统一种重要的抑制性神经递质,苯二氮䓬类药物通过与中枢的 GABA-A 受体结合来增强 GABA 的作用[23]。苯二氮䓬药物广泛用于治疗躯体或精神疾病,包括肌肉痉挛、癫痫、焦虑障碍、急性激越和失眠。因为起效迅速,并且作用持续时间短,苯二氮䓬类药物除了常用于缓解焦虑不安,还用于手术或其他医疗操作前诱导镇静。

苯二氮䓬类药物的比较

目前,美国共有 14 种苯二氮䓬类药物上市,包括 7 种抗焦虑药、6 种口服的镇静催眠药和 1 种抗惊厥药。抗焦虑药可以产生镇静作用,镇静催眠药也有抗焦虑的作用,同类药物申请不同的适应证,反映了制药商在药品说明书方面的决策。表 83-4 比较了已上市的口服苯二氮䓬类药物的临床特性。咪达唑仑和氯巴占没有用于治疗焦虑,所以没有包括在表 83-4 中。大多数苯二氮䓬类有说明书之外的使用,包括治疗与躯体疾病或精神疾病相关的焦虑和激越、酒精戒断症状、肠易激综合征、经前期综合征、化疗引起的恶心和呕吐、紧张症、破伤风、不自主运动障碍(不安腿综合征、静坐不能、迟发性运动障碍、特发性震颤)和与各种神

表 83-4

苯二氮䓬类药物的临床应用比较

通用名(商品名)	FDA 批准的适应证	常用剂量范围(≤65 岁)	最大推荐剂量(≤65 岁)	等效剂量
阿普唑仑(Xanax, Xanax XR, Niravam 口腔崩解片,口服溶液)	焦虑,与抑郁相关的焦虑,惊恐障碍	0.5~6mg/d(惊恐障碍可增至 10mg/d)	2mg/d	1
氯氮䓬(Librium, Limbitrol[a], Librax[b])	焦虑,术前焦虑,急性酒精戒断症状	15~100mg/d	40mg/d	50
氯硝西泮(Klonopin,口腔崩解片)	抗惊厥,惊恐障碍	0.5~12mg/d	3mg/d	0.5
氯查配特(Tranxene, Tranxene-SD)	焦虑,酒精戒断症状,抗惊厥	15~60mg/d	30mg/d	15
地西泮(Valium,口服溶液,注射液)	焦虑,肌肉松弛,急性酒精戒断症状,术前焦虑,抗惊厥	4~40mg/d	20mg/d	10
艾司唑仑(ProSom)	镇静-催眠	1~2mg HS	1mg HS	2
氟西泮(Dalmane)	镇静-催眠	15~30mg HS	15mg HS	30
劳拉西泮(Ativan,口服溶液,注射液)	焦虑,与抑郁相关的焦虑,抗惊厥,麻醉术前用药	2~6mg/d	3mg/d	1.5~2
奥沙西泮(Serax)	焦虑,酒精戒断症状	30~120mg/d	60mg/d	30
夸西泮(Doral)	镇静-催眠	7.5~15mg HS	7.5mg HS	15
替马西泮(Restoril)	镇静-催眠	15~30mg HS	15mg HS	30
三唑仑(Halcion)	镇静-催眠	0.125~0.25mg HS	0.125mg HS	0.25

[a] 复方制剂,成分包括阿米替林。
[b] 复方制剂,成分包括克利溴铵(胃肠道抗痉挛药物)。
FDA,美国食品药品监督管理局;HS,睡前

经系统疾病(脑性瘫痪、截瘫)相关的痉挛发作。

抗抑郁剂

尽管苯二氮䓬类药物的处方量很大,但仍推荐抗抑郁药物作为治疗大多数患者 GAD 的一线用药。这两种药物最重要的临床差异在于苯二氮䓬类的抗焦虑作用起效迅速,而抗抑郁药物是在数周内逐渐起效的。因此,在对许多焦虑障碍患者使用抗抑郁药进行治疗的初始阶段,常短期合用苯二氮䓬类药物[24]。

如表 83-5 所示,SSRI 已经成为治疗所有 5 种原发性焦虑障碍的一线药物[25]。由于治疗抑郁的共患疾病疗效肯定,并且耐受性良好,与其他药物相比[除了 5-羟色胺和去氧肾上腺素再摄取抑制剂(SNRI)],SSRI 的使用越来越普遍。

早期的对照研究发现曲唑酮(trazodone)、多塞平(doxepin)、丙咪嗪(imipramine)和阿米替林(amitriptyline)治疗 GAD 的疗效等于甚至优于苯二氮䓬类[22]。虽然没有苯二氮䓬类药物起效快,而且三环类抗抑郁药(TCA)类药物在治疗初期常引起焦虑加重(特别在大剂量时),但能耐受 TCA 类药物副作用的患者继续使用的话可获得治疗 GAD 的疗效。然而,TCA 类药物未能广泛用于治疗焦虑障碍,人们将注意力转向了更加安全、耐受性更好的其他抗抑郁药物,包括 SSRI 和 SNRI。

SSRI 中的帕罗西汀(paroxetine)和艾司西酞普兰(escitalopram),已被美国食品药品管理局(Food and Drug Administration,FDA)批准用于治疗 GAD。舍曲林和西酞普兰也已经在进行治疗 GAD 的研究,前者是一项指南首选的一线药物[24]。总的来说,推荐 SSRI 和 SNRI 作为治疗 GAD 的一线药物。应根据患者的具体情况(如停药综合征的风险、药物相互作用、耐受性和患者的偏好)来选择药物[20,25]。

和 TCA 一样,患者在服用 SSRI 早期会经历焦虑加重,所以对于 GAD 患者,SSRI 的起始剂量一般低于正常起始剂量。特别是氟西汀,在服用早期比其他 SSRI 更容易出现焦虑加重的不良反应[26]。

5-羟色胺和去甲肾上腺素再摄取抑制剂(serotonin and norepinephrine reuptake inhibitors,SNRI)文拉法辛(venlafaxine)和度洛西汀(duloxetine)是美国 FDA 批准的治疗 GAD 的药物。新的 SNRI 类药物包括左旋米那普仑(levomilnacipran)、米那普仑(milnacipran)和文拉法辛的活性代谢物去甲文拉法辛(desvenlafaxine),在治疗焦虑方面还没有足够的研究。已有的数据显示,这两种药物对治疗与抑郁相关的焦虑有效,尚需进一步的随机对照试验来证实[27-29]。文拉法辛的副作用与 SSRI 相似,最常见与剂量相关的恶心,通常在连续服药 1~2 周后逐渐消失。与 SSRI 相似,需要注

表 83-5

焦虑障碍药物治疗方案的总结

疾病名称	FDA 批注的一线药物（除非另有说明）	二线药物	可能的其他选择
广泛性焦虑障碍	丁螺环酮 苯二氮䓬类（仅短期使用） 艾司西酞普兰 度洛西汀 帕罗西汀 文拉法辛（缓释剂型）	西酞普兰 普瑞巴林 舍曲林	非典型抗精神病药[c] 氟西汀 米氮平 三环类抗抑郁药[b]
惊恐障碍	西酞普兰[a] 艾司西酞普兰[a] 氟西汀 氟伏沙明[a] 帕罗西汀 舍曲林 文拉法辛	苯二氮䓬类（如阿普唑仑、氯硝西泮、地西泮） 氯丙咪嗪 丙咪嗪 米氮平	抗惊厥药 非典型抗精神病药 苯乙肼
社交焦虑障碍	艾司西酞普兰[a] 氟伏沙明（缓释剂型） 帕罗西汀 文拉法辛（缓释剂型） 舍曲林	苯二氮䓬类（如阿普唑仑、氯硝西泮） 西酞普兰 普瑞巴林	非典型抗精神病药 度洛西汀 氟西汀 加巴喷丁 米氮平 苯乙肼[b] 苯环丙胺[b]
创伤后应激障碍	帕罗西汀 文拉法辛（缓释剂型）[a] 舍曲林	氟西汀 西酞普兰 艾司西酞普兰 氟西汀 氟伏沙明 米氮平	阿米替林[b] 抗惊厥药 非典型抗精神病药[c] 安非他酮 度洛西汀 丙咪嗪[b] 奈法唑酮[b] 苯乙肼[b] 哌唑嗪
强迫性障碍	艾司西酞普兰[a] 氟西汀 氟伏沙明 氟伏沙明（缓释剂型） 帕罗西汀 舍曲林	西酞普兰 氯米帕明[b] 文拉法辛	抗惊厥药[c] 抗精神病药[c] 苯乙肼

[a] 不是 FDA 批准的适应证，但证据支持使用。

[b] 有疗效但不推荐作为一线药物使用，因为具有不良的临床特性（副作用、潜在的毒性、药物相互作用）。

[c] 仅作为辅助治疗

意 SNRI 在使用初期也会引起焦虑加重，使用更低的起始剂量可以减轻此类不良反应。文拉法辛如果在治疗 GAD 的剂量范围内（75～225mg），一般不出现血压明显的升高，但剂量进一步增大时可出现。长期研究报道了文拉法辛缓释制剂持续治疗 6 个月可获得 GAD 的缓解[30]。无论短期或长期的临床试验都证实了度洛西汀治疗 GAD 的疗效。在一项非劣效性试验中，度洛西汀每日 60～120mg 和文拉法辛缓释剂每日 75～225mg 都达到了非劣效性的标准[31-35]，并表现出了相当的耐受性[36]。

米氮平(mirtazapine)是一种非 SSRI 抗抑郁药。虽然有少量的研究支持米氮平治疗 GAD 共病抑郁的患者,但目前缺乏对照研究数据[37,38]。由于对 5-HT$_2$ 受体有阻断作用,米氮平引起焦虑的发生率较低(见第 86 章,可获取更多关于临床使用抗抑郁药物的信息)。对沃替西汀进行了治疗 GAD 的短期和长期研究,结果存在差异[39-42]。正如之前提到的,抗抑郁药物治疗 GAD 时,推荐使用更低的起始剂量来避免焦虑症状的急性加重。降低抗抑郁药物相关的不良反应方面,建议采取慢滴定法和进行患者教育,患者教育包括可能导致自杀的黑框警告[43]。虽然抗抑郁药物改善焦虑症状可在 2 周内起效,但其疗效一般在 8~12 周甚至更长时间里才能逐渐增强。因此,足量使用抗抑郁药物治疗 GAD 至少 8 周后再评估是否有效。甚至有一些 GAD 患者在 4~6 个月时症状仍在持续改善[44,45]。

总之,与苯二氮䓬类药物相比,抗抑郁药物治疗 GAD 的优势包括:对认知症状如过度担忧的疗效更好,治疗常见共患病如抑郁和其他焦虑障碍的疗效更好。而且抗抑郁药物没有发生药物滥用或依赖性的风险,停药症状较轻,长期使用无认知损害。

治疗广泛性焦虑障碍的其他药物

丁螺环酮(buspirone),属于阿扎哌隆类药物,作为第一种非苯二氮䓬类抗焦虑药在美国上市,获得 FDA 批准用于治疗 GAD。丁螺环酮不作用于 GABA 受体,而是 5-HT$_{1A}$ 受体的部分激动剂,导致 5-HT 神经递质的减少[46]。此外,丁螺环酮通过阻断突触前膜的多巴胺-2 自身受体,增加多巴胺能神经传递,增加去甲肾上腺素能的活性[47]。丁螺环酮治疗认知焦虑有效,不产生药物滥用和药物依赖。但是,丁螺环酮起效缓慢,不适于临时需要时的治疗。

普瑞巴林(pregabalin),属于 V 类管制药品,列于 SSRI 和 SNRI 之后推荐作为治疗 GAD 的二线药物。与苯二氮䓬类和文拉法辛相比,普瑞巴林同样能有效控制 GAD 的躯体症状和精神症状[43,48]。已开始研究将普瑞巴林作为 SSRI 或 SNRI 的增效剂[49]。尽管缺乏与 SSRI 和 SNRI 的对照研究,一些指南仍支持将普瑞巴林作为 GAD 的一线治疗药物[20,50]。需要注意长期使用普瑞巴林可能会引起体重增加以及对患有肾脏疾病或有物质滥用史的人使用的限制[25]。普瑞巴林的抗焦虑作用与剂量相关,剂量为每日 300mg 时达到平台效应。一项持续了 24 周的长期研究显示,与安慰剂相比,普瑞巴林剂量达到每日 450mg 可有效预防焦虑复发[51]。一项开放研究中,普瑞巴林的剂量用到每日 600mg,可维持疗效长达 1 年[52]。

现在,已有抗精神病药超说明书用于治疗 GAD 患者,尽管目前的指南强调不应该在初级医疗机构首选非典型抗精神病药来治疗 GAD,建议在多种抗抑郁药物治疗无效后才考虑使用[24]。已进行了阿立哌唑(aripiprazole)、奥氮平(olanzapine)、喹硫平(quetiapine)、利培酮(risperidone)和齐拉西酮(ziprasidone)治疗难治性 GAD 的研究,大量的证据和目前的指南支持使用喹硫平[20,25,53]。这些非典型抗精神病药物对一线药物治疗无效的患者可能有效[20,24,25]。

广泛性焦虑障碍的临床表现和评估

案例 83-2

问题 1:L. V.,32 岁男性,在过去的 10 年里一直从事教师职业。L. V. 以前工作表现很好,但近 8 个月以来他频繁缺勤,经常对学生和同事发火。在临床评估中,L. V. 主诉烦躁、易激惹和紧张,经常胃部不适和腹泻。他没有精神疾病史,承认对一些小事感到有压力并过分担心。无论他怎么努力也无法控制这些症状。L. V. 否认任何惊恐障碍和强迫性障碍的症状。

L. V. 的体格检查无明显阳性发现,家族史中只有他的姐姐是个"容易紧张的人"。L. V. 否认使用过成瘾性物质,在社交活动中会喝上 3~4 瓶啤酒,但最近他并不喜欢喝啤酒了。L. V. 的精神检查结果如下:

- 外表和行为:L. V. 穿着整洁得体,讲话条理清晰,但经常坐立不安并用右脚拍击地面。
- 心境:L. V. 有焦虑表现并且担心医师的评估,承认偶尔因为焦虑而感到抑郁和无助。L. V. 长期存在入睡困难,但入睡后能够维持一整晚。
- 认知:L. V. 对人物、时间和地点的定向力完好。
- 思维:L. V. 否认有幻听或幻视,否认自杀观念和杀人意图。

L. V. 有时无法放松并且容易害怕,特别是在教室里和在学生的周围。他最近工作起来十分困难,上司已经告诉他如果不改变他的状态就会很快失去工作。L. V. 说他只希望像过去那样能好好完成工作,能够放松下来回归生活。他的自知力和判断力都很好,能主动寻求治疗。医师的临时诊断为 GAD。L. V. 的表现具有 GAD 的哪些临床特征?如何对他的症状进行客观的评估?

L. V. 表现出以下与 GAD 相关的症状:难以控制的过分焦虑、易激惹、紧张和无法放松。其他典型的焦虑症状还包括胃肠道症状(胃部不适和腹泻)、容易受到惊吓和烦躁不安。尽管这些症状不是某种特定疾病的必要诊断条目,但与这些症状相关的各种表现与 GAD 是一致的。L. V. 无躯体和精神疾病的病史,无成瘾性物质使用史,最近没有使用酒精,可以排除继发性焦虑的可能。L. V. 的症状持续 8 个月,符合 GAD 诊断的病程要求,L. V. 的年龄与 GAD 的发病年龄一致。更重要的是,症状已经严重影响了 L. V. 的工作能力和生活质量。因此,对 L. V. 做出 GAD 的诊断是恰当的。

汉密尔顿焦虑量表(Hamilton Anxiety Rating Acale, HAM-A)在对焦虑患者的临床评估方面是非常有用的,是 GAD 临床试验的标准工具。HAM-A 评分>18,即考虑为严重焦虑,若评分在 7~10 之间,没有症状,定义为缓解期[54]。HAM-A 可用于对 L. V. 这样的焦虑患者进行基线症状的评估,并且还可用于对治疗效果的观察。Sheehan 残疾量表是一种主观评分,通常用于评价因 GAD 和其他焦虑障碍引起的功能损害。该量表有 3 个评分项目,分值从 1~10。评分达到 1 即表明有轻度功能障碍,10 分则显示功能严重受损[54]。

治疗的指征和选择

> 案例83-2,问题2:根据 L. V. 病例所提供的信息,如何确定是否有治疗的指征?在为 L. V. 选择最佳治疗方案时应该考虑什么因素?

L. V. 符合 GAD 的诊断标准,焦虑障碍引起了明显的功能损害。他对自己的疾病有自知力,并希望通过治疗改善工作能力和生活质量。L. V. 存在治疗的指征,进行合适的治疗可达到这样的目标。

GAD 的治疗选择包括药物治疗和非药物治疗。心理治疗如认知行为治疗在 GAD 的治疗中是有效的,但单独使用心理治疗只适合轻度到中度焦虑症状的患者。在 L. V. 的病例中,由于焦虑造成的功能受损威胁到了他的工作,因此需要立即给予治疗。可以的话,L. V. 需要药物治疗结合心理治疗。

治疗 GAD 的药物中,一线治疗药物有:短期使用的苯二氮䓬类、维持治疗使用的 SSRI(艾司西酞普兰和帕罗西汀)和 SNRI(度洛西汀和文拉法辛)以及丁螺环酮[20,24,25]。药物选择首先要考虑是否存在共病的精神疾病。GAD 患者常见共病抑郁,抗抑郁药物是推荐用于共病抑郁的 GAD 患者的首选药物。GAD 患者可能会存在其他躯体疾病或精神障碍,可根据情况选择能够对两种疾病同时有效的药物。

当选择治疗 GAD 的药物时,另一个需要考虑的重要问题是起效的快慢。苯二氮䓬类可在治疗的数小时内减轻焦虑,而抗抑郁药物和丁螺环酮起效较缓慢。药品费用也是一个需要考虑的问题,普通的苯二氮䓬类药物和 SSRI 类药物比较低廉。

在 L. V. 的病例中,因为工作问题他需要通过治疗使得症状能够快速缓解,苯二氮䓬类药物是治疗初期最好的选择。L. V. 年轻健康,没有酒精和物质滥用史。如果有酒精和物质滥用史,则不适宜使用苯二氮䓬类药物。虽然 L. V. 偶尔在社交聚会上喝啤酒,但最近他没有参与这样的场合。一旦他开始服用苯二氮䓬类药物进行治疗,也要避免饮用酒精。GAD 是一种慢性疾病,长期治疗推荐抗抑郁药物和丁螺环酮而不是苯二氮䓬类药物。因此,在该病例中,选择一种抗抑郁药物或丁螺环酮是适宜的。

苯二氮䓬类药物治疗

影响苯二氮䓬类药物选择的因素

> 案例83-2,问题3:医师建议 L. V. 选用帕罗西汀进行维持治疗,在初始治疗的几个星期内同时使用苯二氮䓬类药物以快速控制焦虑症状,直至帕罗西汀的抗焦虑疗效出现。在苯二氮䓬类药物的选择中需要考虑哪些重要因素?

在苯二氮䓬类药物中,没有一种药物在治疗 GAD 方面显示出比其他同类药物有更好的疗效。但某些药物比其他药物的应用要广泛。阿普唑仑(alprazolam)、劳拉西泮(lorazepam)、氯硝西泮(clonazepam)和地西泮(diazepam)都能有效治疗 GAD。

因为苯二氮䓬类药物的总体抗焦虑效果相似,从中选择药物时应考虑其他的因素。苯二氮䓬类药物的药代动力学特征各不相同,这些差异通常是选择药物时主要考虑的因素(表83-6)。

表83-6

苯二氮䓬类的药代动力学比较

药物	清除半衰期/h[a]	活性代谢产物	蛋白结合率/%	代谢途径	口服起效速度
氯氮䓬	>100	去甲基地西泮	96	氧化	中等
地西泮	>100	去甲基地西泮	98	氧化(CYP3A4,CYP2C19)	非常快
奥沙西泮	5~14	无	87	结合	慢
氟西泮	>100	去烷基氟西泮,羟乙基氟西泮	97	氧化	快
氯䓬酸	>100	去甲基地西泮	98	氧化	快
劳拉西泮	10~20	无	85~90	结合	中等
阿普唑仑	12~15	几乎无	80	氧化(CYP3A4)	快
替马西泮	10~20	几乎无	98	结合	中等
三唑仑	1.5~5	几乎无	90	氧化(CYP3A4)	中等
夸西泮	47~100	2-氧夸西泮,去烷基氟西泮	>95	氧化	快
艾司唑仑	24	几乎无	93	氧化	中等
氯硝西泮	20~50	几乎无	85	氧化,还原(CYP3A4)	中等
咪达唑仑	1~4	无	97	氧化(CYP3A4)	NA

[a] 原形药物+活性代谢产物。

CYP,细胞色素 P-450 酶;NA,不适用可根据药代动力学特点即消除半衰期和代谢物是否有活性来区别不同的苯二氮䓬类药物(表83-6)。地西泮(diazepam)(Valium)和氯氮䓬(chlordiazepoxide)(Librium)的半衰期为10~40小时,经肝脏氧化代谢为具有活性的代谢产物去甲基地西泮(desmethyldiazepam,DMDZ)[23]。代谢产物DMDZ的半衰期长,长期使用代谢产物为DMDZ的苯二氮䓬类药物可能会发生药物的蓄积并使作用时间延长[55]。这一点对某些特定人群尤其危险,如老年人、有肝脏疾病的患者、服用其他干扰苯二氮䓬类代谢的药物或慢代谢型患者。尽管根据这些药物的作用时间可以每日服用1次,但临床上多采用每日分几次服用以减少副作用。

如表83-6所示,氯硝西泮(clonazepam)的消除半衰期为20~50小时,可采用每日1次的给药频率。阿普唑仑(alprazolam)(Xanax,Niravam)和劳拉西泮(lorazepam)(Ativan)的半衰期中等,为10~20小时。奥沙西泮(oxazepam)(Serax)半衰期略短,为5~14小时。阿普唑仑、劳拉西泮和奥沙西泮通常需要每日3次或每日4次服药以维持临床疗效,阿普唑仑的缓释剂型可以每日1次或每日2次服药。与快速释放剂型相比,阿普唑仑缓释剂型的血药浓度峰值较低,中枢神经系统副作用更少[56]。特别是劳拉西泮、替马西泮(temazepam)和奥沙西泮的代谢产物无活性,长期使用不会发生蓄积,比长效制剂更适合老年人和肝脏疾病患者。与1相反应的氧化代谢不同,2相反应的葡萄糖醛酸过程不因年龄增长而减弱[57]。

苯二氮䓬类药物在口服后迅速吸收[23]。因为药物的脂溶性不同,导致了吸收率、起效速度和疗效持续时间的差异(见表83-6)。地西泮和氯硝西泮脂溶性最高,起效最快,适于需要快速抗焦虑作用时使用。但这两种药物可能会在某些患者身上产生"毒品"样的感觉或是"愉悦"感。但高脂溶性的苯二氮䓬类药物在脑外重新分布的速度很快,极大地减少了作用的持续时间。地西泮、劳拉西泮、氯氮䓬和咪达唑仑有胃肠道外给药剂型(静脉注射或肌内注射)[23],用于治疗严重的激越或癫痫发作以及作为术前镇静和抗焦虑使用。肌内注射氯氮䓬和地西泮都会引起疼痛。当需要肌内注射给药以迅速控制焦虑或激越时,劳拉西泮是首选药物。

选择苯二氮䓬类药物时需要考虑的另一个重要因素是费用。原研苯二氮䓬类药物价格较贵,仿制药一般比较便宜。还应考虑潜在的药物相互作用,这些相互作用可导致药代动力学和临床疗效的改变(见案例83-4,问题1)。

L. V. 健康、年轻,未服用其他药物,临床医师可以为L. V. 选择任意一种苯二氮䓬类药物,但使用短效高效能的药物如劳拉西泮或者阿普唑仑是更合理的选择。劳拉西泮的起始剂量一般为每次0.5~1.0mg,每日3次,阿普唑仑为每次0.25~0.5mg,每日3次。在表83-4里列出的剂量范围内,每3~4日可增加一次剂量。L. V. 应该可以感觉到在治疗的前几天即有焦虑症状的减轻。推荐使用仿制药以降低治疗费用。

不良反应和患者教育

案例 83-2,问题 4:L. V. 开始服用阿普唑仑每次0.25mg,每日3次,同时服用帕罗西汀。苯二氮䓬类药物治疗会出现什么副作用? 应给 L. V. 怎样的建议?

总的来说,苯二氮䓬类药物非常安全且耐受性良好。镇静作用和疲乏是苯二氮䓬类药物最常见的副作用,但镇静作用也有益缓解焦虑伴发的失眠。对苯二氮䓬类药物镇静作用的耐受性通常在持续治疗1~2周时产生,这也是建议苯二氮䓬类镇静-催眠药物短期使用的主要原因[20,23,25]。而对药物的抗焦虑作用和肌松作用不会出现耐受性。

苯二氮䓬类药物可引起认知功能损害和顺行性遗忘(服用药物之后对新信息的记忆力下降),症状与药物剂量相关,在停药后可恢复。认知损害可出现耐受性,但在某些患者,认识损害可持续整个治疗过程[58]。最近的研究证实了长期使用苯二氮䓬类药物和痴呆之间的关系[59,60]。在苯二氮䓬类药物治疗期间服用酒精会极大增加出现记忆损害和镇静作用的风险以及出现其他严重反应如呼吸抑制的风险。相比年轻患者,老年患者对苯二氮䓬类药物引起的镇静作用、认知和精神运动损害更敏感,对副作用的耐受性出现较晚[61]。

在苯二氮䓬类药物治疗期间还可能会发生精神运动方面的副作用,如协调性问题和反应时间延迟[23]。这些副作用与剂量相关,通常在持续治疗几周后缓解。老年人如果在前一晚服用长效苯二氮䓬类药物可能会造成次日白天残留效应,可能发生驾驶事故和住院[62]。

已证实使用苯二氮䓬类药物和发生跌倒之间存在关联,尤其对于老年患者来说[63]。剂量增加过快和使用剂量过大是主要风险,但即使使用低剂量的短效苯二氮䓬类药物也会显著增加老年患者跌倒的风险[63-65]。呼吸抑制是苯二氮䓬类药物可能引起的另一种不良反应,但一般只发生在有严重呼吸系统疾病、药物过量(见案例83-5,问题1)、与酒精或抑制呼吸的药物(如阿片类药物)同时使用的情况。睡眠呼吸暂停患者应避免使用苯二氮䓬类药物。呼吸系统并发症主要发生于静脉给药的方式。严重的呼吸抑制可见于同时使用苯二氮䓬类和奥氮平、洛沙平(loxapine loxapine)或氯氮平(clozapine)的情况。此外,应该注意苯二氮䓬类增加处方药过量的死亡风险,特别是和其他药物合用或者存在药物滥用的情况下[66]。

苯二氮䓬类药物治疗很少发生脱抑制现象,脱抑制伴有焦虑和激越加重[23],主要见于老年患者或有发育障碍的患者[67]。其他一些少见的行为问题如愤怒、敌意、抑郁和自杀观念,见于少数使用苯二氮䓬类的患者[23,68]。这些报道大多数是自发报告的,患者之前就患有精神障碍,包括双相障碍或精神分裂症[43]。精神障碍患者常出现异常行为问题,他们的治疗药物一般包括苯二氮䓬类,因而很难明确这些反应是否由苯二氮䓬类药物引起。总体来讲,没有确切的证据表明苯二氮䓬类药物可引起暴力或自杀行为,但又不会引起暴力或自杀行为的证据[23,67]。

总之,应告知 L. V. 在治疗的第 1 周可能会出现镇静的副作用,可能出现思维困难、难以集中注意力和记忆困难,但随着机体对药物逐渐耐受,这些副作用可逐渐消失。在驾驶或进行其他需要集中注意力的操作时要非常小心,特别在服药的第 1 周。建议 L. V. 在服用苯二氮䓬类药物期间避免饮酒。

苯二氮䓬类药物的滥用和依赖

案例 83-2,问题 5:2 周后,L. V. 向医师谈到对药物使用的顾虑。药物很有效地缓解了他的焦虑症状。目前他遵医嘱每日早晨服用帕罗西汀 20mg,阿普唑仑每次 0.25mg,每日 3 次。然而,他的朋友告诉他,继续服用阿普唑仑会成瘾,L. V. 想知道是否应该停止使用阿普唑仑。苯二氮䓬类是否有滥用和产生依赖的可能性?关于阿普唑仑的成瘾问题应当向 L. V. 提供什么样的建议?

滥用和依赖是临床使用苯二氮䓬类药物治疗的一个主要问题。苯二氮䓬类药物属于 IV 类控制物质。地西泮、阿普唑仑和劳拉西泮比奥沙西泮和氯氮䓬更容易发生药物滥用[69]。药物滥用的差异一般与药物起效速度和引起主观欣快感的能力相关。阿普唑仑缓释剂因为起效缓慢、血药浓度峰谷比较小且血药浓度峰值较低,据报道没有速释剂型容易发生药物滥用[56]。

没有物质滥用史、以治疗为目的而服用苯二氮䓬类药物的患者,不容易出现加量用药或滥用现象[67]。

可以从几方面避免或者尽量减少出现苯二氮䓬类药物的滥用和依赖。首先,如果确定患者存在酒精或物质滥用史,则使用非苯二氮䓬类药物治疗[69]。其次,应当告知患者可能需要使用苯二氮䓬类多长时间、可能出现的撤药症状和准备停止治疗时需要逐渐减量的重要性。还应解释成瘾性和适当治疗性使用时伴有的某种程度的躯体依赖之间的区别。

应告知 L. V.,只要药物能帮助他缓解焦虑症状,并且他能遵医嘱服用阿普唑仑,就不会发生成瘾。然而,因为身体可能对药物会产生一定的生理依赖,如果突然停用阿普唑仑,L. V. 会感到焦虑加重以及发生其他撤药症状。所以当准备停药时,应在充足的一段时间内逐渐减小剂量,尽可能地减轻撤药症状。

治疗的持续时间

案例 83-2,问题 6:2 周之后复诊,L. V. 的 GAD 症状又得到了进一步的改善。他已服用阿普唑仑和帕罗西汀 1 个月,帕罗西汀已逐渐增加剂量到每日 40mg。他还需要药物治疗多长时间?

GAD 是一种慢性疾病,在整个病程中症状是波动性的,需要长期治疗。虽然长期使用苯二氮䓬类药物一般是

安全有效的,但仍建议把疗程限制在最短的时间范围内[20,22,25]。在抗抑郁药物治疗 GAD 的初始阶段,可使用苯二氮䓬类药物来治疗急性焦虑反应,疗程通常限制在 2~6 周。服用阿普唑仑联合帕罗西汀 1 个月后,L. V. 反映治疗效果很好。由于帕罗西汀的抗焦虑效应通常在服用治疗剂量后的 2~4 周出现,此时停用阿普唑仑是适宜的。虽然可能性很小,但即使 L. V. 服用阿普唑仑仅 1 个月,也要考虑可能会出现严重的撤药反应;因此,根据对减量的耐受性[70],阿普唑仑应当在数周内逐渐减停。对于长期服用短效苯二氮䓬类药物治疗的患者,为了减轻停药时的撤药症状,可以使用等效剂量的长效药物如地西泮替代治疗[71]。

目前仍没有对药物治疗 GAD 的疗程达成共识。推荐有效药物治疗在产生效应后至少再使用 6~12 个月[22,72]。持续使用抗抑郁药物治疗 6 个月以上可显著减少 GAD 的复发[73]。因此,在 L. V. 的病例中,在停用阿普唑仑后,帕罗西汀应继续治疗 5~11 个月。之后,可以考虑逐渐停用帕罗西汀。如果复发,需要重新开始治疗。

苯二氮䓬类药物的撤药症状和处理

案例 83-3

问题 1:T. B.,48 岁女性,因为骑车与汽车发生碰撞而出现持续的背部和其他部位损伤,服用地西泮作为肌肉松弛剂 7 个月,剂量为每次 20mg,每日 2 次。5 日前,因为经济原因,T. B. 未能继续服药。现对 T. B 做了一个简单的精神状态检查,发现她呈轻度的意识模糊和易激惹状态。躯体方面,T. B. 一直在颤抖,她主诉恶心、失眠。她既往无类似症状,也无精神疾病史。T. B. 否认有吸烟、饮酒或其他药物滥用史。如何对 T. B. 进行治疗?

T. B. 已经停用地西泮 5 日,由于长期使用苯二氮䓬类药物,停药后很可能发生撤药综合征。她的精神症状和躯体症状与苯二氮䓬类药物的撤药症状一致。苯二氮䓬类药物的撤药综合征指患者存在一定程度的躯体依赖性,根据药物治疗的剂量、治疗的持续时间、停药的速度和药物的半衰期,躯体依赖性的发生、持续时间和严重程度有所不同[69,70]。通常在停用短效苯二氮䓬类药物后 1~2 日内会出现撤药综合征,其症状比停用长效苯二氮䓬类药物所出现的撤药综合征持续的时间短,但更严重。长效苯二氮䓬类药物的撤药综合征通常在停药后 4~7 日出现并持续数周。苯二氮䓬类药物的撤药症状列于表 83-7 中,在停药时如能缓慢减药,撤药症状通常较轻[68]。在苯二氮䓬类药物撤药期间,很少发生如癫痫发作或精神症状等严重的症状。癫痫发作的危险因素包括头部受伤、酒精依赖、脑电图异常和使用了可降低癫痫发作阈值的药物。

给予 T. B. 口服 10~20mg 的地西泮,必要时 1~2 小时内重复给药 1 次。如果重新服用之前每日 40mg 剂量的地西泮即可有效缓解撤药症状,但 T. B. 的急性外伤已经 7 个

表 83-7

苯二氮䓬类药物的撤药症状

常见	少见	罕见
焦虑	恶心	意识混乱
失眠	抑郁	谵妄
易激惹	共济失调	精神症状
肌肉疼痛或无力	肌张力亢进	癫痫发作
震颤	视物模糊	紧张症
食欲丧失	乏力	

月了,现在应当逐渐停用地西泮的治疗了。

关于苯二氮䓬类药物的停药,已经提出了各种不同的减量方案,即使在管理低剂量苯二氮䓬类药物的停药时,也应在4~16周之内逐渐减量完成[68]。应根据患者的情况来制订个体化的药物减量方案。总的指导原则为每1~2周减少剂量的10%~25%。药物减量的前半部分(减到起始剂量的50%)通常更容易一些,比后半部分的减量速度也可更快一些,后半部分的减量通常需要更长的时间[70]。在 T. B. 的病例中,减药过程可能需要持续几个月。

总的来说,患者在停药时应与治疗时使用同一种苯二氮䓬类药物。但因为撤药症状在停用短效药物时要比停用长效药物时更加严重,所以可先使用相当剂量的长效药物替代治疗以减轻撤药症状,之后再逐渐减少长效药物的用量[70,71]。在撤药比较困难的病例中,也可加用辅助药物如抗惊厥药卡马西平或苯巴比妥,或者普萘洛尔来减轻对逐渐撤药的不适反应,尽管普萘洛尔对撤药相关的焦虑没有作用,也不降低癫痫的风险[70,74]。

苯二氮䓬类的药物相互作用

案例 83-4

问题1:N.P.,20岁大学生,女性,服用阿普唑仑治疗GAD 2个月,阿普唑仑剂量为每次 1mg、每日3次,必要时服用,对改善 GAD 的症状非常有效。但她觉得最近压力特别大,因为学校高级课程的课业负担繁重,同时还要平衡社会生活,包括维系新的恋爱关系。N.P. 无其他疾病史,但最近出现了几次胃灼热,可能与压力过大有关。N.P. 最近开始口服避孕药(Yaz),每日吸2盒烟,每日最多的时候喝3杯(每杯355ml)含咖啡因的苏打水,服用雷尼替丁(ranitidine)治疗胃灼热。在该病例中,存在哪些潜在的药物相互作用?

最常见引起药效学相互作用的药物是其他的中枢神经系统抑制剂如酒精或巴比妥类药物,同时使用这些药物可增强对中枢神经系统和呼吸系统的抑制作用,可能会危及生命。引起药代动力学相互作用的药物主要是抑制或诱导苯二氮䓬类药物代谢的药物[75]。具有重要临床意义的药物相互作用发生于唑类抗真菌药物和苯二氮䓬类药物联合使用时。唑类抗真菌药是强效的 CYP3A4 抑制剂,可导致阿普唑仑的曲线下面积(AUC)增加170%[76]。因此,当患者同时使用这两种药物时,阿普唑仑的剂量应减少 1/3。苯二氮䓬类药物有相对较广的安全范围,血浆水平升高或清除期延长均不易产生严重的毒性,但可增强镇静作用并影响精神运动,这些作用在某些病例中有显著的临床意义。相反,肝药酶诱导剂导致苯二氮䓬类药物代谢加快,从而降低药物疗效。如表83-8 中所列出的,大多数苯二氮䓬类药物的药代动力学相互作用主要涉及 CYP3A4 或 CYP2C19 介导的代谢途径。可以参考药物相互作用方面的数据库如 Facts & Comparisons(http://www.wolterskluwercdi.com),以获得更多信息。

表 83-8

影响苯二氮䓬类药物作用的生理性因素

因素	生理性和药代动力学作用	临床意义
年龄	通过增加所有苯二氮䓬类药物的 Vd 而增加药物的清除半衰期[92]	在老年患者中建议减少苯二氮䓬类药物剂量和给药次数
	通过氧化代谢的苯二氮䓬类药物的清除减少(表 83-6)[93]	通过结合代谢的苯二氮䓬类药物更适用于老年患者
	血浆蛋白浓度下降可引起与血浆蛋白结合率高的苯二氮䓬类药物游离成分增多(表 83-6)	可能增加临床效应
	胃酸减少可能增加对苯二氮䓬类药物的吸收率	药物起效可能加快
性别	苯二氮䓬类药物的肝脏氧化代谢存在与年龄相关的降低,男性更明显	老年男性使用苯二氮䓬类药物时需采用更低剂量
	绝经期前女性 CYP3A4 和 CYP2C19 活性增加可导致通过氧化代谢的药物清除增加[77]	绝经期前女性可能出现苯二氮䓬类药物血浓度下降和通过氧化代谢途径的药物作用时间缩短
	女性葡萄糖醛酸化的降低可导致通过结合代谢的苯二氮䓬类药物清除减慢[77]	女性劳拉西泮和替马西泮的清除半衰期延长,需要减少服药次数

表 83-8

影响苯二氮䓬类药物作用的生理性因素（续）

因素	生理性和药代动力学作用	临床意义
	女性因为肌肉组织占的比例少，脂肪组织比重大而使 Vd 增大[77]	可能延长女性的清除半衰期，增加药物的蓄积，在老年女性更明显
	女性血浆蛋白结合率较低[77]	临床意义尚不清楚
肥胖	因 Vd 增大而延长苯二氮䓬类药物的消除半衰期	肥胖患者易发生药物蓄积，可能需要减少剂量
肝病	在肝硬化和肝炎患者中对长效苯二氮䓬类药物和阿普唑仑的清除减少，消除半衰期延长；奥沙西泮和三唑仑无变化[57]	避免使用长效苯二氮䓬类药物，或使用很低的剂量以免药物蓄积
	在肝硬化患者中劳拉西泮的清除半衰期延长，而在急性肝炎患者中无此现象	在肝硬化患者中减少劳拉西泮的剂量或者延长给药间隔时间
肾病	血浆蛋白结合率的降低可导致与血浆蛋白结合率高的苯二氮䓬类药物游离成分的增多（见表 83-6）[94]	可能需要减少用药剂量
种族	在亚洲人中地西泮和阿普唑仑的氧化代谢率（CYP2C19 介导的）低[95]	建议亚洲人在使用地西泮、阿普唑仑和其他苯二氮䓬类药物采用较低剂量

CYP，细胞色素 P450；Vd，分布容积

在 N.P. 的病例中，最重要的可能导致药物相互作用的是阿普唑仑和新近服用的避孕药 Yaz。口服避孕药中的雌激素可抑制阿普唑仑经 CYP3A4 代谢，导致副作用增加[77,78]。对 N.P. 来说，在苯二氮䓬类药物治疗期间，如果同时服用避孕药，需要减少苯二氮䓬类药物的剂量。口服避孕药也可加速经葡萄苷酸化途径代谢的其他苯二氮䓬类药物（劳拉西泮、奥沙西泮和替马西泮）的清除，但这种相互作用的临床表现并不明显[57,77]。

吸烟可加快某些苯二氮䓬类药物（氯䓬酸、劳拉西泮和奥沙西泮）的清除，而对其他苯二氮䓬类药物（地西泮、咪达唑仑和氯氮䓬）无影响[79]。总的来说，吸烟的作用尚不明确，在服用苯二氮䓬类药物时停止吸烟或开始吸烟的患者中，有可能发生某些影响。而且，吸烟的患者同时服用口服避孕药发生严重心血管事件的风险很高，为了健康及防范风险，N.P. 应立即停止吸烟。如果 N.P. 不停止吸烟，需要对她进行密切的监测以决定是否有必要将阿普唑仑减量。

还应建议 N.P. 减少饮用含咖啡因的苏打水，因为咖啡因可增加焦虑，减弱阿普唑仑的疗效。已发现咖啡因可使地西泮的血药浓度降低 22%，但缺乏对其他苯二氮䓬类药物影响的研究[77]。

苯二氮䓬类药物在妊娠期和哺乳期的应用

案例 83-4，问题 2： N.P. 在 2 年后来门诊复查，她自我感觉很好。从学校毕业后幸福的结了婚，她说已经和丈夫开始了家庭生活。N.P. 准备怀孕，已停止服用避孕药并成功地戒了烟。N.P. 一直在必要时服用阿普唑仑每次 0.5mg、每日 2~3 次，她想知道在怀孕前是否需要停用阿普唑仑。阿普唑仑是否具有致畸性？N.P. 的焦虑是否有合适的替代治疗？

早先的报道提示地西泮可能与某些先天畸形有关，包括唇裂或腭裂，肢体、手指或足趾的畸形，但后来的研究未能证实这一说法[80-84]。大多数苯二氮䓬类抗焦虑药物被划为妊娠期分级 D 类药物（如果 FDA 说明书关于修改妊娠期和哺乳期的信息生效，妊娠分级的信息也要进行修改），表示该类药物对胎儿有一定的风险，但对某些患者，使用药物带来的益处大于风险[82,84]。有证据表明在妊娠的前 3 个月使用苯二氮䓬类药物可使发生唇裂或腭裂的风险增加 2.4 倍，但绝对风险只增加 0.01%。苯二氮䓬类药物并没有显示出很强的致畸性，但在妊娠期应尽量避免使用，尤其在妊娠期的前 3 个月。例如 N.P. 这样的患者，在妊娠前就应将苯二氮䓬类药物逐渐减量直至停用。非药物治疗对 N.P. 的 GAD 是有益的，这些治疗包括放松疗法、冥想、生物反馈和认知疗法。如有必要，可在妊娠的第 4~9 个月期间单次或多次使用低剂量的苯二氮䓬类药物，这对胎儿的影响不大。对于计划怀孕的患者，应考虑使用半衰期短的药物，如劳拉西泮[84]。应避免长期或大剂量使用苯二氮䓬类药物，尤其是长效剂型的药物，会导致药物在胎儿体内蓄积。母亲在妊娠期使用苯二氮䓬类药物，新生儿可出现围生期后遗症，包括撤药症状、镇静、肌无力、肌张力减退、呼吸暂停、喂养困难、体温调节中枢受损、低出生体重和早产率增加[81,85]。

临床中可能会遇到服用苯二氮䓬类药物维持治疗的女性发生意外妊娠的情况。在这样的病例中，总的原则应当是立即停止所有的药物。但是不建议长期服用苯二氮䓬类药物的患者突然停用药物，因为随之发生的撤药反应对孕妇和胎儿都不利。应尽可能快的将苯二氮䓬类药物的剂量逐渐减至合适的最低剂量，如果可以的话再停药[86]。产后是焦虑障碍复发的高风险时期，应针对新晋母亲可能出现的复发征兆进行监测。苯二氮䓬类药物可经乳汁排出，因此建议母亲在哺乳期避免使用，但不是绝对的禁忌[87]。如果需要使用苯二氮䓬类药物，推荐使用短效且无活性代谢

产物的药物,以避免婴儿出现镇静、喂养困难、撤药症状和其他症状[81,88]。

苯二氮䓬类药物过量和氟马西尼的应用

案例 83-5

问题 1:S. P.,17 岁,男性,由母亲送至医院。他意识不清,呼吸表浅且缓慢。他母亲说前天晚上他服了一整瓶的地西泮(共 30 片,每片 5mg)。S. P. 因为 8 个月前的一场车祸造成了严重的头部损伤。他现在服用卡马西平预防癫痫发作,每次 200mg、每日 3 次。S. P. 的母亲认为他只过量服用了地西泮,因为家里没有其他的药物。毒理检测显示,苯二氮䓬类呈阳性,其他物质呈阴性。服用过量苯二氮䓬类有什么体征和症状?为何在该病例中不适宜使用苯二氮䓬类药物的拮抗剂氟马西尼(flumazenil)治疗?

苯二氮䓬类药物过量服用的表现为呼吸系统和中枢神经系统的抑制,这两点在这个病例中都很明显(S. P. 几乎完全丧失了意识,呼吸浅慢)。只是苯二氮䓬类药物过量服用的话,很少会威胁到生命,通常能完全恢复[89]。氟马西尼是苯二氮䓬受体拮抗剂,能有效逆转与苯二氮䓬类药物中毒相关的镇静作用。它缓解呼吸抑制的作用不大,但在意识状态好转之后,呼吸也会得到改善[89]。

氟马西尼的主要用途是逆转苯二氮䓬类药物(主要是咪达唑仑)引起的过度镇静,主要是因为小手术或诊断操作而需要镇静的患者。已证实氟马西尼可以治疗苯二氮䓬类药物过量,但由于潜在的严重并发症(室上性心律失常和癫痫发作)和对费用-疗效问题的质疑,对该药的使用仍有争议[90,91]。而且未发现应用氟马西尼可以降低过量使用苯二氮䓬类药物的死亡率和缩短住院时间;故其在苯二氮䓬类药物过量方面的使用受到限制[90]。

在发生可降低癫痫发作阈值的药物过量时,如 TCA 类药物过量,应避免使用氟马西尼治疗。在使用氟马西尼之前,应做毒物筛查和心电图检查。考虑到癫痫发作的风险,对存在颅内压增高或有癫痫、头部外伤,长期使用苯二氮䓬类药物或滥用违禁药品(可卡因,海洛因)的患者应避免使用氟马西尼。氟马西尼只在能对癫痫发作进行处置的情况下方可使用。

氟马西尼在静脉给药后 1~2 分钟内即可逆转苯二氮䓬类药物诱发的镇静或昏迷。氟马西尼最常见的副作用包括激越、头晕、恶心、全身不适、易流泪、焦虑和全身发冷[89]。快速或过量输入氟马西尼会出现心动过速和高血压。氟马西尼的清除半衰期为 41~79 分钟,1~2 小时后镇静作用可再次出现,特别是大剂量使用长效苯二氮䓬类药物的病例中,在这些病例中可重复给予氟马西尼。使用氟马西尼处理后的患者出院前要确定是否完全康复了(平稳 3~4 小时),建议这些患者在出院后 24 小时内避免驾车或进行其他有潜在危险性的活动。氟马西尼通过肝脏广泛代谢为葡萄糖苷酸结合物和去乙基化的游离酸。建议肝功能障碍的患者减少药物用量。因为 S. P. 有头部外伤和癫痫

发作史,不宜使用氟马西尼。对他的处理应为全面的支持性治疗,如果有指征可给予机械性通气。此外,还应进行精神评估以明确 S. P. 过量服药的原因。

影响苯二氮䓬类药物的生理性因素

案例 83-6

问题 1:B. G.,68 岁,男性,在一次车祸后由他的妻子带到急症室。除了有几处由于汽车的安全气囊引起的轻微擦伤外,身体其他部位没有受伤。然而,B. G. 出现昏睡,轻度的意识模糊和步态不稳。毒理检测显示除氯硝西泮之外,未服用酒精或其他物质,氯硝西泮是几个月前医师的处方。B. G. 的妻子说他一直在服用氯硝西泮,每次 0.5mg、每日 2 次,这对改善他的情绪和焦虑很有效。B. G. 身高 177cm,体重 113kg,因为多年来大量饮酒而患有中度肝脏疾病。到目前为止,B. G 已成功戒酒近 2 年时间。除了氯硝西泮,因为胃灼热,他还服用非处方药奥美拉唑(ameprazole)和西咪替丁(cimetidine)。根据分析,B. G. 目前出现的是地西泮的不良反应,可能是由于药物的蓄积作用所致。在这个病例中是什么因素导致了地西泮的蓄积?

苯二氮䓬类药物的药代动力学可受多种生理因素影响(见表 83-8)[57,77,92-95]。地西泮的蓄积作用可出现不良后果,在这个病例中存在几种可能导致地西泮蓄积的相关因素。

B. G. 的年龄会影响地西泮的清除。CYP3A4 和 CYP2C19 的活性随年龄的增长而降低。葡萄糖苷酸化代谢途径受年龄的影响最小,如劳拉西泮和奥沙西泮的清除就不受年龄的影响[57]。在老年人中造成苯二氮䓬类药物半衰期延长的其他因素包括肝脏血流量下降和脂溶性化合物的分布容积增加(由于肌肉含量减少和脂肪增多),后者在清除率不变的情况下可延长药物的半衰期。如在案例 83-3,问题 4 中所描述的,老年患者对苯二氮䓬类药物的镇静作用和精神运动,尤其是认知损害更敏感。鉴于这些原因,应避免在老年患者中使用苯二氮䓬类药物。如果必须使用,推荐在大于 65 岁的老年人中,苯二氮䓬类药物剂量为健康成人的 1/3~1/2(见表 83-4)。

性别也可能影响苯二氮䓬类药物的清除率,但研究结果不一致[77,96,97]。研究报道女性的 CYP3A4 和 CYP2C19 活性高于男性,可以作为部分解释。女性绝经之后原先较高的 CYP3A4 活性恢复至正常,绝经后苯二氮䓬类药物的用量应相应减少。相反地,女性比男性的葡萄糖苷酸化代谢过程要慢,导致替马西泮和奥沙西泮等药物的清除率低[57,77]。

肥胖和肝脏功能损伤是 B. G. 病例中的另外两个生理因素。肥胖可增加苯二氮䓬类药物的表观分布容积,增加长效药物的蓄积。但在肥胖患者中未见到劳拉西泮和奥沙西泮清除半衰期的显著变化。肝脏功能障碍可降低清除率,延长苯二氮䓬类药物的半衰期,因此推荐肝脏功能障碍的患者应减少苯二氮䓬类药物的用量。患肝脏疾病时,劳拉西泮、奥沙西泮和替马西泮的药代动力学不受影响。

肾功能不全患者苯二氮䓬类药物蛋白结合率下降,导致

蛋白结合率高的苯二氮䓬类药物中以游离形式为多,但未观察到游离形式药物的清除率或表观分布容积有显著变化。关于种族特征,多达20%的亚洲人都是CYP2C19的弱代谢者,对各种CYP2C19酶底物,包括地西泮的清除率降低[98]。

综上所述,在B.G.身上可影响苯二氮䓬类药物药代动力学的生理因素为年龄、肥胖、男性和患有肝脏疾病。这些因素引起氯硝西泮的蓄积,从而导致患者出现精神状态的改变。除了这些因素,西咪替丁和奥美拉唑还都可增加氯硝西泮的暴露量,从而导致氯硝西泮的清除率下降和副作用增加(见表83-8)[77]。

如果认为有必要对B.G.继续进行苯二氮䓬类药物治疗,可换成劳拉西泮或奥沙西泮,因为这两种药物受年龄、肥胖、肝脏疾病或药物相互作用的影响最小。根据药物的相对作用强度,参考苯二氮䓬类药物剂量的等效性决定所选药物的等效剂量(见表83-4)。然而,等效性只是总的指导原则,换用药物需要考虑患者的因素,考虑经常使用的剂量范围。例如B.G.一直服用每日1mg的氯硝西泮,计算出等效的劳拉西泮的剂量为每日3~4mg。考虑到B.G的年龄和对目前服用剂量的反应,建议使用较低的起始剂量,即每次0.5~1.0mg,每日2次。同时应该对可能出现的药物副作用或撤药症状进行监测。换成非苯二氮䓬类药物对于B.G.可能更好。

丁螺环酮治疗

案例83-6,问题2:在氯硝西泮中毒恢复几日后,B.G.表示想停止苯二氮䓬类药物治疗,因为匿名戒酒会的同伴批评了他服用可能产生依赖性的药物。现决定将B.G.服用的氯硝西泮换成丁螺环酮治疗。与苯二氮䓬类药物相比,丁螺环酮的临床特性如何?

丁螺环酮(buspirone)没有中枢神经系统抑制作用、镇静作用、认知功能损害或精神运动损害、呼吸系统抑制作用、肌肉松弛和抗惊厥作用[46]。丁螺环酮的这些特点很适合合并各种躯体疾病的老年患者使用。丁螺环酮耐受性良好,可能出现的副作用包括轻度恶心、头晕、头痛和使用初期容易引起紧张[99]。与许多抗抑郁药物不同,丁螺环酮不会引起性功能方面的副作用,而且还能改善一些GAD患者的性功能问题[47]。丁螺环酮产生药物滥用的可能性很小,它没有被列为控制使用的物质。它在停药时不产生躯体依赖或撤药症状,甚至在长期服用后也不会出现[46,100]。丁螺环酮也不与酒精或其他中枢神经系统抑制剂发生相互作用,它在过量服用时是相对安全的[46]。

丁螺环酮是5-HT1a受体的激动剂和拮抗剂。在对GAD的治疗中,丁螺环酮和苯二氮䓬类药物如阿普唑仑、劳拉西泮、奥沙西泮、地西泮和氯硝西泮一样有效[99,100]。和抗抑郁药物一样,在治疗焦虑的认知症状时,丁螺环酮比苯二氮䓬类药物更有效。然而,丁螺环酮的抗焦虑作用是逐渐起效的,比苯二氮䓬类药物起效慢。虽然在开始治疗的7~10日即可见到丁螺环酮起效,但要3~4周时才能达到最佳的疗效。如果丁螺环酮有效,应该持续服用,而不应仅在焦虑时服用。

从苯二氮䓬类药物治疗换为丁螺环酮治疗

案例83-6,问题3:患者如何从苯二氮䓬类药物治疗换为丁螺环酮治疗?

丁螺环酮无中枢神经系统抑制作用,不与苯二氮䓬类药物发生交叉耐药,故丁螺环酮对预防和治疗苯二氮䓬类药物撤药症状无效。因此,当患者从苯二氮䓬类药物治疗换到丁螺环酮治疗时,应逐渐停用苯二氮䓬类药物。因为丁螺环酮在治疗几周以后才会完全起效,可以在苯二氮䓬类药物减药前就开始使用丁螺环酮。在苯二氮䓬类药物减药期间给予其他抗焦虑作用的药物,可间接缓解苯二氮䓬类药物的撤药症状[101]。

同时服用食物可通过减少药物的首过代谢而明显增加其生物利用度。丁螺环酮的副作用如精神紧张,主要是由它的活性代谢产物1-嘧啶哌嗪(1-PP)产生的[46,102]。丁螺环酮的平均半衰期较短,大约为2~3小时,但1-PP的作用时间较长。

在肾病或肝病患者中丁螺环酮的清除率显著降低,但副作用和耐受性无明显变化[46]。然而,对肾功能或肝功能受损的患者仍建议使用较低剂量的丁螺环酮治疗,对有严重肝肾功能损害的患者应当避免使用丁螺环酮。

丁螺环酮由CYP3A4代谢,合并使用CYP3A4抑制剂包括葡萄柚汁,可导致丁螺环酮水平显著升高[46]。因为丁螺环酮的安全范围大和耐受性好,即使它的血浆浓度出现明显增高,也无明显的临床表现。在药效学相互作用方面,丁螺环酮应避免与单胺氧化酶抑制剂类药物合用,与高剂量抗抑郁药物合用也应谨慎,有发生5-羟色胺综合征的风险。

有研究认为使用过苯二氮䓬类药物治疗的患者对丁螺环酮反应不良[72,100]。但如果苯二氮䓬类药物能缓慢减药,防止撤药症状出现,丁螺环酮在这类人群中也有疗效[22]。B.G.服用氯硝西泮已经几个月的时间,需要至少几周的时间逐渐停药,B.G.可在这时开始丁螺环酮治疗。通常推荐丁螺环酮的起始剂量为每日15mg,分2~3次服用,但因为B.G.有肝脏疾病,应使用更低剂量(每日10mg)。每日2次的给药方式可增加患者的依从性,在疗效和耐受性方面优于每日3次的给药方式[103]。通常每3~4日每日剂量增加5mg。最适宜的抗焦虑剂量为每日20~30mg,推荐的最高剂量为每日60mg。对肝病患者无特殊的用药指导原则;根据治疗的反应和出现的副作用,对B.G.进行缓慢的剂量调整。

惊恐障碍

诊断标准

惊恐障碍(panic disorder)的典型特征为突然发生的强烈的惊恐发作,表现为一系列压倒性的症状和感觉,在10分钟内达到发作高峰,症状见表83-9。满足诊断标准,要求至少在1次发作之后,出现下列症状,且持续1个月(或更长)时间,症状包括持续地担忧或担心惊恐发作的结果或者与惊恐发作相关的行为方面出现显著的改变[1]。如果少于满足诊断标准的 4 项所需症状,则被称为"有限症状的惊恐发作"。根据发生时的情境定义了 3 种惊恐发作类型:不可预测的或没有诱因的惊恐发作(惊恐发作与环境刺激无关);与环境相关的惊恐发作(总是在暴露于环境刺激时发生);有环境倾向的惊恐发作(惊恐发作多与环境刺激有关,但并不总是在有环境刺激时发生)[1]。

表 83-9

惊恐障碍的症状[1]

■ 心悸、心慌或心率加快	■ 感到头昏、脚步不稳、头重脚轻或昏厥
■ 出汗	
■ 震颤或发抖	■ 现实解体或人格解体
■ 气短或窒息感	■ 害怕失去控制或发疯
■ 哽噎感	■ 濒死感
■ 胸痛或胸部不适	■ 感觉异常
■ 恶心或腹部不适	■ 发冷或发热感

尽管惊恐发作是惊恐障碍的典型症状,但惊恐发作也可能与抑郁或者其他焦虑障碍有关[1]。例如,与环境相关的惊恐发作通常是特定恐怖症和社交焦虑障碍的特征表现,而不是惊恐障碍的特征表现。有环境倾向的惊恐发作可发生在惊恐障碍中也可发生在恐惧症中。夜间惊恐发作可以使人从睡眠中惊醒,一般预示着是惊恐障碍。因为惊恐发作的不可预知,导致患者普遍的焦虑或对突然发作的持续恐惧。

流行病学和病程

尽管惊恐障碍的终身患病率是 6.8%,但有大约 10% 的人群反复发生未达到符合惊恐障碍诊断标准的惊恐发作,有近 30% 的人群会在其一生中的某个时期经历一次惊恐发作[14]。惊恐障碍通常发生在有压力事件的时期,首次发作常见于十几岁到三十几岁的人群,首次发作少见于老年人群[8,77]。女性受到压力事件的影响而发生惊恐发作的人数是男性的 2~3 倍[77]。

和其他焦虑障碍一样,惊恐障碍常共病严重的精神疾病,包括其他焦虑障碍、情感障碍、人格障碍和酒精/物质使用障碍,大多数患者在某一时期会伴随抑郁发作[1,14,104,105]。共病其他精神疾病或者躯体疾病的患者,症状更严重,对治疗的反应更慢,达到缓解的可能性更小,并且自杀风险更高(特别是当出现抑郁或物质滥用时)[106]。大多数患者的病程呈现缓解和复发交替,有近 1/5 的患者一直存在持续的症状[107]。

惊恐障碍有着很高的医疗服务使用率[106]。绝大多数患者没有焦虑主诉,而是仅有躯体症状,如胸痛、胃肠不适、头痛、头晕和呼吸急促,这些症状常导致误诊[108]。初级医疗机构对惊恐障碍缺乏识别,进一步增加了对医疗设施的使用。据估计,约有 10%~30% 的惊恐障碍患者因为各种躯体症状就诊于前庭功能紊乱科、呼吸科或神经科,其中 60% 的患者就诊于心内科[1]。很多患者在得到正确诊断之前在医疗机构已反复就诊十多年。

病因学和病理生理学

在已提出的惊恐障碍的神经生物学模型中,杏仁核是恐惧回路的中心枢纽[5,109]。从杏仁核、下丘脑和蓝斑发出的各种投射触发了自主神经和神经内分泌反应,导致焦虑和惊恐发作。惊恐障碍患者焦虑的敏感性(害怕与焦虑相关的感觉)增强。有很多物体和情景可触发焦虑和恐惧反应[109]。如前所述,蓝斑放电失调可引起急性惊恐发作(见"焦虑的神经生物学")。去甲肾上腺素系统的反应过度可能是造成惊恐发作的潜在原因[110]。

一些神经生物学研究显示,惊恐障碍患者大脑的某些区域存在葡萄糖代谢的异常。以下发现提示患者易于发生惊恐发作,但需要进一步的研究来证实[105,109-111]:GABA-A 受体、NE、5-HT 和 CCK 功能异常;GABA-A 苯二氮䓬结合位点减少;神经活性类固醇异常调节 GABA-A 受体;HPA 轴的过度激活;CCK-B 受体基因的多态性和对 CO_2 的高度敏感性。

惊恐发作对吸入 35% 的 CO_2 高度敏感,这可用来区分惊恐障碍和其他焦虑障碍(如 OCD 和 GAD)[108]。这种关联具有特异性,至少对惊恐障碍的一个亚型如此。因此,对 CO_2 的高度敏感性可作为一个生物学特征标志。进行有效的药物治疗可明显减轻惊恐障碍对 CO_2 吸入的敏感性[110]。脑部影像学研究也显示在惊恐障碍患者某些脑区有葡萄糖代谢的异常[108]。

遗传和环境的影响都可导致出现家族聚集性,如果一级亲属患有惊恐障碍,那该个体发生惊恐障碍的风险升高 8~21 倍[1,17]。一般认为这种易感性增加了焦虑的敏感性,从而使无害的正常的身体感觉被误认为是危险的,进而产生恐惧[112]。一些研究显示,儿童期令人痛苦的事件(如和父母分离和受到虐待)和儿童期行为抑制(如过度恐惧和避免新的刺激)与之后发生惊恐障碍的风险显著增加有关[109]。然而,没有哪种单一的生物学异常可解释惊恐障碍的发生机制,需要做进一步的研究以明确在惊恐障碍中各种病理生理因素、遗传因素和认知因素之间复杂的相互作用。

惊恐障碍的治疗

目前,大约 70%~90% 的惊恐障碍患者接受治疗后,症状有明显缓解,治疗方法有药物治疗和 CBT[1,105]。药物和 CBT 在治疗的早期主要减轻惊恐发作,对恐惧性回避的治疗效果要晚一些才出现。非药物治疗在减少回避行为方面疗效显著。惊恐障碍的一线治疗药物有 SSRI 和文拉法辛;TCA 类药物的耐受性较差,在安全性和药物相互作用方面存在更多问题[20,25,112,113]。虽然苯二氮䓬类药物也有效,但考虑到这类药物的滥用倾向、认知和精神运动方面的损害、并且治疗常见共病缺乏疗效,所以不再推荐作为一线治疗药物。惊恐障碍中常见的焦虑敏感性增加使患者对使用 SSRI 和 TCA 治疗之初的副作用特别敏感,如焦虑和激越。因此在惊恐障碍中,抗抑郁药物治疗的起始剂量应低于正常起始剂量。

选择性 5-羟色胺再摄取抑制剂

帕罗西汀、舍曲林、氟西汀和文拉法辛已被 FDA 批准治疗惊恐障碍,其他 SSRI(氟伏沙明、西酞普兰和艾司西酞普兰)在降低惊恐发作的频率、预期焦虑和相关的抑郁症状方面也显示有效[20,25,113]。虽然建议使用较低的起始剂量(帕罗西汀每日 10mg、舍曲林每日 25mg、氟西汀或艾司西酞普兰每日 5~10mg)以减小副作用,但通常需要高于抗抑郁的剂量才能起效。推荐帕罗西汀、西酞普兰和氟西汀治疗惊恐障碍的目标剂量范围为每日 20~40mg;舍曲林和氟伏沙明为每日 100~200mg;艾司西酞普兰为每日 10~20mg[112]。文拉法辛缓释剂型的起始剂量建议每日 37.5mg,治疗剂量范围为每日 150~225mg[112]。

SSRI 和其他抗抑郁药物治疗惊恐障碍起效缓慢,一般需要几周时间。通常在治疗 1~2 周后惊恐发作的频率开始减少。如需充分评价疗效,则至少需要持续治疗 6 周。在治疗 6 个月或更长时间后仍然可见症状持续改善[112]。

苯二氮䓬类药物

在苯二氮䓬类药物中,虽然劳拉西泮和地西泮在等效剂量治疗惊恐障碍有效,但对阿普唑仑和氯硝西泮的研究最广泛,这两种药物也已经被 FDA 批准用于惊恐障碍的治疗[108,112]。

使用苯二氮䓬类药物治疗惊恐障碍的患者,面临着如何确定适宜的给药剂量的问题,因为惊恐障碍患者比其他焦虑障碍患者需要更大的剂量才能产生临床疗效[118]。这可能和惊恐障碍患者的苯二氮䓬类药物结合位点的敏感性降低有关[115]。对大多数的惊恐障碍患者,阿普唑仑的有效剂量范围是每日 4~6mg,但一些患者需要每日 10mg 才能产生最佳疗效。因为阿普唑仑的作用持续时间相对较短,血药浓度有较大波动,在下一次服药前可能会出现突发的焦虑或惊恐发作,所以通常阿普唑仑每日的总剂量需要分 3~4 次服用。阿普唑仑缓释剂型就是针对这个问题研发的[56]。阿普唑仑缓释剂可以每日 1 次或每日 2 次使用,能够降低给药间期发生焦虑的可能。缓释剂型可能比速释剂型引起药物滥用的风险小,但尚未有研究证实。惊恐障碍患者对苯二氮䓬类药物的撤药反应敏感性增强。介于这个原因,惊恐障碍患者更倾向于选用长效的氯硝西泮而不是阿普唑仑[114]。

三环类抗抑郁药,单胺氧化酶抑制剂和其他抗抑郁剂

TCA 是第一类广泛用于治疗惊恐障碍的药物,丙米嗪(imipramine,每日 100~300mg)、氯米帕明(每日 50~150mg)与阿普唑仑疗效相当,但耐受性较差[116]。缺乏其他 TCA 类药物的使用证据[20,25,112,113]。

氯米帕明对 5-羟色胺的作用更强,所以与其他 TCA 类药物相比,它治疗惊恐障碍更有效[117]。虽然使用较低的起始剂量可减少焦虑样的副作用,但仍有许多患者因为耐受性差而中断治疗。

在 MAOI 类药物中,根据 1980 年前的研究,苯乙肼(phenelzine)(Nardil)对治疗惊恐障碍疗效很好,但惊恐障碍的诊断标准 1980 年才首次公布,所以那些患者很可能不完全符合目前的惊恐障碍诊断标准[112]。近来没有 MAOI 的相关研究可用于评估苯乙肼在当前诊断和治疗标准范围内的疗效。与其他抗抑郁药相比,MAOI 在临床使用上具有许多缺点。因此,对于难治性病例的治疗,MOAI 通常作为最后的选择(见第 86 章)。初步的研究表明米氮平也能有效治疗惊恐障碍[20,112]。对 SSRI 治疗无效的患者换用米氮平可能有效[112]。

其他制剂

其他据报道可有效治疗惊恐障碍的药物包括抗惊厥药(丙戊酸和左乙拉西坦)和抗精神病药(主要是利培酮和奥氮平),作为单药治疗或与 SSRI 联合使用[20,112]。在推荐以上这些药物中的任何一种用于治疗惊恐障碍前,需要了解更多的信息。

非药物治疗

CBT 也是治疗惊恐障碍的一种有效方法,包括暴露治疗和放松训练[105,112]。惊恐障碍的认知理论建立在患者焦虑敏感性增强的基础之上。认知理论认为躯体上的焦虑感觉被误解为严重的或威胁生命的,正是这些恐惧触发了一个循环,使得焦虑症状进一步恶化,最终发展为惊恐发作。逆转这个循环中的认知因素是 CBT 的一个整合部分,它对最后的治疗效果有很重要的作用[112]。呼吸训练和暴露于恐惧的情景是行为治疗的重要部分。

一些研究发现药物比 CBT 对惊恐障碍更有效,但另外一些研究报道了相反的结果[112,118]。药物联合 CBT 治疗可以提高症状严重者的应答率/缓解率,改善在进行停药尝试阶段可能会出现的反应和降低复发率。特别是对伴有严重广场恐惧症的患者或对一种治疗仅部分反应的患者[20,114,119]。

惊恐障碍的临床表现和鉴别诊断

案例 83-7

问题 1:S. K.,24 岁,女性,艺术家,主诉胸痛、呼吸困难、头晕和恶心。她描述自己的感觉"好像我的头在空间中消失了,我在我的身体之外"。这些感觉通常在短时间内迅速增强,在 10 分钟内到达顶峰,在 30 分钟内开始消退。她说她最近因为经济窘迫而承受了巨大的压力,没有支付艺术工作室的房租而和房东发生了冲突。S. K. 害怕她会因为生活上的压力而心脏病发作或出现卒中。她最近因为常出现相同的症状而去看家庭医师,然而全面的体格检查和实验室检查没有发现异常。她说自己的第一次发作是在 5 个月前突然出现的,那时她正在美术商店购买油画颜料。她不知道这样的发作什么时候会再次发生,从那以后,她的症状更加严重且发作更加频繁。因为害怕在公共场合发作,她渐渐独自待在工作室。S. K. 使用大麻来放松,偶尔会饮酒。她曾患过抑郁,2 年前因为一次严重的抑郁发作而住院治疗。心电图检查结果正常。医师的诊断是伴有广场恐惧症的惊恐障碍。S. K. 表现出的惊恐障碍的临床特征是什么?哪些是惊恐障碍鉴别诊断的重要因素?

S. K. 的表现有许多惊恐障碍的典型特征,如在病例中所描述的,典型的首次惊恐障碍发作没有先兆,它发生在正常的日常活动时,通常持续 10~30 分钟。惊恐发作是极端令人恐惧的,通常惊恐障碍患者会感到焦虑,会觉得自己生病了。就像 S. K. 一样,在惊恐发作之后或发作时人们常去看医师,当时他们认为自己已有心脏疾病或其他严重疾病。遗憾的是,初级医疗机构缺乏对惊恐障碍的识别,不能找到症状的真正病因。当患者得知他们各方面都是健康的时候,他们仍反复就诊或咨询不同的医师或专家,想为令自己恐惧的症状找到躯体上的解释。

S. K. 表现出了惊恐障碍的核心症状:胸痛、呼吸急促、头晕、腹部不适和失去控制。广场恐惧症的特征表现在: S. K. 因为害怕惊恐发作而尽量不离开工作室。其他与惊恐障碍诊断一致的因素有:年轻,女性、躯体检查无异常。这个病例也显示了惊恐障碍发作和应激性生活事件之间的联系,它常与抑郁发生共病,在初级医疗机构缺乏对惊恐障碍的识别。

因为多种物质或躯体疾病可引起严重的焦虑和恐惧,有必要排除这些潜在原因[108]。最常见的诱发惊恐发作的物质有咖啡因、酒精、尼古丁、非处方感冒药、大麻、苯丙胺(amphetamine)和可卡因(cocaine)(见表 83-2)[108]。S. K. 使用大麻,这与出现惊恐障碍的症状有关联。长期使用中等剂量或过量的大麻,会使得惊恐障碍的治疗复杂化,但偶尔使用大麻尚不会影响治疗[120,121]。虽然 S. K. 没有长期过量使用大麻,但如果她对治疗没有产生足够的反应,那么需要进一步探讨大麻对治疗的影响。可以导致惊恐发作的疾病包括:甲状腺功能异常、哮喘、COPD、二尖瓣脱垂和癫痫发作[122]。惊恐障碍也可发生在其他焦虑障碍的病程中,在这些病例中,惊恐发作通常在暴露于令人恐惧的客体或情境(恐惧症)时发生,如与强迫思维有关的对象(OCD)或与创伤性应激源相关的刺激(PTSD)。S. K. 说她的惊恐发作是不能预测的,尚不清楚发作是否与环境相关或有环境倾向,这些特点与惊恐障碍是一致的。

惊恐障碍的治疗选择、选择性 5-羟色胺再摄取抑制剂的剂量问题和选择性 5-羟色胺再摄取抑制剂联合苯二氮䓬类治疗

案例 83-7,问题 2: S. K. 去看精神科医师,医师决定让她服用帕罗西汀,每日早晨 20mg。3 日后,S. K. 给医师打电话说服用帕罗西汀后焦虑和惊恐发作明显加重。医师处方了阿普唑仑 0.5mg(片剂),建议 S. K. 在感到焦虑的时候服用 1 片。在选择药物治疗惊恐障碍时应注意什么问题?医师对 S. K. 的治疗是否适宜?

SSRI 是治疗惊恐障碍的一线用药[20]。像 S. K. 这样有抑郁病史的患者,SSRI 同时可预防抑郁复发。当患者的症状严重到令人痛苦时,一开始治疗就需要合用苯二氮䓬类药物,因为苯二氮䓬类药物可以在 SSRI 起效前快速缓解惊恐发作和焦虑。通常在几个星期后可以逐渐减量苯二氮

䓬类药物直到停药。尽管指南推荐只有首次焦虑的程度很高才考虑联合用药,否则应该单药治疗,但联合使用苯二氮䓬和 SSRI 是目前最常用的惊恐发作治疗方案[123]。有物质滥用史的患者应避免使用苯二氮䓬类药物,但如果症状严重且当前没有物质滥用(特别是酒精),可短期内使用低剂量的苯二氮䓬类药物[20,69,112]。根据 S. K. 惊恐发作的功能损害程度和痛苦的严重程度,治疗初期联合使用苯二氮䓬类和 SSRI 是很好的选择。因为惊恐发作在不到 30 分钟的时间里迅速达到发作的高峰,苯二氮䓬类药物按需服用对预防惊恐发作没有作用。所以在初始治疗期间,使用苯二氮䓬类药物治疗时,预定时间给药优于按需给药的方案。

选择哪一种 SSRI 治疗惊恐发作时,应了解到舍曲林和帕罗西汀不易引起焦虑,而氟西汀较易引起焦虑[26]。如果使用帕罗西汀,应该从很低的起始剂量开始使用(每日 10mg)。在 S. K. 的病例中,每日 20mg 的起始剂量过大。此外,苯二氮䓬类药物定时给药比按需给药更好。在经过 2~4 周的治疗之后,SSRI 逐渐加量至目标剂量,苯二氮䓬类药物可以逐渐停药。当二者联合应用时,还应该考虑到 SSRI 和苯二氮䓬类的药物相互作用,因为某些 SSRI 可以抑制苯二氮䓬类的代谢,导致苯二氮䓬类的副作用增加(见苯二氮䓬类药物的相互作用)。

患者教育

对 S. K. 这样的患者,在开始使用 SSRI 治疗惊恐障碍时,就应告知他们在治疗第 1 周或第 2 周可能会出现焦虑加重,还应告诉他们 SSRI 的其他常见副作用,包括恶心、头痛、性功能障碍、失眠或镇静作用。因为这些副作用与剂量相关,患者如果出现这些问题应告诉医师,可能需要减少药物剂量。这些副作用(性功能障碍除外)通常在治疗 1~3 周后减轻。有必要告知患者抗抑郁药物在服药几周后才开始起效,6~12 周才能完全起效。对于联合使用苯二氮䓬的患者,也应该告知他们苯二氮䓬类药物起效快,能够预防 SSRI 在治疗早期出现的焦虑,但仅限于治疗的初始阶段使用。关于苯二氮䓬治疗的其他问题也应该告知患者(见案例 83-2,问题 4)。还应让患者了解治疗的目标和治疗持续时间。向患者提供关于惊恐障碍性质的信息,包括安慰患者惊恐障碍不会威胁到生命安全。大多数医师会建议患者创建一个"惊恐障碍日记",记录惊恐发作的频率和症状。

临床评估和治疗目标

案例 83-7,问题 3: S. K. 拒绝继续服用帕罗西汀治疗,因此换用艾司西酞普兰。艾司西酞普兰以起始剂量每日 5mg 治疗了 1 周,S. K. 对药物的耐受性很好。计划在接下来的几周内逐渐将艾司西酞普兰加至每日 10mg,再逐渐加量至每日 20mg。S. K. 同时使用阿普唑仑治疗,每次 0.5mg,每日 2~3 次。此病例的治疗目标是什么,如何评估 S. K. 对治疗的反应?

治疗结果可以从 5 个方面来进行评估:①惊恐发作的

频率和严重性;②预期焦虑;③恐惧性回避行为;④总体的健康状态;⑤在不同领域(工作、学习、家庭)与疾病相关的功能障碍[112]。在这个病例中,治疗目标首先为预防惊恐发作,然后是减轻她的预期焦虑,接下来是改善恐惧性回避行为[54]。这些治疗结果能让她在需要的时候轻松地离开工作室,改善她的整体功能和生活质量。

有一些工具也用于评估惊恐障碍的治疗效果[54]。除了"惊恐障碍日记"以外,还有恐惧问卷、恐惧评估问卷和惊恐障碍严重程度问卷。目前许多专家认为后者是最有用的评估工具,因为它可评估惊恐障碍所有 5 个方面的治疗效果[54,112]。

病程和治疗持续时间

案例 83-7,问题 4:在艾司西酞普兰治疗 3 个月后,S.K.来门诊随访时说她没有再发生惊恐发作,社会功能有了明显的改善。她目前每日服用 20mg 西酞普兰,逐渐停用阿普唑仑已经有 3~4 周了。现在能正常画画,卖画后支付房租,开始和男朋友约会。除了轻度性欲下降,S.K. 没有出现明显的副作用。S.K. 现在感觉很好,她想知道治疗还需要多长时间。对惊恐障碍的治疗一般建议持续多长时间?

惊恐障碍的长期药物治疗试验建议,惊恐障碍患者在急性期之后,治疗还需再持续 6~12 个月[20,112]。尽管研究者们对于最佳的治疗持续时间仍存在争议,但关于药物维持治疗可有效预防复发这点已被证实。在急性惊恐发作缓解后,药物维持治疗可保障患者有时间恢复正常的生活方式,重新建立日常的活动。

在本病例中,S.K. 目前每日 20mg 的艾司西酞普兰治疗剂量是合适的,这在治疗惊恐障碍的有效剂量范围内,应该再持续目前的治疗 3~6 个月。副作用性功能障碍不会随着继续治疗而减轻,如果没有减轻,应进行针对性治疗(见第 86 章)。在达到完全缓解之后,可采取试验性停药,以决定是否有必要继续药物治疗。出现应激性生活事件或在这 5 个方面中(在工作、学习和生活中,惊恐发作的发生频率和严重程度、预期焦虑、恐惧回避行为、总体幸福感和疾病相关的功能障碍)的任一方面仍有残留问题的患者不应停药[112]。停药时,不管服用的是哪一类的药物,都应在几个月内缓慢撤药。因为惊恐障碍严重影响社交、职业等方面的重要功能,复发的患者应重新开始药物治疗。长期使用抗抑郁药物并在必要时加用苯二氮䓬类药物,一般不会发生明显不良反应,也不需要加大药物剂量,即可有效维持治疗的良好效果。

社交焦虑障碍和特定恐怖症

恐惧障碍的分类和诊断

DSM-5 中恐惧障碍的分类包括两个主要类型——特定恐怖症和社交焦虑障碍(以前称为社交恐惧症),它们的症状表现见表 83-10[1]。这些障碍表现为过度的或不合理的恐惧和采取回避行为以减轻焦虑。特定恐怖症和社交焦虑障碍的主要区别为:前者是恐惧和回避特定的刺激,而不是对社交场合的普遍恐惧。

表 83-10

社交焦虑障碍(社交恐惧症)的症状(条目 1~5) 和特定恐怖症的症状(条目 2~5)[1]

1. 个体由于面对陌生人或可能被他人审视的一种或多种社交情境时而产生的持久显著的害怕,因为害怕而感到尴尬和难堪
2. 恐惧的事物或情境总是能够促发立即的焦虑反应
3. 对恐惧的事物或情境主动地回避,或是带着强烈的害怕或焦虑去忍受
4. 这种害怕超过了与在社交文化规范下的社交情境相关的实际威胁
5. 这种害怕或回避会严重干扰个体的日常活动或引起明显的痛苦

社交焦虑障碍

社交焦虑障碍(social anxiety disorder)表现为因为担心会受到羞辱或尴尬,而表现出强烈的不合理的害怕、焦虑或者回避在社交场合受到其他人的注视或评价[1]。一个典型特征是恐惧和焦虑只限于在社交情境下产生(如与人交谈、加餐社交聚会、在公共场所饮食、使用公共厕所、公开演讲),当患者独自一人时通常没有任何症状。如果这种恐惧仅出现在公共场所的演讲或表演,适用于表演型社交焦虑障碍的诊断。除了具有其他焦虑障碍的典型特征之外,社交焦虑障碍最常见的症状为脸红、肌肉颤抖和说话口吃。在暴露于恐惧的物品或情境时,惊恐发作也可发生在特定恐怖症或社交焦虑障碍的病程中。然而,与惊恐障碍不同的是,社交焦虑障碍是害怕他人审视,而不是担心惊恐发作。

特定恐怖症

特定恐怖症(specific phobias)分成 5 个亚类:动物型(如昆虫、狗、蜘蛛)、自然环境型(如高处、水、暴风雨)、血液-注射-损伤型(如血液、损伤、侵入性医疗操作)、情境型(如飞机、桥梁、电梯)和其他类型[1]。如果诊断为特定恐怖症,必须是造成了明显的功能损害或者痛苦。例如那些恐惧飞行并且由于工作要求必须乘坐飞机的人才能被诊断特定恐惧,而那些恐惧飞行但从来不需要乘坐飞机的人就不会有功能上的损害。

特定恐怖症的一线治疗包括避免刺激源和基于暴露的心理治疗,如 CBT 或虚拟现实暴露。通常认为药物治疗是没有收益的,因为没有对特定恐怖症的药物治疗进行充分的研究,而认为心理治疗是很有效的。苯二氮䓬类药物可有效减少恐惧引起的焦虑,但可能会干扰暴露治疗的疗效[20,25,113]。

社交焦虑障碍

流行病学和临床病程

在美国,社交焦虑障碍的终生患病率和过去1年的患病率大约分别为是13%和7%[14,124]。男性和女性的患病率之比大约为2:3[9]。社交焦虑障碍通常发病较早,首次发病平均年龄在14~16岁[125]。一半以上的患者在青春期之前发病,这部分患者在童年期常有害羞行为和行为抑制[125]。社交焦虑障碍呈慢性病程,如果没有接受有效的治疗,自发缓解的可能性很小,疾病将持续终生。据报道,仅有20%~40%的患者在病程达20年后缓解[124]。

共病和临床意义

社交焦虑障碍的共病率很高,估计有70%~90%的患者在其一生中至少还患过一种其他精神疾病[1,124,125]。常见的共病疾病包括单纯恐惧症、重度抑郁、GAD、惊恐障碍、躯体变形障碍和酒精滥用。社交焦虑障碍发病年龄早,通常早于其他共病疾病出现。许多人使用酒精来减少社交场合的紧张焦虑。社交焦虑障碍的自杀风险非常高,特别是在与其他精神疾病发生共病的情况,如共病抑郁[9]。

因为社交焦虑障碍通常起病于青少年时期,会严重干扰社交技能的发展,影响学业的完成和职业能力的发展,影响形成人际关系的能力[126]。这将导致功能损害,并可持续终生。社交焦虑障碍还与失业、低教育水平相关,依赖于社会财政支持系统[9]。社交焦虑障碍患者很少能够结婚,有一半以上的患者存在中度到重度的日常生活能力受损[126]。

病因学和病理生理学

社交焦虑障碍是一种家族性疾病,但还没有找到相关的遗传因子和环境因素[17]。早期的易感因素包括父母的焦虑行为模式和父母的过度保护[1]。儿童期害羞和之后发展成社交焦虑障碍有关,可能和5-羟色胺转运启动子区域的基因多态性有关[127]。

生物学研究提示表演型社交焦虑障碍的病理生理机制涉及去甲肾上腺素系统功能异常。相反,在非表演型社交焦虑障碍,有大量的证据表明涉及多巴胺系统(多巴胺神经传递减少)和5-羟色胺能功能障碍(5-HT$_2$受体超敏)[128-130]。

社交焦虑障碍的治疗

社交焦虑障碍的早期识别和治疗对减轻功能受损是非常重要的,并可减缓共病疾病的发展。然而,因为这种疾病的性质,患者不愿寻求治疗,导致治疗平均延迟了16年[131]。那些寻求帮助的患者,即使是到精神卫生机构也很少能得到恰当的诊断和治疗[125]。药物治疗成为了社交焦虑障碍的一线治疗方法。非药物治疗,特别是CBT,也是有效的[20]。数据不支持常规使用联合治疗模式来治疗社交焦虑障碍,医师应根据患者的具体情况来决定是否采用联合治疗[132]。

选择性5-羟色胺再摄取抑制剂,5-羟色胺和去甲肾上腺素再摄取抑制剂

和其他焦虑障碍一样,除了SNRI类药物文拉法辛外,

SSRI被认为是大多数社交焦虑障碍患者的主要治疗选择,其中帕罗西汀、舍曲林、氟伏沙明缓释剂和文拉法辛缓释剂已通过了FDA的批准[132]。尽管氟西汀存在阴性证据,氟西汀、西酞普兰和艾司西酞普兰在对照临床试验中也显示有效[20,132]。度洛西汀的初步证据显示这种药物可能有效[133]。

与GAD和惊恐障碍的患者不同,社交焦虑障碍的患者通常能够耐受抗抑郁药物常用的起始剂量。社交焦虑障碍的目标有效剂量在抗抑郁治疗的常用剂量范围内。一般认为SSRI所呈现出来的是平坦的剂量-反应曲线[134]。在社交焦虑障碍的固定剂量研究中发现,帕罗西汀(每日20mg、每日40mg和每日60mg)和度洛西汀(每日≥60mg)不同剂量之间的疗效没有总体差异[133,135]。虽然有些患者可能需要更高的剂量,但在增加剂量之前应该治疗足够的时间(2~4周)。SSRI治疗起效缓慢,需要加至足量并且治疗至少持续8~10周才能评价它的疗效。有些患者治疗持续到8周时只是初步起效,到12周时疗效才进一步加强,在持续治疗16周后才可见症状改善[136]。

其他抗抑郁药剂

MAO抑制剂类药物苯乙肼(每日60~90mg)、反苯环丙胺(每日30~60mg)和司来吉兰(每次5mg,每日2次)治疗社交焦虑障碍的疗效同样显著,但是,对SSRI治疗无效的患者对此类药物也无反应[20,125,132]。

病例报告和开放性试验提示安非他酮对社交焦虑障碍的治疗有效,但需要对照试验进一步证实疗效[125]。虽然米氮平的小型随机对照研究结果相互矛盾,但在对SSRI治疗无效的患者中可以考虑使用。丙米嗪治疗社交焦虑障碍无效,TCA类药物(氯米帕明除外)也不是推荐的治疗选择[20,125,132]。同样,鉴于肝毒性和相互矛盾的研究证据,包括一项阴性的随机对照研究,不建议使用奈法唑酮[20]。

苯二氮䓬类药物

因为在治疗共病的精神疾病方面疗效有限,并有滥用和依赖的风险,苯二氮䓬类药物通常作为社交焦虑障碍的二线治疗药物。在临床实践中,在参加有压力的社交场合前,苯二氮䓬类一般根据需要与SSRI联合使用[132]。但是,苯二氮䓬类作为辅助治疗药物在减少反应时间或提高反应率方面的疗效尚不清楚[137]。高效能的苯二氮䓬类药物在某些患者可以作为单药治疗。氯硝西泮和阿普唑仑对某些社交焦虑障碍患者也有效。氯硝西泮(每日1~3mg)在一项对照研究中疗效显著,而阿普唑仑(每日1~6mg)与安慰剂相比只显示出适度的疗效[132]。

β受体阻滞剂和其他药物

β肾上腺素受体阻滞剂可缓解焦虑的外周自主神经症状,因此,对表演型社交焦虑障碍有效[125]。推荐普萘洛尔(每日10~80mg)和阿替洛尔(每日25~50mg)可在表演前1~2小时前根据需要使用。在实际使用药物之前,应试剂量以评估耐受性。

普瑞巴林在基于对急性治疗和预防复发的安慰剂对照

试验中,患者没有共病,没有使用 SSRI 治疗的情况下,可作为一线治疗药物[138]。普瑞巴林可能需要较高的剂量(每日 450~600mg)才能有效。根据报道,其他抗惊厥药、抗精神病药和其他药物也能有效治疗社交焦虑障碍,但只作为二线或三线治疗[20,43,132]。这些药物包括加巴喷丁、硫加宾、托吡酯、丙戊酸盐衍生物、奥氮平单药治疗、阿立哌唑增效治疗、利培酮增效治疗和托莫西汀。

非药物治疗

一些研究显示,在对社交焦虑障碍的治疗中,CBT 与药物治疗具有可比性[139]。尽管药物治疗起效更快,但 CBT 治疗的获益维持时间更长,疗效可持续 1~5 年。认知治疗可改善适应不良的思维方式,如认为自己会表现不好,过分关注他人对自己的负性评价[139]。和其他焦虑障碍的治疗一样,行为治疗包括重复暴露于令其感到恐惧的社交场合并进行练习。社交技能训练也对提高人际交流技巧很有帮助。

社交焦虑障碍的临床表现

案例 83-8

问题 1:S. H. ,18 岁,男性,由母亲带到精神科门诊,母亲说儿子非常害羞,担心他不能适应大学生活。S. H. 是由初级保健医推荐来精神科就诊的。母亲说他很聪明,在高中尽管经常缺课但考试成绩都是 A,但他只有一位好朋友,从不和女孩约会。母亲说在上高中的时候,S. H. 从来不参加任何学校的社会活动,他把时间都花在了计算机上面。高中毕业时,他接到了社区大学全额奖学金的通知,但他对上大学这件事情很焦虑,考虑是否要拒绝奖学金。当精神科医师问他问题时,他脸很红,说话的时候声音发颤。S. H 承认他的行为不正常,他说害怕在人多的时候自己会做出愚蠢的事,当他不得不和别人说话的时候,他会特别尴尬。他 3 年来一直想追求一个女孩,但是,当他想接近那个女孩的时候,就会有严重的焦虑发作。他害怕遭到拒绝,因为他觉得没有女孩想和他这样的人约会。精神科医师的诊断是社交焦虑障碍。S. H. 表现出的社交焦虑障碍的临床特征是什么?

S. H. 具有许多广泛性社交焦虑障碍的特征性表现。S. H. 承认他不喜欢和别人在一起,他害怕感到尴尬,他常回避社交场合,这是社交焦虑障碍的典型特征。他在和别人说话时脸红、声音发抖,这在社交焦虑障碍患者中也是很常见的症状。其他典型的焦虑症状有:心悸、颤抖、出汗、肌肉紧张、喉咙发干、感觉热或冷和胃部下沉的感觉。S. H. 还表现出对拒绝的高度敏感以及不自信,他能意识到自己的行为和恐惧不合情理。这些症状和 S. H. 的年龄与社交焦虑障碍的诊断相符。

S. H. 这个病例显示了社交焦虑障碍导致的显著功能障碍。S. H. 的焦虑障碍使他不能发展正常的社会功能:交朋友、与女孩约会、经常参与社会活动、追求更高教育程度的机会。如果不进行治疗,可能会显著地损害他生活中各个方面的功能。

社交焦虑障碍的治疗选择

案例 83-8,问题 2:医师决定对 S. H. 进行药物治疗,准备使用舍曲林,每日早晨服用 50mg,舍曲林治疗对这个病例合适吗?

因为广泛性社交焦虑障碍严重影响了 S. H. 的生活,有进行药物治疗的指征。SSRI 是治疗社交焦虑障碍的一线用药,舍曲林被 FDA 批准用于社交焦虑障碍的治疗,有仿制品种,是很好的治疗选择。舍曲林对许多常与社交焦虑障碍共病的其他精神疾病也是有效的。在 S. H. 这个病例中,建议舍曲林的起始剂量为每日 50mg,之后根据用药反应,每 4 周增加 50mg,最大增加到每日 200mg。治疗 2~4 周内可见疗效,但通常需要 8~12 周时才能取得最佳治疗效果。如果可以,对 S. H. 的治疗可采用 CBT 结合药物治疗。

治疗目标和治疗持续时间

案例 83-8,问题 3:在这个病例中治疗的目标是什么,如何客观评估 S. H. 对治疗的反应?有效的治疗应持续多长时间?

评价社交焦虑障碍的治疗效果有 3 个主要方面:症状、功能和总体健康状态[54]。疗效评估要考虑到这 3 个方面,即使所有的焦虑症状消失了,但如果功能没得到明显改善,治疗也不能算是有临床显著性。医师使用的 Liebowilz 社交焦虑量表和患者使用的 Sheehan 残疾量表分别用于评估症状和功能的改善[54]。在 S. H. 的病例中,希望达到的治疗效果是减少对社交场合的恐惧和回避,使其能自然地与人交往、上学并且改善他的总体生活质量。

几项双盲研究调查了社交焦虑障碍停止治疗后的复发率[132,136,139]。根据这些研究结果得出,在停止有效治疗后社交焦虑障碍很容易复发。长期的研究显示,在持续治疗期间,舍曲林、帕罗西汀、艾司西酞普兰、氟伏沙明缓释剂、文拉法辛缓释剂、普瑞巴林和氯硝西泮能够预防社交焦虑障碍的复发[20]。因此,建议药物治疗在起效后至少持续 1 年[125,132]。在此之后,可以逐渐试验性停药,同时密切监测复发征兆。

创伤后应激障碍和急性应激障碍

诊断标准

创伤后应激障碍(posttraumatic stress disorder,PTSD)和急性应激障碍(acute stress disorder)发生在那些经历了极度痛苦创伤性事件的人,以侵入性再体验、回避、自主神经过度觉醒、负性认知和情绪症状为特征[1]。除了退伍军人之外,创伤后应激障碍还发生在遭受自然灾害、严重事故、暴力犯罪，强奸，身体虐待或性虐待以及政治受害（难民、集中营幸存者、人质）等事件的人身上。创伤性事件不是一定对PTSD受害者造成躯体损伤。目睹他人遭受伤害或被杀、被诊断患有威胁生命的疾病、经历至爱之人的意外死亡，这些常见的创伤类型也可能导致PTSD[1]。

PTSD的症状见表83-11[1]。根据诊断标准，患者必须通过以下一种或多种方式接触于实际的或被威胁的死亡、严重的伤害或性暴力：直接经历事件、目睹事件、获悉亲密的家庭成员或朋友身上发生了创伤性事件、经历或极端接触于创伤性事件的令人作呕的细节[1]。标注包括是否伴延迟性表达即PTSD延迟性发作（事件后至少6个月）和是否伴分离症状[1]。PTSD的诊断标准规定症状必须持续存在至少1个月。在DSM-5中，急性应激障碍是一个独立的诊断类别，其症状持续时间<1个月（至少3日）[1]，许多临床特征与PTSD相同，和PTSD一样，要求症状必须严重到导致功能损害。

表 83-11

创伤性应激障碍的症状（≥6岁的个体）

1. 侵入［如记忆、梦境、分离性反应（如闪回），暴露于与创伤性事件相关的刺激所经历的强烈痛苦，或对象征或类似事件的内在或外在线索的生理反应］
2. 回避（回避或尽量回避与创伤性事件有关的痛苦记忆、思想或感觉，或外部提示如地点、人、与事件有关的谈话）
3. 警觉性增高，包括以下至少2项：
   - 睡眠障碍
   - 易激惹或发怒
   - 注意力难以集中
   - 过度警觉
   - 过分的惊跳反应
   - 不计后果的自我毁灭的行为
4. 与创伤性事件有关的认知和心境的持续负面改变，包括以下至少2项：
   - 无法记住创伤性事件的某个方面
   - 对自己、他人或世界的负性信念或预期
   - 由于对创伤性事件的原因或结果的认知歪曲，导致个体责备自己或他人
   - 负性情绪状态
   - 对活动的兴趣降低或参与活动减少
   - 与他人脱离或疏远
   - 缺乏体验正性情绪的能力

流行病学和临床病程

在伊拉克和阿富汗的服役军人中，PTSD的终生患病率大约为10%～24%[140]。尽管男性经历创伤的机会比女性大，女性的患病率却是男性的2倍[141]。由于全世界创伤性事件的发生频率在不断增加，预计PTSD的发生率也会升高。据估计，如今在美国有80%～90%的人在生命中的某

个时间会经历至少一次足以导致PTSD的创伤性事件[141]。

大部分遭受创伤性事件的人不会发生PTSD；大约90%的人都会发生一次急性应激反应，在经历创伤后发生，可完全恢复[141]。导致PTSD的风险因素包括：遭受袭击性暴力事件，严重的和慢性的损伤，抑郁障碍或焦虑障碍病史，在创伤后缺乏社会支持，在创伤期间或创伤后不久出现分离症状或其他严重症状[140-142]。曾遭受过创伤的人群在之后发生创伤时罹患PTSD的风险增大，童年时遭受性虐待或躯体虐待的人群是敏感人群[142,143]。总体上，79%～88%的PTSD患者会共病其他精神障碍，最常见的是重度抑郁、酒精或其他物质滥用、GAD、惊恐障碍和恐怖症[140,141,143-145]。PTSD的自杀风险很高并且受共病抑郁症的影响[146]。最近的研究还发现创伤后应激障碍与冠心病、创伤性脑损伤或性功能障碍有关[147-149]。PTSD可导致严重的功能损害，并与一些不良结果相关，这些结果包括辍学、青少年怀孕、失业、婚姻不稳定、法律问题和工作能力下降[150]。

PTSD的病程因人而异，大部分符合PTSD诊断标准（创伤发生后PTSD症状至少持续1个月）的患者会在6～9个月内自行恢复[144]，少数患者（10%～25%）的病程会持续数年，个别患者甚至终生不愈。

病因学和病理生理学

目前，心理创伤，特别是发生在早年的创伤或慢性损伤，可引起大脑功能的不同方面和神经生物的应激反应发生持续改变[151]。已发现PTSD患者去甲肾上腺素能、5-羟色胺能、谷氨酸能、GABA系统、HPA轴、神经内分泌、P物质和阿片样物质功能发生改变的证据[152-155]。应激诱发中枢去甲肾上腺素系统的高度活跃可导致和PTSD相关的广泛性焦虑和自主性高度警觉[153]。

应激和创伤的神经生物变化可导致脑部结构和功能的改变，包括减少海马体积和过度激活杏仁核[156]。遗传因素也可能在个体对于应激破坏性影响的易感性方面发挥作用[157]。

创伤后应激障碍的治疗

药物或CBT都可以有效治疗PTSD。非药物治疗适用于轻度PTSD的初始治疗；对于中度或重度疾病患者，建议单独进行药物治疗或在某些情况下合并心理治疗[25,142,143,150,158]。在对不同的治疗方法进行评估时，应该考虑对所有四种核心症状群（创伤性再体验或侵入性症状、回避、过度警觉或负性认知和情绪症状）的疗效。不是所有的治疗方法都对每一种核心症状有效。

PTSD的一线治疗药物是SSRI或SNRI文拉法辛，但其他抗抑郁药物也可能是有效的。药物治疗一般需要8～12周或更长的时间逐渐起效。在12周能显示出部分疗效的话，可能还需要经过几个月的治疗才能完全缓解，因此需要足够长时间的治疗才能确定一个药物是否真正有效。但是，如果经过4周的治疗后症状仍未见改善，则可能意味着这种治疗是无效的，应该改变治疗方案[159]。虽然需要进一步研究，但已经在成人中评估了各种药物治疗方案对预防PTSD的作用。最近的一篇综述强调了氢化可的松的潜在

作用,但仍需要进一步的研究[160]。

选择性5-羟色胺再摄取抑制剂、5-羟色胺和去甲肾上腺素再摄取抑制剂

舍曲林(sertraline)和帕罗西汀(paroxetine)是目前FDA批准的治疗PTSD的药物。大样本的对照试验研究证实这两种药物和文拉法辛均有效且优于安慰剂[161]。这两种药物也对抑郁症状和广泛性焦虑症状有良好的疗效,并且可以改善总体功能和生活质量[159,161]。氟西汀的使用在治疗某些患者的PTSD中显示出疗效,但研究结果却相互矛盾[20,25]。开放性试验显示西酞普兰、艾司西酞普兰和氟伏沙明在治疗PTSD上是有效的,但随机、双盲、对照研究则得出相反的结果[159,162]。最后,一项针对难治性PTSD男性患者的小型自然研究显示,度洛西汀可能有效治疗共病抑郁症的PTSD[163]。然而,另一项针对退伍军人的小型前瞻性研究提示,有必要进行深入的研究[164]。

其他抗抑郁药剂

几项开放性试验和病例报告已经证实萘法唑酮、米氮平和安非他酮也能有效治疗PTSD的核心症状[155,165]。尽管使用这些抗抑郁药物的支持性证据不强,它们仍然被认为是SSRI或文拉法辛治疗某些PTSD患者的合适替代药物。在对照研究中同时发现,TCA类药物阿米替林和丙咪嗪及MAOI类药物苯乙肼对PTSD有效,但是由于这些药物的耐受性和安全性较差,通常不推荐使用[143]。因为PTSD的自杀率相对较高,TCA类在这类人群中使用的风险很高。

其他药物

除抗抑郁剂外的一些其他药物已经成功地应用于有限的PTSD病例中。抗惊厥药在病例系列研究和开放性研究中治疗PTSD的结论不一致[20,25,161,165]。卡马西平、丙戊酸盐、托吡酯(topiramate)、噻加宾、加巴喷丁、奥卡西平、氨己烯酸(vigabatrin)、普瑞巴林、左乙拉西坦和拉莫三嗪在某些患者中有显著疗效,特别是双相障碍的患者,能有效缓解易激惹、冲动、愤怒或暴力行为[166]。抗惊厥药物对于侵入性症状、创伤性再体验和警觉性过高的症状也有效。尽管证据有限,非典型抗精神药物(利培酮、氯氮平和奥氮平)已经用于治疗PTSD相关的精神病性症状和改善睡眠障碍。一项研究中,与安慰剂相比,在服兵役的人员中辅助使用利培酮治疗难治性PTSD未能获益[167]。然而,最近的一项meta分析表明这些药物可能治疗侵入的核心症状有效[168]。α_1肾上腺素能受体拮抗剂哌唑嗪,可以减少PTSD患者的梦魇,增加睡眠时间,减少其他核心症状[155,169]。哌唑嗪可能需要使用更高的剂量,最高每日16mg,以达到最佳疗效[170]。β肾上腺素能受体拮抗剂治疗PTSD则是有争议的。在发生创伤性事件后数小时内服用普萘洛尔,可达到阻断记忆巩固、预防PTSD的作用,但还需要大量的研究来证实这种预防方法的有效性[171]。如前所述,需要进一步的研究,初步证据支持使用氢化可的松用于治疗PTSD[160]。通常认为苯二氮䓬类药物治疗PTSD无效,不建议使用[172]。

非药物治疗

有各种不同的心理治疗方法用于治疗PTSD,包括焦虑应对训练,可帮助患者处理应激[172]。以创伤为焦点的CBT和眼动脱敏再处理治疗对PTSD同样有效。以上任何一种方法都适用于所有的PTSD患者[140,158]。认知治疗对于减少消沉情绪、内疚和羞愧感非常有效,而暴露疗法则对于减少侵入性想法、闪回和回避行为有更好的疗效。需要进行研究以进一步确认虚拟现实暴露疗法和经颅磁刺激在PTSD中的效用[173,174]。关于联合使用心理治疗和药物治疗的研究,尚没有得到明确的结论,需要进一步的研究来证明联合治疗比单独药物治疗或单独心理治疗的效果更好[170]。

创伤后应激障碍的临床表现

案例83-9

问题1:D. D. ,42岁,女性,1个月前当她走出自己的汽车时,在住所附近的行车道上遭到袭击并被强奸。当时,她没有寻求医疗帮助,几日后她才将自己的不幸告诉别人,包括她的家人。她找到医师,抱怨说难以入眠、易激惹、焦虑和抑郁。当被问及近来有无应激性生活事件时,她才告诉医师她被强奸了。D. D. 没有精神疾病史,她所有的症状都是在被袭击之后出现的,在此之前从未有过精神病性症状。她说晚上常做噩梦,并且每次回家走出自己的车门时总是非常的焦虑(对此她尽可能地回避)。当电话铃响起或某个人出其不意地接近她时,她会很害怕。如果见到与袭击她的人在体形上有任何相似之处的男人时,她总是极度惊恐。D. D. 还称尽管她努力不去想自己被强奸的经过,但这些痛苦的回忆经常在没有任何原因的情况下在头脑中闪现。强奸犯仍逍遥法外,D. D. 因自己没有及时报告而深感内疚。她的症状严重损害了她的工作能力,并且给她的婚姻带来了压力。D. D. 具有哪些PTSD的临床特征呢?

PTSD患者经常有一些非特异性的症状如普遍性的焦虑、抑郁或物质滥用。他们或许没有意识到或者不想去揭示他们的症状与他们所经历的创伤之间存在关系。临床医师需要进行仔细地评估来获得一幅提示PTSD的画面。D. D. 表现出了PTSD的核心症状:创伤性再体验(侵入)性症状(噩梦、反复回忆),回避那些会使她回忆起创伤性事件的活动,警觉性增高(睡眠障碍、易激惹、过度的应激反应)和认知的负性变化(内疚)。另外,她还有抑郁情绪、痛苦感、婚姻问题以及由于症状而造成的职业功能方面的损害。因为在此之前D. D. 没有任何精神病,而被袭击与其症状之间有时间上的关联,故支持PTSD的诊断,不支持诊断为其他的精神疾病如焦虑或抑郁障碍。因为创伤性事件发生于1个月前,故应分类为急性发作性PTSD。

治疗选择以及选择性 5-羟色胺再摄取抑制剂的给药剂量

案例 83-9，问题 2：在为 D. D. 选择初始治疗方案时，什么是需要考虑的重要影响因素？

由于 D. D. 具有中度到重度 PTSD 症状，推荐药物治疗，也可以考虑药物治疗联合 CBT。单纯非药物治疗一般只用于轻度症状的患者。对大多数 PTSD 患者来说，初始治疗可选用一种 SSRI 药物[161]。对于本例患者，舍曲林是一个合理的选择，该药是 FDA 批准用于治疗 PTSD 的药物。SSRI 用于治疗 PTSD 时推荐低剂量每日 25mg 起始，根据患者的耐受情况逐渐加到目标剂量范围每日 100 ~ 150mg[165]。在创伤后的第 1 个月内，患者如果主诉有持续的睡眠障碍往往容易发展成慢性的 PTSD，所以治疗睡眠障碍是 PTSD 初始治疗的一个重要方面[175]。如果有条件，可以考虑使用 CBT 来治疗失眠[176]。

临床评估与治疗目标

案例 83-9，问题 3：这个病例中的治疗目标是什么？如何客观地评估 D. D. 的症状？

治疗 PTSD 的首要目标为减少创伤性再体验（侵入）、回避和警觉性增高等核心症状。在 D. D. 这个病例中，这些靶症状包括梦魇、闯入性回忆、回避性行为、易激惹、警觉性增高、睡眠障碍和内疚感。在治疗的前 2 周内这些症状会逐渐得到改善，之后 2 ~ 3 个月持续好转。在这个病例中，治疗的次要目标包括增强 D. D. 的抗压能力、降低与工作和婚姻相关的功能损害、改善总体生活质量。其他 PTSD 中常见的治疗目标包括减少不良行为（使用酒精或物质、危险性行为、暴力）和解决可能共病的精神疾病。

PTSD 患者对治疗的反应，有几种不同的评估量表可用来进行评估[54]。常用的量表是临床 PTSD 诊断量表和 PTSD 治疗结果量表。临床 PTSD 诊断量表常用于 PTSD 临床试验中的评估。Sheehan 残疾量表常用于评估 PTSD 导致的功能损害。

病程和治疗时间

在创伤性事件发生后的前 3 个月内开始治疗更容易取得积极的治疗效果[143,150]。没有明确的标准来评价 PTSD 的治疗效果，通常认为如果患者的症状减少 30% ~ 50%，同时伴有大部分功能的改善，即可认为疗效很好。一般在治疗期间很少能达到完全康复。对于药物治疗或者心理治疗有部分疗效的患者，如果加用另外一种模式的治疗可能会有更好的疗效。当使用一种 SSRI 无效时，可以换用另外一种 SSRI 或另一类治疗 PTSD 可能有效的抗抑郁药[20]。症状部分缓解者或许在加用其他药物治疗后会得到更好的疗效，这取决于患者主要存在哪种核心症状（见"PTSD 的治疗"章节）。

对治疗有效的患者，如果是急性病例（在治疗前症状出现<3 个月），通常推荐再继续治疗 6 ~ 12 个月，而慢性病例（在治疗前症状出现>3 个月）则应再继续治疗 12 ~ 24 月[143]。长期维持 SSRI 药物治疗可有效预防 PTSD 复发，尤其是在治疗的前 3 个月内出现良好疗效的患者[172]。当需要停止药物治疗时，应在 1~3 个月内逐渐停药。

强迫性障碍

诊断标准

强迫性障碍（obsessive-compulsive disorder, OCD）的特征为反复出现的想法（强迫思维）和/或行为（强迫行为），患者不能主动忽略或压抑这些想法。强迫行为的目的是减少与强迫思维相关的焦虑或防范一些可能发生的事件或情况。然而，强迫行为是明显过度的，实际上并没有以任何现实的方式与强迫观念产生连接。强迫观念和强迫行为导致明显的痛苦，消耗时间（每日大于 1 小时）或显著损害患者的功能[1]。强迫思维和强迫动作都是令人不快且十分痛苦的，不能从中获得快乐和满足。这一点常被描述为被"强迫"的，是 OCD 患者与其他不良行为（病理性赌博或购物）之间的重要区别。

OCD 是一种临床异质性的疾病，涉及广泛的症状，有 4 种主要的 OCD 症状维度：对称性强迫思维和重复、排列及计数的强迫行为；污染的强迫思维和清洁的强迫行为；囤积的强迫思维和强迫行为；侵入性的、性的或宗教性的强迫思维及相关的强迫行为。虽然个体的特定症状可能会随时间而变化，但通常仍保持在同一个维度内[177]。

流行病学和临床病程

OCD 是最少见的焦虑障碍之一，终生风险和 12 个月的患病率在 2% ~ 3%[14]。虽然 OCD 的起病年龄从幼儿期到成年期，但平均起病年龄是 20 岁，比大多数的焦虑障碍晚。男性的发病年龄（儿童期起病）比女性（成年期起病）早。大约 1/4 的患者在 14 岁时出现症状，30 岁以后起病很少见[1]。儿童期起病的 OCD 可能是一种特殊的疾病亚型[177]。尽管急性起病可发生在紧张有压力的时期和怀孕期间，但是症状的出现通常是渐进的[1,178]。

OCD 的病程和严重程度是高度可变和不可预测的。大多数 OCD 患者的病程通常是慢性的，伴有症状的加重和缓解，而不是间歇性或偶发性的病程。一项为期 40 年的自然主义研究发现，尽管 83% 患者在随访期结束时得到改善，但只有 20% 的人完全缓解[179]。

OCD 会对功能有着严重的不利影响，损害了如社交、学习、工作、交朋友的能力，影响了患者与家人和朋友保持良好关系，因为患者花费了大量时间进行强迫思维和执行强迫行为，并且回避能够触发强迫思维和强迫行为的情境[1,180]。估计每个 OCD 患者在其一生中平均损失了 3 年的工资[180]。生活质量评估显示，与在抑郁患者中观测到的结果相似，OCD 患者的生活质量存在严重受损。

尽管目前有几种有效的治疗方法可用于 OCD，但在发病到寻求医学评估之间平均有 7.5 年的延迟[180]。这可能是因为大多数 OCD 患者认识到他们的症状是毫无意义的，因此觉得难堪而试图掩藏。OCD 患者常偷偷地按他们的仪式做事，可成功地在别人面前隐藏他们的症状。当这些患者首次寻求治疗时，他们通常没有选择去精神医疗机构，因此强迫症状常被漏诊。整个医疗系统的临床医生可以将 4 个简单的 OCD 筛查问题纳入他们的实践，以提高检测能力：你经常控制不住的反复洗手吗？你经常反复进行检查吗？你经常有难以去除并反复出现的令人感到痛苦的想法吗？你不得不反复或用某种方式来完成一些动作[181]？

精神疾病的共病和强迫谱系障碍

和其他焦虑障碍一样，OCD 常与其他精神疾病发生共病。2/3 的 OCD 患者在一生中经历过抑郁[1,172]。OCD 还与特定恐怖症、社交恐惧症、GAD、惊恐障碍、精神分裂症、分裂情感性障碍、双相障碍、进食障碍有着相当高的共病率。

识别 OCD 的共病疾病很重要，影响到对治疗的选择。与其他焦虑障碍一样，OCD 常共病其他精神疾病。60%～90% 的 OCD 患者常共病情绪障碍（如抑郁、双相情感障碍）、焦虑和抽动障碍[1,20,25,179]。抽动障碍发生在 20%～30% 的 OCD 患者中。这些个体代表了一种独特的疾病亚型，以男性多见，发病时间更早（10 岁前），症状更严重，对 SSRI 的反应比单纯的 OCD 患者差[182]。OCD 与强迫性人格障碍（obsessive-compulsive personality disorder，OCPD）的鉴别很难，OCPD 是一种呆板的不灵活的遵守规矩和秩序、追求完美主义的人格模式，这两种疾病可共同存在于一小部分患者中。但是 OCPD 不涉及令人痛苦的强迫思维和强迫行为。

强迫症不再被归类在 DSM-5 中的焦虑障碍中，而是归于新的强迫及相关障碍中的疾病[1]。其他相关疾病包括躯体变形障碍（专注于想象的或有轻微缺陷的外观）、拔毛癖（反复拔掉自己的毛发）、抓痕障碍（皮肤搔抓）和囤积障碍。与 OCD 一样，许多患有这些疾病的患者对 5-羟色胺能抗抑郁药如氯米帕明和 SSRI 的治疗反应良好[183]。

病因学和病理生理学

已有大量的研究尝试从生物学方面来解释 OCD。因为 OCD 表现出临床异质性，对于不同亚型可能存在不同的病因。结构和功能性脑成像表明 OCD 是一种神经系统疾病，其特征在于涉及额叶和基底节区域的超功能回路，称为额叶纹状体回路[177]。如果发生异常则意味着谷氨酸能、多巴胺能和 5-羟色胺能的神经传递中存在潜在的功能障碍。支持这一假设的证据是，这种异常在使用 SSRI 单药治疗或者抗精神病药增效治疗后恢复正常。初步证据表明，谷氨酸能药物治疗 OCD 有效。此外，神经调节疗法（如深部脑刺激，环丝氨酸增强的 CBT）和中断该回路的神经外科技术通常在治疗 OCD 中是有效的。该回路中的异常活动可能导致执行功能、决策制订和记忆的受损，因为这些认知功能是由该回路调节的。

除生物学因素外，对双胞胎和家族的研究证实遗传因素对 OCD 的发病也有影响，特别是早发性 OCD 的病

例[17,184]。遗传学研究发现 OCD 与谷氨酸能［高亲和力的神经元（上皮）兴奋性氨基酸转运蛋白］、多巴胺能（儿茶酚-O-甲基转移酶和多巴胺 D_4 受体基因）和 5-羟色胺能（5-HT 1Dβ 和 5-HT2A 型受体基因）途径的特异多态性有关[185-187]。OCD 的遗传力估计为 40%，其余的变异主要由环境因素（如围产期事件、创伤、压力、神经炎症）介导[177]。其中一个例子是自身免疫性疾病，称为 PANDAS（与链球菌感染有关的儿童自身免疫性神经精神疾病）。有报道描述了在链球菌感染后突然发生严重抽动和强迫症状的儿童[188]。用其他药物和方式（如抗生素、皮质类固醇、手术）可以更好地治疗这些儿童。任何发生强迫症状并且在过去 6 个月内有咽炎史的儿童，应考虑 PANDAS 相关的可能性。

强迫性障碍的治疗

在 OCD 的治疗中，药物治疗和行为治疗均有效。行为治疗对 OCD 很重要，与药物联合是最佳的治疗方案。所有在治疗中始终有效的药物都是 5-羟色胺再摄取的有效抑制剂。这些药物包括 SSRI、氯米帕明和 SNRI 类的文拉法辛。

选择性 5-羟色胺再摄取抑制剂和 5-羟色胺-去甲肾上腺素再摄取抑制剂

SSRI 是 OCD 的一线治疗药物。基于双盲、安慰剂对照研究，FDA 批准了氟伏沙明、氟西汀、帕罗西汀和舍曲林治疗 OCD[189]。西酞普兰和艾司西酞普兰对 OCD 也有效，但支持性的证据较少，尤其是西酞普兰。在治疗 OCD 方面，没有一种 SSRI 被认为比另一种更有效，但有些患者可能比另一些患者更好地应答或耐受一种药物[189]。SSRI 在 OCD 的治疗中，以 SSRI 的常用起始剂量开始，至少 4 周以后才可加量高于目标最低有效剂量（氟伏沙明每日 200mg，氟西汀每日 40mg，帕罗西汀每日 40mg，舍曲林每日 100mg）[189]。SSRI 通常被认为具有剂量-反应关系，因此 SSRI 有效治疗 OCD 可能需要使用更高的剂量[25]。另外，一些对照研究支持文拉法辛在治疗 OCD 中的疗效[190]。虽然其他 SNRI（度洛西汀，去甲文拉法辛，米那普仑或左旋体米那普仑）最终可能在 OCD 的治疗中显示出疗效，但尚未在 OCD 治疗中的对这些药物进行设计良好的对照研究[191]。

氯米帕明

氯米帕明（clomipramine）是 FDA 批准用于 OCD 治疗的第一种药物，在 SSRI 广泛使用之前，氯米帕明已作为标准药物用于治疗 OCD 多年。许多大型的对照试验证明氯米帕明的治疗效果远远优于安慰剂，它可显著改善大约 60%～70% 患者的 OCD 症状[179,190]。尽管有一些相反的结论[193]，因为没有证实其他 TCA 类药物的有效性，氯米帕明是唯一推荐用于 OCD 治疗的 TCA 类药物[20,25,113,179,192]。这归因于与其他 TCA 相比，5-HT 再摄取抑制作用更有效。氯米帕明常被称为 SRI（5-羟色胺再摄取抑制剂）而不是 SSRI（选择性 5-羟色胺再摄取抑制剂），是因为它的主要活性代谢产物去甲基氯米帕明是有效的去甲肾上腺素再摄取抑制剂。氯米帕明也可阻断肾上腺素能、组胺和胆碱能受体，从而也会出现与其他 TCA 类似的药品不良反应（见第

尽管直接的比较研究显示,氯米帕明和 SSRI 治疗 OCD 的疗效相似,但是有几个 meta 分析得出这样的结论,氯米帕明总体上优于 SSRI[190,194]。然而,因为耐受性较差(如镇静、直立性低血压和抗胆碱能副作用),目前氯米帕明只作为对 SSRI/文拉法辛治疗反应不佳的 OCD 患者的二线治疗选择[190]。在案例 83-11,问题 1 中讨论了氯米帕明在临床中应用的细节问题。

增效治疗药物

除了文拉法辛,在 OCD 治疗的研究中,其他药物单药治疗没有显示出明显的疗效。但是,有几种药物可增强部分反应患者对 SSRI 或氯米帕明的反应[195]。对于表现出部分反应的患者,联合使用一种 SSRI 和氯米帕明是一个很好的选择,但是一定要注意潜在的药物相互作用,因为这可能会增加氯米帕明的毒性(见案例 83-11,问题 2 和问题 3)。

抗精神病药物是 OCD 中研究最多的药物增效方案,并且可以改善 30% 患者的反应[196]。抗精神病药物增效治疗特别对以下 4 种情况可能有效:难治性 OCD、OCD 患者自知力差(通常是难治性)、共病抽动障碍和共病精神分裂症[197]。针对抗精神病药的有效性进行的几项 meta 分析[196,198-200],认为利培酮(每日 0.5~4mg)在增效抗抑郁药治疗 OCD 中有最高级别的证据基础。其他的增效药物包括阿立哌唑和氟哌啶醇(与第二代抗精神病药相比,氟哌啶醇的耐受性较差)。而喹硫平(最高剂量达每日 600mg)和奥氮平(每日 2.5~20mg)的使用是有争议的,因为在良好设计的试验中得到了不一致的证据支持。初步证据表明帕利哌酮可能并不比安慰剂更有效,齐拉西酮可能不如喹硫平有效[201,202]。最近的证据表明,抗精神病药的效果不如使用暴露与反应预防疗法(exposure-response prevention,ERP)增效 CBT 治疗,因此可能不是首选的增效方案[203,204]。另外,必须权衡抗精神病药物的使用和耐受性及安全性的问题,如代谢紊乱和锥体外系症状。

尽管证据仅限于较低质量的研究,抗惊厥药(如托吡酯、拉莫三嗪、普瑞巴林、加巴喷丁)也可以被认为是增效药物[20,205]。抗惊厥药物增效治疗的方案应该是最后考虑使用的治疗方案之一,除非有临床指征。

其他制剂

虽然苯二氮䓬类药物通常用于治疗其他焦虑障碍,但治疗 OCD 不能获益。有几篇报道关于氯硝西泮作为辅助治疗或单药治疗 OCD 有效,可能是由于其具有 5-羟色胺能特性所致;然而,双盲安慰剂对照试验的结果均为阴性[206]。因此,治疗指南不推荐使用氯硝西泮[179]。

MAO 抑制剂苯乙肼是最早进行 OCD 治疗研究的药物之一。早期的病例报告显示它的作用是有利的。但是,最近的研究报告显示苯乙肼治疗 OCD 无效[179]。

非药物治疗

认知行为治疗

认知行为治疗(CBT)是 OCD 治疗中一种非常重要的

治疗方法,应尽可能地纳入治疗计划中。心理治疗和药物联合治疗通常优于单独的药物治疗,但不优于单独的 CBT[20,179]。单独使用 CBT 可能适用于轻度 OCD 或需要避免用药的情况(如妊娠、躯体疾病)。CBT 的治疗效果在停止治疗后能维持较长时间,这一点优于药物治疗,可以改善复发的预防[181]。

CBT 中认知疗法的目的在于改变 OCD 患者不良的思维模式,这对强迫思维最适用,这些强迫思维包括顾虑重、道德上的罪恶感和病理性的疑虑。行为治疗,包括暴露与反应预防疗法,让患者暴露于感到恐惧的客体或情景中,然后对通常会出现的强迫性反应进行预防。这类治疗对害怕污染、囤积和仪式行为的患者最有效,仪式行为包括对称性、计数或重复的行为。因为暴露与反应预防疗法可引起焦虑,使患者感到痛苦,许多患者拒绝参与治疗[207]。

神经外科治疗

从 20 世纪 50 年代开始对 OCD 进行神经外科治疗,这种方法被认为是治疗难治性 OCD 的最后选择。扣带回前部和内囊前肢毁损术是最常见的方法。神经外科治疗的指征有:症状造成了严重的功能损害,系统的药物和行为治疗至少持续了 5 年但疗效欠佳[208]。神经外科治疗的成功率为 35%~70%,并发症(包括潜在感染、人格改变、认知受损和癫痫)罕见。有限的长期随访研究表明,在神经心理学表现有轻度至中度损伤的情况下可以保持有益效果[208,209]。深部脑刺激,即将电极植入双侧丘脑底核和伏隔核,在治疗难治性强迫症中使用得越来越多。尽管这项操作尚处于实验阶段,但整体的初步结果是积极的[210]。

疗效的确定

OCD 患者对药物治疗的反应是渐进的,并具有延迟性。在治疗的第 1 个月开始出现症状的改善。在第 4~9 周时对低剂量 SSRI 反应不充分的患者,如果有必要,可逐渐将剂量增加到制药商推荐的最大剂量。评估药物的治疗收益和最大效应需要 5~6 个月的时间,在此之前,建议在最大耐受药物剂量下先进行 8~12 周的试验。

因为当前 OCD 的治疗方法很少能完全消除症状,OCD 治疗的主要目标是尽量减少症状对功能的影响[211]。在大多数 OCD 的临床试验中,将临床反应定义为 Yale-Brown 强迫症状筛查量表(Yale-Brown Obsessive-Compulsive Symptom Checklist,Y-BOCS)减分率为 25%~35%。因此,即使那些被归类为应答者的患者也可能还残留着 65%~75% 的原始症状,可见,治疗可显著改善患者功能或生活质量,也可能无明显改善。Y-BOCS 是对表现出 OCD 症状的患者进行初步评估的一个客观工具。该量表包括 10 个项目,最高可能得分为 40 分。15 分以上通常就考虑为具有临床意义的强迫症状[212]。该量表是评估 OCD 临床试验中药物疗效的标准工具。在临床实践中,有专门为儿童设计的版本用来评估儿童对于治疗的反应。

疗效欠佳或无效的应对策略

在药物(SSRI 或氯米帕明)治疗初期,大约 40%~60%

的患者获得具有临床意义的症状改善,但只有小部分的患者疗效显著[190]。疗效不佳的预测因素包括:自知力差,表现为与囤积、性、宗教和对称维度相关的症状、青春期前起病,存在共病、情绪障碍和进食障碍等[20]。对治疗无效的患者,通常建议进行第二次 SSRI 的治疗,大约 20% 的初始无效的患者在继续治疗中会有效。考虑到氯米帕明在 SSRI 治疗无效的患者中的有效性,其作为二线治疗药物是合理的,但权衡疗效和耐受性问题,氯米帕明通常作为三线治疗选择[181,190]。对初始 SSRI 治疗部分有效的患者可以通过联合增效药物来巩固治疗效果,而不是换用另一种新药物,这样可能会失去已经获得的治疗改善。此外,如果耐受性可以的话,使用超出 FDA 批准的 SSRI 剂量对治疗效果不佳的患者可能获益[213-215]。

临床表现和评估

案例 83-10

问题 1:R. G. ,25 岁,女性,她的丈夫说她每日要花 1.5 小时清洗炉子,每日洗 4 次澡。大约 1 年前在她生下儿子之后就开始出现这些怪异的行为,现在越来越严重。R. G. 的丈夫说他已经无法忍受她这些奇怪的习惯。R. G. 最近丢掉了自己秘书的工作,因为工作拖沓(工作前需花 3 小时做准备)和去厕所的时间太长。R. G. 承认这样做很没必要,但她控制不住要确认她和她周围的环境完全没有受到细菌的污染,这样她的孩子才不会生病。她家的房子有 3 层,但因害怕在抱着孩子的时候会从楼梯上摔下来,她只在一层活动。R. G. 说她对可能会发生在她家中的可怕事情总有"如果发生了,我该怎么办?"的想法,这种想法让她感到很痛苦。医师的诊断是 OCD。R. G. 所表现出来的 OCD 的临床特征是什么? 如何对她的症状进行客观的评估?

R. G. 表现出许多 OCD 的特征性症状。OCD 患者最常见的临床表现为过分害怕尘土、细菌或毒素的污染,反复洗手或清洗物品或打扫他们周围的环境。这些患者特别回避接触脏的东西(如门把手和钱)或避免和别人握手。另一种常见的表现为病理性怀疑,患者总是担心会因为他的疏忽而发生什么不好的事情。患者会害怕没有锁好门,没有关掉炉子,没有关好冰箱的门或没把药物放在远离孩子处。结果是他们总是一遍又一遍的检查他们做过的事情。

R. G. 的强迫思维有怕污染和病理性怀疑,强迫行为有过分洗手和清扫。这些症状很消耗时间,引起了明显的痛苦,导致了 R. G. 失业和婚姻问题。如这个病例所见,大多数患者表现出不同的强迫思维和强迫行为的混合症状。R. G. 意识到她的想法和行为很没必要,在大多数 OCD 患者中都可遇到这种情况。这个病例也说明了 OCD 常发生在应激性或重要的生活事件时期。妊娠、亲人的去世和婚姻问题是 OCD 的诱发因素[178,211,216]。

选择性 5-羟色胺再摄取抑制剂治疗强迫性障碍

案例 83-10,问题 2:R. G. 的 Y-BOCS 评分为 33。她的医师给她开了氟伏沙明,第 1 周每日早晨服用 100mg,此后每日早晨服用 200mg。医师推荐 R. G. 去看心理医师,服药同时接受 CBT。这种初始治疗选择是否合适?

选择性 5-羟色胺再摄取抑制剂的选择和给药剂量

SSRI 如氟伏沙明是 OCD 患者首次进行药物治疗的最好选择。SSRI 之间的主要差异为药代动力学特性和潜在的药物相互作用(见第 86 章)。SSRI 在疗效方面没有总体差异。对 R. G. 而言,氟伏沙明是合适的选择。然而,使用的剂量不合适。对于成年人,推荐的氟伏沙明起始剂量为每日 50mg(儿童为每日 25mg),它具有镇静作用,最好是在晚上服用。使用高于必要的剂量会增加不良反应和药物成本,最终导致早期治疗终止。根据患者对起始剂量的耐受性,氟伏沙明可每 3~4 日加量 50mg,直至加到初始目标剂量每日 200mg 和最大剂量每日 300mg[189]。如果每日 1 次的给药方法耐受性差,每日剂量超过 100mg 时可分成 2 次服用。

辅助性认知行为治疗

R. G. 的 Y-BOCS 评分为 33,在严重程度上为中到重度,支持使用联合治疗。当单独使用非药物治疗时,总体疗效预计为 50%~70%,这对于增强药物治疗的疗效是非常有意义的[181]。对于 R. G. 来说,ERP 治疗可以这样进行:把泥土盖住手,在一定时间内不让她洗去手上的土。这些行为治疗会引起极端的焦虑与不适,会导致患者从治疗中脱落或对家庭作业(在医疗机构之外仍需坚持治疗)的依从性差,但如果患者能坚持治疗,行为治疗非常有效。

选择性 5-羟色胺再摄取抑制剂的不良反应和患者教育

案例 83-10,问题 3:结合药物治疗,还应向 R. G. 提供哪些患者咨询信息?

应该对所有开始治疗的 OCD 患者说明:药物是逐渐起效的,通常要几个星期后才可观察到疗效。强调至少要 3 个月才可见到最佳的治疗效果,而使症状完全消失是不可能的。最初治疗无效的患者,还可以选择其他治疗方法。

应告知 R. G. 氟伏沙明可能出现的副作用,包括恶心、镇静、失眠和头痛。氟伏沙明应与餐同服以减少这些副作用。副作用最常见于药物治疗的前几周,通常与剂量相关,在继续治疗一段时间后减轻。在第 86 章中讨论了 SSRI 类的副作用及其处理以及药物间的相互作用。应鼓励患者将服药后出现的任何问题报告给医师。应强调坚持治疗的重要性,包括药物治疗和行为治疗。

案例 83-10,问题 4:4 周后,R. G. 每日服用氟伏沙明 200mg,她对药物的耐受性很好,但症状没有明显的改善,Y-BOCS 评分有轻微降低,现在的评分为 30。R. G. 做过 2 次认知行为治疗,这些治疗让她很紧张,她不想再做了。R. G. 要求换用一种更有效的药物,她想使用阿普唑仑来缓解她接受行为治疗时的焦虑。此时对 R. G. 来说,最好的治疗方法是什么?

此时不建议换用另一种药物,R. G. 使用氟伏沙明治疗的时间还短,不足以评估氟伏沙明的疗效。R. G. 对氟伏沙明的耐受性很好,症状已有轻度改善,目前应再持续服用氟伏沙明至少 4 周。此外,应向 R. G. 强调 OCD 的治疗是逐渐起效的。再过几个星期后可考虑增加氟伏沙明的剂量,加到每日 250mg 或每日 300mg,因为有些患者对高剂量的药物反应更好。如果使用高剂量氟伏沙明治疗 10～12 周后,R. G. 仍存在显著的功能损害,就应考虑改变治疗方案(如换用另一种 SSRI 类药物或增效治疗)。

应鼓励 R. G. 继续 CBT 治疗,这样 OCD 得到成功治疗的机会更大。行为治疗要取得治疗效果,焦虑反应是不可缺少的一部分。使用苯二氮䓬类药物可阻断焦虑反应、减弱 CBT 的疗效。因此,应尽量避免使用阿普唑仑,而应在短期内减少行为治疗的强度。此外,氟伏沙明可抑制经 CYP3A4 调节的阿普唑仑代谢,增强阿普唑仑的作用。

病程和治疗持续时间

案例 83-10,问题 5:在治疗 5 个月后,R. G. 很高兴地报告了她的 OCD 症状明显改善了(Y-BOCS 评分为 11)。虽然她还间断的出现与污染和怀疑有关的强迫思维,但症状的强度已经减轻。现在她能控制住过分的清洗和洗手,在家上下楼梯时只有轻度不适。以前的老板已经同意她在准备好了后可回到原来的秘书岗位,她也正计划去上班。R. G. 的丈夫对她的这些改变很高兴。这次就诊主要的问题是现在 R. G. 恢复得不错,是否可停止治疗了。对于 R. G. 的长期治疗有什么建议?

这个病例显示了 OCD 治疗常见的结果,患者虽然获得了显著的功能改善,但仍有一些症状会持续存在(R. G. 的 Y-BOCS 评分为 11)。目前建议对初次 OCD 发作的有效治疗应至少持续 1 年,以减少复发[212,217]。因此,R. G. 应继续至少 7 个月以上的药物治疗。有几项研究结果均提示在维持治疗期间减少药物的剂量(SSRI 和氯米帕明)与继续足量治疗在防止 OCD 复发方面具有相似的效果[212]。如果 R. G. 出现任何与氟伏沙明相关的副作用,可建议在维持治疗期间将剂量减到最小有效剂量(每日 150mg)。

药物维持治疗 1 年之后,在谨慎权衡可能的风险和获益之后,可考虑停药。当准备停止药物治疗时,应逐步减量,每 1～2 个月减少大约 25% 的剂量。在此期间应持续监测是否出现复发的征兆。逐步停药可以降低出现撤药症状的概率,撤药症状常发生在突然停用 SSRI 或 TCA 类药物之后(见第 86 章)。在 2～4 次严重复发或 3～4 次程度较轻

的复发之后,建议长期甚至终生维持性药物治疗。

氯米帕明治疗

用药指南

案例 83-11

问题 1:K. T.,男性,18 岁,亚洲人,2 年前被诊断为 OCD,同时患有中度的抑郁症。因过去使用帕罗西汀和氟伏沙明的疗效不好,他的医师想给他使用氯米帕明治疗。该患者使用氯米帕明治疗是否合适?对于将要开始氯米帕明治疗的患者,应给予什么建议?

当前指南推荐氯米帕明用于对至少两种 SSRI 无效的患者;因此,为 R. G. 选用氯米帕明治疗是合适的[179]。应注意的是,和其他 TCA 类药物一样,氯米帕明过量服用是很危险的。因为 K. T. 有抑郁情绪,在开始氯米帕明治疗前,应仔细评估他是否有自杀的想法。如果观察到他有自杀观念,最好试用另一种 SSRI,而不使用氯米帕明治疗。这个病例也显示了 OCD 常与抑郁发生共病。幸运的是,对 OCD 最有效的治疗方法是抗抑郁药物,对 OCD 和抑郁同时都有效。然而,抑郁和 OCD 对治疗的反应是相互独立的,某些药物可能对抑郁有效,而 OCD 症状却仍然存在[212]。

氯米帕明的起始剂量为每日 25～50mg,建议与餐同服。初始治疗时可分次服用以减少治疗的副作用,但考虑到氯米帕明的平均消除半衰期为 24 小时,剂量滴定期过后可在每晚睡前一次性顿服[189,218]。

根据患者对药物的耐受性,氯米帕明的剂量可在 2～4 周的时间内增加到每日 150～200mg 的初始目标剂量范围。氯米帕明的最大推荐剂量为每日 250mg,因为大剂量时癫痫发作的风险(2.1%～3.4%)比每日剂量小于 250mg (0.24%～0.48%)[219] 显著增加。氯米帕明治疗时间的延长也会增加癫痫发作的风险。氯米帕明慎用于有癫痫发作史、头部损伤或患有其他可降低癫痫发作阈值疾病的患者。

氯米帕明的副作用和监测指南

案例 83-11,问题 2:对氯米帕明的治疗监测(包括疗效和不良反应)应遵循什么指导原则?

氯米帕明比 SSRI 的耐受性差,可引起许多明显的不良反应,特别是在治疗前几周。十分常见的副作用通常指一半以上服用氯米帕明的患者发生的副作用,包括镇静、口干、头晕和颤抖[219]。便秘、恶心、视力模糊、失眠和头痛也经常发生。应告知 K. T. 以上这些反应不是严重的副作用,通常会随着治疗逐渐消失。

许多长期接受氯米帕明(或其他 TCA)治疗的患者体重明显增加。和 SSRI 一样,氯米帕明引起的性功能障碍在男性和女性中都有发生。氯米帕明可引起男性患者射精异常,可损害生育能力。还应告知患者,氯米帕明与酒精同时服用会增加中枢神经系统的抑制作用,在驾驶或从事其他危险活动时要注意药物可能引起的镇静作用。

和其他 TCA 类药物一样,对有心脏疾病风险的患者和儿童患者,在使用氯米帕明治疗前要先进行心电图检查。在氯米帕明治疗的前 3 个月还要密切监测肝酶的情况,在治疗前应检查肝功能的基线水平。药物导致的肝酶变化是可逆的,在停用氯米帕明后可恢复正常。

尚未明确氯米帕明治疗 OCD 的血药浓度对有效剂量范围的参考价值。但在某些患者,监测血药浓度可帮助临床指导用药剂量并减小药物的毒性。氯米帕明在不同个体的代谢差异很大,很难精确的预测氯米帕明任一给定剂量的血药浓度。包括氯米帕明在内的三环类 TCA 药物在肝脏代谢均先通过各种同工酶进行去甲基作用,这些同工酶包括 CYP1A2、CYP2C19 和 CYP3A4[218,220]。之后,母药(氯米帕明)和主要的活性代谢产物(N-去甲氯米帕明)再经过 CYP2D6 介导的羟基化作用。因此,氯米帕明的代谢会受到肝药酶 CYP1A2、CYP2C19、CYP3A4 和 CYP2D6 抑制剂的影响。与氯米帕明有临床意义的药物相互作用是几种 SSRI,包括氟西汀、帕罗西汀、氟伏沙明和舍曲林(见第 86 章)。

尽管大量的研究未发现氯米帕明血药浓度和临床疗效之间的关系,但氯米帕明和 N-去甲氯米帕明的比例可能具有重要临床意义[221]。氯米帕明主要对 5-羟色胺能产生作用,而 N-去甲氯米帕明主要对去甲肾上腺素能产生作用;高水平的去甲氯米帕明降低临床疗效总体有效率。N-去甲氯米帕明经 CYP2D6 介导代谢,影响去甲氯米帕明清除的因素(CYP2D6 抑制剂或 CYP2D6 弱代谢者)改变了氯米帕明和去甲氯米帕明的代谢比率,进而降低氯米帕明的疗效。

与白种人相比,像 K. T. 这样的亚洲患者,氯米帕明的清除率明显较低,氯米帕明与 N-去甲氯米帕明的比例更高,因此可能需要降低氯米帕明的使用剂量[222]。这可能是 CYP2C19 或 CYP2D6 的基因多态性造成的,导致亚洲人群中经过这些途径代谢的药物的清除率降低。因此,加量的时候应仔细监测可能出现的中毒体征,在使用常用剂量而出现预期外效应的患者中(亚洲人或其他人种)应检查氯米帕明的血药浓度。而 CYP2D6 的超快代谢型患者恰恰相反,在这些患者中需要高剂量的氯米帕明才能取得治疗效果。

增效治疗

案例 83-11,问题 3：K. T. 在服用每日 100mg 的氯米帕明 10 周后,药物已部分起效。他目前存在轻到中度的抗胆碱能副作用,白天经常感到疲劳。相对于给药剂量而言,血药浓度较高 453ng/ml(氯米帕明和 N-去甲氯米帕明,血药浓度范围 150~450ng/ml)[223]。医师准备加用其他药物以增强治疗效果。结合 K. T. 当前的药物治疗方案和药物增效治疗支持性证据,哪种药物是 K. T. 增效治疗的最好选择?

SSRI 增效 TCA 类药物治疗,需要注意药物相互作用。氯米帕明经由 CYP1A2、CYP3A4、CYP2C19 和 CYP2D6 代谢[218,220,224,225]。其中,CYP2D6 代谢途径最为重要,是氯米帕明和去甲氯米帕明清除的限速代谢途径。氟伏沙明、帕

罗西汀和氟西汀是氯米帕明代谢的强抑制剂,舍曲林是弱到中度的抑制剂。艾司西酞普兰和西酞普兰对氯米帕明没有明显的药物相互作用,但缺乏增效氯米帕明的证据[226]。氯米帕明和第二代抗精神病药物之间的药物相互作用较少。但抗精神病药物增效治疗的大多数试验研究集中于增效 SSRI,而不是氯米帕明。尽管如此,在设计良好的试验中,抗精神病药物(如利培酮和阿立哌唑)增效治疗显示了一致性的疗效,对于如前所述要求进一步改善症状的患者也是一种合理的治疗方案。但是多数设计良好的研究都是小型研究(15~45 位患者)。但氟哌啶醇并不是 K. T. 最好的治疗选择,因为氟哌啶醇抑制氯米帕明的代谢,并且作为第一代抗精神病药物,其不良反应较多。

(熊玉兰 译,张卫华 校,姚贵忠 审)

参考文献

1. American Psychiatric Association. *Diagnostic and Statistical Manual of Mental Disorders*. 5th ed. Washington, DC: American Psychiatric Association; 2013.
2. Ressler KJ, Nemeroff CB. Role of serotonergic and noradrenergic systems in the pathophysiology of depression and anxiety disorders. *Depress Anxiety*. 2000;12(Suppl 1):2.
3. Garakani A et al. Neurobiology of anxiety disorders and implications for treatment. *Mt Sinai J Med*. 2006;73(7):941.
4. Gunnar M, Quevedo K. The neurobiology of stress and development. *Annu Rev Psychol*. 2007;58:145.
5. Martin EI et al. The neurobiology of anxiety disorders: brain imaging, genetics, and psychoneuroendocrinology. *Psychiatr Clin North Am*. 2009;32:549.
6. Martin EI et al. The neurobiology of anxiety disorders: brain, imaging, genetics, and psychoneuroimmunology. *Clin Lab Med*. 2010;8650891.
7. Mathew SJ et al. Recent advances in the neurobiology of anxiety; implications for novel therapeutics. *Am J Med Genet C Semin Med Genet*. 2008;148C:89.
8. Kessler RC et al. Prevalence, severity, and comorbidity of 12-month DSM-IV disorders in the National Comorbidity Survey Replication. *Arch Gen Psychiatry*. 2005;62:617.
9. Lépine JP. The epidemiology of anxiety disorders: prevalence and societal costs. *J Clin Psychiatry*. 2002;63(Suppl 14):4.
10. Weisberg RB et al. Psychiatric treatment in primary care patients with anxiety disorders: a comparison of care received from primary care providers and psychiatrists [published correction appears in *Am J Psychiatry*. 2007;164:833]. *Am J Psychiatry*. 2007;164:276.
11. Wise MG, Griffies WS. A combined treatment approach to anxiety in the medically ill. *J Clin Psychiatry*. 1995;56(Suppl 2):14.
12. The Medical Letter. Drugs that may cause psychiatric symptoms. *Med Lett Drugs Ther*. 2002;44:59.
13. Moller HJ. Anxiety associated with comorbid depression. *J Clin Psychiatry*. 2002;63(Suppl 14):22.
14. Kessler RC et al. Twelve-month and lifetime prevalence and lifetime morbid risk of anxiety and mood disorders in the US. *Int J Methods Psychiatr Res*. 2012;21:169.
15. Asnaani A et al. A cross-ethnic comparison of lifetime prevalence rates of anxiety disorders. *J Nerv Ment Dis*. 2010;198:551.
16. Cougle JR et al. Anxiety disorders and suicidality in the National Comorbidity Survey—Replication. *J Psychiatr Res*. 2009;43:825.
17. Hettema JM et al. A review and meta-analysis of the genetic epidemiology of anxiety disorders. *Am J Psychiatry*. 2001;158:1568.
18. Stein MB. Neurobiology of generalized anxiety disorder. *J Clin Psychiatry*. 2009;70(Suppl 2):15.
19. Borkovec TD, Ruscio AM. Psychotherapy for generalized anxiety disorder. *J Clin Psychiatry*. 2001;62(Suppl 11):37.
20. Katzman MA et al. Canadian clinical practice guidelines for the management of anxiety, posttraumatic stress and obsessive-compulsive disorders. *BMC Psychiatry*. 2014;14(Suppl 1):S1.
21. Cuijpers P et al. Psychological treatment of generalized anxiety disorder: a meta-analysis. *Clin Psychol Rev*. 2014;34:130.
22. Brawman-Mintzer O. Pharmacologic treatment of generalized anxiety disorder. *Psychiatr Clin North Am*. 2001;24:119.
23. Mihic S, Harris R. Chapter 17. Hypnotics and Sedatives. In: Brunton LL,

Chabner BA, Knollmann BC. eds. *Goodman & Gilman's The Pharmacological Basis of Therapeutics.* 12 ed. New York, NY: McGraw-Hill; 2011. Available at http://accesspharmacy.mhmedical.com/content.aspx?bookid=374&Sectionid=41266223. Accessed June 24, 2015.

24. National Institute for Health and Care Excellence (NICE). Generalised anxiety disorder and panic disorder (with or without agoraphobia) in adults: management in primary, secondary and community care. NICE clinical guideline 113. Available at http://www.nice.org.uk/CG113. Accessed July 6, 2015.

25. Baldwin DS et al. Evidence-based pharmacological treatment of anxiety disorders, post-traumatic stress disorder and obsessive-compulsive disorder: a revision of the 2005 guidelines from the British Association for Psychopharmacology. *J Psychopharmacol.* 2014;28(5):403–439.

26. Brambilla P et al. Side-effect profile of fluoxetine in comparison with other SSRIs, tricyclic and newer antidepressants: a meta-analysis of clinical trial data. *Pharmacopsychiatry.* 2005;38(2):69.

27. Tourian KA et al. Analysis of the effect of desvenlafaxine on anxiety symptoms associated with major depressive disorder: pooled data from 9 short-term, double-blind, placebo-controlled trials. *CNS Spectr.* 2010;15:187.

28. Pae CU et al. Milnacipran: beyond a role of antidepressant. *Clin Neuropharmacol.* 2009;32:355.

29. Asnis GM, Henderson MA. Levomilnacipran for the treatment of major depressive disorder: a review. *Neuropsychiatr Dis Treat.* 2015;11:125.

30. Rickels K et al. Remission of generalized anxiety disorder after 6 months of open-label treatment with venlafaxine XR. *Psychother Psychosom.* 2013;82(6):363.

31. Khan AY, Macaluso M. Duloxetine for the treatment of generalized anxiety disorder: a review. *Neuropsychiatr Dis Treat.* 2009;5:23.

32. Hartford J et al. Duloxetine as an SNRI treatment for generalized anxiety disorder: results from a placebo and active-controlled trial. *Int Clin Psychopharmacol.* 2007;22:167.

33. Koponen H et al. Efficacy of duloxetine for the treatment of generalized anxiety disorder: implications for primary care physicians. *Prim Care Companion J Clin Psychiatry.* 2007;9:100–107.

34. Rynn M et al. Efficacy and safety of duloxetine in the treatment of generalized anxiety disorder: a flexible-dose, progressive-titration, placebo-controlled trial. *Depress Anxiety.* 2008;25:182.

35. Davidson JR et al. Duloxetine treatment for relapse prevention in adults with generalized anxiety disorder: a double-blind placebo-controlled trial. *Eur Neuropsychopharmacol.* 2008;18:673.

36. Allgulander C et al. A non-inferiority comparison of duloxetine and venlafaxine in the treatment of adult patients with generalized anxiety disorder. *J Psychopharmacol.* 2008;22(4):417.

37. Fawcett J, Barkin RL. A meta-analysis of eight randomized, double-blind, controlled clinical trials of mirtazapine for the treatment of patients with major depression and symptoms of anxiety. *J Clin Psychiatry.* 1998;59:123.

38. Gambi F et al. Mirtazapine treatment of generalized anxiety disorder: a fixed dose, open label study. *J Psychopharmacol.* 2005;19:483.

39. Mahableshwarkara AR et al. A randomized, double-blind, fixed-dose study comparing the efficacy and tolerability of vortioxetine 2.5 and 10 mg in acute treatment of adults with generalized anxiety disorder. *Hum Psychopharmacol.* 2014;29(1):64.

40. Bidzan L et al. Vortioxetine (Lu AA21004) in generalized anxiety disorder: results of an 8-week, multinational, randomized, double-blind, placebo-controlled clinical trial. *Eur Neuropsychopharmacol.* 2012;22(12):847.

41. Baldwin DS et all. Lu AA21004, a multimodal psychotropic agent, in the prevention of relapse in adult patients with generalized anxiety disorder. *Int Clin Psychopharmacol.* 2012;27(4):197.

42. Rothschild AJ et al. Vortioxetine (Lu AA21004) 5 mg in generalized anxiety disorder: results of an 8-week randomized, double-blind, placebo-controlled clinical trial in the United States. *Eur Neuropsychopharmacol.* 2012;22(12):858.

43. Ravindran LN, Stein MB. The pharmacologic treatment of anxiety disorders: a review of progress. *J Clin Psychiatry.* 2010;71:839.

44. Stocchi F et al. Efficacy and tolerability of paroxetine for the long-term treatment of generalized anxiety disorder. *J Clin Psychiatry.* 2003;64:250.

45. Montgomery SA et al. Effectiveness of venlafaxine, extended release formulation, in the short-term and long-term treatment of generalized anxiety disorder: results of a survival analysis. *J Clin Psychopharmacol.* 2002;22:561.

46. Mahmood I, Sahajwalla C. Clinical pharmacokinetics and pharmacodynamics of buspirone, an anxiolytic drug. *Clin Pharmacokinet.* 1999;36:277.

47. Apter JT, Allen LA. Buspirone: future directions. *J Clin Psychopharmacol.* 1999;19:86.

48. Lydiard RB et al. Comparative efficacy of pregabalin and benzodiazepines in treating the psychic and somatic symptoms of generalized anxiety disorder. *Int J Neuropsychopharmacol.* 2010;13:229.

49. Rickels K et al. Adjunctive therapy with pregabalin in generalized anxiety disorder patients with partial response to SSRI or SNRI treatment. *Int Clin Psychopharmacol.* 2012;27:142.

50. Frampton JE. Pregabalin: a review of its use in adults with generalized anxiety disorder. *CNS Drugs.* 2014;28:835.

51. Feltner D et al. Long-term efficacy of pregabalin in generalized anxiety disorder. *Int Clin Psychopharmacol.* 2008;23:18.

52. Montgomery S et al. Long-term treatment of anxiety disorders with pregabalin: a 1 year open-label study of safety and tolerability. *Curr Med Res Opin.* 2013;29(10):1223-30.

53. Hershenberg R et al. Role of atypical antipsychotics in the treatment of generalized anxiety disorder. *CNS Drugs.* 2014;28:519.

54. Ballenger JC. Treatment of anxiety disorders to remission. *J Clin Psychiatry.* 2001;62(Suppl 12):5.

55. Trevor AJ. Sedative-hypnotic drugs. In: Katzung BG, Trevor AJ. eds. *Basic & Clinical Pharmacology.* 13 ed. New York, NY: McGraw-Hill; 2015. Available at http://accesspharmacy.mhmedical.com/content.aspx?bookid=1193&Sectionid=69106765. Accessed July 1, 2015.

56. Klein E. The role of extended-release benzodiazepines in the treatment of anxiety: a risk-benefit evaluation with a focus on extended-release alprazolam. *J Clin Psychiatry.* 2002;63(Suppl 14):27.

57. Liston HL et al. Drug glucuronidation in clinical psychopharmacology. *J Clin Psychopharmacol.* 2001;21:500.

58. Gladsjo JA et al. Absence of neuropsychologic deficits in patients receiving long-term treatment with alprazolam-XR for panic disorder. *J Clin Psychopharmacol.* 2001;21: 131.

59. Zhong G et al. Association between benzodiazepine use and dementia: a meta-analysis. *PLoS One.* 2015;10(5):e0127836.

60. Billoti de Gage S et al. Is there really a link between benzodiazepine use and the risk of dementia? *Expert Opin Drug Saf.* 2015;14(5):733.

61. Lauderdale SA, Sheikh JI. Anxiety disorders in older adults. *Clin Geriatr Med.* 2003;19:721.

62. Meuleners LB, Duke J, Lee AH, et al. Psychoactive medications and crash involvement requiring hospitalization for older drivers: a population-based study. *J Am Geriatr Soc.* 2011;59(9):1575.

63. Huang AR et al. Medication-related falls in the elderly: causative factors and preventive strategies. *Drugs Aging.* 2012;29(5):359.

64. Ensrud KE et al. Central nervous system-active medications and risk for falls in older women. *J Am Geriatr Soc.* 2002;50:1629.

65. Wang PS et al. Hazardous benzodiazepines regimens in the elderly: effects of half-life, dosage, and duration on risk of hip fracture. *Am J Psychiatry.* 2001;158:892.

66. Toblin RL, Paulozzi LJ, Logan JE, et al. Mental illness and psychotropic drug use among prescription drug overdose deaths: a medical examiner chart review. *J Clin Psychiatry.* 2010;71(4):491.

67. Rothschild AJ et al. Comparison of the frequency of behavioral disinhibition on alprazolam, clonazepam, or no benzodiazepine in hospitalized psychiatric patients. *J Clin Psychopharmacol.* 2000;20:7.

68. Mancuso CE et al. Paradoxical reactions to benzodiazepines: literature review and treatment options. *Pharmacotherapy.* 2004;24(9):1177.

69. Posternak MA, Mueller TI. Assessing the risks and benefits of benzodiazepines for anxiety disorders in patients with a history of substance abuse or dependence. *Am J Addict.* 2001;10:48.

70. Rickels K et al. Pharmacologic strategies for discontinuing benzodiazepine treatment. *J Clin Psychopharmacol.* 1999;19(Suppl 2):12S.

71. Lader M et al. Withdrawing benzodiazepines in primary care. *CNS Drugs.* 2009;23:19.

72. Davidson JR et al. A psychopharmacological treatment algorithm for generalized anxiety disorder (GAD). *J Psychopharm.* 2010;24(1):3.

73. Donovan MR et al. Comparative efficacy of antidepressants in preventing relapse in anxiety disorders—a meta-analysis. *J Affect Disord.* 2010;123(1–3):9.

74. Askgaard G et al. Phenobarbital compared to benzodiazepines in alcohol withdrawal treatment: a register-based cohort study of subsequent benzodiazepines use, alcohol recidivism, and mortality. *Drug Alcohol Depend.* 2016;161:258.

75. Tanaka E. Clinically significant pharmacokinetic drug interactions with benzodiazepines. *J Clin Pharm Ther.* 1999;24:347.

76. Yasui N et al. Effect of itraconazole on the single oral dose pharmacokinetics and pharmacodynamics of alprazolam. *Psychopharmacology (Berl).* 1998;139:269.

77. Pigott TA. Gender differences in the epidemiology and treatment of anxiety disorders. *J Clin Psychiatry.* 1999;60 (Suppl 18):4.

78. Stoehr GP et al. Effect of oral contraceptives on triazolam, temazepam, alprazolam, and lorazepam kinetics. *Clin Pharmacol Ther.* 1984;36:683.

79. Zevin S, Benowitz NL. Drug interactions with tobacco smoking: an update. *Clin Pharmacokinet.* 1999;36:425.

80. ACOG Committee on Practice Bulletins—Obstetrics. ACOG Practice Bulletin:

Clinical management guidelines for obstetrician-gynecologists number 92, April 2008(replaces practice bulletin number 87, November 2007). Use of psychiatric medications during pregnancy and lactation. *Obstet Gynecol.* 2008;111:1001.

81. Wikner BN et al. Use of benzodiazepine receptor agonists during pregnancy: neonatal outcome and congenital malformations. *Pharmacoepidemiol Drug Saf.* 2007;16:1203.

82. Bellantuono C et al. Benzodiazepine exposure in pregnancy and risk of major malformations: a critical overview. *Gen Hosp Psychiatry.* 2013;35(1):3.

83. Reis M1, Källén B. Combined use of selective serotonin reuptake inhibitors and sedatives/hypnotics during pregnancy: risk of relatively severe congenital malformations or cardiac defects. A register study. *BMJ Open.* 2013 Feb 19;3(2).

84. National Institute for Health and Care Excellence. Antenatal and postnatal mental health: clinical management and service guidance. December 2014. http://www.nice.org.uk/guidance/cg192. Accessed July 6, 2015.

85. Iqbal MM et al. Effects of commonly used benzodiazepines on the fetus, the neonate, and the nursing infant. *Psychiatr Serv.* 2002;53(1):39.

86. O'Hara MW, Wisner KL. Perinatal mental illness: definition, description, and aetiology. *Best Pract Res Clin Obstet Gynaecol.* 2014;28(1):3.

87. Kelly LE et al. Neonatal benzodiazepine exposure during breastfeeding. *J Pediatr.* 2012;161(3):448.

88. LactMed: Drugs and lactation database. http://toxnet.nlm.nih.gov. Accessed July 6, 2015.

89. Weinbroun AA et al. A risk-benefit assessment of flumazenil in the management of benzodiazepines overdose. *Drug Saf.* 1997;17:181.

90. Mathieu-Nolf M et al. Flumazenil use in an emergency department: a survey. *J Toxicol Clin Toxicol.* 2001;39:15.

91. Penninga E et al. Adverse events associated with flumazenil treatment for the management of suspected benzodiazepine intoxication - a systematic review with meta-analyses of randomised trials. *Basic Clin Pharmacol Toxicol.* 2015. doi: 10.1111/bcpt.12434.

92. Herman RJ, Wilkinson GR. Disposition of diazepam in young and elderly subjects after acute and chronic dosing. *Br J Clin Pharmacol.* 1996;42:147.

93. Kaplan GB et al. Single-dose pharmacokinetics and pharmacodynamics of alprazolam in elderly and young subjects. *J Clin Pharmacol.* 1998;38:14.

94. Matzke GR, Frye RF. Drug administration in patients with renal insufficiency: minimising renal and extrarenal toxicity. *Drug Saf.* 1997;16:205.

95. Wan J et al. The elimination of diazepam in Chinese subjects is dependent on the mephenytoin oxidation phenotype. *Br J Clin Pharmacol.* 1996;42:471.

96. Yonkers KA et al. Gender differences in pharmacokinetics and pharmacodynamics of psychotropic medication. *Am J Psychiatry.* 1992;149:587.

97. Chetty M et al. Sex differences in the clearance of CYP3A4 substrates: exploring possible reasons for the substrate dependency and lack of consensus. *Curr Drug Metab.* 2012;13(6):778.

98. Kurose K et al. Population differences in major functional polymorphisms of pharmacokinetics/pharmacodynamics-related genes in Eastern Asians and Europeans: implications in the clinical trials for novel drug development. *Drug Metab Pharmacokinet.* 2012;27(1):9.

99. Pecknold JC. A risk-benefit assessment of buspirone in the treatment of anxiety disorders. *Drug Saf.* 1997;16:118.

100. Dimitriou EC et al. Buspirone vs. alprazolam: a double-blind comparative study of their efficacy, adverse effects and withdrawal symptoms. *Drug Invest.* 1992;4:316.

101. Delle Chiaie R et al. Assessment of the efficacy of buspirone in patients affected by generalized anxiety disorder, shifting to buspirone from prior treatment with lorazepam: a placebo-controlled, double-blind study. *J Clin Psychopharmacol.* 1995;15:12.

102. Uhlenhuth EH et al. International study of expert judgment on therapeutic use of benzodiazepines and other psychotherapeutic medications: IV Therapeutic dose dependence and abuse liability of benzodiazepines in the long-term treatment of anxiety disorders. *J Clin Psychopharmacol.* 1999;19(Suppl 2):23S.

103. Sramek JJ et al. Meta-analysis of the safety and tolerability of two dose regimens of buspirone in patients with persistent anxiety. *Depress Anxiety.* 1999;9:131.

104. Grant BF et al. Epidemiology of DSM-5 alcohol use disorder: results from the national epidemiologic survey on alcohol and related conditions III. *JAMA Psychiatry.* 2015;72(8):757.

105. Roy-Byrne PP et al. Panic disorder. *Lancet.* 2006;368: 1023.

106. Roy-Byrne PP et al. Panic disorder in the primary care setting: comorbidity, disability, service utilization, and treatment. *J Clin Psychiatry.* 1999;60:492.

107. Andersch S. Hetta J. A 15-year follow-up study of patients with panic disorder. *Eur J Psychiatry.* 2003;18:401.

108. Katon WJ. Cllinical practice. Panic disorder. *N Engl J Med.* 2006;354(22):2360.

109. Cousins MS et al. GABA(B) receptor agonists for the treatment of drug addiction: a review of recent findings. *Drug Alcohol Depend.* 2002;65:209.

110. Hasler G et al. Altered cerebral γ-aminobutyric acid type-A-benzodiazepine receptor binding in panic disorder determined by [^{11}C]flumazenil positron emission tomography. *Arch Gen Psychiatry.* 2008;65:1166.

111. Perna G et al. Antipanic drug modulation of 35% CO_2 hyperreactivity and short-term treatment outcome. *J Clin Psychopharmacol.* 2002;22:300.

112. Work Group on Panic Disorder et al. *Treatment of Patients with Panic Disorder.* 2nd ed. Available at http://psychiatryonline.org/pb/assets/raw/sitewide/practice_guidelines/guidelines/panicdisorder.pdf. Accessed August 10, 2015.

113. Bandelow B et al. World federation of societies of biological psychiatry (WFSBP) guidelines for the pharmacological treatment of anxiety, obsessive-compulsive and post-traumatic stress disorders – first revision. *World J Biol Psychiatry.* 2008;9(4):248.

114. Zamorski MA, Albucher RC. What to do when SSRIs fail: eight strategies for optimizing treatment of panic disorder. *Am Fam Physician.* 2002;66:1477.

115. Lydiard RB. The role of GABA in anxiety disorders. *J Clin Psychiatry.* 2003;64(Suppl 3):21.

116. Lepola U et al. Sertraline versus imipramine treatment of comorbid panic disorder and major depressive disorder. *J Clin Psychiatry.* 2003;64:654.

117. Caillard V et al. Comparative effect so flow and high doses of clomipramine and placebo in panic disorder: a double-blind controlled study. French University Antidepressant Group. *Acta Psychiatr Scand.* 1999;99:51.

118. van Apeldoorn FJ et al. Is a combined therapy more effective than either CBT or SSRI alone? Results of a multicenter trial on panic disorder with or without agoraphobia. *Acta Psychiatr Scand.* 2008;117:260.

119. Kampman M et al. A randomized, double-blind, placebo-controlled study of the effects of adjunctive paroxetine in panic disorder patients unsuccessfully treated with cognitive-behavioral therapy alone. *J Clin Psychiatry.* 2002; 63:772.

120. Dannon PN et al. Comorbid cannabis use and panic disorder: short term and long term follow-up study. *Hum Psychopharmacol.* 2004;19:97.

121. Bricker JB et al. Does occasional cannabis use impact anxiety and depression treatment outcomes?: results from a randomized effectiveness trial. *Depress Anxiety.* 2007;24: 392.

122. Muller JE et al. Anxiety and medical disorders. *Curr Psychiatry Rep.* 2005;7:245.

123. Bruce SE et al. Are benzodiazepines still the medication of choice for patients with panic disorder with or without agoraphobia? *Am J Psychiatry.* 2003;160:1432.

124. Ruscio AM et al. Social fears and social phobia in the USA: results from the national comorbidity survey replication. *Psychol Med.* 2008;38:15.

125. Pollack MH. Comorbidity, neurobiology, and pharmacotherapy of social anxiety disorder. *J Clin Psychiatry.* 2001; 62(Suppl 12):24.

126. Stein MB, Kean YM. Disability and quality of life in social phobia: epidemiologic findings [published correction appears in *Am J Psychiatry.* 2000;157:2075]. *Am J Psychiatry.* 2000;157:1606.

127. Arbelle S et al. Relation of shyness in grade school children to the genotype for the long form of the serotonin transporter promoter region polymorphism. *Am J Psychiatry.* 2003;160:671.

128. Mathew SJ et al. Neurobiological mechanisms of social anxiety disorder. *Am J Psychiatry.* 2001;158:1558.

129. Schneier FR et al. Low dopamine D2 receptor binding potential in social phobia. *Am J Psychiatry.* 2000;157: 457.

130. Freitas-Ferrari MC et al. Neuroimaging in social anxiety disorder: a systematic review of the literature. *Prog Neuropsychopharmacol Biol Psychiatry.* 2010;34:565.

131. Iza M et al. Probability and predictors of first treatment contact for anxiety disorders in the United States: analysis of data from the National Epidemiologic Survey on Alcohol and Related Conditions (NESARC). *J Clin Psychiatry.* 2013;74(11):1093.

132. Davidson JRT. Pharmacotherapy of social anxiety disorder: what does the evidence tell us? *J Clin Psychiatry.* 2006;67(Suppl 12):20.

133. Simon NM et al. Duloxetine for the treatment of generalized social anxiety disorder: a preliminary randomized trial of increased dose to optimize response. *CNS Spectr.* 2010;15:367.

134. Stein DJ et al. A 2010 evidence-based algorithm for the pharmacotherapy of social anxiety disorder. *Curr Psychiatry Rep.* 2010;12:471.

135. Liebowitz MR et al. A randomized, double-blind, fixed-dose comparison of paroxetine and placebo in the treatment of generalized social anxiety disorder. *J Clin Psychiatry.* 2002;63:66.

136. Stein DJ et al. Predictors of response to pharmacotherapy in social anxiety disorder: an analysis of 3 placebo-controlled paroxetine trials. *J Clin Psychiatry.* 2002;63:152.

137. Pollack MH et al. A double-blind randomized controlled trial of augmentation and switch strategies for refractory social anxiety disorder. *Am J Psychiatry.* 2014;171(1):44.

138. Feltner DE et al. Efficacy of pregabalin in generalized social anxiety disorder: results of a double-blind, placebo-controlled, fixed-dose study. *Int Clin Psychopharmacol.* 2011;26:213.

139. Fedoroff IC, Taylor S. Psychological and pharmacological treatments of social phobia: a meta-analysis. *J Clin Psychopharmacol.* 2001;21:311.

140. Shalev AY. Posttraumatic stress disorder and stress-related disorders. *Psychiatr Clin North Am*. 2009;32:687.

141. Breslau N. The epidemiology of posttraumatic stress disorder: what is the extent of the problem? *J Clin Psychiatry*. 2001;62(Suppl 17):16.

142. Ballenger JC et al. Consensus statement on posttraumatic stress disorder from the International Consensus Group on Depression and Anxiety. *J Clin Psychiatry*. 2000; 61(Suppl 5):60.

143. American Psychiatric Association. *Practice Guideline for the Treatment of Patients with Acute Stress Disorder and Posttraumatic Stress Disorder*. Arlington, VA: American Psychiatric Association; 2004.

144. Breslau N. Outcomes of posttraumatic stress disorder. *J Clin Psychiatry*. 2001;62(Suppl 17):55.

145. Jacobsen LK et al. Substance use disorders in patients with posttraumatic stress disorder: a review of the literature. *Am J Psychiatry*. 2001;158:1184.

146. Krysinska K, Lester D. Post-traumatic stress disorder and suicide risk: a systematic review. *Arch Suicide Res*. 2010;14(1):1.

147. Edmondson D et al. Posttraumatic stress disorder and risk for coronary heart disease: a meta-analytic review. *Am Heart J*. 2013;166(5):806.

148. Tran JK et al. Sexual dysfunction in veterans with post-traumatic stress disorder. *J Sex Med* 2015;12(4):847.

149. Motzkin JC, Koenigs MR. Post-traumatic stress disorder and traumatic brain injury. *Handb Clin Neurol*. 2015;128:633.

150. Davidson JRT. Recognition and treatment of posttraumatic stress disorder. *JAMA*. 2001;286:584.

151. Nutt DJ, Malizia AL. Structural and functional brain changes in posttraumatic stress disorder. *J Clin Psychiatry*. 2004;65(Suppl 1):11.

152. Koob GF. Corticotrophin-releasing factor, norepinephrine, and stress. *Biol Psychiatry*. 1999;46:1167.

153. Southwick SM et al. Role of norepinephrine in the pathophysiology and treatment of posttraumatic stress disorder. *Biol Psychiatry*. 1999;46:1192.

154. Friedman MJ. Future pharmacotherapy for post-traumatic stress disorder: prevention and treatment. *Psychiatr Clin North Am*. 2002;25:427.

155. Ravindran LN, Stein MB. Pharmacotherapy of PTSD: premises, principles, and priorities. *Brain Res*. 2009;1293: 24.

156. Thomaes K et al. Can pharmacological and psychological treatment change brain structure and function in PTSD? A systematic review. *J Psychiatr Res*. 2014;50:1.

157. Voisey J et al. Progress towards understanding the genetics of posttraumatic stress disorder. *J Anxiety Disord*. 2014;28(8):873.

158. National Institute for Clinical Excellence (NICE). *National Clinical Practice Guideline Number 26. Post-Traumatic Stress Disorder (PTSD): The Management of PTSD in Adults and Children in Primary and Secondary Care*. London, UK: National Institute for Clinical Excellence; 2005.

159. Stein DJ et al. Pharmacotherapy for post traumatic stress disorder (PTSD). *Cochrane Database Syst Rev*. 2006;(1): CD002795.

160. Amos T et al. Pharmacologic interventions for preventing post-traumatic stress disorder (PTSD). *Cochrane Database Syst Rev*. 2014 Jul 8;7:CD006239

161. Ipser JC, Stein DJ. Evidence-based pharmacotherapy of post-traumatic stress disorder (PTSD). *Int J Neuropsychopharmacol*. 2012 Jul;15(6):825.

162. Robert S et al. Open-label trial of escitalopram in the treatment of posttraumatic stress disorder. *J Clin Psychiatry*. 2006;67:1522.

163. Walderhaug E et al. Effects of duloxetine in treatment-refractory men with posttraumatic stress disorder. *Pharmacopsychiatry* 2010:43:45.

164. Villarreal G et al. Duloxetine in military posttraumatic stress disorder *Psychopharmacol Bull*. 2010;43(3):26.

165. Asnis GM et al. SSRIs versus non-SSRIs in post-traumatic stress disorder: an update with recommendations. *Drugs*. 2004;64:383.

166. Warner CH et al. Identifying and managing posttraumatic stress disorder. *Am Fam Physician*. 2013;88(12):827.

167. Krystal JH et al. Adjunctive risperidone treatment for antidepressant-resistant symptoms of chronic military service-related PTSD: a randomized trial *JAMA*. 2011;306(5):493.

168. Han C et al. The potential role of atypical antipsychotics for the treatment of posttraumatic stress disorder. *J Psychiatr Res*. 2014;56:72.

169. Boehnlein JK, Kinzie JD. Pharmacologic reduction of CNS noradrenergic activity in PTSD: the case for clonidine and prazosin. *J Psychiatr Pract*. 2007;13:72.

170. Koola MM et al. High-dose prazosin for the treatment of post-traumatic stress disorder. *Ther Adv Psychopharmacol*. 2014;4(1):43.

171. Argolo FC et al. Prevention of posttraumatic stress disorder with propranolol: a meta-analytic review. *J Psychosom Res*. 2015;79(2):89.

172. Davidson JR. Long-term treatment and prevention of posttraumatic stress disorder. *J Clin Psychiatry*. 2004;65(Suppl 1): 44.

173. Motraghi TE et al. Virtual reality exposure therapy for the treatment of posttraumatic stress disorder: a methodological review using CONSORT guidelines. *J Clin Psychol*. 2014 Mar;70(3):197.

174. Karsen EF et al. Review of the effectiveness of transcranial magnetic stimulation for post-traumatic stress disorder. *Brain Stimul*. 2014;7(2):151.

175. Hetrick SE et al. Combined pharmacotherapy and psychological therapies for post traumatic stress disorder (PTSD). *Cochrane Database Syst Rev*. 2010;(7):CD007316.

176. Talbot LS et al. Cognitive behavioral therapy for insomnia in posttraumatic stress disorder: a randomized controlled trial. *Sleep*. 2014;37(2):327.

177. Pauls DL et al. Obsessive-compulsive disorder: an integrative genetic and neurobiological perspective. *Nat Rev Neurosci*. 2014;15(6):410.

178. Altshuler LL et al. Course of mood and anxiety disorders during pregnancy and the postpartum period. *J Clin Psychiatry*. 1998:59(Suppl 2):29.

179. American Psychiatric Association. *Practice Guideline for the Treatment of Patients with Obsessive-Compulsive Disorder*. Arlington, VA: American Psychiatric Association; 2007.

180. Hollander E. Obsessive-compulsive disorder: the hidden epidemic. *J Clin Psychiatry*. 1997;58(Suppl 12):3.

181. Stein DJ. Obsessive-compulsive disorder. *Lancet*. 2002;360:397.

182. Rosario-Campos MC et al. Adults with early-onset obsessive-compulsive disorder. *Am J Psychiatry*. 2001;158:1899.

183. Phillips KA. The obsessive-compulsive spectrums. *Psychiatr Clin North Am*. 2002;25:791.

184. Nestadt G et al. A family study of obsessive-compulsive disorder. *Arch Gen Psychiatry*. 2000;57:358.

185. Melke J. Serotonin transporter gene polymorphisms and mental health. *Curr Opin Psychiatry*. 2003;16:215.

186. Pato MT et al. Recent findings in the genetics of OCD. *J Clin Psychiatry*. 2002;63(Suppl 6):30.

187. Leckman JF, Kim Y-S. A primary candidate gene for obsessive-compulsive disorder. *Arch Gen Psychiatry*. 2006;63:717.

188. da Rocha FF et al. Obsessive-compulsive disorder and immunology: a review. *Neuropsychopharmacol Biol Psychiatry*. 2008;32:1139.

189. Blier P et al. Pharmacotherapies in the management of obsessive-compulsive disorder. *Can J Psychiatry*. 2006;51:417.

190. Dell'Osso B et al. Diagnosis and treatment of obsessive-compulsive disorder and related disorders. *Int J Clin Pract*. 2007;61:98.

191. Dell'Osso B et al. Serotonin norepinephrine reuptake inhibitors (SNRIs) in anxiety disorders: a comprehensive review of their clinical efficacy. *Hum Psychopharmacol*. 2010;25:17.

192. National Institute for Health and Care Excellence (NICE). Obsessive-compulsive disorder: core interventions in the treatment of obsessive-compulsive disorder and body dysmorphic disorder. NICE clinical guideline 31. Available at http://www.nice.org.uk/cg31. Accessed August 11, 2015.

193. Jermain DM, Crismon ML Pharmacotherapy of obsessive-compulsive disorder. *Pharmacotherapy*. 1990;10(3):175.

194. Ackerman DL, Greenland S. Multivariate meta-analysis of controlled drug studies for obsessive-compulsive disorder. *J Clin Psychopharmacol*. 2002;22:309.

195. Hollander E et al. Refractory obsessive-compulsive disorder: state-of-the-art treatment. *J Clin Psychiatry*. 2002; 63(Suppl 6):20.

196. Dold M et al. Antipsychotic augmentation of serotonin reuptake inhibitors in treatment-resistant obsessive-compulsive disorder: an update meta-analysis of double-blind, randomized, placebo-controlled trials. *Int J Neuropsychopharmacol*. 2015;18(9):1.

197. Abdel-Ahad P, Kazour F. Non-antidepressant pharmacological treatment of obsessive-compulsive disorder: a comprehensive review. *Curr Clin Pharmacol*. 2013;8(4):1.

198. Dold M et al. Antipsychotic augmentation of serotonin reuptake inhibitors in treatment-resistant obsessive-compulsive disorder: a meta-analysis of double-blind, randomized, placebo-controlled trials. *Int J Neuropsychopharmacol*. 2013;16(3):557.

199. Bloch MH et al. A systematic review: antipsychotic augmentation with treatment refractory obsessive-compulsive disorder. *Mol Psychiatry*. 2006;11(7):622.

200. Komossa K et al. Second-generation antipsychotics for obsessive-compulsive disorder. *Cochrane Database Syst Rev*. 2010;8(12):CD008141.

201. Savas HA et al. Quetiapine and ziprasidone as adjuncts in treatment-resistant obsessive-compulsive disorder: a retrospective comparative study. *Clin Drug Invest*. 2008;28(7):439.

202. Storch EA et al. Double-blind, placebo-controlled, pilot trial of paliperidone augmentation in serotonin reuptake inhibitor-resistant obsessive-compulsive disorder. *J Clin Psychiatry*. 2013;74(6):e527.

203. Foa EB et al. Six-month outcomes from a randomized trial augmenting serotonin reuptake inhibitors with exposure and response prevention or risperidone in adults with obsessive-compulsive disorder. *J Clin Psychiatry*. 2015;76(4):440.

204. Simpson HB et al. Cognitive-behavioral therapy vs risperidone for augmenting serotonin reuptake inhibitors in obsessive-compulsive disorder: a randomized

clinical trial. *JAMA Psychiatry*. 2013;70(11):1190.

205. Wang HR et al. Potential role of anticonvulsants in the treatment of obsessive-compulsive and related disorders. *Psychiatry Clin Neurosci.* 2014;68(10):723.

206. Hollander E et al. A double-blind, placebo-controlled trial of clonazepam in obsessive-compulsive disorder. *World J Biol Psychiatry.* 2003;4(1):30.

207. Ong CW, Clyde JW, Bluett EJ, et al. Dropout rates in exposure with response prevention for obsessive-compulsive disorder: What do the data really say? *J Anxiety Disorder.* 2016;40:8.

208. Dougherty DD et al. Prospective long-term follow-up of 44 patients who received cingulotomy for treatment-refractory obsessive-compulsive disorder. *Am J Psychiatry.* 2002;159:269.

209. Greenberg BD et al. Invasive circuitry-based neurotherapeutics: stereotactic ablation and deep brain stimulation for OCD. *Neuropsychopharmacology.* 2010;35;317.

210. Hamani C et al. Deep brain stimulation for obsessive-compulsive disorder: systematic review and evidence-based guideline sponsored by the American Society for Stereotactic and Functional Neurosurgery and the Congress of Neurological Surgeons (CNS) and endorsed by the CNS and American Association of Neurological Surgeons. *Neurosurgery.* 2014;75(4):327.

211. Attiullah N et al. Clinical features of obsessive-compulsive disorder. *Psychiatr Clin North Am.* 2000;23:469.

212. Hollander E et al. Pharmacotherapy for obsessive-compulsive disorder. *Psychiatr Clin North Am.* 2000;23:643.

213. Pampaloni I et al. High-dose selective serotonin reuptake inhibitors in OCD: a systematic retrospective case notes survey. *J Psychopharmacol.* 2010;24(10):1439.

214. Ninan PT et al. High-dose sertraline strategy for nonresponders to acute treatment for obsessive-compulsive disorder: a multicenter double-blind trial. *J Clin Psychiatry.* 2006;67:15.

215. Rabinowitz I et al. High-dose escitalopram for the treatment of obsessive-compulsive disorder. *Int Clin Psychopharmacol.* 2008;23:49.

216. Horwath E, Weissman MM. The epidemiology and cross-national presentation of obsessive-compulsive disorder. *Psychiatr Clin North Am.* 2000;23:493.

217. Koran LM et al. Efficacy of sertraline in the long-term treatment of obsessive-compulsive disorder. *Am J Psychiatry.* 2002;159:88.

218. Nielsen KK et al. Single-dose kinetics of clomipramine: relationship to the sparteine and s-mephenytoin oxidation polymorphisms. *Clin Pharmacol Ther.* 1994;55:518.

219. Nissen D et al. *Mosby's Drug Consult.* 13th ed. St. Louis, MO: Mosby; 2003.

220. Nielsen K et al. The biotransformation of clomipramine in vitro, identification of the cytochrome P450s responsible for the separate metabolic pathways. *J Pharmacol Exp Ther.* 1996;277:1659.

221. Oesterheld J, Kallepalli BR. Grapefruit juice and clomipramine: shifting metabolic ratios. *J Clin Psychopharmacol.* 1997;17:62.

222. Shimoda K et al. Pronounced differences in the disposition of clomipramine between Japanese and Swedish patients. *J Clin Psychopharmacol.* 1999;19:393.

223. Balant-Gorgia AE, Gex-Fabry M, and Balant LP. Clinical pharmacokinetics of clomipramine. *Clin Pharmacokinet.* 1991;20(6):447-62.

224. Nemeroff CB et al. Newer antidepressants and the cytochrome P450 system. *Am J Psychiatry.* 1996;153:311.

225. Michalets EL. Update: clinically significant cytochrome P-450 drug interactions. *Pharmacotherapy.* 1998;18:84.

226. Andrade C. Augmenting selective serotonin reuptake inhibitors with clomipramine in obsessive-compulsive disorder: benefits and risks. *J Clin Psychiatry.* 2013;74(12):e1128.

84 第 84 章　睡眠障碍

Devon A. Sherwood and Anna K. Morin

核心原则	章节案例
失眠和由此导致的日间嗜睡	
1 通过询问了解失眠的类型（如入睡困难、维持睡眠障碍、早醒），可能的病因（生活方式、药物），导致的功能损害和伴随的情况。以上这些是选择合适治疗的基本依据。	案例 84-1（问题 1 和问题 2）表 84-1，表 84-4，图 84-2
2 推荐非药物治疗如认知-行为治疗作为失眠的一线治疗方法，这些方法疗效明确且可避免药物的不良反应。	案例 84-1（问题 3 和 4）表 84-2
3 根据疗效、耐受性、起效时间和持续时间、次日日间宿醉感和物质滥用可能性来选择药物。	案例 84-1（问题 5~10）表 84-3
4 失眠与躯体疾病共病，往往是长期的（>1 个月），如果不予治疗的话，可影响躯体疾病的康复。推荐同时治疗躯体疾病和失眠。	案例 84-2（问题 1~4）表 84-5，图 84-2
5 失眠与精神疾病共病，要求优化精神疾病维持治疗的药物方案。根据睡眠情况和物质滥用史来选择适宜的安眠药。	案例 84-3（问题 1~4）图 84-2
6 治疗老年失眠患者，需考虑到与年龄相关的药效学和药代动力学改变，并了解患者的治疗期望值。药物剂量低于年轻患者。	案例 84-4（问题 1~5）表 84-3
7 如果非药物治疗无效，孕期短期使用苯海拉明是安全的（<1 周）。孕期使用苯二氮䓬类药物和非苯二氮䓬受体激动剂的风险大于收益。	案例 84-5（问题 1）
睡眠呼吸暂停	
1 睡眠呼吸暂停所导致的日间嗜睡（excessive daytime sleepiness，EDS）和疲劳可增加罹患心脑血管疾病的风险。有效的治疗包括持续气道正压通气或外科手术，可降低心血管疾病的发生，并改善总体的功能和生活质量。	案例 84-6（问题 1 和 2）
2 睡眠呼吸暂停患者应避免使用镇静催眠类药物，此类药物会干扰患者觉醒，对生命造成威胁。	案例 84-6（问题 3）
发作性睡病	
1 发作性睡病是一种无法治愈的神经性疾病，以突发睡眠和猝倒为特征。兴奋性药物莫达非尼或阿莫达非尼可减少突发的睡眠，并增加日间的警觉，但对猝倒和夜间失眠无效。	案例 84-7（问题 1 和 2）
2 羟丁酸钠治疗猝倒有效，可改善夜间睡眠，但有很高的滥用可能性和精神方面不良反应。	案例 84-7（问题 3 和 4）

概述

　　成年人大概有 1/3 的时间在睡眠中度过。虽然睡眠所有的功能还没有完全清楚，但对几乎所有的哺乳动物来说，睡眠是天然必需的[1,2]。人类自然的生理功能形成了睡眠，很多因素可以影响睡眠的过程，睡眠障碍非常普遍。睡眠缺乏普遍存在并会威胁到公众安全，包括睡眠时间不足、睡眠时间不规律、睡眠质量差及睡眠或昼夜节律紊乱[3,4]。数十年的科学研究发现睡眠缺乏和某些疾病风险的增加有关,包括心血管和代谢疾病、精神疾病、物质滥用、妊娠并发症、神经行为和认知损害[4,5]。据报道,至少有10%的美国人患有睡眠障碍,具有临床意义和公共卫生问题[3]。在美国,睡眠障碍(sleep disorders)主要包括失眠(比例为15%~35%)[6]、睡眠呼吸暂停(比例为6%~24%)[8,9]、睡眠中周期性肢体运动障碍(periodic limbmovements in sleep,PLMS,之前称为夜间肌阵挛)、不安腿综合征(restless leg syndrome,RLS,比例为3%~15%)[10,11]和发作性睡病(比例为0.025%~0.05%)[12]。未经治疗的睡眠障碍,包括慢性失眠,睡眠呼吸暂停,PLMS和发作性睡病,都与精神和身体功能下降以及生活质量下降有关[3,4,7]。

梦魇、夜间腿部痉挛和打鼾是良性的睡眠障碍,3~6岁的儿童中有5%~30%发生梦魇,大概2%~6%的成年人每周都出现梦魇[13]。睡行症发生在1%~2%的人群中。复杂的睡眠行为障碍并不常见,甚至是罕见的,例如在半睡半醒状态开车或进食。这些行为更常见于正在服用镇静催眠药的患者。在为患者处方任何睡眠相关药物时,应提供相应的用药教育[13,14]。

昼夜节律和睡眠周期

睡眠是一个周期性出现,具有不同时相的动态过程。人类的内源性睡眠-觉醒模式基于太阳的日夜循环,称之为昼夜节律。昼夜节律由内部和外部因素控制,将睡眠-觉醒周期设定为24小时。感觉输入(视觉和听觉)或其他外部因素通过与内部网络一起工作并将信号发送给大脑,引发觉醒或睡眠,将"内部时钟"修定为24小时。因此,黑暗是一种视觉信号,使大脑为睡眠做好准备。同样,明亮的光线可以让大脑为觉醒做好准备[1,2]。

一旦睡眠开始,它就会在快速眼动(rapid eyemovement,REM)睡眠和非快速眼动(nonrapid eyemovement,NREM)睡眠之间交替。这两个阶段在整个睡眠周期中的时间长度不同。一个正常的夜间睡眠通常由4~6个REM和NREM睡眠组成的睡眠周期组成,平均每个周期持续90分钟(在70~120分钟之间变化)[15]。见图84-1不同年龄阶段的正常睡眠周期。

多导睡眠监测

每个睡眠阶段都具有生理功能,在睡眠实验室可以用多导睡眠监测(polysomnography,PSG)进行监测。PSG是用于记录3种电生理学检查:脑电图(electroencephalogram,EEG),肌电图和每只眼睛的眼电图。PSG还可以记录包括心电图、空气热敏电阻及腹部和胸部运动带,以及氧饱和度的监测。通过测量脑电波、肌肉张力和眼球运动模式对不同睡眠时相进行分类[15,16]。

非快速眼动睡眠

非快速眼动睡眠(nonrapid eyemovement,NREM)可依据时间的长短再分为4期。第1期介于睡眠与觉醒状态之间,为松弛觉醒状态,占总睡眠时间的2%~5%。第1期睡眠的作用促使人开始入睡。50%的睡眠时间是处于第2期

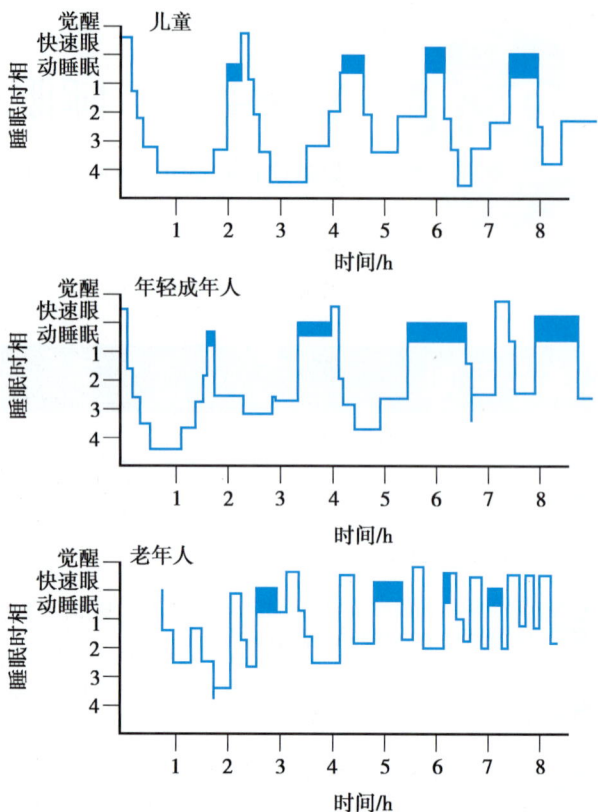

图84-1 正常睡眠循环

睡眠,此时为快波(theta)睡眠期或轻睡眠期。第2期睡眠通过松弛肌肉和低电压的脑电活动使肌肉和大脑得到休息。在第1期和第2期睡眠期间,人们最容易被唤醒。第3期和第4期是慢波(delta)睡眠期或深睡眠期。第3期睡眠平均占整个睡眠时间的5%,在年轻健康的成年人中第4期睡眠占10%~15%。与第1期、第2期相反,在第3期和第4期或delta睡眠中很难被唤醒[15]。Delta睡眠,又称为恢复期睡眠,由5-羟色胺、腺苷、胆囊收缩肽和白介素-1介导。白介素-1有促进慢波睡眠的作用,这一发现支持已广为人知的深睡眠期与免疫功能增强有关的论点。某些激素(生长激素抑制素、生长激素)主要是在慢波睡眠时释放。深睡眠期在婴儿和儿童期所占比例非常大,到青少年期深睡眠期时间下降至每晚近4小时。65岁时,深睡眠期仅占整个睡眠时间的10%,而到了75岁,就几乎无深睡眠期了[1,15-17]。

快速眼动睡眠

尽管认为快速眼动睡眠(rapid eyemovement,REM)对于身体的休息与恢复是必要的,但其作用尚不清楚。在婴儿期,REM睡眠很重要,占到总睡眠时间的50%。随着年龄逐渐增长至2岁之前到整个成人期,REM睡眠一般占总睡眠时间的20%~25%。直到健康的老年人仍能很好地维持总REM睡眠时长的百分比,但是当老年人出现器质性脑功能障碍后,REM的睡眠时长百分比会显著下降。快速眼动期睡眠因既包含深睡眠又包含浅睡眠,所以又被称为异相睡眠。在深睡眠中身体和脑干的功能随着肌肉和交感神经活性的降低而呈深睡状态,但神经化学反应和大脑高级

皮层功能十分活跃。做梦多发生在快眼动期，而人们一旦被呼唤时会很快清醒[15]。

在快眼动期内，有很多生理功能发生了改变。呼吸的深度和频率发生改变，呼吸变得无规律。机体失去对体温的调节控制，体温会有所下降。快眼动期还会导致心率、血压（BP）、脑血流量和新陈代谢的改变以及心输出量降低和尿量减少。由于自主神经系统的不稳定以及体温的变化，导致血液黏滞度增高[1,15-17]。

在整个夜间，每次快速眼动睡眠的持续时间不同，每一次的循环持续时间都在增加。后半夜，在5点左右体温达到最低点，此时，快眼动期的持续时间更长更明显。尽管快眼动期在整个睡眠中所起的作用仍然未知，但可以确定机体是需要快速眼动睡眠的。睡眠状况不好、药物影响或者罹患疾病，均会导致快眼动期的缺乏，此时，机体和大脑发生补偿反应，出现快眼动期反弹，人们会做栩栩如生的梦或者总觉得睡的不安稳[15-18]。

睡眠-觉醒周期的神经化学

失眠和催眠的神经化学

要真正掌握睡眠障碍的机制以及在临床中使用合适的安眠药，必须对大脑的神经化学有一个基本的了解。安眠药通过调节大脑的神经递质和神经肽[如5-羟色胺、去甲肾上腺素、乙酰胆碱、组胺、腺苷和γ氨基丁酸（GABA）]起作用。位于脑干、下丘脑和前脑基底核的神经系统通过神经递质和神经肽的释放控制睡眠-觉醒周期，与丘脑和大脑皮层连接。去甲肾上腺素能、组胺能和含有乙酰胆碱的神经元通过调节皮层与皮层下的神经元促进觉醒[18]。兴奋性氨基酸如谷氨酸盐和刺激性神经肽（如P物质、促甲状腺素释放素、促肾上腺皮质激素释放素）也可以促进觉醒[18]。下丘脑分泌素1和2又被称为食欲素A和B，是能够调节睡眠-觉醒循环的神经肽。发作性睡病和原发性嗜睡症的患者体内常缺乏这种下丘脑分泌素[15,18-20]。

觉醒与睡眠是控制大脑活动的竞争性对立状态。当维持觉醒的神经元系统减弱时，促进睡眠的神经元开始兴奋，觉醒转换为睡眠。脑干中缝核5-羟色胺神经元的感觉传入减少和运动活动的抑制，促进了慢波睡眠的出现[15,16,18]。阿片肽（如脑啡肽、内啡肽）和抑制性的神经递质γ氨基丁酸也可促进睡眠[15,21]。

药物诱导对神经化学的影响

通过熟悉安眠药对特定神经递质的作用，我们也可以掌握睡眠的神经化学理论。苯二氮䓬类化合物作用于GABA氯离子通道复合体，氯离子通道开放，抑制大脑过度兴奋的区域[22,23]。具有GABA兴奋作用的安眠药如苯二氮䓬类药物可诱发睡眠，减少睡眠中的觉醒次数，延长2期睡眠时间[18,22,24]。但苯二氮䓬类药物同时也减少了4期的慢波睡眠时间，并且抑制快速眼动睡眠，致使快速眼动睡眠在突然被中断后反弹出现[15,22,24]。组胺能神经元参与维持觉醒状态，某些抗组胺药物可通过对组胺能神经元的阻滞从而促进睡眠。腺苷是一种可促进睡眠的神经递质、咖啡因及其他甲基黄嘌呤类物质通过拮抗腺苷受体产生兴奋性作用[18,20]。

神经递质的改变可能会影响快速眼动睡眠。药物诱导的去甲肾上腺素能样和5-羟色胺能样调节作用通常会减少快速眼动睡眠。多巴胺能神经递质的增加可延长觉醒时间，但对快速眼动睡眠没有直接作用。而胆碱能神经递质的增加能诱发快速眼动睡眠[18]。由大脑中枢、神经化学物质和神经肽构成相互影响的网络，调节人们的睡眠-觉醒循环。所以，药物或疾病这些可改变神经传递的因素也影响睡眠-觉醒的调节。

诊断

《国际睡眠障碍分类》（第3版）（*International Classification of Sleep Disorders*, Third Edition, ICSD-3）[25]和《精神障碍诊断与统计手册》（第5版）（*Diagnostic and Statisticalmanual ofmental Disorders*, Fifth edition, DSM-5）[26]是用于对睡眠障碍进行诊断和分类的最新版指南。ICSD-3和DSM-5都主要根据病理生理学和推测的病因而不是睡眠时长来对睡眠障碍进行分类。DSM-5对睡眠障碍的分类见表84-1。

表84-1

睡眠-觉醒障碍的分类[2]

失眠障碍：睡眠过少或无恢复性睡眠；没有可识别的潜在原因，或与躯体疾病、其他睡眠障碍或精神障碍共病
嗜睡障碍：当需要保持警醒时候睡眠过多或陷入困倦
发作性睡病/下丘脑分泌素缺乏：以EDS为特征，日间的任何时间可突然发生睡眠发作，可能会发生猝倒，睡眠瘫痪和睡眠幻觉
与呼吸相关的睡眠障碍：大多数有呼吸问题干扰睡眠的个体会经历片段化的睡眠和抱怨日间嗜睡
阻塞性睡眠呼吸暂停低通气
中枢性睡眠呼吸暂停
睡眠有关的通气不足
昼夜节律睡眠-觉醒障碍
睡眠时相综合征：入睡和觉醒早于或晚于预期
不规则的睡眠-觉醒型：入睡和觉醒的时间没有规律
非24小时的睡眠-觉醒型：入睡和觉醒时间逐渐晚于预期
倒班工作型：与工作时间表相关的睡眠改变
非快速眼动睡眠觉醒障碍
睡惊类型：在睡眠周期的第一部分，患者出现明显的恐惧并哭泣，但没有醒来；仅成人被认为是病理性的
睡行症：反复出现的睡眠期间出现以行走为主的行为，通常发生在睡眠周期的第一部分
梦魇障碍：患者被令人烦躁的梦惊醒，害怕入睡
快速眼动睡眠行为障碍：在REM睡眠期间，患者出现讲话，捶打和/或觉醒
不安腿综合征：患者在不活动的时候特别是在夜间，需要活动腿部；导致睡眠片段化和日间困倦
物质/药物所致的睡眠障碍：可导致失眠或嗜睡
其他特定的、未特定的失眠障碍

EDS，日间嗜睡；REM，快速眼动睡眠

失眠障碍

在 1 年的时间内,大约有 1/3(30%~36%)的人群会经历失眠。由于失眠会引起日间功能损害,10%~15% 的人认为失眠是严重问题[25]。睡眠研究还表明,慢性失眠可以预测尚未得到诊治的疾病或可能引起损伤和疾病[2,27-29]。患有持续性失眠的儿童、青少年和成年人患上焦虑的可能性是没有发生失眠的人群的 2 倍,发生抑郁症的可能性是没有发生失眠的人群的 4 倍[27]。除外其他因素,长期失眠的患者更容易出现高血压、呼吸困难、胃肠道疾病、癌症和慢性疼痛[27-29]。老年人群发生失眠和日间嗜睡(excessive daytime sleepiness,EDS)意味着有必要住进养老院[30]。

根据 ICSD-3 和 DSM-5,满足失眠障碍的标准,要求睡眠困难必须在重要的功能区域(即社交、职业、教育、学术和行为)造成严重的痛苦或损害,至少存在 3 个月,每周至少出现 3 晚[25,26]。失眠障碍可以根据持续时间进一步分类如下:间歇性(1~3 个月),持续性(>3 个月)和复发性(1 年内发作 2 次或更多次)。持续时间少于 1 个月的失眠,以前称为短期失眠,被归类为其他特定的失眠障碍[25]。

患者的评估

对患者进行评估的第一步是明确睡眠问题是入睡困难、易醒、早醒、非恢复性睡眠还是日间嗜睡(excessive daytime sleepiness,EDS)。让患者回答"你入睡需要多长时间,能睡多久?"这样的问题,然后与患者正常睡眠时的睡眠模式相比较,方可判断是否发生了变化。类似"你白天觉得怎么样? 是精力充沛的,还是发困,或是什么别的感觉?"的问题有助于判断功能损害的程度。此外,应评价患者的睡眠时间表,包括睡眠时间、睡眠潜伏期、夜间觉醒的次数和长度、重新开始睡眠的时间及总的觉醒时间和睡眠时间[31]。

下一步将调查睡眠障碍的可能原因和任何伴随的症状。所有与睡眠障碍同时存在的因素,包括躯体的、药物的、环境的和社会原因均应考虑到并予以解决。还应评价睡眠困难对日间功能的影响,以评估障碍的严重程度。患者记录就寝和起床时间的睡眠日记,可以估计入睡时间、睡眠次数、睡眠持续时间或觉醒、服用药物或摄入物质的种类和时间,每一次小睡的时间和持续时间及睡眠质量,可以帮助阐明睡眠障碍的类型[31]。

除了评估患者的症状和明确失眠的原因外,讨论患者的治疗期望也很重要。不是所有的患者都需要相同的睡眠时间,睡眠过多与睡眠过少都存在问题[26]。

非药物治疗

心理和行为治疗是慢性失眠的一线治疗方案。认知行为治疗(cognitive behavioral therapies,CBT)是有效的治疗方法,是对失眠进行的长期干预,被认为是进行护理的标准[32,33]。在缩短睡眠潜伏期和提高睡眠效率方面,CBT 可能比药物治疗更有效[34,35]。非药物干预的治疗获益不是立竿见影的,可能需要数周才能达到治疗目标。治疗结果取决于患者的个体差异、失眠的严重程度和病程的不同[34]。表 84-2 列出了对已确定的认知和行为干预措施进行的简要说明,以及重要的睡眠卫生方案和患者咨询[32]。

表 84-2

失眠的非药物治疗[32-34]

1. 认知行为治疗:重点是改变引起睡眠障碍的行为和认知

   认知治疗:识别并改变那些干扰睡眠的想法

   行为治疗:刺激控制疗法,睡眠限制疗法,松弛疗法,矛盾意向疗法

   a. 刺激控制:重新建立大脑和床(卧室)之间的联系,重新建立规律的睡眠-觉醒周期

   b. 睡眠限制:通过将床上时间限制为仅实际睡觉的总小时数来创造"睡眠债务",然后随着睡眠效率的提高而增加躺在床上的时间

   c. 松弛疗法:针对由压力和紧张引起的生理性过度觉醒(例如冥想、渐进性紧张和肌肉放松、瑜伽、伸展)

   d. 矛盾意向疗法:鼓励患者从事让他们感到害怕的行为,"保持清醒"可减少因试图睡着而产生的焦虑

2. 睡眠卫生:单独实施效果不佳,只作为辅助治疗

   避免睡前饮用含咖啡因的饮料、避免吃得过饱和饮用酒精;进行运动可以释放压力、放松大脑,但建议在晚餐前较早的时间进行运动;不要看着闹钟睡觉,保持固定的入睡时间;卧室的使用只为了睡眠和性生活,保持卧室的黑暗、舒适和安静

药物治疗

药物治疗的指征包括:当非药物治疗无效或无法实施时;睡眠困难引起明显的痛苦或损伤;需要立即缓解症状;患者倾向于进行药物治疗;或者失眠与其他躯体疾病、睡眠障碍或精神疾病共病时[32]。然而,当需要药物治疗时,患者通常不会向其医疗保健提供者寻求失眠的治疗。相反,患者常使用酒精或非处方助眠剂,这样会产生不良的影响,可能会加重失眠或使次日功能受损[35-37]。

理想的安眠药应起效快速(20 分钟内,即自然的入睡时间),帮助患者整夜安眠,不会导致日间功能受损,并且不会引起滥用。但目前尚无这种理想的安眠药。作用于苯二氮䓬受体的安眠药接近理想安眠药的要求[35,38]。由于药代动力学的差异(表 84-3),临床上使用的安眠药在起效时间、持续时间、是否影响日间功能方面均有所不同[39]。选择合适的安眠药必须考虑到失眠的类型和患者的生理特点。例如,患者如果是入睡困难,但持续睡眠正常,希望次日没有残留效应,合适的安眠药则应具备起效快、半衰期短以及代谢产物无活性的特点[35,38,39]。年龄、性别、社会经济状况和共病其他疾病也会影响安眠药的处方[37-40]。

表 84-3

FDA 批准的用于治疗失眠障碍的镇静-催眠药[36-38,61]

通用名[a]（商品名）	剂量/mg		起效时间/min	半衰期/h	作用持续时间[b]	失眠适应证
	健康成人	老年人肝功能损伤者				
苯二氮䓬类						
艾司唑仑	1~2	0.5~1	60~120	10~24	中等	入睡困难和睡眠维持困难[f]
氟西泮	15~30	NR	60~120	>100[c]	长	入睡困难和睡眠维持困难[f]
夸西泮（Doral）	7.5~15	NR	30~60	47~100[c]	长	入睡困难和睡眠维持困难[f]
替马西泮（Restoril）	7.5~30	7.5	60~120	3.5~18.4	中等	入睡困难和睡眠维持困难[f]
三唑仑（Halcion）	0.125~0.25	0.125	15~30	1.5~5.5	短	入睡困难[f]
非苯二氮䓬受体激动剂						
扎来普隆（Sonata）	10~20	5~10	30	1	短	入睡困难[f]
唑吡坦						
口服片剂（Ambien）	5~10[d]	5	30	1.4~4.5	短	入睡困难[f]
ER 口服片剂（Ambien CR）	6.25~12.5[d]	6.25	30	1.62~4.05	中等	入睡困难和睡眠维持困难[g]
舌下含片（Intermezzo）[e]	1.75~3.5[d]	1.75	20~38	1.4~3.6	短	半夜醒来后难以入睡[h]
舌下含片（Edluar）[e]	5~10[d]	5	30	1.57~6.73	中等	入睡困难[f]
口腔喷雾剂（Zolpimist）[i]	5~10[d]	5	10	2.7~3	短	入睡困难[f]
右佐匹克隆（Lunesta）	1~3（所有患者从 1mg 起始）	1~2	30	6	中等	入睡困难和睡眠维持困难[g]
褪黑素受体激动剂						
雷美替胺（Belsomra）	8	8	30	1~5[c]	短	入睡困难[g,j]
食欲素受体拮抗剂						
苏沃雷生（Belsomra）	10~20（5~10，中度 CYP3A4 抑制剂）	老年人-未特定的严重肝功能障碍=NR	30	12	中等	入睡困难和睡眠维持困难[g]
抗抑郁剂						
多塞平（Silenor）	6	3	30	15.3（31[c]）	中等	睡眠维持困难[g,j]

[a] 调剂时使用具体药品的药物指南。

[b] 单剂量服药后患者感觉药物作用持续的时间；通常接近多剂量给药的半衰期；存在个体差异；持续用药可产生耐药性，疗效持续时间缩短；短=1~5 小时；中等=5~12 小时；长≥12 小时。

[c] 半衰期包括母体化合物及其活性代谢物。

[d] 女性从低剂量起始。

[e] 在舌下溶解而不是整片吞下。

[f] FDA 批准短期（连续 7~10 日）治疗失眠症。

[g] 不限于短期服用。

[h] 仅在计划唤醒时间之前至少还剩 4 小时服用。

[i] 在就寝之前喷在舌头上。

[j] 不是管控物质。

FDA，美国食品药品管理局；NR，不推荐；ER，缓释制剂

健康人群的失眠

病例 84-1

问题 1: P. B. ,36 岁,男性,要求使用药物治疗睡眠障碍。他前往加利福尼亚进行了长达 1 个月的商务差旅。2 日前,他返回了马萨诸塞州的波士顿,现在很难入睡。在 4 周前刚到加利福尼亚的时候,他傍晚 7 点就入睡,凌晨 3 点醒来。在加利福尼亚州为期 4 周的差旅中,他的睡眠状况已逐渐调整好,但现在回到波士顿后,需要 2~3 小时才能入睡,不能按时醒来,甚至睡到早晨 9 点。作为一名会计师,他需要在早上 6 点醒来,整个白天都必须保持清醒。从 P. B. 的陈述中可以得到哪些可用于评估睡眠障碍的重要信息?还需要向 P. B. 进一步了解哪些可用于协助评估睡眠困难的信息?

P. B. 的描述符合昼夜节律睡眠-觉醒障碍,特别是与时区跨越相关的睡眠时相综合征(以前称为"时差")。他的主诉是入睡困难和晚于预期时间醒来,没有睡眠维持困难或早醒的问题。对 P. B. 来说,重要的一点是白天不能有困倦感,因为他要履行自己的工作义务。还需要向 P. B. 了解的其他信息包括:失眠持续的时间、已使用的治疗方法及效果、目前使用的药物、是否同时存在躯体疾病或精神障碍、是否饮酒或饮用咖啡以及有无生活压力。评估所有上述信息对于治疗 P. B. 的睡眠问题是很有必要的。

病例 84-1,问题 2: 关于以上信息的回答是,P. B. 没有躯体疾病,目前也未使用处方药物。从加利福尼亚回来后,因为鼻塞,他晚上曾使用过伪麻黄碱。P. B. 无饮酒史,也不喝咖啡,但近来为了保持清醒,在午餐和晚上就寝之间的时间段内偶尔消费 1~2 听可乐,可乐的摄入量一直在增加。P. B. 否认长期睡眠障碍,但他补充"自从出差回来我一直无法入睡,我不知道为什么"。究竟是什么原因导致了 P. B. 的睡眠困难呢?

P. B. 的这类睡眠障碍与以下几个因素相关:由于旅行而扰乱了昼夜节律,使用了刺激性的血管收缩剂(伪麻黄碱),服用了含咖啡因的饮品(平均每听可乐大概含 35mg 咖啡因,P. B. 每日消费 35~70mg)。此外,他需要一段时间来适应在新环境中入睡。所有这些因素都可能导致入睡困难。昼夜节律性睡眠障碍是由于人所处的环境所需的睡眠-觉醒时间表与昼夜节律睡眠-觉醒模式之间的不匹配引起的。

非处方药物治疗

病例 84-1,问题 3: 如果 P. B. 要购买非处方安眠药,有什么建议?

在推荐任何药物哪怕是非处方药时,也要评估药物对机体作用的利弊。尽管非处方产品(如抗组胺药、褪黑素、缬草和其他草药)通常被宣传为助眠剂,但支持使用这些产品的数据有限。抗组胺药物可产生困倦感以帮助入睡。在服用抗组胺药物的第二日,有些患者并没有觉得很轻松,而是感觉到迟钝和昏沉、精神不振。抗组胺药物的残留效应很明显,与药物的脂溶性以及中枢组胺(H_1)和毒蕈碱的阻滞作用有关[35,41]。脂溶性低的抗组胺药(西替利嗪,氯雷他定)不通过血-脑屏障,故不产生镇静作用。苯海拉明是非处方安眠药中最常用的抗组胺药,其他抗组胺药多西拉敏或者羟嗪也在使用。

病例 84-1,问题 4: 还有哪些用药咨询信息是需要向 P. B. 说明的?

在连续使用 3~7 日后,患者对抗组胺药的镇静作用产生耐受[35,37-38,41]。由于日间容易出现困倦并可对认知造成影响[33],对于要保持整个日间精神集中的会计,抗组胺药物并不适合。所以,对于 P. B. 的睡眠障碍,在采用药物治疗前应先给予非药物治疗。

时差:非药物治疗与三唑仑或非苯二氮䓬受体激动剂

病例 84-1,问题 5: P. B. 询问他是否可以尝试使用三唑仑来治疗睡眠困难?你会提出什么建议?

P. B. 应该对可能造成他睡眠困难的原因有所了解(即时区跨越、含咖啡因的饮料、伪麻黄碱、新的环境)。他也应该知道在旅行后生物钟的调整需要 1~3 周的时间[42]。应强调非药物干预在改善睡眠方面的重要性(见表 84-2),特别是与重建期望的睡眠-觉醒周期和睡眠卫生教育有关的改善睡眠的措施。此外,早晨保证 1 小时的亮光照射,通过这样的环境刺激使生物钟节律恢复正常[42]。如果 P. B. 在坚持进行认知行为治疗后睡眠问题仍未解决,则需要处方安眠药。

如果停留的时间相对较短(<5 日),并且必须在到达目的地最初的 48 小时内完成重要的活动,服用短效安眠药(表 84-3)[35,38,41,43]如三唑仑可有效诱导和调节睡眠[42]。三唑仑具有快速的镇静催眠作用(在 15~30 分钟内),适用于睡眠潜伏期延长。三唑仑的半衰期短约 1.5 小时,服用推荐剂量(健康成人为每日 0.125~0.25mg,老年人为每日 0.125mg)不会导致次日功能损伤。女性口服安眠药的生物利用度相对较高,比男性更容易发生不良反应[35,41]。P. B. 可以要求医生处方三唑仑 0.125mg,必要时服用。苯二氮䓬类,特别是三唑仑的不良反应包括损害学习能力,导致顺行性遗忘以及发生复杂睡眠行为的可能性(例如,在睡眠时进食、驾驶或进行其他活动)。这些不良反应可影响日间功能,导致无法记住旅行中学到和了解到的新信息。应提醒 P. B. 长期使用苯二氮䓬类药物可能会产生对催眠效应的耐受和生理依赖性,以及突然停药可能导致反弹性失眠的可能性[35,37,41]。激动苯二氮䓬受体的安眠药中,三唑仑最容易出现反跳性失眠(如白天紧张、震颤、失眠比以前更严

重)和撤药反应,反跳性失眠出现在连续使用 7~10 日以上后突然停药的情况。可能和它与不同的 γ-氨基丁酸(GABA)A 受体亚型的亲和力高有关[43-45]。苯二氮䓬类药物的药理学性质,包括镇静、顺行性遗忘、抗焦虑和抗惊厥活性、肌肉松弛和增强乙醇作用,是作用于各种 GABAA 受体亚基相互的结果。苯二氮䓬类药物的镇静作用主要通过 GABAA 受体 α1 亚基调节[45]。非苯二氮䓬类安眠药(NBRA;也称为 Z-安眠药),如扎来普隆、唑吡坦和右佐匹克隆,与三唑仑相比,由于对 α1 受体亚基的选择性,在推荐剂量很少引起反跳性失眠和顺行性遗忘的报道,并且无明显的抗焦虑和肌肉松弛作用[43]。此外,三唑仑半衰期短,血药浓度迅速降低易引起包括焦虑和失眠在内的撤药反应。三唑仑在必要时使用即可有效诱导睡眠。而长效安眠药,如氟西泮,会导致次日早晨无法按时醒来,应避免使用。

褪黑素

病例 84-1,问题 6: P. B. 想尝试使用褪黑素来改善睡眠,但想了解它是否安全有效。褪黑素治疗昼夜节律或其他类型睡眠障碍的安全性和有效性的信息有哪些?

褪黑素是由大脑松果体分泌的激素。松果体通过一个神经通路穿过下丘脑视交叉上核与视网膜相连,即调节机体昼夜节律的生物钟。松果体只在夜间和相对黑暗的时候分泌褪黑素(5-羟色胺代谢的副产物)[41,46]。

在成人的研究中显示,自然状态下,在内源性褪黑素水平增高(晚上 10 点至午夜)之前,使用褪黑素至少有轻度促进睡眠的作用。相比晚上 11 点 30 分,褪黑素在早晨 8 点更能引起明显睡意,从理论上来说,是因为午夜大脑的褪黑素受体已经饱和[41,46]。在新时区,接近目标就寝时间时服用 0.5~5mg 的剂量可以减少睡眠问题。褪黑素在长期使用治疗昼夜节律睡眠障碍或其他睡眠障碍中的有效性和安全性尚未确定。消费者在购买褪黑素时应被告知,美国 FDA 未对其成分含量进行监管。褪黑素的副作用包括嗜睡、头痛及恶心,按照 0.5~5mg 的剂量服用可耐受[41,46,47]。有报告褪黑素的使用还与抑郁、肝脏疾病治疗有关,具有血管收缩、免疫调节和避孕的作用[41,46]。

雷美替胺

病例 84-1,问题 7: 医生给 E. P. 处方了雷美替胺(ramelteon),睡前服用 8mg。与褪黑素相比,雷美替胺的优势是什么?

雷美替胺(ramelteon)是高选择性的褪黑素受体 1 和 2(MT1 和 MT2)的激动剂。MT1 调节睡眠,MT2 调节生物节律从日间转变为夜晚[48,49]。美国 FDA 已批准雷美替胺用于治疗入睡困难。原发性失眠的临床研究显示,雷美替胺将入睡时间减少了 10~19 分钟,增加了总的睡眠时间 8~22 分钟[48-50]。一项为期 6 个月的对照研究显示,雷美替胺在减少入睡时间方面优于安慰剂。在使用 1 周时,雷美替胺

起效比安慰剂快 15 分钟,但在使用 6 个月时只快了 9 分钟[49]。雷美替胺的半衰期为 1~2.6 小时,其活性代谢物 MII 的半衰期为 2~5 小时。雷美替胺在肝脏主要通过 CYP(cytochrome P-450,细胞色素 P-450 酶)1A2 代谢,轻度肝脏疾病可使血药浓度增高,因此中度以上肝病患者使用雷美替胺要谨慎。氟伏沙明是 CYP1A2 的强抑制剂,可显著升高雷美替胺的血药浓度,雷美替胺应避免与氟伏沙明或其他 CYP1A2 抑制剂合用。雷美替胺常见的不良反应包括头疼(7%)、头晕(5%)、嗜睡(5%)、疲乏(4%)和恶心(3%)[49,50]。

在临床试验中,即使剂量达到常用治疗剂量的 20 倍,也没有证据显示雷美替胺出现认知障碍、反跳性失眠、撤药反应或滥用的可能性[51]。这些结果与三唑仑在治疗剂量和剂量比平时高 3 倍上的滥用潜力和副作用显著不同[48,49,52]。值得注意的是,没有研究直接比较雷美替胺和另一种催眠药对失眠的治疗效果[52]。雷美替胺对于初次失眠的患者来说是一个合理的选择,没有滥用的可能性,并且几乎没有次日功能受损的风险。

需要注意的是,目前没有雷美替胺和其他治疗失眠的安眠药的直接对比研究[52]。对处于失眠早期的患者,希望服用没有滥用可能性且没有发生次日功能损害风险的药物,雷美替胺是一个合适的选择。

非苯二氮䓬受体激动剂(扎来普隆、唑吡坦和右佐匹克隆)

病例 84-1,问题 8: P. B. 回来已经有 1 个月的时间,但是仍然存在睡眠困难。有没有其他起效快速、日间镇静作用弱、可以服用数周到数月的药物(除三唑仑和雷美替胺之外)?

在快速起效方面,NBRA 类药物扎来普隆、唑吡坦和右佐匹克隆可以满足 P. B. 的要求。它们对 GABAA 受体上的 α1 亚基有不同程度的选择性。这种选择性意味着 NBRA 在具有安眠效应的同时,没有明显的抗焦虑、肌肉松弛和抗惊厥作用。而且,与老一代非选择性的苯二氮䓬类药物如三唑仑和替马西泮相比,NBRA 的滥用风险、撤药反应和耐药性的发生风险低。这些特性决定了 NBRA 更适于治疗长期失眠的患者。美国 FDA 已批准唑吡坦缓释剂和右佐匹克隆用于长期失眠的治疗,可持续治疗 3~6 个月[38]。一项 12 个月的研究显示,唑吡坦与反跳性失眠或撤药症状没有关系[53]。对右佐匹克隆进行了 12 个月的夜间给药研究,发现其耐受性良好,未观察到耐受[54]。NBRA 对 α1 受体选择性的另一个优势是不改变睡眠结构和睡眠时相。替马西泮和氟西泮增加 2 期睡眠的比例,抑制快速眼动睡眠和 3 期、4 期恢复性深睡眠。相比之下,NBRA 不影响睡眠时相,停药后很少产生令人难受的快速眼动睡眠反弹(栩栩如生的梦境,自主神经失调)[38,44]。

NBRA 在药代动力学和不良反应方面各不相同。唑吡坦(zolpidem),第一个 NBRA,1991 年在美国上市。唑吡坦吸收迅速,1.5 小时内血药浓度即可达峰值,消除也较快,平

均半衰期约为 2.5 小时[42]。为了更快入睡,应空腹服用唑吡坦以加快吸收。食物对药物效应的研究显示,餐后 20 分钟口服 10mg 唑吡坦片剂,导致 AUC 和 C_{max} 分别下降 15% 和 25%,T_{max} 从 1.4 小时增加到 2.2 小时[55]。唑吡坦通过 CYP3A4 代谢,因此,与 CYP3A 4 抑制剂如地尔硫䓬和氟西汀共同使用时应考虑到药物的相互作用。唑吡坦无活性代谢产物,在推荐剂量下具有较低的日间镇静残留风险[38,43]。唑吡坦缓释剂除了可保证更长的睡眠持续时间之外,和普通剂型相比没有其他明显的优势。唑吡坦缓释剂是一种双层片剂,第一层可快速溶解以诱导睡眠,第二层可逐渐释放唑吡坦以改善睡眠维持时间。速释剂型的血药浓度达峰时间是 1.5 小时,缓释剂型的血药浓度达峰时间为 2 小时,因此疗效可持续更长时间[39]。2013 年,FDA 批准了唑吡坦说明书的修订和剂量建议,警告患者在服用唑吡坦缓释剂后次日不应进行驾驶。此外,药物代谢存在性别差异,女性代谢唑吡坦比男性慢,导致血药浓度比男性高出近 2 倍。因此,在女性或老年人中,推荐的起始剂量为速释剂 5mg 或缓释剂 6.25mg[57]。尽管正常成年男性唑吡坦速释剂型的剂量为 10mg,女性、老年人或像 P. B. 这样担心药可能过强的患者,建议睡前服用 5mg。

扎来普隆(zaleplon)半衰期(大约 1 小时)和作用持续时间都比唑吡坦短(见表 84-3)。在所有安眠药物中,扎来普隆导致日间残留镇静作用的风险最低,对于记忆力以及精神活动的影响最小。一项关于精神运动功能、觉醒、记忆和认知功能的评估表明,扎来普隆不会造成认知方面的损害[38,43]。扎来普隆常见的副作用包括眩晕、头疼和困倦[58]。在剂量加大至 60mg 的研究中,服药后约 30 分钟副作用开始出现,1~2 小时最明显,4 小时后症状完全消失。只要患者还剩 4 小时的睡眠时间,就可以服用扎来普隆。扎来普隆首先经过醛脱氢酶途径,再经过 CYP3A4 途径进行代谢,代谢产物无活性。总的来说,与唑吡坦和右佐匹克隆相比,扎来普隆与其他药物或食物的相互作用较少[41]。

右佐匹克隆(eszopiclone)长期使用的安眠疗效已被证实,在连续使用 6 个月后,仍然能保持有效而没有产生耐药性,美国 FDA 已批准用于长期失眠的治疗[59-62]。年轻患者剂量为每晚 2~3mg,老年患者剂量为每晚 1~2mg,疗程 6 个月。高剂量范围在改善维持睡眠方面更显著。唑吡坦、扎来普隆和右佐匹克隆都能快速起效,但疗效持续时间不同(表 84-3)。在进食高脂饮食后服用,右佐匹克隆的血药浓度达峰时间推迟 1 小时,入睡时间也相应推迟[59,60]。

比起唑吡坦和扎来普隆,右佐匹克隆的受体选择性差,具有抗焦虑、遗忘和抗惊厥的活性[61]。在 3 种 NBRA 类药物中,16%~33% 的患者提到服用右佐匹克隆有令人不悦的苦味,与剂量相关[59,60]。右佐匹克隆最常见的不良反应是头痛和头晕。在高剂量时,高达 3% 的患者在次日发生意识混乱和记忆损害[38,60]。右佐匹克隆由 CYP3A4 代谢,因此 CYP3A4 的诱导剂和抑制剂均可影响到右佐匹克隆的代谢和临床疗效[60]。

P. B. 需要能够迅速入睡但无后续作用的药物。唑吡坦和扎来普隆都是可供选择的药物,这两种药均可改善患者的入睡困难。由于起效快和半衰期短,扎来普隆可能是首选,有较低的日间镇静残留风险。在这 3 种 NBRA 中,右佐匹克隆的半衰期最长,次日功能损害的风险也最大。

病例 84-1,问题 9: 考虑到起效迅速、成本低和对次日功能的影响小,推荐 P. B. 服用唑吡坦 5mg。按照说明书,唑吡坦属于 IV 类管控物质,FDA 警告服用唑吡坦可能会发生复杂性睡眠行为如睡眠时进餐或驾驶,因此 P. B. 担心可能出现的不良反应。应该如何处理 P. B. 的担心?

对患者进行用药教育能有效地解决患者的担心,患者可以与医师充分沟通,相互交换意见。建议从强调唑吡坦在改善睡眠和保持日间功能的优势时,就可以开始进行用药教育。医师应告诉 P. B.,一般来说唑吡坦的耐受性很好,他将从最低的剂量开始服用,以减少不良反应的发生。还应告知 P. B.,唑吡坦有哪些常见的不良反应和可能发生的严重不良反应。常见的不良反应包括:头痛(30%)、腹痛(6%)、无力(5%)、嗜睡(5%)和头晕(7%)[38,58]。在上市后的研究中,报道了过敏反应和噩梦的不良反应。应鼓励 P. B. 及时反馈药物的效果及副作用。饮用酒精的话,应在服用唑吡坦 3~4 小时之前。服用唑吡坦或任何 NBRA 时不可同时饮用酒精,否则会增加副作用的发生率和严重程度,干扰睡眠。

关于 P. B. 对发生复杂性睡眠行为的担心,合理的解释是"虽然已有报道称服用安眠药的患者会在半睡半醒的状态下出现打电话、进餐、发生性行为或驾驶等行为,但发生这些行为是很罕见的。在服药剂量大于推荐剂量,或同时饮用酒精,或同时服用其他具有镇静作用的药物时,发生这些危险行为的风险增大"[14]。另一种罕见的不良反应是变态反应,表现为面部水肿(血管神经性水肿)。所有这些安眠药物的使用指南应包括在药品说明书的信息中[14]。

虽然 NBRA 类药物的滥用风险低于苯二氮䓬类药物,但它们在活性物质使用障碍的患者中也存在一定的风险。NBRA 类药物属于 IV 类管控物质,比起雷美替胺和具有镇静作用的抗抑郁药曲唑酮,NBRA 类药物更易滥用[48]。虽然 NBRA 很少出现耐受和发生撤药反应,但有报道在突然停药的情况下会发生。应告知患者出现耐受和撤药反应的可能性,特别是在高剂量时。

病例 84-1,问题 10: P. B. 咨询一种新的睡眠药物苏沃雷生是否可以帮助他睡眠。关于苏沃雷生治疗失眠的安全性和有效性,你可以向 P. B. 提供什么信息?

苏沃雷生(suvorexant)是 2014 年 FDA 批准的食欲素受体拮抗剂,用于治疗以入睡困难和/或睡眠维持困难为特征的失眠。食欲素信号通路促进觉醒;拮抗食欲素受体可以促进睡眠。研究表明,苏沃雷生可以减少睡眠起始和睡眠后醒来的潜伏期,而不会破坏睡眠结构。起始剂量推荐每日在睡前 30 分钟内服用 10mg,并且至少有 7 小时的时间用于睡眠。苏沃雷生应空腹服用,如果与餐同服或餐后很快服用,睡眠起始时间可能会延迟 1.5 小时。如果需要,剂量可以以 5mg 的增量增加至睡前最大推荐日剂量 20mg。苏沃雷生是一种 CYP3A 底物,当与中度 CYP3A 抑制剂同时使用时,建议每日剂量减少 5mg;不建议与强效 CYP3A 抑制剂同时使用[63]。突然停药后未观察到反跳性失眠或撤药症状[64]。与唑吡坦相比,苏沃雷生更少发生滥用,与苯二氮䓬类受体激动剂安眠药一样是 IV 类管控物质[63]。在对苏沃雷生进行评估的临床试验中,最常报告的不良反应是日间嗜睡。此外,也有报道发生复杂性睡眠行为、自杀观念、睡眠瘫痪、幻觉和猝倒样症状,呈剂量依赖性。发作性睡病患者禁用苏沃雷生。目前,缺乏苏沃雷生与其他安眠药的对比研究。苏沃雷生在治疗睡眠障碍中的位置尚未确立。

躯体疾病患者的睡眠障碍

失眠和对睡眠时相的影响

病例 84-2

问题 1:A. T.,42 岁,女性,甲状腺功能减退 5 年,高血压及下背部疼痛 2 年。此次,心肌梗死后 5 日,刚从重病监护病房(ICU)转至普通病房,目前处于"稳定"状态。A. T. 身高 175cm,体重 72kg,目前每日早餐后服用阿司匹林(aspirin)(肠溶片)81mg,左甲状腺素(levothyroxine)112mg,以及非洛地平(felodipine)10mg。她的主诉是失眠,包括入睡困难、睡不安稳和早醒。A. T. 还报告说入院前失眠已持续 6 周了,住院期间失眠加重。A. T. 的失眠属于哪种类型?失眠对她的健康有什么样影响?

A. T. 的失眠属于长期失眠,在入院前她已存在 6 周的失眠症状。她的失眠较为严重,因为包括了入睡困难、易醒和早醒症状。对睡眠紊乱进行监测以及给予有效的治疗是十分必要的。有研究表明,睡眠状况不好会加剧自主神经系统的不稳定性,导致心肌灌注不良,增加其他心脏不良事件[65]。

一个正常的睡眠周期是一个连续的非快眼动期和快速眼动睡眠的循环。患者的连续睡眠被剥夺会导致每个睡眠时相的时间不足。2 期睡眠时间的减少会导致肌肉组织得不到充分放松与恢复。如果非快眼动 3 期和 4 期睡眠缺乏,免疫和修复功能将会受到干扰。如果快速眼动睡眠缺乏或过多,会改变神经递质的功能,并干扰机体的生理性稳态过程[15,16,28]。

药物和疾病的病因学

病例 84-2,问题 2:在为 A. T. 制订治疗计划前,还应该考虑到哪些特殊的药物或疾病因素?

图 84-2 是失眠的治疗流程,对系统地处理 A. T. 的失眠很有帮助。流程要求仔细评估患者的失眠类型和与失眠同时存在的其他情况。有很多躯体疾病和原发性睡眠障碍都会发生入睡困难和维持睡眠障碍(表 84-4 和表 84-

5)[5,28,65]。首先,应考虑 A. T. 是否符合睡眠呼吸暂停综合征,因为未经治疗的睡眠呼吸暂停综合征是心脏疾病的一个已知病因,而且给予未经治疗的睡眠呼吸暂停综合征患者使用安眠药是很危险的(见病例 84-8,睡眠呼吸暂停综合征部分)。其次,要达到最佳治疗效果,需要对疼痛进行处理,A. T. 的疼痛包括急性心肌梗死后疼痛和慢性下背部疼痛。50% 的下背部疼痛患者长期存在睡眠状况不好[28,65]。第三,A. T. 刚从 ICU 出来,由于昼夜持续照明、人声嘈杂以及不断的干扰,睡眠剥夺的情况在 ICU 病房很普遍。睡眠剥夺能降低自然杀伤细胞的活性以及减少非快眼动 3、4 期(机体正在进行修复)的时间,延长病程或加重病情[41,66,67]。药物可能是 A. T. 发生失眠的原因(表 84-5)。服用过量左甲状腺素会过度刺激中枢神经系统,因此,应重新评估 A. T. 的甲状腺功能,以确定目前使用的甲状腺素剂量是否合适,特别还要注意患者尚处于心梗后状态[68]。钙通道阻滞剂非洛地平也能引起患者发生偶发性失眠,非洛地平是导致失眠的一个可能因素[68]。

表 84-4

不同睡眠障碍类型的可能原因[5,28,65]

入睡困难
获得性的或条件激活的(原发性失眠):不安腿综合征
药物:哌дал酯,莫非达尼,氟西汀,安非他酮,皮质类固醇,β 肾上腺素受体阻滞剂
物质:咖啡因,瓜拉那,酒精
精神障碍:精神分裂症,抑郁,焦虑障碍,双相障碍
躯体疾病:慢性疼痛,神经疾病,胃肠道疾病,心肺疾病(特别是处于卧位)
维持睡眠困难
精神障碍:重度抑郁,焦虑或双相障碍,物质滥用
睡眠呼吸障碍:睡眠呼吸暂停综合征,急性呼吸窘迫综合征
心脏疾病:心房颤动,心衰,心绞痛
神经疾病:痴呆,帕金森病,多发性硬化
早醒
重度抑郁
提前睡眠时相型:获得性的或条件激活的(原发性失眠)
被迫早起,因为家庭或工作事务
日间嗜睡
药物:可乐定,抗组胺药,抗精神病药,抗抑郁药,苯二氮䓬类药物,水合氯醛,阿片类药物,抗惊厥类药物,α_1 肾上腺素受体阻滞剂
阻塞性睡眠呼吸暂停,中枢性睡眠呼吸暂停,发作性睡病
长期睡眠剥夺

表84-5

导致长期睡眠障碍的可能原因[5,28,65,68]

精神疾病	
焦虑障碍	抑郁障碍
双相障碍	精神障碍
人格障碍	躯体化障碍
器质性精神障碍	物质滥用
躯体/神经系统疾病	
心绞痛	痴呆
气管炎	胃溃疡
慢性疲劳	甲亢和甲低
囊性纤维病	哮喘
Huntington 舞蹈病	慢性阻塞性肺病
帕金森病	癫痫
高血压	食管反流
关节炎	肾功能不全
心脏病	结缔组织病
慢性疼痛	
癌症	
睡眠障碍	
不安腿综合征	睡眠呼吸暂停综合征(阻塞性或中枢性)
PLMS	原发性打鼾症
睡眠节律紊乱(时差,倒班工作,睡眠时相延迟)	发作性睡病
药物相关的睡眠障碍	
失眠	睡眠过度
酒精	酒精
安非他酮	苯二氮䓬类
氟西汀	降压药类
舍曲林	可乐定
MAO 抑制剂	α肾上腺素受体阻滞剂
TCA	ACE 抑制剂
甲状腺素	β肾上腺素受体阻滞剂
钙通道拮抗剂类	抗惊厥药
血管收缩剂	止痛药
食欲抑制药	水合氯醛
茶碱	抗精神病药
皮质类固醇	抗组胺药
多巴胺受体激动剂	阿片类

ACE,血管紧张素转换酶;MAO,单胺氧化酶;TCA,三环类抗抑郁药;PLMS,睡眠中周期性肢体运动障碍

造成 A.T. 早醒的其他原因,既可能与住院期间清晨的干扰有关,也可能与抑郁障碍有关。应对 A.T. 进行一次精神检查以排除抑郁症,有 1/3 的心肌梗死后患者有可能发生抑郁[69]。一般来说,患慢性疾病的患者发生抑郁障碍的危险性增高,其典型症状即为失眠或者睡眠过度。对其他慢性疾病(心血管病、肺部疾病、肾病、神经系统疾病)的研究显示,尽管不伴发抑郁症,睡眠紊乱的发生率仍很高[28,65]。长期失眠与许多原因有关,导致失眠治疗反应欠佳。纠正失眠的可能原因将有助于失眠的治疗。

安眠药物的比较

病例 84-2,问题 3:A.T. 的疼痛经过治疗后得到了缓解,她的左甲状腺素剂量合适,也除外了睡眠呼吸障碍、RLS、PLMS 和硝苯地平引起的睡眠紊乱。精神检查显示 A.T. 未患抑郁症,但她为"心脏病发作后的未来生活"焦虑,仍存在入睡困难和维持睡眠困难,达到了原发性失眠和焦虑性适应障碍的诊断标准。她准备于 2 日后出院,精神科医师建议她辅助使用具有抗焦虑作用的药物,可能有助于改善她的睡眠。考虑到 A.T. 的特殊情况,选择哪种安眠药最合适?

对 A.T. 来讲,理想的安眠药应该起效迅速,并能维持她整夜安睡。不经肝脏代谢的安眠药与其他药物的相互作用较少,并且较少在体内蓄积。然而,如果日间也需要用药控制焦虑,则需要一种代谢和消除都很缓慢的安眠药。几种安眠药的常用剂量范围见表 84-3。此外,还应考虑安眠药的药效学和药代动力学特点(表 84-3)。药物起效时间与脂溶性、受体亲和力和血药浓度达峰时间(Tmax)相关[39,41]。

苯二氮䓬类药物的依赖性和耐受性

病例 84-2,问题 4:进一步讨论 A.T. 的治疗问题,关于减少焦虑和缓解睡眠问题,A.T. 偏向于采用认知行为治疗。医师处方了替马西泮,在需要的时候睡前服用 15mg。A.T. 将定期前往门诊接受药物有效性和耐受性的监测。因为 A.T. 准备出院,她女儿对替马西泮可能引起的躯体依赖性以及成瘾性表示担心。应该如何处理她的担心?

对 A.T. 来说,优先选择非选择性的苯二氮䓬类安眠物,因为除了有安眠的作用之外还需要有抗焦虑的特性。NBRA 不是有效的抗焦虑药物。根据三唑仑的药效学和药代学特点,它迅速起效的特点适于治疗 A.T. 的失眠;然而,三唑仑的持续时间不足以维持 A.T. 的睡眠。而且 A.T. 需要使用安眠药超过 7~10 日,但 7~10 日是使用三唑仑的最长时间。因为长期使用增加出现副作用的风险,易发生由撤药引起的严重失眠反弹[41]。

长期服用氟西泮可于 15~45 分钟内使人入睡。但在用药的第 1 日夜里,氟西泮的安眠作用并不像三唑仑那样好。氟西泮(flurazepam)具有中等程度的脂溶性,主要活性由代

评估与失眠同时存在的其他情况　　　　　　和　　　　　　评估与失眠同时存在的其他情况

怀疑睡眠呼吸暂停综合征	物质滥用史	患有精神障碍或躯体疾病

推荐使用非药物治疗，如认知行为治疗和睡眠卫生教育

↓　　　　　　↓　　　　　　↓

睡眠实验室监测	转诊直至康复	优化治疗其中一种疾病，或同时治疗两种疾病

无效或不能实施

↓　　　　　　↓

确诊睡眠呼吸暂停综合征	避免使用激动苯二氮䓬受体的安眠药，推荐使用镇静作用强的抗抑郁药

安眠药的选择

↓

睡眠呼吸暂停综合征经过持续正压通气治疗、外科治疗或其他治疗有所好转后，方能使用镇静药物

DFA　　　　DMS　　　　EMA

雷美替胺；褪黑素受体激动剂，无滥用风险	三唑仑：只可使用7~10日，可发生失眠反弹	扎来普隆：次日的残留效应最小	唑吡坦：快速起效，适于入睡困难	右佐匹克隆：NBRA类药物中疗效持续时间最长，口服有苦味	替马西泮：起效慢(1~2小时)，次日可能有宿醉感，有抗焦虑作用

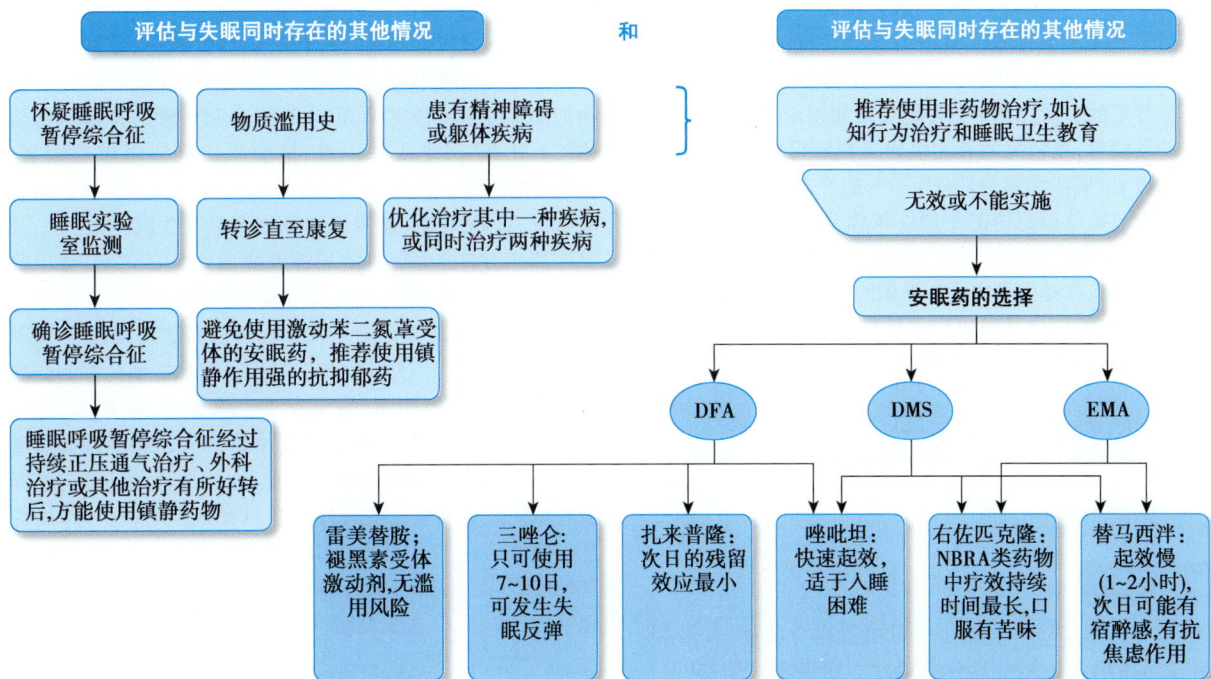

图 84-2　失眠的治疗流程。DFA，入睡困难；DMS，维持睡眠困难；EMA，早醒

谢产物去烷基氟西泮产生，其脂溶性依赖于去烷基氟西泮的血浆浓度[41]。而去烷基氟西泮的血药浓度需要 24 小时的蓄积方可达到安眠效果。研究显示连续使用氟西泮 30 日，仍可维持安眠效果。去烷基氟西泮对受体的亲和力很小，半衰期长，从体内逐渐消除，很少发生失眠反弹[41]。长期用药可导致去烷基氟西泮蓄积，会影响部分患者在日间的认知功能，或者与其他在肝脏代谢的药物竞争，导致其他药物血药浓度水平的改变[41,68]。因为长期下背部疼痛，A. T. 不能四处走动，由于药物蓄积造成的过度镇静会影响她日间的功能。考虑到对次日功能的损害，建议使用其他的药物。同样的，夸西泮的半衰期长，容易造成药物蓄积，也不是 A. T. 的最佳选择。

替马西泮(temazepam)的起效时间为 1~2 小时。与去烷基氟西泮类似，它有中等程度的脂溶性，但需要较长的溶解时间。替马西泮达到最大血药浓度值需要 1.5~2 小时。替马西泮的溶解时间长是因为其凝胶胶囊内的药物颗粒体积较大。A. T. 服用替马西泮的优点是该药不需在肝脏代谢，作用持续时间为 8~12 小时，不会干扰其他在肝脏代谢的药物，不在体内蓄积。与氟西泮相比，替马西泮造成日间功能损害的风险很低[41,70]。但是，尽管建议替马西泮在睡前 1 小时服用，还是应注意该药起效慢缓。

最适合 A. T. 的药物是替马西泮，是批准用于治疗失眠的 5 种苯二氮䓬类药物中的一种(见表 84-3)，替马西泮的优点是持续作用时间长，可维持 A. T. 整夜安睡，有抗焦虑作用，日间功能损害的风险低[41,70]。

药物依赖和成瘾是公众最关心的话题之一。似乎每个电视台都有"药物专家"，每个流行杂志都有"健康专栏"。这些媒体传播的消息可能传递了错误的概念以及不真实的信息，导致公众对医药知识的认识混乱。对于医务工作者

来说，用简单易懂的语言向公众提供药物知识是非常重要的。

例如医师可以回答她"很高兴你能关心这个问题，在你母亲出院前我们可以很好地讨论一下替马西泮治疗的问题。替马西泮可以改善你的母亲的睡眠，能够帮助她尽快恢复。替马西泮的治疗效果之一是安眠作用可持续 8 小时，这样你母亲就可以整夜安睡，得到很好的休息。此外，替马西泮还可以减轻她的焦虑，从而减轻心脏负担"。

"替马西泮可能产生的副作用包括站立不稳和头晕。如果有任何不良反应发生，就应该告诉医师。现在还不知道你母亲需要服用多久替马西泮。治疗时间将根据治疗的情况确定。如果你母亲每晚服用替马西泮超过 4 周，就可能会发生 2 个问题：①可能产生耐药性，即药物不再有效；②可能产生药物依赖性，即如果不用药，她的失眠可能会加重。对你母亲服用替马西泮的担心主要不是成瘾性而是依赖性。这意味着这你的母亲不能随意更改剂量，也不能自行停药。调整剂量或停用药物必须在医嘱下逐渐进行。成瘾性和依赖性并不是一定会发生，因为你的母亲只在需要时才临时用药，所以可能不会出现这两种情况。如果真的出现上述情况，可用其他治疗方法帮助她睡眠，需要停用替马西泮的话，应逐渐减量以预防撤药反应的发生。建议你的母亲不要饮酒，如果出现药效降低或者发生不良反应请及时告知医师。"

服用苯二氮䓬类药物超过 1 年时间的患者多见于老年患者，或患躯体疾病、长期烦躁不安并有惊恐障碍或长期失眠的患者。大多数长期服用苯二氮䓬类药物的患者，服用剂量基本不变，不会发生剂量逐渐加大或滥用现象。长期烦躁不安的患者，其烦躁的原因尚不清楚，有时即使将苯二氮䓬的剂量加大也不能有效缓解烦躁不安。很少有人为追

求快感服用苯二氮䓬类药物,一般来说不会导致药物滥用。而瘾君子大多为多种物质滥用者,滥用酒精、麻醉剂、美沙酮(methadone)和可卡因(cocaine),在这些人中,药物滥用是十分普遍的。苯二氮䓬类药物可增加使用镇静剂和美沙酮者的欣快感,减轻酗酒者的焦虑及戒断症状,缓解(可卡因使用者)由刺激引起的兴奋所带来的冲击感[71,72]。

对苯二氮䓬类药物的生理性依赖,会导致出现撤药综合征,一般在每日服用长效苯二氮䓬类药物2~4周后出现。服用短效苯二氮䓬类药物可在更短的时间内就出现生理依赖(数日~数周),会导致更严重的撤药反应[41,44]。安眠药的药代动力学特征比较见表84-3。

失眠和精神障碍患者

安眠药的选择步骤

病例 84-3

问题 1:M. B. ,33 岁,女性,在过量服用舍曲林、布洛芬和苯海拉明自杀未遂后住院治疗。在事发之前,M. B. 已经戒酒 3 年了。M. B. 在入院后被诊断为抑郁障碍、物质滥用和酒精依赖。与 M. B. 面谈之后得知,她因为失眠停用氟西汀已有 5 个月。3 个月前在离婚期间,M. B. 的抑郁症状加重。入院 2 周前,门诊初级保健医生处方了舍曲林治疗抑郁症和奥美拉唑治疗胃酸反流。5 日前,她参加了一个狂欢酒会,以自杀未遂结束。她的主要症状包括早醒、入睡困难、体重下降 9kg、淡漠、社会功能退缩、抑郁心境、绝望感和无愉悦感。入院后继续服用舍曲林每日 100mg 和奥美拉唑每日 20mg。M. B 目前主诉感觉坐立不安,每晚只能睡 3~4 个小时。见表 84-3 和图 84-2,根据各种安眠药的临床疗效特点和患者的情况制订一个有针对性的治疗计划。治疗 M. B. 的睡眠问题,哪种方法最合适?

如图 84-2 失眠治疗流程所列出的内容,可作为评估和处理 M. B. 失眠的指南。首先,确定 M. B. 失眠的类型(入睡困难、维持睡眠困难或早醒)和与失眠同时存在的其他情况。然后,明确引起失眠的可能原因并进行治疗。如果 M. B. 愿意尝试,可以采用认知行为治疗。

选择使用何种安眠药时,应考虑的因素包括:患者是否有物质滥用史,是否要求安眠药起效迅速和作用时间持久。例如有的药物(氟西泮)其活性代谢产物的作用时间长,会产生蓄积,造成日间的宿醉感。若安眠药及其代谢产物不需经肝脏代谢,则不会受其他经肝脏代谢的药物影响。若失眠是长期的并已对安眠药产生了耐药性,或者患者希望使用滥用风险低的药物(M. B. 有物质使用障碍),可选择曲唑酮或其他具有明显镇静作用的抗抑郁药。

抑郁症患者的睡眠障碍

病例 84-3,问题 2:M. B. 的失眠属于哪种类型,与其他类型的失眠有什么不同?

M. B. 有入睡困难以及早醒,睡眠时间减少至每晚仅 3~4 小时。她被诊断为抑郁障碍,睡眠困难只是抑郁症状的一部分。一般来说,虽然维持睡眠困难和次日的疲倦感在抑郁患者中也很常见,但入睡困难和早醒与抑郁更密切相关。M. B. 深受入睡困难,早醒和次日疲倦感的困扰。65%的抑郁门诊患者至少报告了一个睡眠紊乱症状。而和 M. B. 一样的抑郁住院患者,90%都发生了失眠[73]。

抑郁引起的失眠可能与神经递质如 5-羟色胺、去甲肾上腺素和多巴胺的失调有关。这些神经递质与情绪和睡眠-觉醒循环的调节有关[16,66]。抗抑郁药物可以改变 REM 的神经递质活性。大多数促 5-羟色胺能抗抑郁药抑制快速眼动睡眠,延长 REM 的潜伏期,减少全部 REM 的时间[73,74]。剥夺 REM 的确会提高情绪[73,75]。剥夺抑郁患者的 REM 也会改善其抑郁症状。此外,抗抑郁药还可调整慢波睡眠使之更加接近生理性的自然睡眠类型,这种作用在前半夜最明显[75]。具有 5-HT₂ 拮抗作用的抗抑郁镇静药,如曲唑酮、奈法唑酮(nefazodone)及米氮平(mirtazapine),不但能改善失眠,还能提高睡眠质量[73]。

病例 84-3,问题 3:除抑郁外,还有哪些因素(如药物和酒精)可能与 M. B. 的失眠有关? 应怎样解决?

治疗

治疗 M. B. 的失眠应从患者教育开始。应当使她知道,超过 90%的抑郁患者存在睡眠紊乱,无论轻重,睡眠问题均会在抑郁症状好转后得到改善(2~8 周)。当 M. B. 的抑郁开始有所好转时再实施睡眠指导和认知行为干预较为合适,她会更加主动地去改善睡眠状况。同时,舍曲林可能会引起不安或失眠,应在清晨服药以最大程度减少药物带来的影响[70]。具有镇静作用的抗抑郁药米氮平可作为优先选择的药物,除非像 M. B. 曾经使用过舍曲林而且有较好的疗效,才可证明目前进行的治疗是合理的。M. B. 在入院之前有饮酒行为,酒会影响睡眠,在镇静作用消失后可以增加觉醒次数,导致很多片段化的睡眠[37]。应建议所有的患者,饮酒的话至少在睡觉前 3 小时。考虑到有酒精滥用史,M. B. 应避免再次饮用酒精。尽管停用药物后的撤药反应和戒酒后的延迟性"戒酒综合征"有时会出现以过度睡眠为主的症状,但两者主要引起失眠[37,76]。

安眠药

病例 84-3,问题 4:曲唑酮用于治疗失眠有哪些证据? 治疗失眠除曲唑酮以外,还可使用哪些抗抑郁药? 在使用抗抑郁药治疗 M. B. 的失眠时,需要对此类药物的利弊进行讨论分析。

对于伴随失眠的抑郁症患者,建议使用短效安眠药或镇静抗抑郁药,因为良好的夜间睡眠可以改善治疗的依从性和日间功能,直到抗抑郁治疗明显起效为止[65,66]。很多抗抑郁药,包括 5-羟色胺再摄取抑制剂(selective serotonin reuptake inhibitors, SSRI）如舍曲林，在提升抑郁情绪的同时，影响了睡眠。SSRI、5-羟色胺及去甲肾上腺素再摄取抑制剂（如文拉法辛、去甲文拉法辛和度洛西汀）、安非他酮（bupropion）和单胺氧化酶抑制剂都可引起失眠[68,73]。对一些使用 SSRI 治疗抑郁的患者进行残留症状分析，发现 44% 的患者持续存在失眠，需要加用曲唑酮或者米氮平这样的药物来辅助治疗。

　　因为 M. B. 有药物使用史和酒精滥用史，不推荐使用作用于苯二氮䓬受体的安眠药。非选择性的苯二氮䓬类药物例如替马西泮会产生欣快感，并与酒精有交叉耐受现象，使本来就存在物质滥用问题的患者发生苯二氮䓬的滥用[41]。新型的 GABA$_A$ 受体 α_1 亚基选择性 NBRA（唑吡坦、扎来普隆和右佐匹克隆）也存在滥用、依赖和撤药反应的问题，因此也不宜用于 M. B. 的治疗[38,58]。

　　如果临床医生确定优选舍曲林治疗，则可加入曲唑酮以缓解失眠[77]。曲唑酮与氟西汀、安非他酮或者单胺氧化酶抑制剂同时服用，可缩短入睡时间，增加睡眠总时间，但是某些服用氟西汀的患者不能耐受加用曲唑酮而产生的镇静作用。在短期研究（<6周）中，曲唑酮作为抑郁患者的辅助治疗药物，其镇静作用不会随着治疗的持续而下降。但有报告称随着治疗时间的进一步延长，曲唑酮的镇静治疗效果会降低[63]。曲唑酮在低剂量时表现出 5-HT$_2$ 受体拮抗剂的特点，加上对组胺-1 和 α_1 肾上腺素能受体的拮抗作用，为其作为镇静剂的疗效提供了理论依据[78]。

　　曲唑酮（trazodone）不算是一种高效的抗抑郁药物，因为大多数患者不能耐受它抗抑郁作用的剂量范围（每日 300~600mg）。因为具有镇静作用，在主要的抗抑郁药物起效前，低剂量曲唑酮（每日睡前服用 50~200mg）常作为辅助药物用于治疗失眠[77]。曲唑酮的半衰期，年轻人为 6.4 小时，老年人为 11.6 小时。在肝脏经过 CYP2D6 和 CYP3A4 代谢，因此这两种同工酶的抑制剂可升高曲唑酮的血药浓度、增加不良反应的发生风险。曲唑酮的常见不良反应包括困倦（29.1%）、头晕（21.9%）和口干（17.7%）。在每日剂量超过 200mg 时会发生心律失常，0.01%~0.1% 的男性患者会出现阴茎异常勃起。阴茎异常勃起虽然发生率很低，但如果没有及时治疗的话会产生严重后果，应向服用任何剂量曲唑酮的男性询问有关阴茎异常勃起的问题[77]。在一项有安慰剂作为对照的原发性失眠的研究中，研究者比较了曲唑酮、唑吡坦和安慰剂在 306 名成年人（21~65 岁）中的安眠效应。受试者被随机分为曲唑酮 50mg 组、唑吡坦 10mg 组和安慰剂组，研究进行 2 周。患者每日早晨完成主观睡眠问卷，每周由研究者通过睡眠问卷来评价睡眠参数。在治疗的第 1 周，曲唑酮和唑吡坦的疗效相当。但在第 2 周，只有唑吡坦比安慰剂有效[77]。三环类抗抑郁药（TCA，如阿米替林，多塞平）已用于治疗原发性失眠数年了。在病例报告中，三环类药物治疗失眠的有效剂量范围为每晚 10~75mg[41,73]。但 TCA 可增加心血管意外的风险并有抗胆碱能副作用（见第 86 章）。

　　超低剂量的多塞平（doxepin），3mg 和 6mg 的片剂目前可用于治疗维持睡眠困难。多塞平不属于管制药物，很适合有物质滥用史的患者使用。在 1 000 多名患者中进行了 4

项临床研究，证实了超低剂量多塞平在年轻人和老年人中的疗效和安全性[79]。多塞平能改善夜间后 1/3 时段的睡眠质量。多塞平的耐受性很好，镇静作用的残留和抗胆碱作用与安慰剂无区别；对次日的警觉、记忆和精神运动功能无明显影响；连续使用 3 个月仍可保持安眠效应。原研药低剂量规格的主要问题在于成本过高。低剂量的研究是否会增加仿制药 10mg 规格的使用量，原研低剂量规格的片剂是否比仿制药有优势，这些问题仍有待观察。

　　关于 M. B. 能否使用 TCA，主要考虑安全性问题。M. B. 有物质滥用史，并曾有自杀行为，TCA 如超剂量使用，毒副作用比曲唑酮大。有很多报告称与 CYP450 2D6 抑制剂同时使用时，TCA 的血浆浓度会增高至中毒水平（见第 86 章）。

　　换用米氮平作为抗抑郁药物可获得安眠作用，这对 M. B. 来说是个合理的选择。在第 4 周时，如果舍曲林在 M. B. 能耐受的最大剂量只产生部分但明显的抗抑郁疗效，那么加用米氮平可进一步缓解抑郁症状。米氮平（mirtazapine）的镇静作用来自于 5HT$_2$ 的拮抗作用和抗组胺效应，过量使用的安全性大于 TCA[73]。米氮平不会引起阴茎异常勃起，但会引起体重增加。

老年人的睡眠障碍

病例 84-4

问题 1：S. D. ，77 岁的老年男性，就诊于初级医疗机构的老年科。生命体征：体温 37.1℃，心率 58 次/min，呼吸 18 次/min，血压 166/69mmHg，身高 160cm，体重 49.4kg。S. D. 于 4 日前曾就诊于急诊室，主诉心悸和焦虑。在他就诊前，服用的药物包括阿替洛尔（atenolol）每日 50mg、劳拉西泮 睡前 1mg 和保健品锯棕榈每日 320mg。在急诊室就诊时，S. D. 诉说他因为失眠服用劳拉西泮已经 1 年多，但最近两晚劳拉西泮没有起效，他开始感觉心悸和焦虑。心电图检查显示窦性心律 67 次/min，脑部 CT 没有显示脑出血。医师建议 S. D. 停用劳拉西泮，换用苯海拉明（diphenhydramine）50mg 睡前服用。S. D. 只服用了一次苯海拉明，感觉"很糟糕"，在之后的两日很疲惫。S. D. 不存在入睡困难，但夜间总要醒来 2~3 次去小便，再次入睡就很困难。之前，劳拉西泮对于他的失眠很有效。对于 S. D. 这样的老年失眠患者，在评估和治疗方面需要考虑哪些重要因素？

　　老年人失眠的治疗处于进退两难的境地。最近的证据显示，为了降低失眠可能带来的严重并发症，老年人失眠的治疗需求增长，但许多药物治疗方案的风险大于受益。美国国立老年研究所对 65 岁以上有失眠主诉的 9 282 名老年人进行的大样本流行病学研究中，57% 的受访者表示大多数情况下他们至少存在一种睡眠困难的问题：19% 抱怨入睡困难，30% 夜间易醒，19% 发生早醒[80]。尽管睡眠困难的发生率很高，但更多是由于身体或精神健康因素所引起的，而不是和年龄相关[80,81]。

从人类发展史来看,人们认为与年龄相关的睡眠改变在成年早期已经开始出现,在整个成年期逐步稳定发展[82]。然而,一项纳入 65 个关于睡眠参数定量研究的 meta 分析,包含了 5~102 岁没有睡眠问题的群体,发现睡眠改变发生在 60 岁左右[73]。睡眠潜伏期的改变很小,80 岁与 20 岁相比增加不超过 10 分钟。但年龄增长到 60 岁时,1 期睡眠和 2 期睡眠的百分比明显增加,总睡眠时间明显减少,慢波睡眠、快眼动睡眠和快眼动睡眠潜伏期的百分比明显下降,在 60 岁之后却只有很小的变化。因此,识别引发老年人睡眠问题的因素很重要,这对正确的诊断和选择适宜的治疗是很有帮助的。在治疗老年患者的睡眠问题时要考虑到他们的睡眠结构正在发生改变[82]。

造成老年人睡眠问题的常见原因?

　　造成老年人短期失眠的常见原因包括:急性躯体疾病、住院、睡眠环境改变、药物、急性或反复出现的心理压力。长期失眠与多种因素相关:躯体疾病、行为方面、环境和各种药物[83]。治疗失眠的第一步,根据患者的既往史和用药史、体格和精神检查,实验室检查包括甲状腺功能、血生化和心肺功能,首先明确哪些因素是可以进行治疗的[83,84]。需要特别关注的躯体疾病有:任何原因造成的慢性疼痛、肺部疾病、慢性肾脏病、神经系统疾病、多尿、前列腺或内分泌系统疾病。与失眠密切相关的疾病状态包括:心脏疾病、高血压、糖尿病、胃溃疡、关节炎、偏头痛、哮喘-慢性阻塞性肺疾病神经系统问题、月经相关问题、抑郁障碍和双相情感障碍[85,86]。原发性睡眠障碍包括 RLS、睡眠呼吸暂停和昼夜节律紊乱[65,81,86]。需要对与失眠相关的药物进行评估,处方药和非处方药物都要评估,然后考虑更换药物或者改变服药时间。许多作用于中枢神经系统的药物,在药物的使用期和停药后对睡眠-觉醒模式都有影响[36,80,86]。需要关注的药物包括兴奋性物质[咖啡因、尼古丁和苯丙胺(amphetamine)]、酒精、激活性抗抑郁药(如 SNRI 和安非他酮)、伪麻黄碱(pseudoephedrine)、β 受体阻滞剂、钙离子拮抗剂、皮质类固醇和多巴胺激动剂,甚至像利尿剂这样的药物都可能会造成夜间觉醒等睡眠问题。

失眠的心理治疗和药物治疗的比较

对于 S. D. 来说,有哪些适合的非药物治疗方法?

　　相对于药物治疗来说,CBT 是一种安全有效的治疗方法,也可作为药物的增效治疗方法[34,35]。限制 CBT 使用的因素包括没有被广泛认识和应用以及时间成本高。对于老年人的短期失眠,药物和非药物治疗都是有效的。目前的证据显示,行为治疗所达到的睡眠改善,其持续的时间更长[34]。一项 meta 分析纳入了 21 项研究,比较了药物治疗和行为治疗对于成人长期失眠的疗效,发现这两种方法在觉醒次数、早醒时间、总睡眠时间和睡眠质量方面都达到了中等程度以上的改善,行为治疗比药物治疗更显著地减少

睡眠潜伏期的时间[87]。一项研究比较了 CBT、药物(唑吡坦)和两者联合治疗 63 名入睡困难的年轻和中年患者的疗效[34]。3 种治疗在改善睡眠潜伏期的百分比方面有显著差异(CBT 52%,唑吡坦 14%,联合治疗 52%,安慰剂 17%),在改善总睡眠时间方面没有明显差异。可以得出这样的结论,在治疗入睡困难方面,单独实施 CBT 或与药物联合使用比单独药物治疗更有效。CBT 的主要优势体现在避免了药物治疗的成本、不良反应和药物相互作用。CBT 的缺点包括:起效时间长,初始治疗费用高,在很多地区缺乏通过培训认证的实施者[88]。

关于 S. D. 使用劳拉西泮或苯二氮䓬类药物,需要注意哪些问题?

　　老年人使用苯二氮䓬类药物,应特别关注的问题是依赖性、跌倒风险、认知障碍和记忆减退。限制失眠患者长期使用安眠药物的原因是依赖性和非治疗性使用[89]。但失眠患者发生依赖的风险和非治疗性使用苯二氮䓬类药物的比例相对较低。一般情况下,当治疗无效或患者有物质滥用史或存在焦虑时,需要提高安眠药的剂量。尽管尚存在争议,但一般认为新一代的非苯二氮䓬类药物在依赖性和物质滥用方面的发生率低于苯二氮䓬类药物。最应该关注的是苯二氮䓬类药物在老年患者中所引起的跌倒和随之发生的髋部骨折。美国新泽西州医疗补助公布的 42 个月的汇总数据显示,超过 125 000 名 65 岁以上的老年人发生了与苯二氮䓬类药物相关的髋部骨折[90]。与没有暴露于苯二氮䓬类药物的患者相比,只要暴露于任何一种苯二氮䓬类药物,髋部骨折的发生率就高达 54%,在对混淆变量进行校正后,髋部骨折的发生率为 24%。半衰期短的苯二氮䓬类,其安全性并不比长半衰期的苯二氮䓬类高。在开始使用苯二氮䓬类的前 2 周是发生髋部骨折风险最高的时期。这些结果进一步支持了现行的临床建议,即相比于年轻人,老年人应使用低剂量的苯二氮䓬类药物。但此建议受到了质疑,因为基于对药物清除的考虑,只有长半衰期的苯二氮䓬类需要避免在老年患者中使用。应密切监测服用苯二氮䓬类药物的老年患者,预防药物引起的认知下降[91]。

对于 S. D. 使用苯海拉明,需要关注哪些问题?

　　不推荐老年人使用镇静性的抗组胺药物治疗失眠,因为没有证据显示可得到持续的治疗获益。抗组胺药物有明显的抗胆碱能效应、认知损害、口干、尿潴留和便秘[36,88,92]。对抗组胺药镇静作用的耐受可迅速出现(3~7 日),这对镇静作用的持续来说是一个问题[93,94]。

　　S. D. 的失眠问题主要与夜尿增多有关。他自行使用锯棕榈治疗多尿的症状,而在急诊室就诊时他并没有提到(可能是因为医师没有询问他是否在使用非处方药物或草药)。医师应该询问患者是否正在使用非处方药物或草药来治疗某些症状。因此,治疗 S. D. 的失眠,应首先评估和治疗夜尿增多。S. D. 出现过劳拉西泮的撤药症状。考虑

到老年人使用苯二氮䓬类存在很多潜在风险,建议 S. D. 停用劳拉西泮。不建议 S. D. 选用苯海拉明,因为苯海拉明的安眠效应持续时间短,而且会加重他的多尿症状和记忆损害。对许多老年患者而言,治疗失眠的最好方法是:了解引起失眠的原因,明确哪些原因是可以进行治疗的;进行睡眠卫生教育;避免使用苯二氮䓬类药物和抗组胺药(这两种药物的风险大于获益)。

儿童期失眠

儿童期的睡眠需求差异很大,1~3 岁需要 12~14 小时,青少年需要 8.5~9.5 小时[95]。所有的重度睡眠障碍都可能发生在儿童期,因此在对失眠进行评估时,需要考虑到 RLS、PLMS、睡眠呼吸暂停综合征和发作性睡病。儿童期入睡困难和维持睡眠障碍常见于 ADHD(25%~50%)和孤独谱系障碍(44%~83%)。在婴幼儿中,10%~30%存在睡前抵抗,可通过对父母进行教育来进行行为干预。在儿童期,导致睡眠问题的主要因素有入睡时间不固定、在床以外的地方睡觉、恐惧、精神和躯体状态[95]。

至少有 5%~10%的高中学生存在睡眠时相延迟,这是一种生理状态,他们在凌晨 1~3 点入睡,在早晨 9 点至中午醒来。但按照学校的作息要求必须早起,导致了高中生们长期存在睡眠剥夺。问卷调查数据显示,28%的高中生每周在学校至少睡着过一次,14%的高中生因为睡过头而迟到[95]。

通过行为干预可养成儿童期良好的睡眠习惯(固定入睡和起床时间,建立睡前程序)。儿童期就可以开始接受行为干预,一直持续到整个青少年期,形成终生的健康睡眠。没有任何安眠药获得 FDA 的批准用于儿童和青少年,缺乏有效的证据来指导医师使用药物治疗儿童期失眠。苯海拉明、可乐定和褪黑素常用于治疗儿童和部分青少年的睡眠障碍。尽管现在 NBRA 类药物在儿童群体的使用缺乏设计良好的研究,但这类药物在儿童期的使用量正在增加[96]。

妊娠期和哺乳期

病例 84-5

问题 1:J. J. ,32 岁,女性,妊娠 16 周。她搬进新家后发生了入睡困难和维持睡眠困难。她想了解能否像怀孕前一样服用唑吡坦来治疗失眠。她还想知道使用褪黑素或者其他非处方安眠药是否安全。

怀孕女性比非怀孕期间出现更多的失眠症状,许多人服用安眠药或镇静药。尽管需要经常使用安眠药,但由于担心致畸性,医疗机构通常不愿意为孕妇开处方药。在美国 FDA 妊娠期用药分级目录中,多西拉敏是 A 类,但是批准的适应证是妊娠剧吐而不是失眠[97]。苯海拉明是 B 类,是妊娠期最安全的安眠药[94]。然而,妊娠期的女性仅仅只有在需要时才考虑使用。不建议哺乳期使用镇静性抗组胺药,因为抗组胺药的抗胆碱能效应会减少乳汁的产生[99]。

考虑到褪黑素、雷美替胺和苏沃雷生对胎儿的风险未知,最好也避免在妊娠期使用[98]。

关于处方量最大的安眠药唑吡坦,美国儿科学会认为母亲在哺乳期可以服用唑吡坦,但应根据个体情况来权衡利弊[98,99]。其他 NBRA 类药物没有推荐在妊娠期和哺乳期使用的足够证据。

苯二氮䓬类药物是妊娠分级中的 D 类或 E 类,应避免在妊娠期使用。如果在妊娠期的中间 3 个月和后 3 个月使用,可升高新生儿呼吸抑制、新生儿肌无力和喂养困难的风险。在妊娠期的前 3 个月使用苯二氮䓬类药物有发生新生儿先天性腭裂的风险,但这个观点存在争议[100]。不推荐在哺乳期使用苯二氮䓬类药物,在大多数病例中,其风险大于获益[99]。

睡眠呼吸暂停

临床表现

病例 84-6

问题 1:E. S. ,56 岁男性患者,门诊主诉为慢性疲劳、精力不足、打鼾严重以及明显的睡眠不足。E. S. 前来诊所就诊的原因是:"在过去的 6 个月里,我和妻子一直在分房睡。我妻子说我响亮的鼾声和喘息声使她无法入睡。我整个白天都很困,经常打盹"。在提前退休后的 1 年时间里,他睡眠症状逐渐严重,体重增加[身高 183cm,体重 100kg,体重指数(BMI)29.8kg/m²],并发现了高血压。目前,E. S. 的血压为 145/92mmHg。现在每日早晨服用赖诺普利(lisinopril)25mg 和阿司匹林 81mg。

关于 E. S. 睡眠障碍的可能原因有哪些? 为什么对他来说,进行睡眠实验室分析很重要?

E. S. 存在的问题是睡眠质量下降、打鼾严重、气喘以及体重增长。引起这些症状的可能原因有很多,最严重的就是睡眠呼吸暂停综合征。睡眠呼吸暂停综合征(sleep apnea)是一种神经系统疾病,特征是持续 10 秒的呼吸短暂小发作,1 小时内可出现多次这种小发作。如果只是气流减少但没有呼吸暂停,那么称为低通气。大脑对呼吸暂停和低通气的反应是发出"微小唤醒"信号唤醒患者,刺激其呼吸[101,102]。这些频繁放发的"微小唤醒"信号使患者的总睡眠时间、慢波睡眠或快速眼动睡眠时间不足,患者得不到高质量的睡眠。阻塞性睡眠呼吸暂停综合征(obstructive sleep apnea,OSA)是睡眠呼吸暂停综合征中最常见的类型,当患者体重超过正常水平,将对喉部及悬雍垂造成压力,引起气道的狭窄,导致呼吸困难或呼吸暂停及严重打鼾。预计 3%~7%的男性和 2%~5%的女性符合 OSA 的诊断标准[102,103]。

使用多导睡眠描记法(如 EEG,眼电图,肌电图)测量的睡眠呼吸暂停/低通气指数(AHI)表示每小时的发作次数。依据 AHI 评分和伴有的日间过度睡眠的症状来诊断 OSA:>5~14(轻度),15~29(中度),>30(严重)[102]。

OSA 的危险因素包括：年龄 65 岁及以上、肥胖（BMI>30）、男性、颅面解剖学异常、上呼吸道存在机械和神经特性的改变、遗传倾向、吸烟、睡前饮酒，以及高血压、糖尿病、多囊卵巢综合征、甲状腺功能减退症和妊娠的合并症[103]。高血压和体重增加可能导致 E.S. 出现睡眠困难。未经治疗的 OSA 与高血压、冠状动脉病和脑血管疾病的风险增加有关[104-106]。睡眠呼吸暂停综合征在普通女性人群中的发病率为 5%，在男性为 15%，但在高血压人群中这一比例增至 40%[104]。对 OSA 进行治疗可以改善血压控制情况，可增加恢复性睡眠的时间。值得注意的是，OSA 可发生于非肥胖者及包括婴儿在内的所有年龄人群[103,105]。与呼吸相关的睡眠障碍，包括打鼾，即使对于体重正常的年轻人也是高血压的一个重要危险因素[104]。

在睡眠实验室通过多导睡眠描记法进行整夜观察，可确诊或除外睡眠呼吸暂停综合征，并可对 OSA 与不常见的中枢性睡眠呼吸暂停进行鉴别[102,105]。中枢性睡眠呼吸暂停导致睡眠过程中呼吸反复开始和停止。因为大脑不会向控制呼吸的肌肉发送适当的信号（隔膜在试图吸入空气时不会移动）[105]。中枢性睡眠呼吸暂停的治疗需要使用持续正压给氧（countinuous positive airway pressure，CPAP）、减轻体重或改善解剖学的通气状况以缓解症状。中枢性睡眠呼吸暂停经常与 OSA 伴发存在。

药物治疗的注意事项

病例 84-6，问题 2：睡眠实验室的分析结果确诊了 E.S. 的睡眠问题是 OSA。每小时内平均发生 65 次呼吸暂停。E.S. 的体重增加和活动少可能是造成 OSA 的原因。为何不能使用安眠药来治疗 E.S. 的失眠？

安眠药、酒精或任何中枢神经抑制剂均可危及睡眠呼吸暂停患者的生命，故不能用于 E.S.。中枢神经抑制剂影响因呼吸暂停而发出的，为刺激呼吸恢复所需的微小唤醒信号。对本病例来说，睡眠实验室的观察结果挽救了 E.S. 的生命，避免了由于服用具有中枢神经抑制作用的安眠药而造成的病情恶化。

可采用气管切开术、鼻腔手术、扁桃体切除术、悬雍垂腭咽成形术和经鼻或者经口腔的 CPAP 治疗 OSA[98]。减肥和 CPAP 是最有效的治疗方法，坚持才能够保持疗效[102,105]。进行 CPAP 治疗时，患者每晚戴着一个很轻的面罩，由机器持续提供气流来预防呼吸停止并改善睡眠。虽然 CPAP 对阻塞性和中枢性睡眠呼吸暂停均有效，但疗效持续时间太短，当停止使用此方法时，呼吸暂停会重新出现。一项对夜间发生心动过缓以及睡眠呼吸暂停患者的初步研究显示，植入永久性心脏起搏器可以显著改善心动过缓以及睡眠呼吸暂停的症状[106]。目前来说，对于 E.S. 的高血压和睡眠呼吸暂停，最好的治疗方法是减肥和 CPAP。

病例 84-6，问题 3：如果减重、手术或者 CPAP 都没有效果或无法进行，什么药物可以有效地治疗 E.S. 的睡眠呼吸暂停？

莫达非尼（modafinil）和阿莫达非尼（armodafinil）是治疗发作性睡病的药物，经 FDA 批准也可用于治疗由阻塞性睡眠呼吸暂停综合征或倒班造成的日间嗜睡。对于 E.S.，这两种药作为每晚 CPAP 的辅助治疗，早晨服用莫达非尼 200~400mg 或阿莫达非尼 150~200mg[108,109]。在 20 世纪 80 年代，已有关于普罗替林（protriptyline）改善患者 AHI 方面的证据，但该药未经 FDA 批准，仅用于少数睡眠呼吸暂停患者[109]。

发作性睡病

发作性睡病（narcolepsy）是一种不能治愈的神经系统疾病，主要特点为不可抗拒的睡眠发作，每日发生 3~5 次，可发生在患者清醒状态的任何时候。发作性睡病可伴发猝倒的发生，60%~90% 的患者可发生猝倒[110]。猝倒指面部和肢体肌张力的突然丧失，通常由情绪激动或大笑引起。猝倒可能是不易察觉的，比如患者出现跛行或不能移动，也可能出现戏剧性的倒向地板[111]。睡眠发作时可出现入睡前幻觉（如幻听、幻视、幻触），即感知觉障碍。患者会看到或感觉到想象中的客体、或听到不存在的声音。睡瘫是在入睡时和觉醒时发生的一种可怕经历：发作时患者不能活动肢体，不能说话甚至不能深呼吸。幸好，发作性睡病患者的睡瘫发作只是一种短暂的（持续时间< 10 分钟）良性过程。10%~20% 的患者出现 EDS、猝倒、入睡前幻觉和睡瘫症。除了日间睡眠过度，以上的症状都发生在、或部分发生在快速眼动睡眠[13,101,110]。

发作性睡病的症状通常从青春期就开始出现，但是直到 20 岁左右才被确诊。早期症状表现为日间嗜睡及夜间睡眠质量低。发作性睡病患者的睡眠周期不稳定，频繁出现快速眼动睡眠、睡眠不规律和慢波睡眠减少。在睡眠实验室通过多导睡眠描记法可以确诊发作性睡病。发作性睡病的睡眠结构发生了明显改变，患者没有 90 分钟的潜伏期，直接进入快速眼动睡眠[101,110]。脑脊液下丘脑分泌素的浓度<110pg/ml 也是发作性睡病的一个诊断标准。10%~20% 的患者出现 EDS、猝倒、催眠幻觉和睡眠麻痹的症状。对已去世的发作性睡病患者做脑部检查发现，下丘脑分泌素的神经元减少了 85%~95%[111]。

不明原因引起的自身免疫应答损害了位于下丘脑的下丘脑分泌素（食欲素）细胞，发生睡眠-觉醒循环紊乱。下丘脑分泌素（食欲素）还参与体重控制、体液平衡和体温控制[101,110]。

治疗方法的比较

治疗发作性睡病的最佳治疗方案包括对睡眠发作和猝倒同时进行治疗。Ⅱ 类管控目录药物哌甲酯（methylphenidate）和右苯丙胺（dextroamphetamine）是用于治疗发作性睡病的一线药物，65%~85% 的患者可获得明显的症状改善。混合性苯丙胺盐（mixed amphetamine salts）也是 FDA 批准用于治疗发作性睡病的药物[101]。哌甲酯和苯丙胺的作用机制是增加了多巴胺与去甲肾上腺素的神经传递。C-IV 类管控目录药物莫达非尼（modafinil）能有效治疗发作性睡病而且滥用风险小。其作用机制尚未完全清楚，可能是通过刺激肾上腺素能、去甲肾上腺素能、组胺能、GABA-调节、谷氨酸能以及下丘脑分泌素（食欲素）来增加觉醒时间[3,116]。阿莫达非尼（armodafinil）是莫达非尼的右旋对映体，其治疗效果、不良反应特性、半衰期和滥用风险与莫达非尼相似[110]。总的来说，这些兴奋性药物可减少睡眠发作的次数，提高工作效率，延长入睡时间，但是不能完全消除睡眠发作。在发作性睡病起病时尝试使用免疫抑制剂治疗的研究正在进行中。免疫抑制治疗的假说认为，在病理性免疫应答期使用免疫制剂可以阻止或减少下丘脑分泌素系统的损伤，预防发生发作性睡病[101,110]。

精神兴奋性药物和莫达非尼治疗猝倒无效，但是使用小剂量抗抑郁药可以减少猝倒的发作。最早使用的是三环类抗抑郁药[丙米嗪（imipramine）和氯米帕明]，普罗替林、去甲丙米嗪（desipramine）和SSRI（氟西汀、舍曲林以及帕罗西汀）也被证实有效[101]。与TCA相比，SSRI和普罗替林的优点是较少发生日间困倦感。抗抑郁药物治疗猝倒的作用机制与抑制快速眼动睡眠有关。基于大多数的研究都是小样本的无对照的，一篇来自Cochrane数据库的评价认为没有充分的证据推荐抗抑郁药物作为治疗发作性睡病的有效药物[114]。然而，对发作性睡病这样罕见的疾病很难设计大规模的研究[101]。此外，没有研究显示抗抑郁药能减少睡眠发作的频率[101,110,112]。

羟基丁酸钠（sodium oxybate），是一种抑制中枢神经系统的γ-羟基丁酸盐，是经过美国FDA批准用于治疗猝倒和发作性睡病日间嗜睡的药物。羟基丁酸钠治疗猝倒的作用机制与减少快速眼动睡眠、改善睡眠质量和增加3期、4期慢波睡眠有关[101,112]。患者就寝后，必须在夜间服用2次羟丁酸钠，以巩固6~8小时的睡眠。在2项随机、双盲、安慰剂对照试验中，羟丁酸钠每晚9g（睡前450mg，2~4小时后450mg），发作性睡病患者发生猝倒的频率中位数明显减少了69%。4.5~9g治疗8周后，猝倒发作频率中位数减少了57%~85%，与剂量相关。使用Epworth嗜睡量表进行评价，两项试验都显示了日间嗜睡减少了6%~30%，日间睡眠发作减少了20%~43%[107]。羟基丁酸钠的滥用风险很高，属于Ⅲ类管控药物。它仅通过管控手段来获取，在美国通过Xyrem Success Program提供，仅使用美国的一家中央药房进行配药[110,111]。

苯丙胺盐与氟西汀

病例84-7

问题1：G.B.，23岁男性，发作性睡病，目前每日早晨服用混合性苯丙胺盐缓释剂60mg治疗睡眠发作，睡前服用氟西汀20mg治疗猝倒。使用这两种药物治疗对G.B.可能存在什么风险？

食欲缺乏、胃疼、紧张不安、易激惹、失眠和头疼是这些中枢兴奋性药物的常见副作用[101]。发作性睡病患者服用任何剂量的兴奋性药物都有可能发生精神病性反应，停药后症状可消失。长期使用兴奋性药物会发生严重的并发症，如高血压和肝功能异常。服用兴奋性药物，即使较高剂量时（80mg苯丙胺），也不会使发作性睡病患者达到正常的清醒水平，有时还会干扰夜间睡眠。为了预防服用中枢兴奋性药物引起的失眠，药物必须在下午3点以前服用。某些发作性睡病患者服用兴奋性药物会逐渐产生耐药性[101,110,113]。采用药物"假日"的方法可使患者重新获得药物的治疗效果，但许多患者在发生耐药性时自行增加药物剂量。一项对116名使用兴奋性药物治疗发作性睡病的病例对照研究显示，超剂量服用中枢兴奋性药物会明显增加患精神疾病、物质滥用、住院治疗、快速性心律失常和食欲缺乏的风险[101,113]。

氟西汀（fluoxetine）能改善猝倒，但加重夜间失眠，引起患者坐立不安、头痛、恶心和性功能障碍如性快感缺失[73,112]。此外，氟西汀是CYP2D6的潜在抑制剂，会引起苯丙胺的水平升高[114]。G.B.在开始使用氟西汀治疗后，需要进行密切监测，苯丙胺的剂量需调低30%~60%以减少副作用的发生并预防中毒。氟西汀治疗猝倒的最佳剂量还没有确定，但应使用最低有效剂量，减少不良反应发生的风险。

莫达非尼和羟基丁酸钠盐

病例84-7，问题2：在使用苯丙胺盐和氟西汀治疗后，G.B.出现了不能忍受的紧张不安、易激惹和夜间失眠，并且猝倒症状没有得到改善。G.B.要求改用莫达非尼和羟基丁酸钠盐，联合使用这两种药物对他有无益处？

目前没有充分的临床对照试验来比较莫达非尼和其他中枢神经系统兴奋性药物的作用；早晨服用推荐剂量每日200~400mg对中枢神经系统影响不大，较少引起失眠[115]。与兴奋性药物相比，莫达非尼滥用风险小，属于Ⅳ类管控药物。在服用莫达非尼推荐剂量每日200mg或每日400mg的238位患者中，只有头疼的发生概率高于安慰剂组。在患者就诊时，需要告知食欲缺乏、紧张、坐立不安心率和血压的改变等与剂量相关的不良反应。莫达非尼的最大耐受剂量为每日600mg，在耐受性试验观察中发现每日800mg可产生血压增高，心率加快[116]。用滴定法逐渐加大药物剂量可增加耐受性。阿莫达非尼，莫达非尼的立体异构体，常用的有效剂量为每日150~250mg，和莫达非尼有类似的不良反应特点[110,115]。

与抗抑郁药相比，羟基丁酸钠的优势在于改善日间的觉醒状态。一项包含278名患者的对照试验显示，与莫达非尼单药治疗组相比，莫达非尼联合羟基丁酸钠治疗增加慢波睡眠的时间（3期和4期睡眠），改善夜间睡眠紊乱[117]。羟基丁酸钠与莫达非尼一起使用安全有效。鉴于呼吸抑制的风险，羟基丁酸钠禁止与作用于中枢神经系统的抗抑郁药物和安眠药联用[111]。

病例84-7，问题3：当G.B.的药物换为莫达非尼和羟基丁酸钠后应给他哪些用药建议？

应告知服用莫达非尼的患者注意药物相互作用。代谢酶的诱导：莫达非尼诱导 CYP3A4 在肠道的代谢，可降低三唑仑和炔雌醇的血药浓度[118]。代谢酶的抑制：莫达非尼与氯氮平同时服用可能会发生毒性反应，其机制可能是莫达非尼对 CYP2C19 的抑制[119]。因为莫达非尼越来越多的用于治疗其他疾病，包括与帕金森病并发的日间嗜睡、纤维肌痛、睡眠呼吸暂停、与多发性硬化并发的疲劳和注意力缺陷多动障碍，所以对于药物相互作用的监测尤为重要[120-122]。

羟基丁酸钠应空腹服用以达到最大疗效，禁用于睡眠呼吸障碍、睡眠呼吸暂停、酒精或物质滥用者[112]。羟基丁酸钠的常见不良反应包括恶心、头痛、头晕和遗尿症。临床试验已证实了羟基丁酸钠和莫达非尼联用的安全性[117]，但有发生严重副作用的报道如疼痛、精神疾病、抑郁和新发的自杀观念[123]。应告知 G. B. 和他的家人使用羟基丁酸钠和莫达非尼的风险和获益，即发生严重不良反应的风险和治疗猝倒和失眠的疗效。服用药物期间应进行密切监测，尤其是服药的第 1 周和调整剂量期间[123]。指导 G. B. 正确服用羟基丁酸钠，每晚睡前服用一半剂量，然后设置闹钟，4 小时后服用另一半剂量。

打盹和其他行为干预

病例 84-7，问题 4：已经向 G. B. 解释了药物治疗的益处、可能的风险以及进行规律性复诊的重要性，他也同意向他的初级保健医定期报告药物疗效以及副作用。医师提醒 G. B. 在日间打盹间隔期间服药。为什么打盹有助于 G. B. 的治疗？还有哪些行为干预法有助于发作性睡病的治疗？

计划午餐后打盹 15～20 分钟，在下午 5 点 30 分重复，这样可使发作性睡病患者保持清醒，延长睡眠发作间隔期的时间。加入已成立的发作性睡病支持小组，可帮助 G. B. 更好的应对这种可影响终生的慢性疾病。G. B. 还应当戒酒，并调整入睡及起床时间，建立良好的睡眠习惯[101,110]。

（熊玉兰 译，张卫华 校，姚贵忠 审）

参考文献

1. Stevens S, Hening WA. Sleep and wakefulness. In: Goetz CG. *Textbook of Clinical Neurology*. 3rd ed. Philadelphia, PA: Saunders; 2007:21.
2. Jha PK et al. Circadian rhythms in glucose and lipid metabolism in nocturnal and diurnal mammals. *Mol Cell Endocrinol*. 2015;418(Pt 1):74–88.
3. Ram S et al. Prevalence and impact of sleep disorders and sleep habits in the United States. *Sleep Breath*. 2010;14:63.
4. Laposky AD et al. Reducing health disparities: the role of sleep deficiency and sleep disorders. *Sleep Med*. 2016;18:3–6.
5. Ford ES et al. Trends in outpatient visits for insomnia, sleep apnea, and prescriptions for sleep medications among US adults: findings from the National Ambulatory Medical Care Survey 1999–2010. *Sleep*. 2014;37:1283.
6. Roth T et al. Prevalence and perceived health associated with insomnia based on DSM-IV-TR; International Statistical Classification of Diseases and Related Health Problems, Tenth Revision; and Research Diagnositc Criteria/International Classification of Sleep Disorders, Second Edition Criteria: Results from the America Insomnia Survey. *Biol Psychiatry*. 2011;69:592.
7. Ford ES et al. Trends in insomnia and excessive daytime sleepiness among US adults from 2002 to 2012. *Sleep Med*. 2015;16:372.
8. Dewan NA et al. Intermittent hypoxemia and OSA. *Chest*. 2015;147:266.
9. Mohsenin V. Obstructive sleep apnea and hypertension: a critical review. *Curr Hypertens Rep*. 2014;16:482.
10. Merlino G et al. Sleep-related movement disorders. *Neurol Sci*. 2012;33:491.
11. Rye DB. Restless legs syndrome and periodic leg movements of sleep. *Neurol Clin*. 2012;30:1137.
12. Longstreth WT et al. The epidemiology of narcolepsy. *Sleep*. 2007;30:13.
13. Mason TB, Jr, Pack AI. Pediatric parasomnias. *Sleep*. 2007;30:141.
14. U.S. Food & Drug Administration. Consumer updates. Side effects of sleep Drugs. https://wayback.archive-it.org/7993/20161024065915/http://www.fda.gov/downloads/ForConsumers/ConsumerUpdates/UCM107761.pdf. Accessed June 18, 2015.
15. Carskadon MA, Dement WC. Normal human sleep: an overview. In: Kryger MH et al, eds. *Principles and Practice of Sleep Medicine*. 5th ed. Philadelphia, PA: WB Saunders; 2011:16.
16. Moszczynski A et al. Neurobiological aspects of sleep physiology. *Neuro Clin*. 2012;30:963.
17. Provencio I. Chronobiology. In: Sadock B et al, eds. *Kaplan and Sadock's Comprehensive Textbook of Psychiatry*. 9th ed. Philadelphia, PA: Lippincott Williams and Wilkins; 2009:198.
18. McGinty D, Szymusiak R. Neural control of sleep in mammals. In: Kryger MH et al, eds. *Principles and Practice of Sleep Medicine*. 5th ed. Philadelphia, PA: WB Saunders; 2011:76.
19. Ebrahim IO et al. Hypocretin (orexin) deficiency in narcolepsy and primary hypersomnia. *J Neurol Neurosurg Psychiatry*. 2003;74:127.
20. Taber KH, Hurley RA. Functional neuroanatomy of sleep and sleep deprivation. *J Neuropsychiatry Clin Neurosci*. 2006;18:1.
21. Greco M et al. Opiodergic projections to sleep-active neurons in the ventrolateral preoptic nucleus. *Brain Res*. 2008;1245:96.
22. Lancel M. Role of GABAA receptors in the regulation of sleep: initial sleep responses to peripherally administered modulators and agonists. *Sleep*. 1999;22:33.
23. Winsky-Sommerer R. Role of GABAA receptors in the physiology and pharmacology of sleep. *Eur J Neurosci*. 2009;29:1779.
24. Arbon EL et al. Randomised clinical trial of the effects of prolonged-release melatonin, temazepam and zolpidem on slow-wave activity during sleep in healthy people. *J Psychopharm*. 2015;29:764.
25. *The International Classification of Sleep Disorders*. 3rd ed. Westchester, IL: American Academy of Sleep Medicine; 2014.
26. *Diagnostic and Statistical Manual of Mental Disorders*. 5th ed. Washington, DC: American Psychiatric Association; 2013.
27. Morin CM et al. Epidemiology of insomnia: prevalence, course, risk factors, and public health burden. *Sleep Med Clin*. 2013;8:281.
28. Taylor DJ et al. Comorbidity of chronic insomnia with medical problems. *Sleep*. 2007;30:213.
29. Sivertsen B et al. The epidemiology of insomnia: associations with physical and mental health. *J Psychosom Res*. 2009;67:109.
30. Neikrug AB et al. Sleep disorders in the older adult – a mini-review. *Gerontology*. 2010;56:181.
31. Shutte-Rodin S et al. Clinical guideline for the evaluation and management of chronic insomnia in adults. *J Clin Sleep Med*. 2008;4(5):487–504.
32. Morgenthaler T et al. Practice parameter for the psychological and behavioral treatment of insomnia: an update. An American Academy of Sleep Medicine report. *Sleep*. 2006;29:1415.
33. Hood HK et al. Cognitive-behavioral therapy for chronic insomnia. *Curr Treat Options Neurol*. 2014;16:321.
34. Jacobs GD et al. Cognitive behavior therapy and pharmacotherapy for insomnia: a randomized controlled trial and direct comparison. *Arch Intern Med*. 2004;164:1888.
35. Benca RM. Diagnosis and treatment of chronic insomnia: a review. *Psychiatr Serv*. 2005;56:332.
36. Buysse DJ. Insomnia. *JAMA*. 2013;309:706.
37. Morin CM et al. Chronic insomnia. *Lancet*. 2012;379:1129.
38. Morin AK et al. Therapeutic options for sleep-maintenance and sleep-onset insomnia. *Pharmacotherapy*. 2007;27:89.
39. Erman MK. Influence of pharmacokinetic profiles on safety and efficacy of hypnotic medications. *J Clin Psychiatry*. 2006;67(Suppl 13):9.
40. Morlock RJ et al. Patient characteristics and patterns of drug use for sleep complaints in the United States: analysis of National Ambulatory Medical Survey data, 1997–2002. *Clin Ther*. 2006;28:1044.
41. Curry DT et al. Pharmacologic management of insomnia: past, present, and future. *Psychiatr Clin North Am*. 2006;29:871.
42. Zee PC, Goldstein CA. Treatment of shift work disorders and jet lag. *Curr Treat Options Neurol*. 2010;12:396.
43. Drover DR. Comparative pharmacokinetics and pharmacodynamics of short-acting hypnosedatives: zaleplon, zolpidem and zopiclone. *Clin Pharmacokinet*. 2004;43:227.

44. Bunney WE, Jr et al. Report of the Institute of Medicine Committee on the efficacy and safety of Halcion. *Arch Gen Psychiatry*. 1999;56:349.

45. Rudolph U et al. GABA$_A$ receptor subtype functions. *Curr Opin Pharmacol*. 2006;6:18.

46. Herxheimer A, Petrie KJ. Melatonin for the prevention and treatment of jet lag. *Cochrane Database Syst Rev*. 2002;(2):CD001520.

47. Van der Heijden KB et al. Effect of melatonin on sleep, behavior and cognition in ADHD and chronic sleep-onset insomnia. *J Am Acad Child Adolesc Psychiatry*. 2007;46:233.

48. Sherwood DA et al. Ramelteon (Rozerem): a novel treatment option for patients with insomnia. *P T*. 2007;32:427.

49. Rozerem (ramelteon tablets) [product information]. Lincolnshire, IL: Takeda Pharmaceuticals America; 2010.

50. Borja NL et al. Ramelteon for the treatment of insomnia. *Clin Ther*. 2006;28:1540.

51. Mayer G et al. Efficacy and safety of 6-month nightly ramelteon administration in adults with chronic primary insomnia. *Sleep*. 2009;32:351.

52. Johnson MW. Ramelteon: a novel hypnotic lacking abuse liability and sedative adverse effects. *Arch Gen Psychiatry*. 2006;63:1149.

53. Roehrs TA et al. Twelve months of nightly zolpidem does not lead to rebound insomnia or withdrawal symptoms: a prospective placebo-controlled study. *J Psychopharmacol*. 2012;26:1088.

54. Roth T et al. An evaluation of the efficacy and safety of eszopiclone over 12 months in patients with primary insomnia. *Sleep Med*. 2005;6(6):478–495.

55. Ambien (zolpidem tablets) [product information]. Bridgewater, NJ: Sanofi-Aventis US LLC; 2014.

56. Zolpimist (zolpidem oral spray) [product information]. Louiville, KY: Magna Pharmaceuticals; 2016.

57. U.S. Food and Drug Administration. FDA Drug Safety Communication: FDA approves new label changes and dosing for zolpidem products and a recommendation to avoid driving the day after using Ambien CR. **http://www.fda.gov/drugs/drugsafety/ucm352085.htm**. Accessed June 18, 2015.

58. Zammit G. Comparative tolerability of newer agents for insomnia. *Drug Saf*. 2009;32:735.

59. Najib J. Eszopiclone, a nonbenzodiazepine sedative-hypnotic agent for the treatment of transient and chronic insomnia. *Clin Ther*. 2006;28:491.

60. Lunesta (eszopiclone tablets) [product information]. Marlborough, MA: Sunovion Pharmaceuticals; 2014.

61. Krystal AD et al. Sustained efficacy of eszopiclone over 6 months of nightly treatment: results of a randomized, double-blind, placebo-controlled study in adults with chronic insomnia. *Sleep*. 2003;26:793.

62. Walsh JK et al. Nightly treatment of primary insomnia with eszopiclone for six months: effect on sleep, quality of life, and work limitations. *Sleep*. 2007;30:959.

63. Citrome L. Suvorexant for insomnia: a systematic review of the efficacy and safety profile for this newly approved hypnotic – what is the number needed to treat, number needed to harm and likelihood to be helped or harmed? *Int J Clin Pract*. 2014;68:1429–1441.

64. Michelson D et al. Orexin receptor antagonism and efficacy of suvorexant during 1-year treatment of insomnia with subsequent abrupt treatment discontinuation: a phase 3 randomized, double-blind, placebo-controlled trial. *Lancet Neurol*. 2014;13:461–471.

65. Ancoli-Israel S. The impact and prevalence of chronic insomnia and other sleep disturbances associated with chronic illness. *Am J Manag Care*. 2006;12(8 Suppl):S221.

66. Krystal AD. Sleep and psychiatric disorders: future directions. *Psychiatr Clin North Am*. 2006;29:1115.

67. Fondell E et al. Short natural sleep is associated with higher T cell and lower NK cell activities. *Brain Behav Immun*. 2011;25:1367.

68. [No authors listed]. Drugs that may cause psychiatric symptoms. *Med Lett Drugs Ther*. 2002;44:59.

69. Thombs BT. Prevalence of depression in survivors of acute myocardial infarction. *J Gen Intern Med*. 2006;12:30.

70. Greenblatt DJ et al. Clinical pharmacokinetics of anxiolytics and hypnotics in the elderly. Therapeutic considerations (Part I). *Clin Pharmacokinet*. 1991;21:165.

71. Dement WC. Introduction. Clinical considerations. Overview of the efficacy and safety of benzodiazepine hypnotics using objective methods. *J Clin Psychiatry*. 1991;52(Suppl):27.

72. Dell'osso B et al. Do benzodiazepines still deserve a major role in the treatment of psychiatric disorders? A critical reappraisal. *Eur Psychiatry*. 2013;28:7.

73. Becker PM, Sattar M. Treatment of sleep dysfunction and psychiatric disorders. *Curr Treat Options Neurol*. 2009;11:349.

74. Sutton EL. Psychiatric disorders and sleep issues. *Med Clin N Am*. 2014;98:1123.

75. Vogel GW et al. Drug effects on REM sleep and on endogenous depression. *Neurosci Biobehav Rev*. 1990;14:49.

76. Arnedt JT et al. Treatment options for sleep disturbances during alcohol recovery. *J Addict Dis*. 2007;26:41.

77. Mendelson WB. A review of the evidence for the efficacy and safety of trazodone in insomnia. *J Clin Psychiatry*. 2005;66:469.

78. Stahl SM. Mechanism of action of trazodone: a multifunctional drug. *CNS Spectr*. 2009;14:536–546.

79. Markov D, Doghramji K. Doxepin for insomnia. *Curr Psychiatry*. 2010;9:67.

80. Ancoli-Israel S. Sleep and its disorders in aging populations. *Sleep Med*. 2009;10(Supp 1):S7.

81. Espiritu JR. Aging-related sleep changes. Sleep in elderly adults. *Clin Geriatr Med*. 2008;24:1.

82. Vitiello MV Growing old should not mean sleeping poorly: recognizing and properly treating sleep disorders in older adults. *J Am Geriatr Soc*. 2007;55:1882.

83. Kamel NS, Gammack JK. Insomnia in the elderly: cause, approach and treatment. *Am J Med*. 2006;119:463.

84. Passarella S, Duong MT. Diagnosis and treatment of insomnia. *Am J Health Syst Pharm*. 2008;65:927.

85. Budhiraja R et al. Prevalence and polysomnographic correlates of insomnia comorbid with medical disorders. *Sleep*. 2011;34:859.

86. Benca RM et al. Special considerations in insomnia diagnosis and management: depressed, elderly, and chronic pain populations. *J Clin Psychiatry*. 2004;65(Suppl 8):26.

87. Smith MT et al. Comparative meta-analysis of pharmacotherapy and behavior therapy for persistent insomnia. *Am J Psychiatry*. 2002;159:5.

88. Suhl J. The neuropharmacology of sleep disorders: better sleeping through chemistry? *J Pharm Pract*. 2007;20:181.

89. Krystal AD. The changing perspective on chronic insomnia management. *J Clin Psychiatry*. 2004;65(Suppl 8):20.

90. Wagner AK et al. Benzodiazepine use and hip fractures in the elderly: who is at greatest risk? *Arch Intern Med*. 2004;164:1567.

91. Billioti de Gage S et al. Benzodiazepine use and risk of Alzheimer's disease: a case-control study. *BMJ*. 2014;349:g5205.

92. Tariq SH, Pulisetty S. Pharmacotherapy for insomnia. *Clin Geriatr Med*. 2008;24:93.

93. Glass JR et al. Effects of 2-week treatment with temazepam and diphenhydramine in elderly insomniacs: a randomized, placebo-controlledtrial. *J Clin Psychopharmacol*. 2008;28:182.

94. Richardson GS et al. Tolerance to daytime sedative effects of H1 antihistamines. *J Clin Psychopharmacol*. 2002;22:511.

95. Meltzer LJ, Mindell JA. Sleep and sleep disorders in children and adolescents. *Psychiatr Clin North Am*. 2006;29:1059.

96. Troester MM et al. Pediatric sleep pharmacology: a primer. *Semin Pediatr Neurol*. 2015;22:135.

97. Okun ML et al. A review of sleep-promoting medications used in pregnancy. *Am J Obstet Gynecol*. 2015;214:428.

98. Committee on Drugs. American Academy of Pediatrics. Use of psychoactive medication during pregnancy and possible effects on the fetus and newborn. *Pediatrics*. 2000;105(4, pt):880.

99. Eberhard-Gran M et al. Use of psychotropic medications in treating mood disorders during lactation: practical recommendations. *CNS Drugs*. 2006;20:187.

100. Dolovitch LR et al. Benzodiazepine use in pregnancy and major malformations or oral cleft: meta-analysis of cohort and case-control studies. *BMJ*. 1998;317:839.

101. Erman MK. Selected sleep disorders: restless legs syndrome and periodic limb movement disorder, sleep apnea syndrome, and narcolepsy. *Psychiatr Clin North Am*. 2006;29:947.

102. Greenstone M, Hack M. Obstructive sleep apnea. *BMJ*. 2014;348:g3745.

103. Punjabi NM. The epidemiology of adult obstructive sleep apnea. *Proc Am Thorac Soc*. 2008;5:136–143.

104. Borgel J et al. Obstructive sleep apnea and blood pressure. *Am J Hypertens*. 2004;17(12, pt 1):1081.

105. Jean-Louis G et al. Cardiovascular disease risk reduction with sleep apnea treatment. *Expert Rev Cardiovasc Ther*. 2010;8:995

106. Martin JM et al. Association between treated and untreated obstructive sleep apnea and risk of hypertension. *JAMA*. 2012;307(20):2169–2176.

107. Garrigue S et al. Benefit of atrial pacing in sleep apnea syndrome [published correction appears in N Engl J Med. 2002;346:872]. *N Engl J Med*. 2002;346:404.

108. Keating GM, Raffin MJ. Modafinil: a review of its use in excessive sleepiness associated with obstructive sleep apnoea/hypopnoea syndrome and shift work sleep disorder. *CNS Drugs*. 2005;19:785.

109. Dopheide JA. Medication effects. In: Kushida CA, ed. *Obstructive Sleep Apnea: Diagnosis and Treatment*. New York, NY: Informa Healtcare USA; 2007:295.

110. Ahmed I, Thorpy M. Clinical features, diagnosis and treatment of narcolepsy. *Clin Chest Med*. 2010;31:371.

111. Robinson DM, Keating GM. Sodium oxybate: a review of its use in the

management of narcolepsy [published correction appears in CNS Drugs. 2007;21:692]. *CNS Drugs.* 2007;21:337.

112. Vignatelli L et al. Antidepressant drugs for narcolepsy. *Cochrane Database Syst Rev.* 2008;(1):CD003724 pub3.

113. Auger RR et al. Risk of high-dose stimulants in the treatment of disorders of excessive somnolence: a case-control study. *Sleep.* 2005;28:667.

114. Weiss M et al. A randomized, double-blind trial of paroxetine and/or dextroamphetamine and problem-focused therapy for attention-deficit/hyperactivity disorder in adults. *J Clin Psychiatry.* 2006;67:611.

115. Hirai N, Nishino S. Recent advances in the treatment of narcolepsy. *Curr Treat Options Neurol.* 2011;13:437–457.

116. Wong YN et al. A double-blind, placebo-controlled, ascending-dose evaluation of the pharmacokinetics and tolerability of modafinil tablets in healthy male volunteers. *J Clin Pharmacol.* 1999;39:30.

117. Black J et al. The nightly administration of sodium oxybate results in significant reduction in the nocturnal sleep disruption of patients with narcolepsy. *Sleep Med.* 2009;10:829.

118. Robertson P, Jr et al. Effect of modafinil on the pharmacokinetics of ethinyl estradiol and triazolam in healthy volunteers. *Clin Pharmacol Ther.* 2002;71:46.

119. Dequardo JR. Modafinil-associated clozapine toxicity. *Am J Psychiatry.* 2002;159:1243.

120. Hogl B et al. Modafinil for the treatment of daytime sleepiness in Parkinson disease: a double-blind, randomized, crossover, placebo-controlled polygraphic trial. *Sleep.* 2002;25:905.

121. Rammohan KW et al. Efficacy and safety of modafinil (Provigil) for the treatment of fatigue in multiple sclerosis: a two centre phase 2 study. *J Neurol Neurosurg Psychiatry.* 2002;72:179.

122. Biederman J et al. A comparison of once-daily and divided doses of modafinil in children with attention-deficit/hyperactivity disorder: a randomized, double-blind, and placebo-controlled study. *J Clin Psychiatry.* 2006;67:727.

123. Ortega-Albas JJ et al. Sodium oxybate and modafinil: a good combination? *Sleep Med.* 2010;11:956.

第85章 精神分裂症

Richard J. Silvia，Robert L. Dufresne，and Justin C. Ellison

核心原则	章节案例
1 精神分裂症是一种会反复发作的异质性综合征,包括阳性和阴性症状。这些症状群会对患者的生活质量、功能恢复和预后产生不同影响。在疾病首次发作之前的数月,患者可能已经出现不为人注意的前驱症状。精神分裂症可急性或隐匿起病,会对日常生活和社会功能造成影响。	案例 85-1(问题 1 和 2) 表 85-1~表 85-3
2 根据患者所处疾病发展阶段的不同,治疗目标也随之不同。在急性期,稳定病情和保障安全是主要目标。在稳定期,维持病情稳定和改善功能是主要目标。治疗方法包括药物治疗和非药物治疗。	案例 85-1(问题 3~5)
3 在为精神分裂症患者选择合适的治疗方案时,需要考虑许多因素。患者方面的因素包括共患病、靶症状、既往依从性、个人及亲属的药物治疗反应史等。药物相关因素包括有效性、安全性、药代动力学特性、药物相互作用及经济性。	案例 85-1(问题 6、7、10、11、14、15、22、26、27、30 和 33) 表 85-5~表 85-7,表 85-9
4 抗精神病药的不良反应具有多样性,包括急性和慢性锥体外系运动障碍、代谢紊乱(如体重增加、血糖及血脂水平的变化)、镇静及直立性低血压等。应当全程监测并及时处理不良反应,从而确保治疗的持续安全性,避免治疗终止。	案例 85-1(问题 8、9、15~25 和 27~30) 表 85-4~表 85-7,表 85-10~表 85-13,图 85-1
5 对于那些对足量足疗程治疗反应欠佳的患者,应评估其依从性。抗精神病药的长效注射针剂可能有助于提高患者的依从性。对于那些对 2 种及以上抗精神病药充分治疗都反应不佳的难治性患者,可考虑使用氯氮平治疗。但是,由于氯氮平具有引起粒细胞减少的风险,因此在治疗期间应当严密监测血象。	案例 85-1(问题 12~14、26 和 30~32) 表 85-8,表 85-13
6 对于育龄期女性的治疗,需要特别注意一些问题。未经治疗的精神症状可导致母亲自我照顾不佳以及对胎儿监护不足。除此之外,还可能导致物质滥用、危险行为甚至自杀的发生。因此,患者和治疗团队都应重新评估抗精神病治疗的利弊。	案例 85-1(问题 34)
7 对于首发精神分裂症患者,早期识别症状以及接受合适的多学科综合治疗对于患者长期的功能恢复是至关重要的。这类患者对不良反应敏感性很高。抗精神病药的剂量应逐渐滴定至最低有效剂量。	案例 85-1(问题 35) 表 85-2

精神分裂症(schizophrenia)是一种会对患者功能产生终生影响的精神疾病。主要表现为一种思维障碍。患者的感知觉、现实检验能力、思维过程及行为通常存在异常。这些症状会对患者的社会、职业以及情绪调节等功能造成不同程度的损伤。患者可能需要通过住院治疗来维持或恢复其功能水平。精神分裂症的治疗包括多种方法和模式,最终目标都是改善患者的症状和功能,减少住院次数以及降低疾病整体发病率和死亡率。

流行病学

精神分裂症是一种具有异质性的"谱系"障碍。其发病率约为 0.7%[1]。精神分裂症是世界上排名第 9 的致残原因[2]。不同文化和种族的人群的发病率相似。虽然人们常常误认为男性的发病更为普遍,但事实上发病率并无性别差异。虽然男性通常在 18~25 岁发病,而女性通常在

26~45 岁发病,但疾病会持续终生[3]。总体上,与女性患者相比,男性患者的症状通常会更严重。

经济负担

精神分裂者的经济负担是巨大的[4-7]。据估算在 2002 年美国用于精神分裂症的开支为 627 亿,包括 303 亿直接健康医疗开支(其中药物治疗花费 50 亿)和 324 亿间接开支(包括生产力丧失导致的损失及其他医疗系统的开支)[3]。虽然在改善精神分裂症症状和恢复功能水平方面,医疗技术在不断进步,但目前精神分裂仍无法治愈。由于很多患者发病较早,终生患病带来的负担非常繁重。许多患者需要多次入院治疗。而在院外,患者仍需要坚持门诊治疗。除此之外,许多患者还需要照顾机构或者家人提供支持性的生活环境。这也给患者的家庭带来了经济负担。

病因学(神经生物学)

精神分裂症是一种复杂的多因素疾病。目前的病因假说涉及多种神经递质和生理机制。除了对生物样本的直接分析,许多涉及神经递质系统异常的假说均来源于抗精神病药的药理机制研究。不同患者的神经系统扫描和神经解剖学测量结果差异较大,因此这也不足以作为可靠的诊断手段。随着遗传学的不断发展,基因标志物最近被广泛研究,但也不能解释一切。在这一部分中,我们将对参与精神分裂症发生发展的化学、生物及环境因素进行讨论。

遗传和环境危险因素

与普通人群相比,精神分裂症患者的家属的患病率更高。精神分裂症的基因假说由此提出。根据与患者亲缘关系的不同,家属的患病率也随之变化(约 2%~50%)[1]。在 40%~60% 的病例中,父母患病的儿童也患上了精神分裂症。在 10%~15% 的病例中,患者的兄弟姐妹,包括异卵双胞胎患上了精神分裂症。在同卵双胞胎中,若其中一个患病,另一个患病的风险会增加 50%。患者的二级或三级亲属的患病风险接近普通人群,但仍然会增加 2%~5%。许多基因被认为参与精神分裂症的发生,但是目前还未发现一种参与所有患者发病的基因。这些发现提示可能多种基因共同参与精神分裂症的发生。虽然精神分裂症的病因涉及遗传因素,但并不能解释一切。约 2/3 的患者并无家族史。因此在这些患者中其他因素在发挥影响[1]。早期发育过程中的环境暴露与精神分裂症的发生有关。研究发现母亲孕期感染(特别是流感)、应激及营养不良与孩子患上精神分裂症有关。胎儿分娩期间或婴儿出生后前几个月缺氧可能会使精神分裂症的发生风险加倍。童年创伤和物质滥用也与精神分裂症的发生有关。

病理学

精神分裂症的病理生理学基础很复杂,目前仍未研究清楚。可能将其定义为一种涉及多种不同潜在机制的综合

征更为合适[8]。虽然人们已经注意到很多脑结构和生理异常,如灰质和全脑体积缩小及脑室体积增加等[9],但是大部分治疗仍然集中于对抗假设的多巴胺-2(dopamine 2,D_2)受体活性增强。典型抗精神病药的效能与它们对这些受体的拮抗有关。但是一些非典型抗精神病药(如氯氮平)的 D_2 受体阻断率并不高,但却非常有效[10]。最早的精神分裂症的多巴胺假说认为精神分裂症的阳性症状(如概念解体和幻觉)是由中脑边缘系统多巴胺神经元活性异常增高引起的;而阴性症状和情感症状则是由中脑皮层多巴胺神经元活性低下引起的[11]。由于许多多巴胺受体激动剂都能加重阳性症状,发挥与抗精神病药相反的作用,所以虽然该假说是个简化的概念框架,但它在临床实践中仍然有用。阴性症状与多巴胺的关系更复杂。一些研究结果提示前额叶多巴胺活性的下降与阴性症状有关,而纹状体多巴胺活性的增强与阳性症状的出现有关[12]。为了解释抗精神病药氯氮平(clozapine)和喹硫平(quetiapine)既能有效控制精神症状又较少引起运动系统不良反应、催乳素升高及继发阴性症状,理论假说提出与其他抗精神病药相比它们能够与 D_2 受体更快解离[13]。还有研究提示当 D_2 受体占有率达到 65% 药物起效;而 78% 的受体占有率预示着可能出现锥体外系不良反应[14]。

最近的一些假说提出谷氨酸和 γ 氨基丁酸(γ-aminobutyric acid,GABA)也参与精神分裂症的发病,并且与多巴胺递质系统相互作用[15]。谷氨酸假说最早在 20 世纪 80 年代被提出。之后,N-甲基-D-天门冬氨酸(N-methyl-D-asparticacid,NMDA)受体功能低下假说也被提出。NMDA 受体拮抗剂能够在健康个体中诱发出所有主要的精神分裂症症状,如阳性症状、阴性症状及认知症状。这进一步支持了 NMDA 假说。由于阴性症状和认知障碍既不能被 D_2 受体拮抗剂所治疗,也不会被多巴胺受体激动剂所加重,所以谷氨酸紊乱假说看起来很有吸引力。不同于皮层下多巴胺功能失调,大脑的病理改变(如伴随皮层萎缩的树突和轴突广泛性发育不良)可能与 NMDA 受体功能低下有关[16]。大脑的兴奋性神经传导以谷氨酸能神经传递为主导。在前驱期和发病后,谷氨酸失调可能与多巴胺紊乱有关[17]。在精神分裂症的发生中,多巴胺能的改变被认为是发病机制链条中的终末环节。抗精神病药通过逆转其他神经递质改变所引起的中脑皮层多巴胺活性增强来发挥药效[10]。

NMDA 受体活性的进行性降低也与精神分裂症的神经解剖学改变一致[18]。早在 20 世纪 20 年代人们就已经发现精神分裂症患者的脑体积减小。最近越来越多的研究也发现精神分裂症患者的脑结构发生了变化,包括特定脑区体积减小及神经连接改变[8]。脑室扩大是精神分裂症的典型神经解剖学改变。除此之外还存在大脑皮层椎体细胞树突棘密度下降,而 NMDA 受体正是存在于这些细胞上[19]。神经解剖学改变还包括白质完整性受损以及顶下小叶、前额叶、颞叶、丘脑及纹状体等区域灰质体积缩小[20]。大量研究提示精神分裂症的脑白质异常与功能传导束连接异常有关[21]。

临床表现

精神分裂症的历史概念

早期的精神病学家 Arnold Pick 和 Emil Kraepelin 在 19 世纪晚期第一次完整的描述了精神分裂症的症状,他们将其称之为"早发性痴呆"(一种在生命早期出现的认知和行为障碍综合征)[22]。而 Bleuler 则将其描述为"精神的解体"[23]。在过去人们认为精神分裂症以大脑进行性退化为主要特征。虽然现代研究的发现似乎能印证这一历史观点,但是很少有精神分裂症患者表现出类似神经退行性疾病的进行性功能丧失[24]。多巴胺受体拮抗剂能够有效治疗精神分裂症[25]。这使得人们将精神分裂症定义为以中脑边缘系统 D_2 受体活性过高为主要特征的异质性综合征[26]。

诊断和鉴别诊断

在《精神障碍诊断与统计手册(第5版)》(Diagnostic and Statistical Manual of Mental Disorders, Fifth edition, DSM-5)中,精神分裂症的诊断标准要求患者必须持续存在 2 种以上的症状,如妄想、幻觉、言语或行为紊乱等,并且症状持续 6 个月以上[27]。除此之外,在 DSM-5 中精神分裂症的亚型,如偏执型或未分化型被删除。这些区分的临床意义并不大,因为患者通常会在疾病的不同阶段分别或同时表现出各种亚型的特征性症状[27]。那些同时存在情感症状和典型精神病性症状的患者仍然被诊断为分裂情感障碍(表 85-1)。

表 85-1

DSM-5 关于精神分裂症的诊断标准

A. 特征性症状

至少符合以下症状中的 2 条,且存在至少 1 个月(如果得到有效治疗可少于 1 个月)。至少一条症状必须为 1、2 或 3:

1. 妄想
2. 幻觉
3. 言语混乱(如经常言语离题或言语不连贯)
4. 明显的行为紊乱或紧张症行为
5. 阴性症状[即情感淡漠或意志缺乏(社会隔离)]

B. 社会或职业功能障碍

在发病后的大部分时间,至少 1 种主要功能,如工作、人际关系或自理能力显著低于发病前水平(或儿童或青少年期起病者的人际关系、学业或职业功能未能达到预期的发展水平)

C. 持续时间

症状持续至少 6 个月。在这 6 个月中的至少 1 个月(如果治疗成功,可少于 1 个月)内,症状满足标准 A(即急性期症状),可以包括前驱期和残留期。在前驱或残留期,疾病还可以表现为阴性症状,或 2 个及以上的标准 A 的症状,但症状较轻

D. 排除分裂情感性障碍和心境障碍

伴有精神病性症状的分裂情感性障碍和心境障碍已经被排除,因为抑郁发作、躁狂发作或混合发作不会与精神分裂症急性期症状同时出现,而且如果在急性期出现心境障碍发作,与急性期和残留期相比,它们总的持续时间也很短

E. 排除物质使用和躯体情况

该病并非由某种物质(如成瘾性药物或治疗药物)的直接生理作用或某种疾病所致

F. 与广泛性发育障碍的关系

如果存在孤独症或其他广泛性发育障碍病史,那么只有当明显的妄想或幻觉症状也持续至少 1 个月时,才能够作出精神分裂症的附加诊断

来源:American Psychiatric Association. Diagnostic and Statistical Manual of Mental Disorders. 5th ed. Arlington, VA: American Psychiatric Publishing; 2013; 87~122.

许多疾病在加重过程都会出现精神病症状(表 85-2)。精神分裂症的临床表现与双相情感障碍的不同之处在于它的突出症状为思维过程紊乱和幻觉,也可能会出现诸如淡漠、缺乏动力、言语贫乏和情绪迟钝等"阴性"症状。那些既存在精神分裂症阳性症状又存在躁狂或抑郁的患者可被诊断为分裂情感障碍(双相型)[28]。精神分裂症患者患上继发性抑郁的情况也并不少见。这些患者可能会出现自杀行为[29]。

表 85-2

精神分裂症的鉴别诊断

药物诱导的精神障碍
酒精(或其他镇静催眠药)
苯丙胺(或其他中枢兴奋剂)
可卡因(cocaine)
大麻
苯己环哌啶(phencyclidine,PCP)
麦角酸二乙基胺(lysergic acid diethylamide,LSD)
抗胆碱能药物(特别是过量时)
类固醇激素
其他精神障碍
伴有精神病性症状的重度抑郁或双相障碍
分裂情感性障碍
精神分裂症样障碍和短暂精神病性障碍
妄想障碍
分裂型人格障碍
强迫性障碍和躯体变形障碍
创伤后应激障碍
孤独症谱系障碍和交流障碍

来源：American Psychiatric Association. *Diagnostic and Statistical Manual of Mental Disorders.* 5th ed. Arlington, VA: American Psychiatric Publishing; 2013:87~122.

在处理新发的精神病症状时,医师应注意排除药物诱导的精神障碍(即安非他命、可卡因、"k2"合成大麻、抗胆碱能药、LSD、苯己环哌啶)。类固醇激素可诱发躁狂型精神病,而合成代谢类固醇可能诱发更加具有攻击性的精神症状。因此有必要进行毒物筛查。患者可能会出现短暂的精神病发作。这种发作起病突然并且可以持续超过 1 个月,但不会再复发。对于症状持续时间为 1~6 个月的患者,可考虑诊断为精神分裂症样障碍。除此之外,患者可出现与幻听和妄想相关的抑郁情绪。最后,患有 A 类人格障碍的患者可表现出隔离症状,如偏执、情感淡漠,但是并不能满足精神分裂症的诊断标准[30]。

核心症状

精神分裂症的特征性症状通常分为两大类:阳性症状和阴性症状(表 85-3)。阳性症状其实就是公众对精神分裂症的普遍认识:幻觉、妄想和紊乱。幻觉会波及 5 种感觉器官,但幻听最为常见。妄想是指持续存在的错误信念,即使事实证据是相反的。妄想亚型包括被害妄想、情爱妄想(如钟情妄想)、夸大妄想(具有某种超能力)及躯体妄想(即在妊娠试验结果阴性的情况下认为自己已怀孕)。紊

乱症状包括言语紊乱、思维紊乱(接触性离题、言语离题、病理性赘述、思维不连贯)及行为紊乱(衣着、外观、攻击行为、重复动作)。言语紊乱包括语词新作、音联、语词杂拌、模仿言语。行为紊乱包括持续动作、模仿动作、衣着怪异及其他怪异行为。阴性症状包括情感淡漠、言语贫乏(言语不能)及意志缺乏[31]。感受快乐的能力丧失(快感缺乏)和社会退缩可导致患者功能严重受损,即使其阳性症状并不严重。在急性发作期间,阳性症状可能最先出现,然而长期来看,阴性症状更为棘手,更具有致残性。精神分裂症还会出现认知症状,包括具象思维、注意力不集中、记忆问题、学习和执行功能受损以及思维紊乱[32]。当这些认知症状合并阴性症状伴随患者一生时,患者的功能必将严重受损。精神分裂症还经常伴发抑郁[33],并且很难治疗[28,34,35]。抑郁症状常常很容易被忽视[36,37],因为治疗的注意力都集中在阳性症状。抑郁也可能被阴性症状所掩盖

表 85-3

精神分裂症的阳性和阴性症状

阳性症状	阴性症状
幻觉(听觉、视觉或其他感觉)	情绪表达减弱(身体语言)
妄想(被害、偏执、夸大等)	意志缺乏/精神运动迟滞
思维/言语紊乱	失语症(言语减少)
行为紊乱或异常运动行为(包括紧张症)	快感缺乏(感受快乐的能力下降)
异常行为	社交缺乏
好斗、激越和敌意	情感淡漠
牵连观念	

案例 85-1

问题 1：J. J.,26 岁单身女性,在凌晨 3 点钟被学校保安送至当地医院急诊。当时她被发现裸露着身体在校园内边跑边尖叫着"他们要抓我,不会放过我的! 他们一直在让我逃跑躲起来",J. J. 的室友和保安人员一起陪着她。

现病史：J. J. 无法提供病史,她的室友愿意提供信息。问诊时,J. J. 答非所问,不停地在重复说她所担心的事情"他们要抓我"。当被问到谁在抓她,她答道"当然是 FBI! 他们认为我是间谍,但我是 CIA 的间谍!" J. J. 被发现在与不在同一屋内的人交谈。当被问及此事时,她称她能够通过脑内的传感器听到 CIA 上级的声音,并且需要进行回应。她说传感器还允许她读取其他人的想法,这是她为 CIA 工作的方式。她的室友称 J. J. 在最近几个学期的行为一直很古怪,当时她觉得这可能是她们正在玩的线上游戏引起的。有一次,她返回宿舍,发现 J. J. 已经用家具将门从屋内反锁,这样就不会有人找到她。室友还说 J. J. 经常在电脑前熬到很晚,并声称自己在"寻找敌方间谍"。

治疗史：J. J. 没有值得注意的治疗史和精神病史。她从未住院或接受过精神疾病的治疗。她的室友是在 3 年前进入大学时认识 J. J. 的。她们已经成为室友 2 年了。室友说那时 J. J. 非常正常——安静、羞涩、学习成绩优秀，直到 1 年前暑假结束返校后开始出现异常行为。她说从那时起 J. J. 的行为越来越异常和古怪。

社会心理史：在与 J. J. 的母亲电话沟通后，发现 J. J. 的父亲有酗酒和家庭暴力史，这导致了她的父母的离婚。那时 J. J. 14 岁。J. J. 的叔叔被诊断患有精神分裂症，并曾经多次住院治疗。J. J. 的母亲说她一直是个好学生，但是由于高中期间不爱社交，她与同学的关系比较疏远。有一次，她曾经朝同学尖叫如果他们实施计划并呼叫警察她会自卫。J. J. 被安排免费参加学校的情绪管理项目，但是她从未到场。J. J. 的室友称 J. J. 只是偶尔在聚会上喝一些酒，并且否认她存在物质滥用的情况。

精神检查：外观和行为：J. J.，身高较高，中等体型，穿戴休闲洁净并符合年龄。她一直不停环视房间和走来走去。这可能是偏执和激越的表现。她不断要求"在他们找到我之前"释放自己。情绪：J. J. 非常焦虑，担心"FBI 会找到我"并阻止她完成任务。由于她目前处于激越状态，情绪较激动。她未主诉任何抑郁情绪。记忆：长期记忆完整（由其室友确认）。但是当被要求完成短期记忆测验时，J. J. 不合作，并称"这是在浪费时间，释放我"。定向力：人物、地点、时间和环境定向力完整。思维内容：J. J. 坚持要求离开从而完成她的任务。她坚信她待在这里越久，FBI 越有可能找到她，那时她将"需要逃命"。她还说自己正在通过植入的传感器来读取这个房间内的人的思想。她否认存在自杀或杀人的观念。她指责医师在帮助 FBI 将其留在这里。思维过程：J. J. 存在言语紊乱，让人难以理解。感知觉：J. J. 正在回应内在刺激，很有可能存在幻听。她反复询问工作人员是否有东西着火了以及气味是从哪里来的。自知力：J. J. 对自己的症状和精神状况缺乏自知力，很有可能需要住院治疗。暂定诊断：精神病发作，精神分裂症可能性大。

J. J. 存在哪些精神分裂症的核心症状？如何通过核心症状来监测治疗？

J. J. 目前存在大量精神分裂症的典型症状，包括嗅幻觉和听幻觉（听到 CIA 上级和其他人在对其说话），妄想（认为她在为 CIA 工作，并且 FBI 正在抓她，她的脑内有传感器）以及超自然观念（她能读取别人的思想）。在言语方面她表现出联想紊乱。J. J. 目前处于激越和不合作的状态，与那些她认为是 FBI 派来的人陷入了争吵。这些行为也提示她存在妄想。如果给予有效的治疗，这些症状会开始随着时间的推移减少和减轻，从而帮助我们评估 J. J. 的治疗反应。

案例 85-1，问题 2：J. J. 的病史中的哪些信息有助于确诊精神分裂症？J. J. 的预后如何？

虽然 J. J. 既往未接受过抗精神病治疗，但她的年龄处于精神分裂症首次发作的年龄范围内（青少年晚期到 25 岁左右）。据其室友所述，在过去的 6 个月至 1 年，J. J. 的异常行为不断增多，而且愈演愈烈。在此之前，J. J. 确实存在一些前驱症状。最值得注意的是在高中期间，她与同龄人的交往存在困难，处于孤立状态。另外其家族史为阳性（叔叔），并且父亲还有酗酒史。J. J. 的预后不确定。因为起病早、家族史阳性以及幼年不稳定的家庭环境都预示着预后较差，但是她的基线功能水平和智商相对较高（她在高中和大学的学业成绩很好），这个因素会增加预后良好的概率。由于 J. J. 处于疾病发展的早期，所以确定她的长期预后还需要时间。

典型病程和转归

精神分裂症病程的个体差异较大。然而常见的模式包括一个在 12 岁之前的儿童期出现的前驱期（存在认知、运动和社交等方面的前驱症状），一个在青少年期出现的前驱期（出现短暂而轻微的阳性症状发作以及功能下降）以及一个出现丰富阳性症状的活跃期[20,38]。女性、以阳性症状和情绪症状为主、起病快速、发病较晚以及病前功能水平较高与更好预后相关[39,40]。

在发病早期，精神分裂症的阴性（缺陷）和认知症状通常占主导。丰富的阳性症状、通常在男性 18~25 岁及女性 20~30 岁出现[22]。在前驱期患者可能出现类似阴性症状的表现：情感淡漠、动力下降及社会退缩等。患者还可能出现诸如注意力不集中和记忆差等认知症状。这些症状可表现为患者学业成绩和工作表现变差。前驱期还可见较轻的阳性症状，主要表现为思维紊乱。其他诸如抑郁、焦虑或易激惹等症状也可能会出现。青少年期出现的这些症状通常难以识别，会被误认为是青春期问题或是由药物滥用引起的。这一阶段可能持续数周至数年。在许多病例中，当患者出现了更多显著的阳性症状时被转而确诊为精神分裂症，而且在经历数月甚至更久后才得到治疗。这种延迟可能会影响疾病的长期预后。早期治疗能够降低后期的复发率[41]。

精神分裂症的活跃期会覆盖大部分成年期。之后患者会进入慢性疾病的残余症状期。在这个阶段，症状有点类似前驱期的症状。随着疾病的进展，发作间期的残余症状会增加，日常生活功能将难以维持。随着患者年龄的增加，精神分裂症的并发症、治疗相关的代谢综合征以及烟草使用的影响会日益突出[38]。精神分裂症患者的预期寿命比普通人群少 9~10 年[42]。在生命后期，阴性症状和认知症状成为主导[27]。然而，在早期干预和支持下许多患者的症状能够得到有效控制，甚至过上有意义的充实生活。

治疗

精神分裂症通常被认为是一种包括不同阶段的慢性终生疾病。疾病的严重程度决定了患者的功能水平。虽然药物治疗能够减轻症状和改善功能，但常常会有一些症状对治疗反应欠佳。除此之外，即使治疗充分，患者仍会出现复发，从而需要强度更高的治疗。因此治疗需要持续终生，并且包括多种治疗方法——药物治疗、社会心理治疗及个案管理等。

治疗目标

精神分裂症的总体治疗目标是减轻症状,从而改善患者的功能和生活质量。根据患者所处的疾病发展阶段的不同,治疗目标也不同。不同阶段采用不同的药物和非药物治疗策略。美国精神病学会发布的治疗实践指南将疾病分为 3 期——急性期、巩固治疗期和稳定期[27]。这些阶段并不是静止的。患者可能频繁进入不同的阶段。

急性期

急性期的治疗目标是降低症状对患者本人或他人的威胁和风险。处于精神病急性发作期的患者的症状以阳性症状为主导,表现为言语和(或)行为紊乱。阴性症状和自杀观念也可能更为显著和严重。这时患者通常需要比门诊治疗强度更高的治疗。住院治疗成为必要的选择,从而快速控制患者的病情。急性精神病发作的激越症状需要使用药物来处理,包括短效抗精神病药注射剂和苯二氮䓬类药物。然而,在这个阶段社会心理干预和家庭支持也很重要[43]。应尽快开始药物治疗从而缩短治疗延迟时间,进而改善长期预后[44]。

应当通过患者主诉和间接信息(如照护者的观察、购药记录)来确定患者精神失代偿的原因。精神分裂症的病程非常多样。甚至在治疗过程中,社会心理应激因素及违法物质的滥用等都可能引起病情加重。然而如果病情加重是由治疗依从性差所导致的,则应当与患者一同分析原因。如果依从性差是由药物不良反应无法耐受所造成的,可考虑降低剂量或换药。如果忘记服药是主要原因,可考虑使用长效注射针剂。总而言之,抗精神病治疗方案的制订和修改应基于患者的倾向、既往治疗反应史、耐受性和相关合并症。

巩固期

巩固期的治疗目标是促进持续恢复、维持症状控制、准备转入院外支持治疗机构以及减轻不良反应和降低复发风险。应当进行患者和家属教育,使他们了解症状改善的时间轴、可能出现的药物不良反应和处理方法、依从性的重要性以及如何识别症状复发的早期表现。在首次发作后的前 6 个月复发风险最高。因此药物治疗应至少维持 6 个月,期间药物剂量应维持有效治疗剂量[45]。患者及照护者应知晓部分应答(如幻听内容和频率减少)并不是治疗失败。残余症状可能持续整个急性期和巩固期,但也可能随着治疗的持续而减轻。

稳定期

稳定期聚焦于生活质量和功能的恢复。通过优化疾病治疗、最小化不良反应发生风险以及社会心理干预可达到该阶段的治疗目标。患者经常问要使用抗精神病药多久。与对照组相比,抗精神病药治疗可显著降低 1 年复发率[46]。因此,维持治疗应至少持续 1 年,除非不良反应无法耐受或诊断不确定。对于那些已经经历过反复发作(5年内至少发作 2 次)或对本人和他人存在安全威胁的患者,

推荐终身治疗。对于首发患者,在接受治疗 1 年后可在严密监测下尝试谨慎的缓慢滴定减量[45]。在巩固期,推荐常规监测不良反应,特别是锥体外系综合征(extra pyramidal symptoms,EPS)和代谢综合征。当主要治疗药物的靶点位于中枢神经系统时,患者通常不会将不良反应,特别是躯体主诉和药物联系在一起,所以需要对其进行用药教育和严密监护。在功能恢复方面,社会心理治疗是重要的辅助治疗手段。社会心理干预包括针对高风险患者的社区治疗管理、职业训练和就业支持以及认知行为治疗。在该阶段还应当采取辅助治疗手段处理并发症(如抑郁和焦虑)。

非药物治疗

除了药物治疗,目前已经发现多种非药物治疗方法可有效治疗精神分裂症。大部分患者能够从多学科联合治疗中获益。精神分裂症治疗指南推荐治疗计划应包括药物和非药物治疗方案[45]。非药物治疗干预包括个体或群体社会心理治疗及家庭治疗、认知技术训练、职业技术训练等。这些治疗可以增进患者对疾病的理解、降低症状复发的风险及改善患者的社会和职业功能。

非药物治疗方法的选择应基于患者的认识水平和特定需要,但在整个疾病病程中都可以考虑使用这些方法。例如,对于处于急性发作的患者,认知或职业训练并不合适,但他们可能能够从个体治疗中获益。个体治疗能够改善患者对自身疾病的认识以及帮助患者理解治疗的必要性。在急性期,其他简单的干预手段也可能发挥重要作用。例如,病房利用相关技术最小化对患者的刺激或应激,特别是对那些激越或者具有潜在攻击性的患者。团体治疗有助于提高患者的社交能力。

当患者进入巩固期或维持期,可以考虑增加其他技能训练。在这一阶段许多患者可能还存在一些对药物治疗反应不佳的阴性症状和认知症状。认知技术训练能够促进这两方面症状的改善,帮助患者克服症状带来的功能损伤。职业技能训练能够帮助患者为将来再次步入职场做好准备,即使只是一个并不重要的工作岗位。

家庭治疗对患者和家庭均有益处。当家庭成员被诊断患上精神分裂症,许多家庭都会受到严重影响。提高家庭对疾病的理解以及指导家庭成员如何与患者相处是非常重要的。除此之外,家庭治疗和援助项目能够减轻成员患病对整个家庭造成的压力。

通过患者教育(特别是用药教育)和依从性教育,药师在非药物治疗中也可以发挥作用。协助处理药物不良反应也是药师可以参与的工作。

> **案例 85-1,问题 3:** 对于 J. J.,具体的治疗目标是什么?

目前首要也是最重要的目标是保证 J. J. 的安全。虽然并不严重,但她一直在用拳头锤墙,给自己造成了伤害。由于存在偏执症状,她也很好辩,这也可能会导致不必要的争吵。经过治疗后,J. J. 的症状应该会减轻。她的功能和对疾病的认识也会随之改善。根据 J. J. 目前的症状及对疾病的认识水平,她可能需要住院治疗来确保安全及治疗

的有效性。

在急性期,特别是当 J.J. 的症状以阳性症状为主时,非药物治疗的重点应该是减少环境刺激因素和疾病教育。通过减少应激因素,J.J. 的偏执和激越症状可能会减轻,从而对治疗也更加配合。疾病教育可贯穿于个体治疗和团体治疗。当 J.J. 进入稳定期,可以开始进行更多的专项干预,比如职业技能训练。这取决于她的需要和当时的功能水平。

当她的病情足够稳定而能够更好地理解目前的治疗以及潜在的不良反应时,用药教育也可使 J.J. 获益,如来自药师用药教育。

治疗人员应当尝试采用不会激惹 J.J. 或加重偏执症状的方法与其进行沟通,包括言语和非言语沟通(身体语言)。如果 J.J. 已经变得偏执和激越,应保持平静,并试图缓和气氛。直接挑战她的幻觉和妄想极有可能加重她的偏执,所以应当避免此类做法。如果可能,可以在 J.J. 比较平静或症状较少的时候与其交流,并询问 J.J. 在她激动的时候哪种交流方式能够使她平静下来,如单独在房间放松一下,听音乐或与治疗人员交谈。

应当对 J.J. 的家庭和朋友进行疾病教育,从而使他们了解如何避免扰乱 J.J. 和加重她的症状,特别是在急性期。避免谈论使她心烦意乱的话题。在 J.J. 出院回家后,应像往常一样与她正常沟通,但是对症状的复发应保持警惕。如果他们观察到 J.J. 的状态发生显著变化,应尝试请专业医疗人员对 J.J. 进行评估。

评估

上文已经对精神分裂症及其鉴别诊断进行了讨论。确诊后应根据患者访谈、家庭和朋友的访谈及医疗记录提供的信息评估症状的严重程度。目前无法借助实验室检查来评估精神分裂症的进展。基线实验室检查对于鉴别诊断和不良反应监测非常重要。首先,应尽可能获得完整的既往史和包括用药历史记录的药物治疗史。建议患者接受体格检查和实验室检查(肝功能、肾功能及甲状腺功能检查、全血细胞分析、尿液毒物筛查)。考虑到 2 型糖尿病在精神分裂症患者中发病率较高,快速血糖检测和糖化血红蛋白测定是有益的,特别是当患者年龄超过 40 岁或正在服用能够显著延长 Q-T 间期的药物时。

精神分裂症的临床评估方法是精神检查[47]。如果患者已经入组临床研究,通常使用阳性症状和阴性症状量表(Positive and Negative Symptoms Scale, PANSS)[48]简明精神评估量表(Brief Psychiatric Rating Scale, BPRS)[49]和临床总

体印象量表(Clinical Global Impression Scale, CGI)来评估精神症状。抗精神病药的不良反应的评估工具包括异常不自主运动量表(Abnormal Involuntary Movements Scale, AIMS)、评估迟发型运动障碍的运动障碍识别系统用户量表(Dyskinesia Identification System Condensed User Scale, DISCUS)[50]以及评估药源性帕金森症的 Simpson-Angus 评估量表[51]。常见不良反应可通过不良反应量表(Treatment Emergent Symptoms Scale, TESS)来记录。这些是适用于评估症状严重程度的所有量表,但不用作临床诊断工具。

药物治疗

抗精神病药

抗精神病药的分类和命名

第一个有效的抗精神病药物是氯丙嗪(chlorpromazine),一个具有镇静作用的低效价"典型"抗精神病药。氯丙嗪在 1951 年被首次研发出来用于增强麻醉作用。它的发明者 Laborit 称其为"植物稳定剂"[52]。它的上市导致住院精神分裂症患者的数量急剧下降,但它并不完美。氯丙嗪可以引起许多不良反应,如药源性帕金森症、急性肌张力障碍、镇静、抗胆碱能效应和直立性低血压。当人们认识到 D_2 受体拮抗剂能够有效治疗精神分裂症,越来越多的同类药物被开发上市。它们中的一些药物的特异性更高,能够选择性激活多巴胺受体。特异性更强的药物对其他神经递质系统的影响更小(图 85-1)。与"低效价"药物(如氯丙嗪和硫利达嗪)相比,"高效价"第一代抗精神病药(如氟哌啶醇、氟奋乃静)引起相关不良反应(如镇静、食欲增加、口干、便秘和直立性低血压)的可能性更小。然而,高效价第一代抗精神病药(first-generation antipsychotics, FGA)引起急性肌张力障碍和药源性帕金森症的风险更高。中等效价的药物(如洛沙平、吗茚酮和奋乃静)会引起中等程度的不良反应。这些药物还有一些区分于其他药物的独特特性。例如,吗茚酮能够引起中等程度的体重减轻[53,54]。由于对 5-羟色胺(serotonin, 5-HT)受体具有亲和性,洛沙平具有一定不典型性。对这些特性的认识促进了第二代抗精神病药(second-generation antipsychotics, SGA)或"不典型抗精神病药"的开发[55]。

第一个 SGA 氯氮平的药理机制与之前上市的抗精神病药大不相同。它是 $5-HT_{2a}$ 受体和 $5-HT_{2c}$ 受体的强拮抗剂。后来证明正是对 5-羟色胺受体的拮抗作用决定了新型抗精神病药的"非典型性"。研究显示氯氮平可以有效治疗难治性精神分裂症[56],但是粒细胞缺乏症的发生率为 $1\% \sim 2\%$[57]。在较高剂量下氯氮平引起癫痫发作的发生率为 6%[58]。除此之外,氯氮平还可能引起流涎和便秘,甚至与心肌炎的发生相关[59-61]。由于氯氮平仅限于治疗难治性精神分裂症或对其他药物无法耐受的患者,更新型的药物被开发上市,如利培酮(risperidone)、奥氮平(olanzapine)、喹硫平和齐拉西酮(ziprasidone)。这些药物可以用作初始治疗。但是后来研究又发现这些更新型的药物与肥胖、高甘油三脂血症和 2 型糖尿病相关,因此使用时也应当

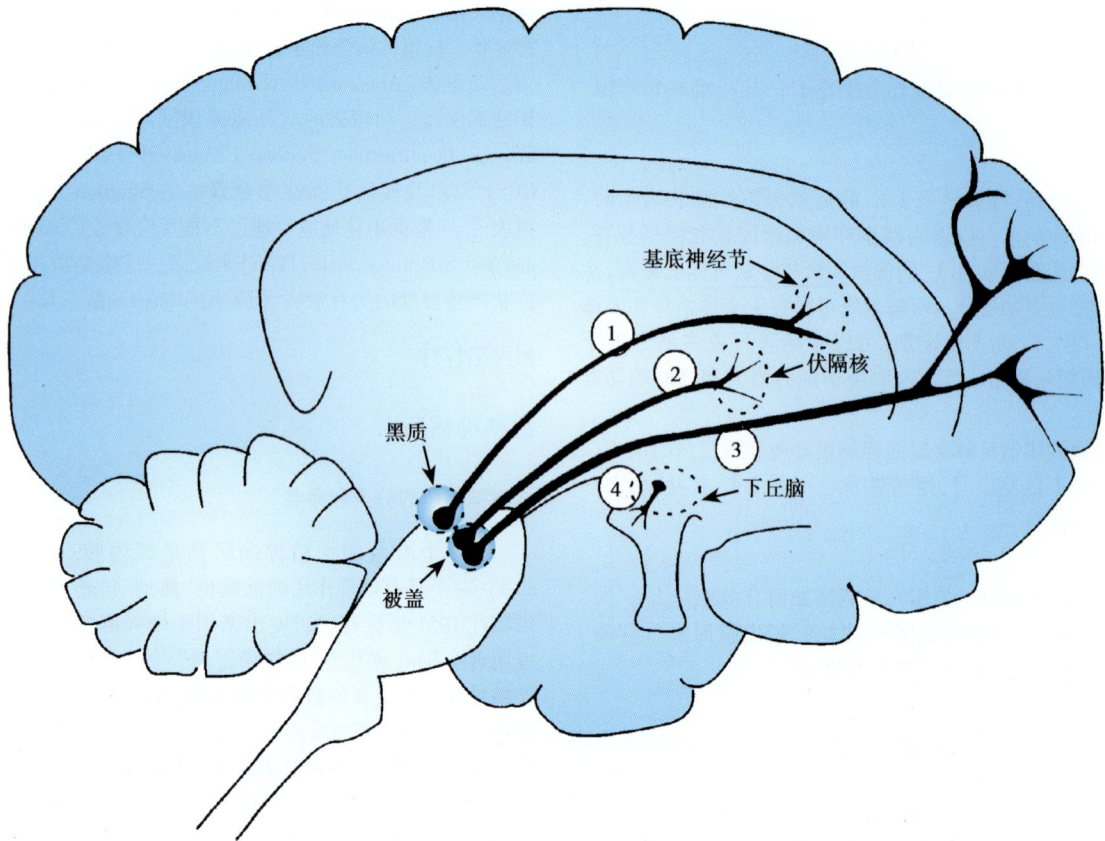

图 85-1 脑内 4 条多巴胺通路。脑内 4 条多巴胺神经通路的神经解剖学可以解释已知药物的治疗作用和不良反应。①黑质纹状体多巴胺通路由黑质投射至基底神经节,主要控制运动;②中脑边缘多巴胺通路由中脑腹侧被盖区投射至边缘系统的伏隔核,被认为与许多行为有关,如愉悦感、药物滥用的强烈欣快感以及精神疾病的妄想和幻觉;③与中脑边缘多巴胺通路相关的通路是中脑皮层多巴胺通路。它也是从中脑腹侧被盖区发出投射,但其轴突通向边缘皮层,参与介导阳性和阴性精神病性症状以及抗精神病药对认知的不良影响。④第 4 条多巴胺通路控制催乳素的分泌,被称为结节漏斗多巴胺通路。它从下丘脑投射至垂体前叶

谨慎小心。之后具有一定独特机制的药物被开发出来,如阿立哌唑(aripiprazole)、鲁拉西酮(lurasidone)、帕利哌酮(paliperidone)、伊潘立酮(iloperidone)、阿塞那平(asenapine)、依匹哌唑(brexpiprazole)和卡利拉嗪(cariprazine)。

不同类型抗精神病药的区分要点

有时根据作用受体的不同或效价不同来定义不同的抗

精神病药是有用的(表 85-4)。第二代抗抑郁药阻断 5-HT$_{2a}$ 受体的强度高于阻断 D$_2$ 受体的强度。第二代抗精神病药引起帕金森综合征和迟发型运动障碍的风险低于第一代抗精神病药,但其中一些药物比第一代药物更容易引起代谢问题[52]。低效价抗精神病药的常用剂量为每日上百毫克。与它们所对应的高效价药物(每日 1~20mg)相比,低效价药物的抗组胺作用、抗胆碱能作用和对 α$_1$ 受体的拮抗作用都更强。

表 85-4

抗精神病药拮抗受体的临床作用

受体(亚型)	拮抗的临床作用
D$_2$	中脑边缘系统通路(基底神经节)——治疗阳性症状 中脑皮层通路(前额叶)——可能加重阴性症状 黑质纹状体通路(黑质)——锥体外系症状 结节漏斗通路(下丘脑-垂体前叶)——催乳素释放增加
5-HT$_{2a}$	治疗阴性症状;增加前额叶多巴胺的释放;可能减少中脑边缘通路多巴胺的释放
5-HT$_{2c}$	参与介导抗精神病药相关的体重增加
毒蕈碱(μ$_1$)	抗胆碱能副作用(口干、便秘、尿潴留、视物模糊、皮肤干热、记忆损伤);镇静
组胺(H$_1$)	食欲增加;镇静
肾上腺素受体 α$_1$	直立性低血压

典型抗精神病药或第一代抗精神病药

低效价吩噻嗪类抗精神病药包括原型抗精神病药的氯丙嗪(chlorpromazine)和硫利达嗪(thioridazine)及其代谢物美索哒嗪(mesoridazine)。低效价典型抗精神病药是组胺-1(histamine-1,H_1)受体的强阻断剂。与高效价药物相比,这类药物更容易引起体重增加。它们还能拮抗肾上腺素受体α-1,引起直立性低血压。它们阻断毒蕈碱受体会导致口干、视物模糊和便秘。当剂量超过每日 800mg 时,硫利达嗪可能会引起视网膜病变。除此之外,说明书黑框警告硫利达嗪可能会引起具有显著临床意义的 QT 间期延长,特别是当患者在同时服用细胞色素 P450 酶 2D6(CYP2D6)抑制剂[63]。由于硫利达嗪可能引起心律失常,故仅限用于难治性患者的治疗。它的临床应用并不普遍。

常见的中等效价的典型抗精神病药包括吗茚酮(molin-done)、洛沙平(loxapine)和奋乃静(perphenazine)。吗茚酮是唯一与体重下降有关的抗精神病药[53,54]。由于洛沙平有吸入剂型,它在临床的使用正在增多。由于 CATIE-1 试验选用了奋乃静,因此它在临床的使用正在回热[64]。在不良反应方面这类药物介于高效价药物和低效价药物之间。

高效价典型抗精神病药能够选择性阻断 D_2 受体,因此较少引起与抗组胺作用、抗胆碱作用和 α-1 受体阻断作用相关的不良反应。然而,它们引起锥体外系不良反应的风险高于低效价药物,如肌张力障碍、药源性帕金森症和静坐不能。氟哌啶醇(haloperidol)和氟奋乃静(fluphenazine)都有长效缓释注射剂型,而且引起代谢问题的风险更低。这两个优势促进了它们在临床的使用。其他不常用的高效价药物包括替沃噻吨(thiothixene)和三氟拉嗪(trifluopera-zine)(表 85-5)。

表 85-5

第一代抗精神病药[279-287]

药物名称(通用名); 效价-氯丙嗪当量;分类	剂型	成人给药方法	剂量调整
氟哌啶醇 高;2 丁酰苯	片剂:0.5,1,2,5,10,20mg 口服液:2mg/ml 注射剂(速释):5mg/ml 注射剂(长效):50,100mg/ml	起始:0.5~5mg,每日 2 次或每日 3 次(取决于症状严重程度) 常用剂量:5~10mg	肾功能不全:无特殊推荐 肝功能不全:无特殊推荐
氟奋乃静 高;2 吩噻嗪	片剂:1,2.5,5,10mg 口服酏剂:2.5mg/ml 口服液:5mg/ml 注射液(速释):2.5mg/ml 注射液(长效):25mg/ml	起始:2.5~10mg,每隔 6~8h 常用剂量:每日 1~40mg	肾功能不全:谨慎使用(透析无法排泄) 肝功能不全:谨慎使用
替沃噻吨 高;4 硫杂蒽	胶囊:1,2,5,10mg	起始:每日 6~10mg(分次给药) 常用剂量:每日 5~60mg	肾功能不全:谨慎使用(透析无法排出) 肝功能不全:考虑减量
三氟拉嗪 高;5 吩噻嗪	片剂:1,2,5,10mg	起始:2~5mg,每日 2 次 常用剂量:每日 15~20mg	肾功能不全:谨慎使用(透析无法排出) 肝功能不全:谨慎使用
奋乃静 中等;8~10 吩噻嗪	片剂:2,4,8,16mg	起始:4~8mg,每日 3 次 常用剂量:每日 8~64mg	肾功能不全:无特殊推荐 肝功能不全:考虑减量
洛沙平 中等;10 二苯氧氮平类	胶囊:5,10,25,50mg 吸入粉末:10mg	起始:10mg,每日 2 次 常用剂量:每日 20~250mg(口服)	肾功能不全:无特殊推荐 肝功能不全:无特殊推荐
氯丙嗪 低;100 吩噻嗪	片剂:10,25,50,100,200mg 注射液:25mg/ml	起始:每日 100~200mg(分次给药);根据医嘱每 3~4 日增加每日 20~50mg	肾功能不全:无特殊推荐 肝功能不全:考虑减量
硫利达嗪 低;100 吩噻嗪	片剂:10,25,50,100mg	起始:50~100mg,每日 3 次,逐渐加量 常用剂量:每日 50~800mg	肾功能不全:谨慎使用(透析无法出) 肝功能不全:考虑减量

非典型或第二代抗精神病药

第二代抗精神病药对 5-HT$_{2a}$ 受体的拮抗作用强于对 D$_2$ 受体的作用。与其相关的锥体外系综合征的发生显著减少。与其他抗精神病药相比,第二代抗精神病药(如氯氮平、喹硫平和奥氮平)更可能引起代谢紊乱,如体重增加[65]、高甘油三酯血症[66-70]及血糖调节紊乱[71]。在治疗精神分裂症的阴性和认知症状方面,非典型抗精神病药被广泛认为更加有效,并且引起迟发型运动障碍的风险相对较低[62]。

氯氮平具有独特的药理特性,使得它成为唯一一个能够有效治疗难治性精神分裂症和自杀行为的抗精神病药[56,62]。与其他抗精神病药相比,氯氮平引起粒细胞减少的风险更高,因此需要严密监测血象。在难治性精神分裂症的部分,我们会继续讨论这个药物。在剂量低于每日 6mg 的情况下,利培酮(risperidone)较少引起锥体外系不良反应,但会引起静坐不能,特别是在老年患者中。帕利哌酮(paliperidone)(9-羟利培酮)是利培酮的活性代谢产物。它与前药利培酮的有效性相当[72]。帕利哌酮是控释口服渗透制剂。它利用渗透压来释放药物成分。应当告知患者当粪便中出现不溶性外壳时无须紧张。在长效制剂的部分,我们会继续讨论帕利哌酮和前药利培酮的长效注射制剂。

奥氮平(olanzapine)是一种非常有效的非典型抗精神病药,但是它会引起血糖调节紊乱相关的体重增加和血甘油三酯升高[68,73]。由于烟草中的多环芳香烃能够诱导 CYP1A2 的活性,因此需要调整吸烟患者的给药剂量[74]。喹硫平是一个低效价 D$_2$ 受体拮抗剂[64],由于它引起运动障碍的风险较低,因此对于合并帕金森症的患者,优先使用喹硫平,而不是氯氮平[75]。在使用奥氮平和氯氮平之前以及用药过程中,应当监测患者的日常饮食和锻炼。齐拉西酮应与热量为 500cal 的食物同服从而保证药物的吸收。它可能会引起轻微的体重增加或血脂异常[76]。齐拉西酮的抗胆碱能作用最弱,并且引起锥体外系不良反应的风险最低。虽然上市初有齐拉西酮引起心脏传导延迟的警告(QT

间期延长),但目前罕见严重致死病例报道[77-79]。建议在治疗开始之前及过程中进行心电图检查[80]。

由于在一些患者中阿立哌唑表现出激活作用,因此应在早晨给药。这可能是由于该药对 D$_2$ 受体具有部分激动作用。阿立哌唑引起的典型不良反应包括在治疗前几周出现恶心、呕吐及失眠。它引起体重增加、血脂异常和 QT 间期延长的风险较低,但是却能够引起血液中催乳素和甘油三酯水平下降。事实上,它可被用于缓解其他抗精神病药引起的高催乳素血症[81-83]。它引起 EPS 的风险似乎也很低。虽然大部分情况下阿立哌唑对多巴胺系统的独特作用是有益于患者的,但部分激动 D$_3$ 受体可能导致冒险的奖赏行为(如赌博)的增加[84,85]。依匹哌唑在药理机制和临床应用方面都类似于阿立哌唑。在临床试验中,其有效性高于对照组[86,87]。它能够部分激动 D$_2$ 受体和 5-HT$_{1a}$ 受体,拮抗 5-HT$_{2a}$ 受体、去甲肾上腺素 α$_{1b}$ 受体和 α$_{2c}$ 受体[88]。依匹哌唑通过肝 CYP2D6 和 3A4 代谢。当这些细胞色素酶受到抑制时,建议调整药物剂量[89]。卡利拉嗪在药理机制方面类似于阿立哌唑和依匹哌唑。它是 D$_2$ 受体和 5-HT$_{2a}$ 受体的拮抗剂和 5-HT$_{1a}$ 受体的部分激动剂。然而,它对 D$_3$ 受体的亲和力是 D$_2$ 受体的 10 倍[90]。目前还不清楚哪些因素导致它对 D$_3$ 受体的亲和力更强[91-93]。

与典型抗精神病药相比,伊潘立酮引起药源性帕金森症、静坐不能和高催乳素血症的可能性更低,但引起体重增加、直立性低血压和 QT 间期延长的风险居中[94,95]。阿塞那平需要舌下含服从而保证药物的快速而完全的吸收。舌下给药的绝对生物利用度是 35%,而吞服的生物利用度不到 2%。应当告知患者在舌下给药后 10 分钟内不要进食或饮水。最常见的不良反应(发生率>5%,或是对照组的 2 倍)是困倦、头晕、锥体外系综合征、静坐不能和体重增加[96]。鲁拉西酮引起药源性帕金森症、代谢并发症和 QT 间期延长的风险较低。鲁拉西酮需要与餐同服(350cal 以上)从而保证药物的充分吸收。最常见的不良反应包括恶心、呕吐、静坐不能、头晕和镇静(表 85-6)[97]。

表 85-6

第二代抗精神病药[288-296]

药物名称 (通用名)	剂型	成人给药方法	剂量调整
阿立哌唑	片剂:2,5,10,15,20,30mg 口腔崩解片:10,15mg 注射液(短效):9.75mg/ 1.3ml 注射剂(长效):300mg/瓶 和400mg/瓶 口服液:1mg/ml	起始:每日 10~15mg,每 2 周 调整剂量一次 常用剂量:15~40mg 最大剂量:每日 30mg	肾/肝功能不全:无须调整剂量
阿塞那平	舌下片:5,10mg	起始:5mg,每日 2 次(增加 剂量未显示出获益增加)	肾/肝功能不全:无须调整剂量;不推荐用于重 度肝损伤患者
依匹哌唑	片剂:0.25,0.5,1,2,3, 4mg	起始:第 1~4 日,每日 1mg; 第 5~7 日,每日 2mg;第 8 日, 每日 4mg 常用剂量:每日 4mg	肾功能不全:肌酐清除率<60ml/min 的患者的 用药最大剂量为每日 3mg 肝功能不全:Child-Pugh 评分≥7 的患者的最大 剂量为 3mg

表 85-6

第二代抗精神病药[288-296]（续）

药物名称（通用名）	剂型	成人给药方法	剂量调整
卡利拉嗪	胶囊:1.5,3,4,5,6mg	起始:每日 1.5mg,第 2 日加量至每日 3mg,根据需要增量幅度为 1.5~3mg 常用剂量:每日 1.5~6mg	肾功能不全;肌酐清除率<30ml/min 时,不推荐使用 肝功能不全:不推荐用于重度肝损伤患者(Child-Pugh 评分为 10~15)
氯氮平	片剂:12.5,25,50,100,200mg 口腔崩解片:12.5,25,100mg	起始:每日 12.5~25mg 按照每日 25~50mg 的加量速度滴定至目标剂量每日 300~450mg 常用剂量:每日 350~600mg 最大剂量:每日 900mg	肾/肝功能不全:无须调整剂量
伊潘立酮	片剂:1,2,4,6,8,10,12mg	起始:1mg,每日 2 次,按照每日 2mg 的加量速度滴定至目标剂量每日 12~24mg 最大剂量:每日 24mg	肾功能不全:无须调整剂量 肝功能不全:不推荐使用
鲁拉西酮	片剂:20,40,80,120mg	起始:每日 40mg,与餐同服 常用剂量:每日 40~160mg 最大剂量:每日 160mg	肾功能不全:中到重度损伤患者的起始用药剂量减为每日 20mg,最大剂量减为每日 80mg 肝功能不全:中度损伤患者的起始用药剂量减为每日 20mg,最大剂量减为每日 80mg,严重损伤者的最大剂量减为每日 40mg
奥氮平	片剂:2.5,5,7.5,10,15,20mg 口腔崩解片:5,10,15,20mg 注射剂（短效）:10mg/瓶（5mg/ml） 注射剂（长效）:210,300,405mg/瓶	起始:每日 2.5~10mg 常用剂量:每日 20~40mg 最大剂量:每日 20mg	肾功能不全:应考虑降低起始剂量至每日 5mg 肝功能不全;Child-Pugh 分类 A 和 B 无须进行剂量调整
帕利哌酮	片剂（缓释）:1.5,3,6,9mg 注射剂（长效）:39,78,117,156,234mg	起始:每日 6mg,每 5 日最多增加 3mg 常用剂量:每日 9~12mg 最大剂量:每日 12mg	肾功能不全: 肌酐清除率 50~79ml/min:起始剂量为 3mg,最大剂量为每日 6mg 肌酐清除率 10~49ml/min:起始剂量为 1.5mg,最大剂量为每日 3mg 肌酐清除率<10ml/min:不推荐使用 肝:Child-Pugh 分类 A 和 B 无须进行剂量调整
喹硫平	片剂（速释）:25,50,100,200,300,400mg 片剂（缓释）:50,150,200,300,400mg	起始（速释）:25mg,每日 2 次;增量幅度为 25~50mg,每日给药 2~3 次,直到第 4 日达到目标剂量,每日 300~400mg;之后每隔至少 2 日调整 1 次剂量,增幅为 25~50mg;常用剂量为每日 300~750mg 起始（缓释）:每日 300mg;目标剂量为每日 400~800mg 最大剂量:每日 800mg	肾功能不全;无须调整剂量 肝功能不全:速释片的起始剂量为每日 25mg,每日增加 25~50mg;缓释片的起始剂量为每日 50mg,每日增加 50mg

表 85-6

第二代抗精神病药[288-296]（续）

药物名称（通用名）	剂型	成人给药方法	剂量调整
利培酮	片剂:0.25,0.5,1,2,3,4mg 口腔崩解片:0.5,1,2,3,4mg 溶液:1mg/ml 注射剂（长效）:12.5,25,37.5,50mg	起始:每日1~2mg;常用剂量:每日4~6mg 常用剂量:每日4~8mg 最大剂量:每日16mg	肾/肝功能不全:推荐起始剂量为0.5mg,每日2次;剂量增幅为每次0.5mg,每日2次;超过1.5mg,每日2次的滴定需要至少1周来完成
齐拉西酮	胶囊:20,40,60,80mg 注射剂（短效）:20mg/ml	起始:20mg,每日2次,与食物同服;剂量调整间隔应大于48小时 最大积累量:80mg,每日2次	肾功能不全:中度损伤者无须调整剂量 肝功能不全:中度损伤者无须调整剂量

药物作用机制

所有抗精神病药都至少具有对 D_2 受体的拮抗作用。根据是否拮抗 $5-HT_{2a}$ 受体和其他多巴胺受体,抗精神病药可分为两类。虽然抑制中脑边缘通路的多巴胺传递被认为有助于缓解精神分裂症阳性症状,但是中脑皮层通路多巴胺受体活性的下降可能与阴性症状有关。第二代抗精神病药可以通过拮抗 $5-HT_2$ 来平衡多巴胺传递的减少以及降低迟发型运动障碍的发生风险[98]。

抗精神病药的选择

对于所有患者,抗精神病药的选择应当个体化。具体药物的选择通常基于一系列因素。患者方面的因素包括既往用药史、共患病及同时在服用的药物、患者的喜好以及潜在的对治疗开销的顾虑。如果患者既往曾接受过抗精神病药治疗,治疗史有助于我们选择药物。治疗应答的最好的预测因素之一是患者既往对某种抗精神病药治疗的应答情况或其一级亲属的应答情况。如果患者在过去对某种抗精神病药治疗应答不佳,应当选择其他药物。与某种药物相关不良反应史同样有助于治疗药物的选择。如果既往患者在接受某种抗精神病药治疗时曾出现不良反应,应当避免使用该药。除此之外,如果不良反应曾导致治疗终止或依从性不佳,未来治疗应当选择引起此种不良反应的风险最小的抗精神病药。如果无法获得患者的信息,特别是首次确诊无治疗史,患有精神分裂症的一级亲属的治疗史也有助于治疗药物选择。

FGA 和 SGA 之间的选择存在争议。比较两类药物的头对头研究显示两者的有效率相当[99,100]。“更老”的药更容易引起运动障碍,如锥体外系综合征（EPS）;“更新”的药容易引起代谢紊乱。虽然在临床实践中 SGA 被广泛用作首选药物[101],但在大部分治疗指南中,FGA 和 SGA（氯氮平除外）都可作为一线治疗药物。药物的选择取决上文所述的那些患者因素[102,103]。

案例 85-1,问题 6:目前你会为 J.J. 推荐哪类抗精神病药？在为她制订药物治疗方案时,你会考虑哪些因素？

由于 J.J. 既往未接受过抗精神病药治疗,大部分药物都可以尝试。非典型抗精神病药可能更可取。因为典型抗精神病药虽然有效,但可能会引起严重的锥体外系不良反应或其他无法耐受的不良反应,可能会进一步导致依从性不佳。除此之外,与 SGA 相比,长期使用 FGA 更有可能引起迟发型运动障碍。由于 J.J. 很年轻并且相当健康,我们可以选择一种代谢紊乱风险最低的药物。同时还需要考虑药物经济学因素。目前一些非典型抗精神病药的仿制药已经上市,而另一些还没有。

案例 85-1,问题 7:考虑到 J.J. 的急性症状,应首选哪种药理机制的药物？

考虑到 J.J. 存在急性精神病性症状和激越,应当考虑联合使用抗精神病药和辅助治疗药物。虽然抗精神病药是精神分裂症治疗的主要药物,但是它们并不能足够快速的减轻症状。苯二氮䓬类可能有用,特别是在激越加重的时期。同时还可以使用辅助药物治疗不良反应,如 EPS。基于 J.J. 对口服药物的依从性及目前不断加重的激越症状,可能需要立刻给予肌内注射剂（包括抗精神病药、苯二氮䓬类药物和治疗不良反应的药物）来进行治疗。

有效性

过去的大量研究在比较抗精神病药和安慰剂的有效性,而目前大量研究在比较不同抗精神病药的有效性。这些研究试图通过采用不太严格的纳入标准、延长治疗时间、前瞻性设计以及扩大样本量来比较这些药物在接近真实常规医疗路径下的有效性[104]。这些研究依然是采用意向治疗分析的随机双盲试验。解读这些研究有助于搭建理想人群研究和现实常规医疗之间的桥梁。

其中一个具有里程碑意义的研究是由美国国立精神健康研究所（National Institute of Mental Health,NIMH）资助的抗精神病药有效性研究（Clinical Antipsychotic Trials of Intervention Effectiveness,CATIE）。CATIE 的第一阶段研究对非典型抗精神病药[喹硫平（n=329）、利培酮（n=333）、奥

氮平(n=330)和齐拉西酮(n=183)]与中等效价的典型抗精神病药奋乃静(n=257)的有效性进行了比较。主要结局变量是因任何原因停用抗精神病药的时间。总体上,74%的患者在18个月后停止治疗。研究显示奥氮平的停药率(64%)显著低于喹硫平(82%)和利培酮(74%)(P<0.001)。在调整为多重比较分析后,奥氮平与齐拉西酮和奋乃静的差别并不具有显著性。当独立分析时,接受奥氮平治疗的患者因无法耐受而停药的比例显著高于其他药物,但会经历更长的时间才会停药。由于齐拉西酮组的患者数量较少,与其他药物比较时该组的权重较低。18个月的研究时间并不足以得到这些药物引起迟发性运动障碍和代谢紊乱的信息[64]。

如果脱落的主要原因是无法耐受或治疗无效,停药的患者会被纳入第二阶段的CATIE研究,接受不同抗精神病药的治疗。那些对第一阶段治疗应答不良的患者会进入第二阶段的氯氮平组[105]。在耐受不佳的研究组中,奥氮平(n=68)或利培酮(n=70)的治疗持续时间显著长于喹硫平(n=65)和齐拉西酮(n=135)[106]。在应答不佳的研究组中,氯氮平(n=45)的治疗持续时间明显短于奥氮平(n=17)、喹硫平(n=14)或利培酮治疗(n=14)[107]。第三阶段的CATIE研究纳入了270名在往期研究中停药的患者。这些患者被安排继续接受阿立哌唑、氯氮平、奥氮平、奋乃静、喹硫平和利培酮的治疗。样本数量的不足导致研究无法显示出不同药物的有效性差异,并且在这个开放试验中,很少有患者接受奋乃静(n=4)或氟奋乃静癸酸酯(n=9)的治疗[108]。需要注意的是,随着CATIE研究的继续,由于研究对象的损耗,每一阶段的统计权重都低于上一个阶段,进一步导致了Ⅱ型误差的增加。

另一个经常被引用的研究是抗精神病药治疗精神分裂症的成本效用研究(Cost Utility of the Latest Antipsychotic Drugs in Schizophrenia Study, CutLASS 1)。在这项研究中227名患者被随机分配接受FGA或SGA的治疗。这项研究旨在比较FGA和SGA的整体差别,而不是各个药物的具体差别。那些关于第二代抗精神病药具有优势的假说并没有得到证明[109]。CutLASS 2研究同样纳入了对第一阶段治疗反应欠佳的患者,比较了氯氮平和其他SGA的疗效。服用氯氮平的患者的PANSS评分显著改善(p<0.01),并且自我感觉变好(p<0.05)。正如生活质量量表(quality of life scale, QLS)所显示的,患者的生活质量也呈现出改善的趋势(p=0.08)[109,110]。

在首发患者中,SGA的应答率和缓解率高于氟哌啶醇[111]。为了解决抗精神病药有效性研究中样本量不足的问题,科研人员开始使用meta分析及相关技术。一项涵盖150项随机双盲研究的meta分析纳入了20 000名患者。分析发现只有氨磺必利、氯氮平、奥氮平和利培酮比第一代抗精神病药更有效。除了阿立哌唑和齐拉西酮,第二代抗精神病引起EPS的风险更低,但是引起体重增加的比例显著高于氟哌啶醇。然而,在体重增加方面,低效价典型抗精神病药(如氯丙嗪)和第二代药物之间无明显差异[112]。

一个有效性试验和meta分析都未涉及的有争议的问题是抗精神病药的联合使用[113]。虽然联合使用是一个相对普遍的现象[114],但是由于缺乏有效性和安全性的证据并不推荐这种治疗方法[115,116]。事实上,医疗质量改善项目对抗精神病药的联合使用进行了调查研究[117]。在一些情况下,抗精神病药的联合使用是合理和有益的[28,113,118,119]。例如,对于正在服用利培酮的患者,加用阿立哌唑来缓解高催乳素血症。但是有些时候对于难治性精神分裂症应当换用氯氮平,而不是联合用药[120]。

剂型

抗精神病药有多种剂型来满足不同治疗需求。最常见的剂型包括口服制剂,如片剂/胶囊(长效或短效)、口腔崩解片(orally disintegrating tablets, ODT)及口服溶液/混悬液。许多抗精神病药还有注射剂(如短效肌内注射剂和长效肌内注射剂)。在选择合适的剂型时,应考虑多个因素,如疾病的严重程度,症状对患者本人和他人的危险性,患者的服药依从性以及治疗条件。

替代口服剂型

虽然大部分抗精神病药都有传统的片剂和胶囊剂型,其中一些还有其他口服剂型。为了提高依从性,其中几种抗精神病药还有口服液或口腔崩解片等剂型。第二代抗精神病药(如阿立哌唑、利培酮和齐拉西酮)有口服溶液剂型。这种剂型对那些难以吞咽传统药片(或不愿吞服)的患者很有帮助,同时便于特殊剂量给药,特别是对于老年和儿童患者。当将其置于舌上时,口腔崩解片会迅速溶解。患者仅需吞咽唾液就能完成药物在肠道的吸收。当在病房发现患者"口腔"藏药或者不依从服药时,这种剂型特别有用。利培酮、奥氮平、阿立哌唑和氯氮平均有口腔崩解片。阿塞那平仅有舌下溶解片。

短效注射剂

在疾病急性期抗精神病药的短效注射剂型被频繁使用。转诊至精神科急诊的患者的病情通常很危急,对本人和他人可能都存在危险。当使用非药物降级技术(non-pharmacologic de-escalation techniques)失败且患者拒绝口服药物,给予患者短效肌内注射剂治疗能够快速有效的控制激越。肌内注射剂可以避开首过代谢,因此它的效能是口服制剂的2~4倍,并可在30~60分钟内迅速达到峰浓度[121]。诸如氟哌啶醇、奋乃静和氯丙嗪等FGA以及诸如奥氮平、齐拉西酮和阿立哌唑等SGA都有短效肌内注射剂型。

目前还没有比较SGA短效肌内注射剂有效性的头对头研究。然而,一篇涵盖了9个随机对照双盲试验的综述对它们的有效性和安全性进行了评估。这篇综述对奥氮平、齐拉西酮和阿立哌唑与安慰剂或活性对照药(氟哌啶醇或劳拉西泮)进行了比较,并对需治数(number needed to treat, NNT)和出现1例副作用所需处理的病例数(number needed to harm, NNH)进行了计算[122]。所有3种药物的有效性均优于安慰剂。奥氮平和齐拉西酮的NNT最低。10mg奥氮平优于7.5mg氟哌啶醇(NNT=5)。低剂量阿立哌唑(1mg)肌内注射剂的有效性低于7.5mg氟哌啶醇肌内注射剂（NNT=-5）。齐拉西酮肌内注射剂的随机对照试验没有设活性对照药（氟哌啶醇或劳拉西泮）。虽然所有 3 种药物引起 EPS 的风险均低于氟哌啶醇，但从 NNH 来看 SGA 的不良反应谱差异较大。奥氮平与低血压的出现相关（NNH=50）[122]。这与药厂的推荐——避免与苯二氮䓬类药物同时使用一致。在其中一个研究中，阿立哌唑与静坐不能的发生有关（NNH=47）[122]。研究未提供齐拉西酮引起 QT 间期延长的 NNH。药厂的指南提出齐拉西酮肌内注射剂禁止用于那些既往有 QT 间期延长病史、最近曾出现心肌梗死发作及患有失代偿心力衰竭的患者。当与其他能够引起 QT 间期延长的药物［即Ⅰa 和Ⅲ类抗心律失常药、

硫利达嗪（thioridazine）、氯丙嗪、莫西沙星（moxifloxacin）等］合用时应当小心。由于该药的辅料环糊精通过肾脏清除，所以肾功能不全的患者应慎用[123]。

氟哌啶醇短效肌内注射剂是医院急性激越治疗路径中的常用药物。这主要是由于它具有明确的有效性，引起直立性低血压的风险较低以及可与劳拉西泮（lorazepam）肌内注射剂同时给药。在药物经济学方面，氟哌啶醇也比 SGA 具有优势，但是基于 EPS 发生风险较高，抗胆碱能药物（苯扎托品）肌内注射剂的成本也应考虑在内。总之抗精神病药的短效肌内注射剂是医疗团队的重要配备，并且对保障激越患者的安全非常重要（表 85-7）。

表 85-7

治疗急性激越的药物[121,296-303]

药物	剂型	给药方法	起效时间/min	最大剂量/24h⁻¹	药效持续时间/h
劳拉西泮	PO（片剂），IM，IV	1~2mg	60~90（PO） 15（IM）	10mg	8~10
典型抗精神病药					
氟哌啶醇	PO（片剂），IM	每 0.5~2 小时 5~10mg	30~60	30mg	长达 24
氟奋乃静	PO（片剂），IM	每 6 小时 1~2.5mg（PO）； 每 6 小时 1.25mg（IM）	未提供	10mg	6~8
氯丙嗪	PO（片剂），IM	50mg（IM）；每 1~4 小时 100mg（PO）	15~60	200mg	未提供
非典型抗精神病药					
奥氮平	PO（片剂），IM，ODT	每 2~4 小时 5~10mg	15~45	30mg（IM），20mg（ODT）	24
利培酮	PO（片剂、口服液），ODT	每 0.5~2 小时 1~2mg	60	4mg	未提供
齐拉西酮	PO（片剂），IM	每 2~4 小时 10~20mg	30~60	40mg	4
阿立哌唑	PO（片剂，口服液），IM，ODT	10~15mg（片剂）； 每 2 小时 9.75mg（IM）	1~3 小时	30mg	未提供

IM，肌内注射；IV，静脉注射；ODT，口腔崩解片；PO，口服

长效注射剂

对于既往曾有治疗不依从历史的患者以及那些更喜欢长效制剂而不是每日服药 1 次的口服药物的患者，抗精神病药的长效注射剂（long-acting injectable antipsychotics，LAIA）也是一种选择。LAIA 可以降低患者的服药频率。LAIA 可以每 2 周、每月或每季度给药 1 次。因此不依从也显得更加明显。当患者未按预约接受注射，应及早进行干预。在转为接受 LAIA 治疗前，应确定相应的口服药物的有效性和安全性。除了注射部位疼痛，等效剂量的 LAIA 引起不良反应的风险并不会比口服药物更高[124]。LAIA 需要数月才能达到稳态血药浓度；因此根据靶症状和不良反应的短期变化来调整剂量是没有意义的。

许多大规模随机对照研究都未能证明在预防复发方面

LAIA 优于口服药物[125]。一项涵盖 21 个随机对照研究的 meta 分析纳入了 5 176 名患者，发现与口服药物相比 LAIA 并不能降低复发率[126]。这可能与受试人群的选择有关。相对于真实世界的患者，一般受试人群的疾病自知力更好，对口服药物的依从性更高。对于那些使用 LAIA 的更加不稳定的患者，增加就诊次数、直接或间接监测依从性以及给予免费的研究药物都会削弱随机对照研究反映复发率的效能。一项由 Rosenheck 及其同事开展的历时 2 年的随机双盲对照研究纳入了 369 名可能需要入院治疗的精神分裂症患者[127]。这些患者被分配至利培酮长效注射剂组和口服药组。2 组的住院率、精神症状或社会功能水平没有显著差异。镜像研究在相同的患者中对口服抗精神病药和 LAIA 的治疗持续时间进行了比较。这种研究方法被认为可以更好地了解真实世界的 LAIA 的有效性。一篇涵盖了

25 项镜像研究的系统性综述和 meta 分析纳入了 5 940 名患病时间超过 12 个月的患者。这些患者都接受了超过 6 个月的口服药物和 LAIA 的治疗。在预防住院（16 项研究，RR = 0.43；95% CI，0.35~0.53；$P<0.001$）及降低住院次数（15 项研究，RR = 0.38；95% CI，0.28~0.51；$P<0.001$）方面，LAIA 优于口服抗精神病药。应当谨慎解读镜像研究的结果。因为镜像研究本身固有期待偏差并且返回稳态可能只是反映了疾病的自然进程[125]。

首次发作的患者通常对治疗及依从性的重要性缺乏认识，所以可能能够从 LAIA 的治疗中获益。一项纳入了 86 名首发精神分裂症患者的随机对照试验对利培酮长效注射剂和口服利培酮进行了对比，发现长效注射剂组的复发率更低（5% vs 0.33%）[128]。另一个前瞻性的开放随机对照研究以 2:1 的比例将首发精神分裂症患者随机分配至换用长效利培酮注射剂组（n = 26）和继续口服药物组（n = 11），并随访患者至 104 周。该研究发现接受长效利培酮注射剂治疗的患者的依从性在 12 周开始显示出显著优势。然而，在整个治疗期间，依从性无显著差异[129]。

两种高效价第一代抗精神病药——氟奋乃静和氟哌啶醇有癸酸酯长效注射剂型。由口服药物换为氟哌啶醇长效注射剂有两种方式。一种是给予 10 倍口服剂量的长效氟哌啶醇，另一种是负荷给药模式——给予 20 倍口服剂量的长效氟哌啶醇[130]。负荷剂量模式可以更快地达到氟哌啶醇的治疗血药浓度，并且允许更早停用口服药物[124,130]。标准的换药流程要求在滴定减量前维持口服当前剂量的氟哌啶醇至少 1 个月[124]。癸氟奋乃静的释放更比癸酸氟哌啶醇快，通常在 24 小时达到峰浓度。推荐在给予第 1 针癸氟奋乃静时口服剂量减少 50%，在给予第 2 针时停用口服药物[124,131]。目前还没有足够的数据支持癸氟奋乃静的负荷剂量给药方案的合理性。标准流程为每 2~4 周给予 1.25 倍当前口服剂量的长效注射剂治疗[131]。一项双盲研究显示在复发率、症状改善和不良反应方面，2 周和 6 周的注射间隔无显著差异[132]。这些结果提示注射间隔可以长于通常的 2~4 周。这样可以在确保无复发风险的前提下减少抗精神病药暴露。2 种癸酸酯剂型都需要使用"Z 形注射法"来预防药量损失、脓肿形成和皮下包块。然而，这种注射法要比标准注射法疼。

第二代抗精神病药阿立哌唑、利培酮、帕利哌酮和奥氮平有长效注射针剂型。阿立哌唑一水合物（aripiprazolemonohydrate）要求口服重叠给药 14 日，然后每月注射 1 次。阿立哌唑十二烷酸酯（aripiprazole lauroxil）是阿立哌唑的前药，需要口服重叠给药 21 日，但可以每 4 周或每 6 周注射 1 次 882mg 规格的长效制剂[132]。对于大多数患者，阿立哌唑一水合物的起始剂量为 400mg，每月给药 1 次。然而，对于肾功能受损的患者或者同时服用 CYP3A4 和 2D6 强诱导剂和强抑制剂超过 14 日的患者，需要进行剂量调整（具体见表 85-8）。阿立哌唑十二烷酸酯的给药剂量取决于个体患者所需的口服剂量（即，10mg 口服阿立哌唑等效于 441mg 注射剂）。

利培酮 LAI 可以每 2 周给药 1 次。由于利培酮从多聚微球中释放入血存在延迟，因此需要口服重叠给药 3 周。

在注射后的前 3 周，不到 1% 的利培酮被释放。帕利哌酮棕榈酸酯可以每月给药 1 次，并且推荐的负荷给药模式不需要口服重叠给药。在没有肾损伤的患者中，起始负荷给药模式包括在第 1 日在三角肌注射 234mg 规格的药物，接着第 8 日在三角肌注射 156mg 规格的药物。帕利哌酮棕榈酸酯应避免用于严重肾损伤的患者（CrCl<50ml/min）。帕利哌酮棕榈酸酯还有每 3 个月给药 1 次的剂型。之前在接受每月给药 1 次的帕利哌酮棕榈酸酯治疗并且已经维持治疗 4 个月以上的患者可以考虑换用这种剂型。每 3 个月给药 1 次的剂型的给药剂量应为上一次每月给药 1 次的剂型的给药剂量的 3.5 倍。然而，2 种剂型的注射体积并无明显差别。

由于奥氮平可能会引起注射后谵妄镇静综合征（postinjection delirium sedation syndrome，PDSS），因此奥氮平 LAI 与风险提高及降低策略（riskevaluation and mitigation strategy，REMS）相关。人们认为该症状与一部分药物意外进入血管内有关。药物很有可能是在注射造成血管损伤后进入血管的。这一部分药物进入血管后会快速释放，进而导致循环系统中奥氮平的浓度远高于预期。受累患者出现的症状类似于奥氮平过量时的症状（即镇静、混乱、言语含糊、步态异常或昏迷）。患者必须在有急诊响应设施的医疗机构接受注射，并且在注射后必须接受观察至少 3 个小时。PDSS 的发生率为 0.2%，并且既往对该不良反应耐受并不意味着未来注射发生 PDSS 的风险会降低。奥氮平 LAI 的配置需要获得 Zyprexa Relprevv 患者监护项目的审核。该项目要求处方者、医疗机构、患者和药房在配置药物之前进行登记。繁琐的给药程序以及注射后观察的要求限制了奥氮平 LAI 在临床的应用。

药代动力学和药物相互作用

为了保证抗精神病药治疗的安全性和有效性，治疗时还需要考虑药代动力学因素和药物相互作用。需要注意起效时间和达到稳态时间的区别。在治疗开始的数日内就可以看到精神分裂症阳性症状的改善。然而达到稳态血药浓度还需要 4~7 日，甚至更长（取决于药物的半衰期）。在确定给药频率时，抗精神病药的半衰期也可能具有误导性。除了阿塞那平和齐拉西酮，绝大部分抗精神病药应当每日给药 1 次（由于吸收的问题）。这主要是因为中枢神经系统的药物浓度更高，并且受体被占的时间更长，以及药理作用持续的时间比血药浓度反映的时间要长[134]。在起始滴定过程中，当靶症状是激越或者患者对峰浓度依赖性的不良反应（镇静和直立性低血压）还未耐受，可以分次给药。一旦患者成功耐受药物，可以合并至睡前给药，从而降低服药负担及提高患者依从性[135]。

抗精神病药相互作用主要由直接的药代动力学相互作用或药效动力学的加合作用介导。药代动力学相互作用通常涉及由 CYP450 介导的 I 相氧化代谢；但相互作用偶尔也会涉及 II 相代谢（如葡萄糖醛酸化）。许多抗精神病药通过 CYP1A2、2D6、3A4 代谢（表 85-9）。抑制或诱导细胞色素酶会导致具有临床意义的血药浓度的改变。例如，抗抑郁药氟伏沙明抑制 CYP1A2 会引起氯氮平的血药浓度显著上升，从而使患者出现癫痫等严重不良反应的风险增加。

表 85-8　抗精神病药长效注射剂（LAIA）[304-311]

	剂型	口服转为长效注射剂	剂量	给药间隔	负荷剂量	口服重叠给药
癸氟奋乃静	25mg/ml（5ml 多剂量小瓶）	10mg PO＝12.5mg q3w IM	起始：12.5~25mg 目标：12.5~50mg	q2~4w	否	第 1 次注射后，口服给药剂量减半；第 2 次注射后停止口服
癸酸氟哌啶醇	50mg/ml；100mg/ml（1ml 单剂量小瓶 & 5ml 多剂量小瓶）	口服剂量的 10~20 倍	口服剂量的 10~20 倍，qm；若未接受过氟哌啶醇治疗，首剂最大 100mg	q4w	首剂为口服剂量的 20 倍，维持剂量为口服剂量的 10 倍	如果未使用负荷剂量，继续口服至第 2 针或第 3 针
阿立哌唑—水合物	300 & 400mg	400mg qm IM	起始：400mg,IM,qm 300mg,IM,qm（CYP2D6 弱代谢者，同时使用 CYP2D6 或 3A4 强抑制剂，或者较高剂量时出现不良反应）200mg IM qm（CYP2D6 弱代谢者在服用 CYP 3A4 强抑制剂，或者同时服用 CYP2D6 和 3A4 强抑制剂）	qm	否	继续口服给药 14 日
阿立哌唑十二烷酸酯	441,662,882mg	口服剂量／肌内注射剂量：10mg／441mg；15mg／662mg；≥20mg／882mg	起始：441,662,或 882mg qm 取决于口服剂量；882mg q6w	q4~6w	否	21 日
双羟萘酸奥氮平	210,300 & 405mg	口服剂量／前 8 周肌内注射剂量／肌内注射维持剂量：10mg/d／210mg q2w 或 405mg q4w／150mg q2w 或 300mg q4w；15mg/d／300mg q2w／210mg q2w 或 405mg q4w；20mg/d／300mg q2w／300mg q2w	起始：150~300mg IM q2w 或 405mg q4w 目标：300mg q2w 或 405mg q4w	q2w 或 q4w	是	未要求

表 85-8

抗精神病药长效注射剂(LAIA)[30c-311](续)

药型	剂型	口服转为长效注射剂	剂量		给药间隔	负荷剂量	口服重叠给药
帕利哌酮棕榈酸酯(Invega Sustenna)	39,78,117,156 & 234mg	第 1 日肌内注射 234mg,第 8 日注射 156mg(均在三角肌注射) 中度肾功能不全(CrCl ≥ 50ml/min 并 < 80ml/min):第 1 日肌内注射 156mg,第 8 日 117mg	口服剂量 3mg/d 6mg/d 12mg/d 中度肾功能不全	肌内注射剂量 39~78mg 117mg 234mg 78mg	q4w	是	未要求
帕利哌酮棕榈酸酯(Invega Trinza)	273,410,546,819mg	由 Sustenna 的剂量换算	Sustenna 78 117 156 234	Trinza 273 410 546 819	q3m	否	未要求
利培酮长效注射剂	12.5,25,37.5,50mg	口服剂量 / 肌内注射剂量 2~3mg / 25mg 4~5mg / 37.5mg 6mg / 50mg	起始:25mg IM q2w 目标:25~50mg IM q2w 口服重叠给药 3 周		q2w	否	继续口服 3 周

IM,肌内注射;qw,每周 1 次;qm,每月 1 次

诱导 CYP1A2 会出现相反的情况。如果患者同时服用 CYP1A2 诱导剂（如卡马西平或苯妥因），氯氮平的血药浓度会下降，从而导致症状复发的风险增加。值得特别注意的 CYP1A2 的常见诱导剂是烟草。烟草中的多环芳香碳氢化合物，而不是尼古丁，能够诱导 CYP1A2。因此，当患者在服用由 CYP1A2 代谢的药物（如氯氮平、奥氮平、阿塞那平）时，如果他们继续抽烟，血药浓度会下降高达 50%。许多抗抑郁药和情感稳定剂都能显著影响细胞色素酶代谢途径，所以在加用这些药物时应当小心[136,137]。当为了在受体水平上加强抗精神病作用而合并使用其他不会影响抗精神病药血药浓度的药物时，药效动力学相互作用会发生。例如，在 SGA 治疗的基础上加用抗胆碱能药物苯扎托品（benztropine）；加用奥氮平或氯氮平会使抗胆碱能不良反应加重（如便秘）。

表 85-9

抗精神病药的药代动力学比较

抗精神病药	平均半衰期/h	主要代谢通路
第一代抗精神病药（FGA）		
氯丙嗪	24	CYP 2D6
氟奋乃静	14~16	CYP 2D6
氟哌啶醇	18	CYP 2D6,CYP 3A4
洛沙平	6~8	无（少量——CYP 1A2,CYP 2D6,CYP 3A4）
奋乃静	9~12	CYP 2D6
三氟拉嗪	3~12	CYP 1A2
硫利达嗪	5~27	CYP 2D6
替沃噻吨	34	CYP 1A2
第二代抗精神病药（SGA）		
阿立哌唑	75~94	CYP 2D6,CYP 3A4
阿塞那平	24	UGT1A4,CYP 1A2
依匹哌唑	86~91	CYP 2D6,CYP 3A4
卡利拉嗪	48~336	CYP 3A4
氯氮平	8~12	CYP 1A2,CYP 3A4
伊潘立酮	18~33	CYP 2D6,CYP 3A4
鲁拉西酮	18	CYP 3A4
奥氮平	21~54	CYP 1A2;CYP 2D6
帕利哌酮	23	有限部分通过 CYP 2D6,CYP 3A4
喹硫平	7	CYP 3A4
利培酮	3~20	CYP 2D6
齐拉西酮	7	醛氧化酶;CYP 1A2;CYP 3A4

UGT1A4，二磷酸尿苷葡萄糖苷转移酶 1 家族，多肽 A4。

来源：Adapted from Facts & Comparisons eAnswers。http://online.factsandcomparisons.com/MonoDisp.aspx? monoID=fandc-hcp10202. Accessed May 15,2016,with permission.

药物经济学

由于 FGA 都有更便宜的仿制药，而新上市的 SGA 仍然处于专利保护期，非典型抗精神病药的药物支出比典型抗精神病药高 10~100 倍[138]。这不可避免地会引起人们对非典型抗精神病药的花费的关注。从 1997—2007 年，美国用于门诊抗精神病药处方的年度开支从每年 17 亿美元上升至每年 7.4 亿美元[139]。这项开支占据了整个美国精神疾病支出的一大部分。随着 SGA 的仿制药的上市，关于高支出的担忧会略微减轻，但差距依然存在。

药物开支常常被详细审核，但是在审视抗精神病治疗时，还应权衡考虑其他疾病相关开支。一些因素（如住院率、门诊服务及患者功能）也应纳入考虑的范围。一项研究考察了在 100 000 名接受医疗补助的患者中进行 SGA 处方限制的影响。研究发现从 2001—2008 年住院率增加了 13%，住院开销增加了 23%，医疗总支出增加了 16%，而药物开支仅减少了 4%[140]。在选择药物时，应当综合考虑各个因素，如有效性、不良反应及药物开支，特别是总的公共卫生支出。

不良反应

　　在选择抗精神病药时需要考虑的一个重要因素便是药物的不良反应谱。虽然许多不良反应常见于大部分抗精神病药，但是这些不良反应的发生率却相差较大。常见的广谱不良反应包括 EPS、抗胆碱能作用、心血管系统不良反应、糖脂代谢紊乱及高催乳素血症等。

　　治疗任何疾病都应小心地保持有效性和耐受性之间的平衡。当患者出现不良反应，应对药物治疗的风险获益比进行评估。患者的获益程度、不良反应的严重程度及发生频率、患者的不适程度等药物治疗方面的因素都应被考虑在内。任何时候在做出处理不良反应的决策时，患者都应参与其中。那些严重影响患者的无法解决的不良反应会导致治疗不依从以及潜在的治疗失败。

　　如果不良反应被定级为轻度并且仅引起患者轻微的不适，那么可以暂时不进行干预，只需要严密监测以确保其不会随着时间推移而恶化。许多不良反应可能不止是个小麻烦。这时可以这样处理。当不良反应加重或进一步给患者带来了不适，此时可能需要直接干预。一般需要降低抗精神病药的剂量或者加入治疗不良反应的药物。如果需要，可以换用该类不良反应发生风险较小的抗精神病药。一个需要考虑的潜在因素是换药过程中的精神状态失代偿的风险。抗精神病药的药理机制相似，有效率亦相似，但并不是所有抗精神病药对特定患者都有效。

　　当根据不良反应和/或有效性确定必须换药时，有以下几种换药方法供选择。当不良反应很严重甚至威胁生命时，我们需要快速换药——立即停用正在使用的药物并开始使用新的药物。当我们有更多的时间完成换药时，可以采取从一个药到另一个药的交叉滴定。在这些例子中，新药可以逐渐加量，而现用药可以同时逐渐减量；或者直接给予治疗剂量的新药，然后逐渐降低现用药的剂量。药物加量或减量的速率取决于患者的临床情况以及安全风险（表85-10）。

表 85-10

抗精神病药的不良反应的相对发生率

	镇静	锥体外系反应	抗胆碱能作用	直立性低血压	体重增加
典型——低效价药物					
氯丙嗪	+++	++	++	+++	
硫利达嗪	+++	+	+++	+++	
典型——中等效价药物					
洛沙平	+	++	+	+	
奋乃静	++	++	+	+	
典型——高效价药物					
氟奋乃静	+	++++	+	+	
氟哌啶醇	+	++++	+	+	
替沃噻吨	+	+++	+	+	
三氟拉嗪	+	+++	+	+	
非典型药物					
阿立哌唑	+	+	0～+	+	+
阿塞那平	++	+	0～+	++	+
氯氮平	+++	0	+++	+++	++++
伊潘立酮	++	+	+	++	+
鲁拉西酮	+	+++	0	l	++
奥氮平	++	+	++	++	++++
帕利哌酮	+	+	0～+	+	+
喹硫平	++	0	0～+	++	+++
利培酮	+	++	0～+	++	+++
齐拉西酮	++	++	+	++	+

0，没有作用；+，低；++，中等；+++，高；++++，非常高。

来源：Reprinted from Facts & Comparisons eAnswers. http://online.factsandcomparisons.com/MonoDisp.aspx?monoID=fandc-hcp10202. Accessed May 15, 2016, with permission.

锥体外系不良反应和迟发性运动障碍

抗精神病药阻断纹状体 D_2 受体还会引起急性不良反应，如肌张力障碍（如不自主的骨骼肌收缩）及药源性帕金森症（假性帕金森症）。恢复纹状体乙酰胆碱和多巴胺的平衡能够减轻 EPS。这也是为什么具有抗胆碱能活性的低效价 FGA 在这方面的问题反而比高效价药物少。多种方法可以减轻这一不良反应，包括给予抗胆碱能药物苯扎托品或苯海索、给予金刚烷胺、降低抗精神病药剂量或使用 SGA。然而，一些证据提示换用 SGA 并不总会使运动障碍缓解达到预期水平[141]。

肌张力障碍

急性肌张力障碍是一种令人不适的持续的肌肉收缩，累及颈部、躯干、舌头或出现动眼危象（眼球上翻）。动眼危象和肌张力障碍通常在治疗的前几日出现。肌内注射抗胆碱能药物可以快速缓解症状（苯扎托品 2mg，肌内注射）。急性症状缓解后应继续常规给予抗胆碱能药物口服治疗。然而，当医师在努力与偏执或多疑的患者建立治疗同盟时，快速治疗通常不会改善患者对照护者的态度[142]。

帕金森综合征

药源性帕金森症是一种最为常见的可逆转的运动系统不良反应。它的临床表现包括强直、面具脸、运动迟缓和震颤。这些症状是短暂的并且易于治疗。它们通常会在治疗开始的前 3 个月出现。药源性帕金森症是独立于特发性帕金森症的疾病。

与低效价药物相比，高效价 FGA 更有可能诱发药源性帕金森症。在风险较高的患者（既往未用药，女性，高龄）中使用较高剂量的 FGA 会增加药源性帕金森症发生的风险。总体上 SGA 引起药源性帕金森症的风险较低。其中氯氮平和喹硫平的风险最小，常被用于同时患有特发性帕金森症的患者，而且不会加重这些患者潜在的运动障碍症状[143-145]。在这些患者中氯氮平非常有效，但喹硫平的有效性存在争议[75]。

减轻或消除药源性帕森金症的方法包括降低抗精神病药的剂量，换用非典型抗精神病药（喹硫平和氯氮平的风险最低）或加用抗帕金森症药物。常用的抗帕金森症药是抗胆碱能药物，如苯扎托品（benztropine）（从 0.5mg，每日 2 次到 2mg，每日 3 次）、苯海索（rihexyphenidyl）、比哌立登（biperiden）、苯海拉明（diphenhydramine）或新型药物金刚烷胺（amantadine）（从每日 100mg 到每日 400mg，分次给药）。抗胆碱能药物本身也会引起不良反应，还会增加服药负担，所以通常在 3 个月后可以考虑停用。由于金刚烷胺通过不同的机制来发挥作用，因此不存在上面的担忧，但是在许多患者中它不如抗胆碱能药物有效[142]。抗胆碱不良反应将在下面的"抗胆碱能不良反应"的部分详细讨论。

静坐不能

静坐不能可单独出现或者与药源性帕金森症或迟发型运动障碍同时出现[146,147]。它表现为无法保持静止，伴随强烈的内源性不安。这些症状使患者看起来非常激越[148]。在一些不幸的病例中，静坐不能被误认为精神分裂症的激越症状，但是增加抗精神病药的剂量反而会恶化症状。对

抗静坐不能的最好方法是略微减少抗精神病药的剂量，加用低剂量 β 肾上腺素受体阻滞剂（普萘洛尔 10mg，每日 2 次或每日 3 次），或者加用抗胆碱能药物（特别是当患者同时存在药源性帕金森症）。如果患者对上述策略应答不佳，也可考虑使用苯二氮䓬类药物（表 85-11）。

表 85-11

治疗抗精神病药诱导的帕金森症和静坐不能的药物

药物	等效剂量/mg	日剂量/mg
抗胆碱能药物		
苯扎托品	0.5	1~8
比哌立登	0.5	2~8
苯海拉明	25	50~250
丙环定	1.5	10~20
苯海索	1	2~15
多巴胺能药物		
金刚烷胺	—	100~300
GABA 能药物		
地西泮	10	5~40
氯硝西泮	2	1~3
劳拉西泮[a]	2	1~3
去甲肾上腺素能阻滞剂		
普萘洛尔	—	20~60（最大 = 120）

[a] 口服给药或肌内注射

案例 85-1，问题 8： 最终，J.J. 在住院期间稳定接受依匹哌唑每日 2mg 治疗。工作人员观察到她的精神症状开始减轻，但是激越症状却在慢慢加重。她不断在病区内走来走去，无法安静坐下。她称自己在大部分时间都感到不适。病区工作人员已经不得不每日数次加用劳拉西泮 1mg 来控制她的激越。目前 J.J. 可能存在哪种 EPS 症状？她的哪些临床表现支持这一诊断？

J.J. 极有可能存在静坐不能。由于在开始使用依匹哌啶治疗后她的症状确实减轻了，所以引起激越的原因不大可能是精神分裂症本身。抗精神病药，甚至包括那些 D_2 受体部分激动剂，都可能引起静坐不能。她目前的症状可能是静坐不能，表现为持续踱步（运动）、总是烦躁不安和内源性坐立不安的感觉。虽然劳拉西泮常被用来治疗激越，但也可以用来治疗静坐不能。

案例 85-1，问题 9： 哪些方法适于用来治疗 J.J. 的静坐不能？

首先也是最重要的是确定患者是否能够接受更低剂量

的抗精神病药治疗并保持病情稳定。通常减少抗精神病药的剂量能够缓解 EPS 症状。如果无法降低剂量或者降低剂量会造成 J.J. 的病情波动，那么就需要加用另一种药物来对抗不良反应。虽然劳拉西泮可以发挥这样的作用，但是还应考虑到长期使用苯二氮䓬类药物的影响。由于 J.J. 的静坐不能可能是由依匹哌唑引起，所以在接受依匹哌唑治疗期间她都存在治疗静坐不能的需要。另一种可能满足治疗需要的药物是普萘洛尔，一种非选择性 β 受体阻滞剂。研究发现在较低的剂量下（10~20mg，每日 2 次），普萘洛尔能够有效缓解静坐不能。如果选择使用普萘洛尔，应当监测患者的血压和心率。

> **案例 85-1，问题 10：** 当安排其出院时，药房通知你 J.J. 的保险不能支付依匹哌唑。这时 J.J. 适合换用哪种药物？

理想情况下，我们会建议 J.J. 继续使用住院期间能够维持其病情稳定的药物。因此如果可能，应当设法联系她的保险公司获得该药的授权。如果无法获得，应当仔细保险人员 J.J. 是否有使用阿立哌唑的权限。类似于依匹哌唑，阿立哌唑也是一种 D_2 受体部分激动剂，所以理论上它发挥疗效的方式应该类似于依匹哌唑。如果 J.J. 的保险也无法支付阿立哌唑，那么可以考虑换用具有相似不良反应谱的另一种非典型抗精神病药。由于依匹哌唑引起 EPS 和代谢不良反应的风险较低，齐拉西酮的不良反应谱与之类似，所以可以考虑使用齐拉西酮，但是保险仅能覆盖齐拉西酮仿制药。

> **案例 85-1，问题 11：** J.J. 在住院期间已经开始服用齐拉西酮（40mg，每日 2 次，与餐同服）进行治疗。她的核心症状何时开始减轻？还有哪些治疗能够改善她出院后的预后？

虽然 J.J. 的症状在治疗开始的前几日就会开始减轻，但是症状的显著改善可能需要花费 1 周甚至更长。此时她的病情虽然足够稳定而可以出院，但仍存在一些功能的损伤。恢复到病前水平可能还需数周、数月甚至永远都不可能完全恢复。非药物治疗方法，包括个体和团体治疗也能够促进 J.J. 病情的持续改善和稳定。对她及其家庭成员进行疾病教育对改善 J.J. 的预后也是有益的。

> **案例 85-1，问题 12：** J.J. 回家后，本学期向学校提出请假。在接下来的一个新学期她返校继续学业。但是她发现自己在课堂上很难集中注意力。她将其归结为齐拉西酮的使用。自从 5 个月前出院后，她未再出现任何精神症状。她认为自己已经痊愈了，不需要再接受治疗。她联系了她的精神科医生，咨询停药的问题。此时 J.J. 应当停药么？关于 J.J. 治疗所需要持续的时间，指南有什么推荐？

J.J. 不应该在这个时候停药。虽然此时可能需要根据注意力不集中的表现和原因对药物治疗进行调整，但是这不是停药的原因。大部分治疗指南推荐在急性发作后至少维持治疗 6 个月，1 年更好。由于她的症状刚刚消失 5 个月，如果不接受药物治疗疾病复发的风险很高。

> **案例 85-1，问题 13：** 最终，J.J. 决定停药并不再复诊。在不到 1 个月后，由于疾病复发，她被父母送至急诊并被收入院治疗。这时 J.J. 可以选择使用长效注射剂么？

J.J. 目前并不适合使用 LAIA，因为她还未试用过任何长效针剂对应的口服药物。在使用长效注射剂前应多次给予患者相应的口服药物，从而避免药物过敏反应，或者当患者已经在使用口服药物进行维持治疗，可以换用长效注射剂。然而，如果 J.J. 确实对口服药物依从性较差，LAIA 确实可以使她获益。虽然由于对疾病和治疗的认识不足，J.J. 对这次药物治疗的依从性不佳，但可以通过疾病教育来改善她的依从性。除此之外，也可以对其家庭成员进行教育来帮助她维持依从性。

> **案例 85-1，问题 14：** 在最近一次住院期间，J.J. 对口服药物的依从性仍然不好。她最终同意接受 LAIA 治疗。但是在与她的保险员沟通后，唯一可支付的 LAIA 就是利培酮长效注射剂。该药适合用于 J.J. 的治疗么？为什么？

即使 J.J. 在过去已经接受过利培酮的治疗并且对利培酮并不过敏，利培酮 LAIA 仍然不是个明智的选择。由于利培酮 LAIA 的独特的药代动力学特点，它需要口服重叠给药 3 周，因为初始注射的针剂还未开始释放活性药物成分。如果 J.J. 的依从性依然欠佳，这会导致治疗结局不佳，特别是在出院后。应当再次联系 J.J. 的保险公司，尝试找到可支付的非典型性抗精神病药的长效注射剂。

迟发性运动障碍

一个与长期抗精神病药治疗相关的更为棘手的不良反应是持续的波及舌、手、足的舞蹈样手足徐动症[149]。抗精神病药长期阻滞纹状体 D_2 受体会导致这些受体对多巴胺超敏。相互联系的神经递质系统（如 GABA 能和胆碱能系统）的改变会导致运动障碍[150]。这种情况常见于抗精神病药的撤药、降低剂量或者由其他抗精神病药换为氯氮平或喹硫平时。如果运动困难的症状持续存在，就会发展成为迟发型运动障碍。迟发型运动障碍也可能在经历多年抗精神病药治疗且未进行任何治疗调整的情况下出现。FGA 引起迟发性运动障碍的风险（在长期用药的成人患者中为 5%）高于 SGA。但是不同研究报道的发病率差异较大[151]。患者出现迟发型运动障碍的风险会随着一些因素的变化而增加，包括累计终身治疗剂量增多、治疗持续时间延长、年龄增长、共患糖尿病、患上创伤性脑损伤、患上情感障碍、使用抗胆碱能药物、既往曾出现药源性帕金森症以及女性[152-155]。虽然服用典型抗精神病药的患者出现迟发型运动障碍的风险更高，但非典型抗精神病药也存在该风险。

非典型抗精神病药的风险虽然更低,但也不能忽视[156]。

虽然在撤药时出现的运动障碍并不一定都会发展成为持续的迟发型运动障碍,但是在一些病例中患者在抗精神病药滴定减量或换药后的很长一段时间内都一直存在"不干净"的运动症状。这些运动症状一旦出现,就难以治疗。通过换药来减弱多巴胺对纹状体受体的作用可能会引起症状的短暂好转,之后运动障碍的症状依然会长期恶化。几乎没有双盲研究能够显示加用各种治疗药物的有效性。那些在早期病例报道和开放研究中显示出治疗潜质的药物地西泮(diazepam)、多奈哌齐(donepezil)、侧链氨基酸都未能通过双盲研究的考验[157-159]。即使是已经被大家所认可的处理策略,如降低抗精神病药剂量(如有可能停药)、换用风险更低的第二代抗精神病药(氯氮平或喹硫平)都不能保证每次理想的治疗结果。有限的证据提示氯氮平和银杏叶可能有效[159]。然而更好的策略似乎是预防其发生。预防的方法包括使用尽可能低的抗精神病药剂量,选用风险更低的药物以及利用异常不自主运动量表来严密监测运动症状[150,151,160]。我们确实也有一些选择来使治疗更适合易感患者。目前迟发型运动障碍的严重程度和发病率似乎在下降[150],我们也许可以乐观一些。

抗胆碱能作用

低效价典型抗精神病药和非典型药物中的氯氮平和奥氮平的抗胆碱能作用较强。抗胆碱能不良反应的严重程度差别较大,可以从轻微不适上升到危及生命。这些不良反应包括便秘、尿潴留、视物模糊、眼睛、口腔和喉咙干燥、心动过速、肠梗阻、意识模糊和谵妄。对于一些轻度的不适(如口干)如果不处理也可能会产生严重的后果。如果通过饮用高糖饮料来缓解口渴会引起龋齿和体重增加。经常食用高糖口香糖或饮料还可能引起口腔真菌感染。如果抗胆碱能药物无法减量,患者可以食用无糖硬糖或口香糖,或唾液替代产品来缓解症状[161]。总体上,精神分裂症患者应当进行常规的口腔检查。另一个被忽视的抗胆碱能不良反应是便秘。患者可能将便秘归因于目前正在服用的抗精神病药。持续监测患者肠道功能以及建议患者采取适当的肠道调整方案(如饮食调整、体育锻炼、使用容积性泻药、使用大便软化剂)对患者是有益的,从而避免1周未处理的肠道问题主诉进展为肠梗阻[162]。

当加用抗胆碱能药物苯扎托品来预防和治疗EPS时,患者的抗胆碱能负担加重。在治疗和转诊期间,应当定期评估抗胆碱能药物的使用。如果不能逐渐停用不必要的抗胆碱能药物,患者的生活质量会下降,不良反应也可能会增加[163]。

心血管作用

抗精神病药可以通过直接或间接拮抗肾上腺素和胆碱能受体、间接影响自主神经系统及压力感受性反射对心血管系统产生影响[164]。抗精神病药引起的3个常见的心血管系统不良反应包括直立性低血压、心动过速和QT间期延长。我们将在下文对这3种不良反应进行讨论。

直立性低血压

40%的接受抗精神病药治疗的患者会出现直立性低血压[164]。该不良反应主要在初始药物加量期间频繁发生。老年患者的发生率异常高。直立性低血压主要是由血管α_{1A}肾上腺素受体受到阻断引起的。这使得患者难以适应血压的位置性变化。通常在开始抗精神病药治疗或加大剂量的前2~3周内患者会逐渐耐受直立性低血压。那些对α_{1A}肾上腺素受体亲和力高于D_2受体的药物(如氯氮平、利培酮)引起直立性低血压的发生率要高于那些对α_{1A}肾上腺素受体亲和力低于D_2受体的药物(氟哌啶醇)[164]。直立性低血压会进一步导致跌倒事件的发生。以下方法可降低跌倒的风险:①减慢滴定速率;②分次给药;③叮嘱患者要缓慢改变身体姿势(由卧姿转为坐姿)。其他有助于缓解直立性低血压的非药物干预手段包括增加液体和盐的摄入以及穿戴支持性长袜。如果非药物干预手段不具有临床可行性,可给予氟氢可的松(fludrocortisone)或麻黄碱(ephedrine)来对抗氯氮平引起的持续的直立性低血压[165]。

心动过速

抗精神病药能够发挥抗胆碱能作用,抑制迷走神经活性,导致心动过速,进一步引起直立性低血压。氯氮平对心率的影响具有剂量依赖性(每分钟20~25次)[164]。如果心动过速对患者造成了困扰或者已经产生了相应的临床症状,应当考虑减少药物剂量,减慢滴定速度或加用低剂量具有心脏选择性的β受体阻滞剂[165,166]。

心电图改变

QT间期延长是与所有抗精神病药相关的可变风险。QT间期延长会增加尖端扭转型室性心动过速的发生风险。这是一种与晕厥和心脏猝死有关的恶性多态性室性心动过速[164]。这一不良反应的机制被认为是阻断快速激活的延迟整合钾电流,钾离子外流出心肌细胞,进而导致心脏复极化[164,167]。然而,目前还没有充足的研究数据证明抗精神病药诱导的QT间期延长与心脏猝死有关[164,167]。

辉瑞制药公司与FDA协作完成了一项名为054的研究。这项由Harrigan及其同事进行的随机平行对照的前瞻性试验对不同抗精神病药的血药峰浓度与QT间期的关系进行了研究[168]。研究药物包括氟哌啶醇每日15mg(n=27)、硫利达嗪每日300mg(n=30)、齐拉西酮每日160mg(n=31)、喹硫平每日750mg(n=27)、奥氮平每日20mg(n=24)和利培酮每日6~8mg增至每日16mg(n=25/20)。没有患者的QT间期超过500毫秒。单药治疗的患者与合并使用代谢抑制剂的患者的QT间期平均延长值无明显差异。对QT间期影响最严重的抗精神病药是硫利达嗪(30.1毫秒)和齐拉西酮(15.9毫秒)。氟哌啶醇、喹硫平、奥氮平、利培酮(每日6~8mg)和利培酮(每日16mg)的影响程度中等,它们使QT间期分别延长了7.5、5.7、1.7、3.9和3.6毫秒[169]。QT间期的平均日变量约为75~100毫秒。该值可能会随着睡眠、饮食、肥胖、电解质紊乱、内分泌失调、性别和年龄波动[164,167]。在054研究和齐拉西酮数据库收入的共4571名接受齐拉西酮治疗的患者中,未观察到尖端扭转型室性心动过速的发生[168]。另外短期和长期的随机试验均发现一个较新的SGA伊潘立酮与齐拉西酮相似,存在引起QT间期延长的风险。该风险具有剂量依赖性和药物相互作用依赖性[170]。

在临床实践中,应当避免同时使用能够引起 QT 间期延长的药物。如果患者没有潜在的心脏疾病以及尖端扭转型室性心动过速的风险因素,并且必须合并用药,应当对患者进行严密监测。如果 QT 间期延长超过 500 毫秒,应当停用相互影响的药物。对于有潜在的心脏问题、电解质异常、先天性长 QT 间期延长综合征的患者,或者当患者正在服用其他影响心脏功能的药物(特别是Ia 类抗心律失常药——丙吡胺、普鲁卡因胺、奎尼丁和Ⅲ类抗心律失常药——胺碘酮、多非利特、索他洛尔)时,应当避免使用引起 QT 间期延长风险比较高的抗精神病药(氯丙嗪和齐拉西酮)。

案例 85-1,问题 15: 在本次住院中,医师加强了对 J.J. 的疾病教育和用药教育,并号召其父母帮助她以保证服药。J.J. 最终同意服用口服药物,并且治疗再次稳定在利培酮 2mg,每日 2 次。出院后,她的门诊精神科医师注意到 J.J. 仍在对内在刺激进行回应,并确认她仍然存在幻听。J.J. 的父母确认她正在服药,所以剂量增至 3mg,每日 2 次。在再次复诊的数周内,J.J. 的父母通知她的精神科医师她几乎无法移动,有时走路像个老人。医生对 J.J. 进行了检查,注意到她存在中等程度的躯体强直和手部震颤。当她走路时,步态短而拖沓。但她的幻听症状已经减轻了。J.J. 出现神经系统症状的原因是什么? 她的哪些表现是神经系统不良反应?

J.J. 极有可能患上了药源性帕金森症,这是 EPS 中的一种类型。J.J 目前存在的异常表现——强直、震颤和拖沓步态是药源性帕金森症的典型症状。虽然与传统抗精神药相比利培酮作为一种非典型抗精神病药引起该类问题的可能性较低,但仍然存在风险。其中一个风险因素就是增加剂量。而 J.J. 最近刚刚增加了利培酮的用量。每日 6mg 足以阻断纹状体 D_2 受体进而引起这种类型的 EPS。

案例 85-1,问题 16: 如何处理 J.J. 出现的药源性帕金森症?

理想情况下,首选方法是降低可疑药物的剂量。由于J.J. 的利培酮用量刚刚增加至每日 6mg 来治疗残留症状,所以目前减量不是非常合适的选择,因为精神病性症状在减量后很可能会复发。可以考虑换用其他抗精神病药。除了 EPS,J.J. 在维持使用当前剂量的药物的情况下病情一直比较稳定。其他方法包括加用抗胆碱能药物(如苯扎托品)或金刚烷胺。

案例 85-1,问题 17: 在加用苯扎托品 0.5mg,每日 2 次后,J.J. 的药源性帕金森症得到了缓解。J.J. 需要继续无限期服用这个药物么?

在帕金森症缓解后,J.J. 应当继续维持使用苯扎托品至少 3 个月。如果那时她的临床表现没有变化,并且精神分裂症的药物治疗也未发生变化,应当重新评估苯扎托品的使用。如果停止使用苯扎托品后她的帕金森症状并未再复发,她就不需要再继续服用这一药物了。然而,如果 EPS复发,她可能需要继续接受抗胆碱能药物治疗。

案例 85-1,问题 18:在使用利培酮和抗精神病药治疗期间,还应对 J.J. 监测哪些不良反应?

接受抗精神病药物治疗的任何患者都应该监测所有类型的 EPS,包括帕金森症。对于其他类型的 EPS,如肌张力障碍和运动障碍,也应该关注迟发性运动障碍的进展。虽然使用非典型抗精神病药物如利培酮的风险较低,但仍有可能引起上述不良反应。在抗精神病治疗开始期间和整个治疗期间,应定期监测 J.J. 的体重、血糖和血脂。利培酮也会引起直立性低血压,所以应该监测 J.J. 是否眩晕,尤其是站着的时候。

代谢副作用

高催乳素血症

催乳素是垂体前叶催乳激素细胞分泌的多肽类激素。多巴胺能够抑制从下丘脑投射至垂体前叶的结节漏斗通路的催乳素释放。阻断该通路的 D_2 受体会导致催乳素释放的增加,进而影响多个器官功能和全身的基因表达。对 D_2受体阻断能力更强的药物引起高催乳素血症的风险更高[171]。一项由 Leucht 及其同事完成的 meta 分析根据抗精神病药对标准化催乳素水平的影响对这些药物进行了风险分层:帕利哌酮(最高)、利培酮、氟哌啶醇、鲁拉西酮、齐拉西酮、伊潘立酮、氯丙嗪、奥氮平、阿塞那平、喹硫平,以及阿立哌唑[最低(降低)催乳素水平][172]。指南推荐根据临床医师的建议进行基线催乳素水平的监测,并且在每次复诊时或者病情稳定后每年筛查催乳素升高的症状[45,173,174]。正常催乳素水平的上限是男性 $18\sim20$ng/ml 和女性 24ng/ml(未孕或未在哺乳)。

催乳素分泌过度的临床结果包括性功能障碍、男性乳腺发育、溢乳、闭经、性腺功能减退及长期升高引起的骨密度下降。然而,催乳素水平并不与这些不良事件直接相关,而患者可能一直不会出现症状。只有对出现症状的患者,才可以考虑治疗[83,172]。对于有症状的患者,推荐首先降低药物剂量或换用对 D_2 受体阻断强度较低的药物。如果这些方法都无法改善症状或由于临床原因无法得以实施,可以考虑使用多巴胺受体激动剂,如溴隐亭(bromocriptine)、卡麦角林(cabergoline)和金刚烷胺。然而使用多巴胺受体激动剂时必须对潜在获益与精神病性症状加重的风险进行权衡[45,171,174,175]。日益增加的研究数据支持加用一种 D_2受体部分激动剂阿立哌唑来对抗高催乳素血症[81,83,176-178]。

案例 85-1,问题 19: 经过一段时间后,为了治疗残留症状,J.J. 服用的利培酮剂量增加至 4mg,每日 2 次。在一次复诊时,J.J. 咨询怀孕期间服用利培酮是否安全。在谈话中,J.J. 告诉她的精神科医生她已经怀孕,因为她已经停经接近 2 个月,并且乳房开始涨大并出现周期性泌乳。医师开具了验孕的医嘱,结果回报阴性,但是她的血浆催乳素水平是 115ng/ml。如何解释 J.J. 认为自己怀孕的问题?

妊娠试验阴性证明 J. J. 并未怀孕。她的症状提示她可能患上了高泌乳素血症。这是另一种与抗精神病药阻断 D_2 受体相关的不良反应。J. J. 的泌乳素水平升高导致她出现闭经和泌乳的症状。虽然这并不是大部分抗精神病药的常见不良反应，但是在增加泌乳素水平方面，利培酮和帕利哌酮的风险类似于典型抗精神病药。

> **案例 85-1，问题 20：** 应当如何处理 J. J. 的高泌乳素血症？

理想情况下，抗精神病药引起的高催乳素血症可通过降低可疑药物剂量来治疗。由于对较低治疗剂量应答不佳，J. J. 的利培酮剂量已经被增加至 4mg，每日 2 次。所以降低抗精神病药剂量不具有临床可行性。这时可以考虑换用引起高催乳素血症风险较小的抗精神病药。如果临床实际也不适合换药，可以考虑加用多巴胺激动剂，如金刚烷胺。由于可能会恶化精神病症状，在使用多巴胺受体的强激动剂时应当非常谨慎。目前的研究证据支持加用阿立哌唑治疗高催乳素血症，但是只有在尝试过其他药物后才能考虑使用阿立哌唑，除非 J. J. 需要强度更高的抗精神病治疗。

体重增加

虽然 SGA 的研发意在使患者免于遭受锥体外系不良反应的困扰，但是类似于低效价抗精神病药，许多新一代抗精神病药（如氯氮平、奥氮平、喹硫平和利培酮）会引起另一种不良反应——体重增加[65]。这种显著的体重增加一般发生在治疗开始的前几个月，并且体重至少增加 9kg[179]。一项研究显示 15.4% 的接受奥氮平治疗的患者的体重在治疗开始前 6 周会至少增加 7%[180]。氯氮平和其他更新型的 SGA 也可能引起体重增加和甘油三酯水平升高[65-68]，进一步引起血糖调节紊乱[71,181,182]。由于共患躯体疾病及存在内源性久坐的生活习惯，精神分裂症患者比非精神病患者更容易发生过早死亡。因此，体重增加造成的长期后果甚至比迟发型运动障碍还严重[156,183]。

无数机制假说尝试解释 SGA 如何引起体重增加。这些机制涉及组胺受体的拮抗[184,185]，与基因易感性相关的 $5-HT_{2C}$ 受体的阻断[186,187]，可能导致含糖饮料过度消耗的毒蕈碱受体阻断[188] 以及血浆瘦素分泌受损[189-191]。联合使用其他药物，如丙戊酸、锂盐、米氮平、抗组胺药和三环类抗抑郁药，也会通过药效协同作用增加患者体重[70,192]。

高血糖和糖尿病

目前关于 SGA 是否直接参与糖尿病的发生并不明确。然而，SGA 明确可以引起体重增加、甘油三酯升高及胰岛素敏感性下降，进而导致内分泌紊乱的发生频率增加或发病提前[71,181,193-195]。早期研究显示血浆胰岛素水平与氯氮平浓度中度相关（$r = 0.6$，$P = 0.03$）[196]，但是 Lund 及其同事发现服用氯氮平的 20～34 岁的患者患上糖尿病和高脂血症的风险是服用 FGA 患者的 2.5 倍[197]。其他回顾性研究也提示服用 SGA（氯氮平、奥氮平、喹硫平或利培酮）的年龄不到 40 岁的患者患上糖尿病的风险略高于那些服用 FGA 的患者（$OR = 1.09$，$CI = 1.03～1.15$）[181]。服用奥氮平、利培酮或喹硫平的患者的糖尿病发生率是服用典型低效价抗精神病药的患者的 1.5 倍[71]。指南强调应该常规监测这些患者的血糖、体重和血脂[193,198]。

血脂异常

在抗精神病药治疗过程中也可见甘油三酯和总胆固醇水平的升高。最早的病例报道是关于氯氮平引起甘油三酯升高[66,68,199]，后来出现了喹硫平和奥氮平的病例报道[67]。利培酮不会像氯氮平那样引起甘油三酯显著升高[199]。齐拉西酮对甘油三酯的作用可以忽略不计[200,201]。在双盲试验中，阿立哌唑组的甘油三酯水平低于对照组[202]。在大部分研究中，氯氮平、奥氮平和喹硫平会导致甘油三酯升高约 60～70mg/dl[66,67,70]。一些患者会出现甘油三酯的急剧升高（>1 000mg/dl），这通常与急性胰腺炎相关（表 85-12）[69]。

表 85-12

非典型抗精神病药的代谢监测方案[a]

	基线	第 4 周	第 8 周	第 12 周	第 16 周	第 20 周	第 24 周	每季度	每年
个人或家族史	×								×
体重[a]：（BMI）	×	×	×	×	×	×	×	×	
腰围	×								×
血压	×			×					×
空腹血糖	×	×（在此期间测定 1 次）	×			×	×（第 1 年）	×
空腹血脂	×			×			×		×

根据临床需要可增加监测频率。

[a]一些参考文献推荐在治疗开始的前 6 周每周监测体重，从而确定患者是否存在更显著的长期体重增加的风险。

来源：American Diabetes Association et al. Consensus development conference on antipsychotic drugs and obesity and diabetes. *Diabetes Care*. 2004;27(2):267-272;Hasnain M et al. metabolic syndrome associated with schizophrenia and atypical antipsychotics. *Curr Diab Rep*. 2010;10(3):209-216. doi:10.1007/s11892-010-0112-8;Kinon BJ et al. Association between early and rapid weight gain and change in weight over one year of olanzapine therapy in patients with schizophrenia and related disorders. *J Clin Psychopharmacol*. 2005;25(3):255-258. doi:10.1097/01.jcp.0000161501.65890.22;and Marder SR et al. The Mount Sinai conference on the pharmacotherapy of schizophrenia. *Schizophr Bull*. 2002;28(1):5-16.

案例 85-1,问题 21: 当 J. J. 在接受抗精神病药治疗时,还应当监测哪些代谢指标? 接受抗精神病治疗的患者面临哪些代谢方面的风险?

J. J. 及其他所有接受抗精神病药治疗的患者都面临显著的体重增加、糖代谢紊乱(包括 2 型糖尿病)和血脂紊乱的风险。不同药物的风险不同。SGA 的风险被认为高于 FGA。与其他抗精神病药相比,利培酮存在中等程度的风险。其他影响风险高低的因素包括患者的饮食习惯、锻炼习惯、糖尿病和胆固醇异常的家族史等。

案例 85-1,问题 22: 医师决定将 J. J. 的治疗药物由利培酮换为引起高催乳素血症风险较低的药物。J. J. 开始使用奥氮平治疗。在利培酮减停的过程中,奥氮平的剂量逐渐滴定至每日 20mg。在开始奥氮平治疗时应对哪些指标和症状进行监测?

由于奥氮平引起代谢不良反应的风险较高,应严密监测这类不良反应。应当严密监测 J. J. 的体重,特别是在治疗开始前和治疗开始后的前几个月。这段时间应当每月检测一次体重。除此之外,还应当在前 3 个月每月监测血糖和/或糖化血红蛋白及血脂(包括基线水平)。

还应对血压进行监测,特别是在体重显著增加的时候。如果这些指标发生异常,应当及时处理。

案例 85-1,问题 23: 在接受奥氮平治疗 2 个月后,J. J. 复诊抱怨她总是在吃东西并且现在已经穿不上去年夏天的衣服了。她今日的体重是 68kg(BMI = 25.9kg/m^2)。在服用奥氮平之前,她的体重是 63kg(BMI = 23.9kg/m^2)。J. J. 的父母也很担心,因为她从来没有吃过这么多东西。她目前的精神状况良好,没有出现精神症状。他们询问食欲和体重的增加是否与奥氮平有关? 是否能采取一些措施来减轻这一反应?

奥氮平肯定与 J. J. 最近的体重增加有关,因为在 SGA 中奥氮平引起体重增加的风险最高。奥氮平可以使体重至少增加 5kg。由于 J. J. 及其父母已经注意到在奥氮平治疗开始后她的食欲的开始增加,这使得奥氮平的相关性更加确定。虽然目前没有确证有效的干预手段来减轻抗精神病药引起的体重增加,但是我们不妨尝试一些方法。J. J. 可以预约一位营养师来对她的饮食进行评估,也可以增加日常锻炼。日常锻炼可以是在健身房,甚至只是每日步行 20~30 分钟,每周 4~5 日。

案例 85-1,问题 24: 1 个月后,J. J. 回到门诊复诊。几日前的相关血液检查显示空腹血糖为 214mg/dl。4 个月前的血糖是 132mg/dl。她的糖化血红蛋白也从 5.9% 上升到了 7.1%。血脂检查显示总胆固醇为 256mg/dl,直接低密度脂蛋白为 117mg/dl,高密度脂蛋白为 34mg/dl 以及甘油三酯为 997mg/dl。这些变化与 J. J. 的抗精神病药治疗有关吗? 如果有关,应当如何处理?

SGA 可能引起血糖和血脂的升高,特别是奥氮平。自从 J. J. 开始使用奥氮平治疗,她的血糖和糖化血红蛋白就开始升高。这进一步证明奥氮平是"始作俑者"。虽然 J. J. 的低密度脂蛋白胆固醇和高密度脂蛋白胆固醇的水平并不理想,但是这并不是现在的关注点。因为她的甘油三酯水平太高了。如此高水平的甘油三酯可能与胰腺炎有关。应当询问 J. J. 是否有上腹部疼痛等症状。

我们可以加用其他合适的药物来治疗血糖和血脂升高,还可以考虑换用其他引起代谢紊乱风险较低的 SGA。但是换药可能引起精神症状失代偿。我们只有在充分评估这一风险之后,才能做出决定。

合并症

目前,代谢综合征被看作是治疗精神分裂症过程中出现的主要并发症。因此推荐患者常规监测体重、空腹血脂的变化及血糖调节异常的表现[193,192,203]。据估算,代谢综合征在精神分裂症患者中的患病率约为 18.8%~40%[204]。由于未经治疗的精神分裂症患者已经面临患上代谢综合征的风险[205],我们应当尽量降低风险发生的概率。除此之外,既然抗精神病药相关的体重增加及代谢并发症的发生都很迅速,因此应当在患者开始接受抗精神病药治疗或换药的时候更加频繁的评估代谢副作用。这种监测对患者可能是有帮助的[206]。

除此之外,有效的药物治疗常伴随潜在的严重代谢不良反应,如肥胖、高甘油三酯血症及其所致的血糖调节障碍和运动障碍(如静坐不能、药源性帕金森症和迟发型运动障碍)。一项研究显示与未患精神疾病的对照组相比,精神分裂症组的代谢障碍患病率高 3 倍(3.7;95% CI = 1.5~9.0)[207]。事实上,心血管并发症是精神分裂症患者的死亡年龄低于同龄人的主要原因[208]。

另一个值得关注的问题是这些代谢不良反应(如体重、血清瘦素、血脂和血糖)是深静脉血栓的风险因素[210,211]。深静脉血栓的发生也与抗精神病药的使用有关,并且具有遗传背景[209]。相关性最明确的药物是氯氮平[212]。引起代谢紊乱风险最高的药物之一就是氯氮平。然而即使对代谢无明显影响的抗精神病药也与深静脉血栓发生率的升高有关[213]。曾经有明确的病例报道记录了在抗精神病药的使用过程中患者出现肺栓塞[214,215]。虽然抗精神病药相关的深静脉血栓很罕见,但也应对风险获益比进行适当的评估[216]。

在抗精神病药物治疗过程中心血管不良反应也是一个值得关注的问题。研究显示在老年人群中,奥氮平、利培酮和喹硫平的使用与在治疗开始后前 6 个月出现脑血管不良事件和短暂性脑缺血发作的风险提高 3 倍有关[217,218]。其他抗精神病药也可能会引起心血管不良反应[219]。这类不良事件可能与老年患者死亡风险的轻度升高有关[220]。所以,美国 FDA 黑框警告服用这类药物可能会增加老年患者脑血管不良事件的发生风险。

神经恶性综合征

神经恶性综合征(neuroleptic malignant syndrome, NMS)是一种抗精神病药诱发的罕见但可能致命的不良反应。使用任何抗精神病药或突然停用多巴胺激动剂都有可能诱发这一并发症。因此早期识别和及时处理非常重要。目前有许多 NMS 的诊断标准供研究使用,但是临床上广泛使用的是 DSM-5。NMS 的主要表现是高热（39～40℃）、肌肉强直、意识改变以及肌酐磷酸激酶显著升高（通常高于1 000μg/L）。其他症状包括流涎、吞咽困难、心动过速（超过 100bpm）、多汗、尿失禁和血压波动。主要处理方法包括停止抗精神病药治疗、支持性治疗以及加用药物治疗［如丹曲林钠（dantrolene sodium）、比哌立登或溴隐亭］。39% 的 NMS 病例存在抗精神病药联合使用的情况[221]。一些理论认为体力耗竭和脱水会增加患者患上 NMS 的风险，所以服用抗精神病药的患者在炎热天气下应注意不要过度运动。除此之外，抗精神病药可以通过影响下丘脑（体温调节和摄食中枢）增加这些患者发生热耗竭的风险。抗胆碱能药物可以通过抑制腺体分泌发挥类似作用[222]。

> **案例 85-1，问题 25：** 由于 J. J. 目前存在体重增加、高血糖和高血脂等问题，她的精神科医师决定换用鲁拉西酮，剂量滴定至每日 80mg。在既往换药的过程中，J. J. 做得很好。在鲁拉西酮治疗几周后的一个晚上，她的父母将她送至急诊。当时 J. J. 在发热、流汗，并且看起来意识模糊、颈部强直。急诊检查显示 J. J. 的体温是 39℃，血压为 176/98mmHg，脉搏为 136 次/min，呼吸频率为 36 次/min。强直的颈部并不疼痛，有时回答问题语无伦次，但是并未查出精神病性症状。虽然急诊的空调在工作，她仍在不停出汗。实验室检查回报了肌酐激酶升高（5 960μg/L），其他生化指标正常，全血细胞计数正常，血糖正常。在她进入急诊 2 小时后再次检查生命体征。结果显示：体温 39℃，血压 96/62mmHg，脉搏 146 次/min，呼吸频率 39 次/min。J. J. 出现这些症状的原因是什么？如何对 J. J. 进行治疗？

J. J. 极有可能出现了神经恶性综合征。该并发症可能是由鲁拉西酮引起的。虽然在任何抗精神病药治疗过程中的任何时候，NMS 都可能发生，但是一般在抗精神病药治疗刚开始的时候更可能发生。J. J. 并未感到颈部疼痛并且白细胞正常，因此目前的表现不支持诊断父母所担心的脑膜炎（虽然需要进行排除）。高热、血压波动、心动过速、多汗、意识模糊（不伴随精神病性症状）及肌酐激酶显著升高都提示 NMS。由于 NMS 可能危及生命，J. J. 需要住院治疗。她需要停用所有抗精神病药 2 周。由于在此期间精神症状可能复发，所以她还极有可能需要再次入院治疗。在 NMS 的急性期治疗过程中，她可能需要丹曲林、溴隐亭（多巴胺激动剂）等药物来治疗高热和血压升高等。在等待 NMS 缓解的长期治疗过程中，J. J. 可能需要苯二氮䓬类的镇静剂，因为在这段时间内我们不能使用抗精神病药主动治疗精神分裂症。

> **案例 85-1，问题 26：** 在 NMS 发作结束后，J. J. 再次住院。在这次住院期间，她逐渐开始服用阿立哌唑进行治疗。在阿立哌唑滴定加量的过程中，她开始出现轻微的颈部强直。这个症状可能只是轻度的帕金森症。但是对 NMS 的恐惧开始困扰 J. J.。她开始拒绝服用任何抗精神病药。她的精神科医师决定开始使用阿立哌唑的长效注射剂进行治疗。但是阿立哌唑长效注射剂有 2 种不同的剂型，哪个更适合 J. J. 呢？

理想情况下，我们在换用长效注射剂之前应当先维持使用相应的口服药物一段时间。但是 J. J. 的不依从导致无法继续使用口服药物治疗。2 种剂型的阿立哌唑长效注射剂在治疗起始时都需要口服重叠给药：一水合物需要 14 日，十二烷酸酯需要 21 日。然而需要关心的主要问题是给药剂量。一水合物对所有患者的使用剂量是相同的，除非患者存在肾功能不全或正在服用 CYP450 抑制剂。而十二烷酸酯的剂量则需要根据患者之前的口服剂量来换算。由于 J. J. 既往在接受阿立哌唑口服药物治疗时，药量未达到有效的维持治疗剂量，所以很难换算出长效注射剂的给药剂量。因此，选择一水合物（400mg，每日早晨 1 次）进行治疗可能更容易操作。在起始治疗期间，应口服重叠给药 14 日。由于 J. J. 在接受口服药物治疗时曾出现药源性帕金森症，因此无论选择哪种版本的阿立哌唑长效注射剂都应当严密监测帕金森症的进展。

> **案例 85-1，问题 27：** 在过去的几个月，J. J. 一直在接受阿立哌唑一水合物 LAIA 的治疗（400mg，每日早晨 1 次）。她的症状得到了改善，但是每日仍有幻听的一些表现。因此医师加用了氟哌啶醇（每日 5mg）。她的幻听症状在氟哌啶醇加量至每日 10mg 后的几周内减弱了。但是现在 J. J. 和她的父母一起来到诊所附属的急诊，因为她的颈部顺时针转向了她的右肩膀，她无法将头向后转向脊柱和向前看。J. J. 说她的脖子很疼。她希望这种感觉快点消失。J. J. 目前的主述的最有可能的原因是什么？如何处理这些症状？

J. J. 很有可能存在肌张力障碍。这可能是最近加用氟哌啶醇并不断加量所致。她出现的肌张力障碍的类型是斜颈。这是一种引起躯干上部肌肉收缩以及颈部扭转的肌张力障碍。这是另一种类型的 EPS，并且正如 J. J. 所出现的症状，肌肉强烈收缩会引起肌肉疼痛。FGA 引起这类问题的风险高于 SGA。不良反应出现的时间与加用氟哌啶醇的时间符合该不良反应的发生规律。

由于给 J. J 带来了疼痛，所以急性肌张力障碍需要尽快处理。口服药物需要花费 1 个小时甚至更长的时间才能起效，所以为了快速起效首选注射剂。由于伴有药源性帕金森症，可以选择抗胆碱能药物来对抗 EPS。大部分急诊都备有苯扎托品和苯海拉明的肌肉（静脉）注射剂型。虽然阿托品（atropine）也易于获得，但由于其对心脏也有影响，因此也并不常用。如果需要，我们还可以选择苯二氮䓬类药物的肌肉（静脉）注射剂型，因为这类药有助于肌肉的放松并且能够帮助 J. J. 平静下来。

除此之外，J. J. 的药物治疗方案可能也需要进行调整从而预防肌张力障碍的发生，包括降低氟哌啶醇的剂量或联合使用抗胆碱能药物。

> **案例 85-1，问题 28：** 在接下来的 8 年，J. J. 一直维持联合使用阿立哌唑一水合物 LAIA 和氟哌啶醇。在这段时间里她的症状会出现定期复发，但未住院治疗。氟哌啶醇的剂量被逐渐增加至每日 15mg。J. J. 今日来到门诊复诊，主诉"手部震颤"正在困扰着她。在体格检查的过

程中,J.J.表现出了做鬼脸、舌部不自主运动、咂嘴和手部扭转等症状。当她想抓住一个东西或者用手完成其他活动时手部颤动消失。哪些药物最有可能引起 J.J.出现运动障碍?

这些症状很可能是迟发型运动障碍的早期表现。氟哌啶醇是一种高效价 FGA,引起迟发型运动障碍的风险很高,约为每年使用人群的 3%~5%,而 J.J.的患病风险为24%~40%。J.J.的症状符合迟发型运动障碍的特征症状,即累及口面、四肢和躯干的无规则舞蹈样手足徐动症。当 J.J.使用手来执行一项持续性任务时,她的不规则手部运动会停止和减轻。这一点也提示可能存在迟发型运动障碍。

> 案例 85-1,问题 29:哪些方法可以治疗 J.J.目前存在的迟发型运动障碍?

虽然目前对于迟发型运动障碍没有明确的治疗方法,但是有一些方法可能能够减轻症状。缓慢降低 J.J.的氟哌啶醇的用量可能有助于减轻运动症状;应当避免快速减量,因为这样有可能会加重症状。如果在降低氟哌啶醇的剂量甚至停药后,患者依然存在运动症状,一些证据支持使用氯氮平治疗运动障碍和精神病性症状。但由于氯氮平可能会带来其他一些问题,所以应谨慎采取这一干预手段。

应答不足

必须通过对慢性精神分裂症患者进行整体评估来确认过去的药物治疗是否为明确的治疗失败。治疗不依从、不耐受和剂量未达足量都可能被认为是治疗失败。精神分裂症患者的习惯性前瞻记忆受损,这使得他们难以记起自己是否曾服药[223],进而导致漏服或剂量加倍。应当采用合作性的及非惩罚性的方式对患者的用药依从性进行深入评估。临床症状的恶化常常缓慢而隐匿,并伴有治疗依从性不佳[224]。治疗关系不佳及社会支持不足可能也会导致精神分裂症患者依从性差[225]。其他重要的预测因素包括自知力缺乏、共患物质滥用、病程短、出院计划和环境存在问题[226]以及敌对程度较高[227]。对于治疗依从性差的患者,应当采用抗精神病长效注射剂进行治疗。

在临床症状对初始治疗出现部分应答后,应当继续使用治疗剂量的抗精神病药维持治疗至少 4~6 周。只有当症状对足量足疗程治疗应答不佳时才能考虑换药或联合治疗。患者的治疗可能在交叉滴定换药过程中或治疗转换中停滞不前。这样更加显示出仔细评估患者用药史及转为有效的单药治疗的重要性。单药治疗可以避免不良反应增加以及减轻患者的服药负担和开支。

尽管采用多药联合治疗,仍有 20%~30% 的患者无应答。目前最广为应用且最严格的难治性精神分裂症的评估标准是由 Kane 及其同事在一项重要研究中提出的。这项

研究还进一步促成了氯氮平在美国的上市。难治性精神分裂症的定义是:①在过去 5 年接受过至少 3 种足量(相当于或大于每日 1 000mg 的氯丙嗪等效剂量)和足疗程(6~8 周)抗精神病药(其中 2 种化学结构不同)治疗;②5 年内没有无症状期;③BPRS 总分>45[57,228]。

氯氮平是治疗难治性精神分裂症的最有效的药物。所有 2 种以上抗精神病药治疗失败的患者都应当考虑使用氯氮平[57,107,172,229]。对于自杀或暴力风险较高的患者,氯氮平也是一种选择[102,230]。尽管具有有效性的优势,但由于不良反应的问题氯氮平在难治性精神分裂症的治疗中未得到充分利用。严密监测和随访对于氯氮平的安全有效使用十分必要。基线监测指标包括体格检查(体重、血压、腰围),糖化血红蛋白或空腹血糖,血脂,肝功能,尿肌酐,血尿素和妊娠试验。氯氮平具有独特的不良反应谱,涉及一些抗精神病药的常见不良反应以及 5 个黑框警告中的威胁生命的不良反应。黑框警告中的警示包括粒细胞减少、癫痫、心肌炎及其他心血管和呼吸系统反应以及患有痴呆相关精神疾病的老年患者的死亡率上升。

粒细胞缺乏症(agranulocytosis)是一种罕见,但潜在威胁生命的造血系统不良反应。1% 的接受氯氮平治疗的患者会出现粒细胞缺乏症(诊断标准为中性粒细胞计数<500mm^3)。粒细胞缺乏症的发生不具有剂量依赖性。虽然在治疗开始的前 6 个月,粒细胞缺乏症的发生风险更高,但是在治疗的任一阶段均可发生。氯氮平可能引起中到重度的中性粒细胞缺乏(ANC 500~2 000/mm^3)。氯氮平引起的粒细胞缺乏症可能一部分是通过选择性作用于多形核中性粒细胞前体介导的,然而机制还未被完全阐明。只有在通过氯氮平风险评估与监测项目(Risk Evaluation andmonitoring Strategy,REMS)的审核以确保中性粒细胞绝对值在正常范围内后才能开具氯氮平。药房、患者和医师必须在 REMS 上登记。在开始氯氮平治疗之前的 7 日内必须检查中性粒细胞绝对值(absolute neutrophil count,ANC)。在治疗开始后的前 6 个月每周检测 ANC。如果 ANC 在正常范围内(>1 500/μl),在接下来的 6 个月监测频率可降为每 2 周 1 次。如果在 6 个月后各项指标正常,可以将监测频率降为每 4 周 1 次,并且在之后氯氮平治疗期间维持每 4 周 1 次的监测频率。特定种族人群,包括非洲和中东人种的 ANC 平均值低于正常范围,这种现象被称之为良性种族性粒细胞减少(benign ethnic neutropenia,BEN)。氯氮平 REMS 项目允许降低 BEN 患者的 ANC 值正常范围。由于机体无法抵抗感染,严重的中性粒缺乏症可能是致命的。这是一个需要立即停止使用氯氮平的急症。在其他病例中,应当在 2 周甚至更长的时间内逐渐减停氯氮平,从而避免胆碱能效应反弹(多汗、头痛、恶心、呕吐及腹泻)和精神症状复发。在粒细胞缺乏症发生后,患者不应当继续使用氯氮平;而在中性粒细胞缺乏症发生后,一些患者曾成功再次使用氯氮平[231]。更多信息可参考 https://www.clozapinerems.com/(表 85-13)。

表 85-13

氯氮平治疗期间的白细胞监测

ANC 水平	治疗推荐	WBC 和 ANC 监测频率
首发患者的正常范围普通人群 ■ ANC ≥ 1 500/μl BEN 人群 ■ ANC ≥ 1 000/μl ■ 治疗前,至少进行 2 次 ANC 检测	初始治疗 ■ 如果治疗被中断 　■ <30 日,继续之前的监测方案 　■ ≥30 日,按照新患者进行监测	每周 1 次,持续 6 个月 ■ 6~12 个月,每 2 周 1 次 ■ 12 个月后,每月 1 次
轻度中性粒细胞缺乏 (1 000~1 499/μl)[a]	普通人群 ■ 继续治疗	普通人群 ■ 每周 3 次,直到 ANC≥1 500/μl ■ 当 ANC 恢复至 1 500/μl,可以重新按照之前处于"正常范围"的监测频率监测[b]
	BEN 人群 ■ 处于正常范围,继续治疗 ■ 在起始治疗前至少进行至少 2 次 ANC 检测 ■ 如果治疗被中断 　■ <30 日,继续之前的监测方案 　■ ≥30 日,按照新患者进行监测 ■ 由于非中性粒细胞缺乏的原因停药	BEN 人群 ■ 起始 6 个月,每周 1 次 ■ 第 6~12 个月,每 2 周 1 次 ■ 12 个月后,每月 1 次
中度中性粒细胞缺乏 (500~999/μl)	普通人群 ■ 推荐血液科就诊 ■ 由于存在可疑的氯氮平引起的中性粒细胞缺乏中断治疗 ■ 当 ANC 恢复至≥1 000/μl,继续治疗	普通人群 ■ 每日检测 1 次直到 ANC 恢复到≥1 000/μl ■ 每周检测 3 次直到 ANC≥1 500/μl ■ 当 ANC≥1 500/μl,每周检测 ANC,持续 4 周,然后恢复到之前处于"正常范围"的监测频率[b]
	BEN 人群 ■ 推荐血液科就诊 ■ 继续治疗	BEN 人群 ■ 每周检测 1 次直到 ANC≥1 000/μl 或≥患者的基线水平 ■ 当 ANC≥1 000/μl 或≥患者的基线水平,每周检测 1 次 ANC,持续 4 周,然后恢复到之前处于"正常范围"的监测频率[b]。
重度中性粒细胞缺乏 (<500/μl)	普通人群 ■ 推荐血液科就诊 ■ 由于存在可疑的氯氮平引起的中性粒细胞缺乏中断治疗 ■ 除非医师确认获益大于风险,不能再次使用氯氮平	普通人群 ■ 每天检测 1 次直到 ANC≥1 000/μl ■ 每周检测 3 次直到 ANC≥1 500/μl ■ 当 ANC 恢复至≥1 500/μl,如果患者再次使用氯氮平,按照之前处于"正常范围"的监测频率监测
	BEN 人群 ■ 推荐血液科就诊 ■ 由于存在可疑的氯氮平引起的中性粒细胞缺乏中断治疗 ■ 除非医师确认获益大于风险,不能再次使用氯氮平	BEN 人群 ■ 每天检测 1 次直到 ANC≥500/μl ■ 每周检测 3 次直到 ANC≥基线水平 ■ 当 ANC≥1 000/μl 或≥患者的基线水平,如果患者再次使用氯氮平,按照之前处于"正常范围"的监测频率监测

[a]24 小时重复测定 ANC,确认所有检验报告中 ANC<1 500/μl(对于 BEN 人群,ANC<1 500/μl)。

[b] 如果临床情况允许。

WBC:白细胞计数;ANC:中性粒细胞绝对计数;BEN:良性种族性粒细胞减少。

来源:Clozaril(clozapine tablets)[package insert]. East Hanover, NJ:Novartis Pharmaceuticals Corporation;September 2015

氯氮平引起癫痫发作的风险具有剂量依赖性。在每日服用 600mg 氯氮平的患者中,癫痫的发生率是 4.4%。一些病例报道提示当氯氮平血药浓度大于 500~1 300ng/ml 时,癫痫发生的风险会增高[232,233]。通常不推荐预防性使用抗癫痫药物[234]。但是既往服用氯氮平时曾出现癫痫发作的患者仍然可以使用较低剂量的氯氮平并开始使用抗癫痫药。根据引起粒细胞减少的风险及药物相互作用谱,首选丙戊酸和拉莫三嗪,而不是卡马西平[233]。心肌炎是一种潜在的致命的超敏反应,一般发生于开始氯氮平治疗的前 3 周。由于症状多变且不特异,心肌炎常被误诊,但据估计它的发生率为 0.1%~3%[235]。Ronaldson 及其同事提出的监测流程包括在治疗开始之前进行肌钙蛋白、C 反应蛋白和心电图的基线检测,然后在第 1、14、21 和 28 日再次进行检测。当患者出现肌钙蛋白或 C 反应蛋白的轻度升高、心动过速或者类似感染的症状时,应当改为每日检测直到症状缓解。当肌钙蛋白升高至正常上限的 2 倍或者 C 反应蛋白>100mg/L 时,应当停用氯氮平[61]。在症状缓解后,患者也许能够再次使用氯氮平[236,237]。

黑框警告中的"其他心血管和呼吸系统不良反应"是指氯氮平引起的直立性低血压。约 9% 的患者会出现直立性低血压,但会在 4~6 周后耐受[165]。在治疗刚开始的时候风险更高,这就要求从 12.5mg,每日 2 次开始按照每日 25~50mg 的增幅缓慢增加剂量。当停药间隔超过 2 日时,应重新进行剂量滴定从而避免患者出现严重的直立性低血压,并可以进一步降低摔倒发生的风险。应叮嘱患者在从卧位变成坐位时动作要缓慢,并且维持足够的水和盐的摄入。对于加量后持续存在头晕和直立性低血压的患者,降低氯氮平剂量并不是合理的选择。可以考虑加用盐皮质激素和氟氢可的松进行治疗[165]。

氯氮平还与一些频繁发生的令人困扰的不良反应有关。如果这些不良反应不能够得到合适的处理也会对生活质量造成影响。便秘是一种常见的但容易被忽视的不良反应。如果不处理可能会导致严重的不良反应,包括麻痹性肠梗阻和小肠穿孔。14%~60% 的服用氯氮平的患者会出现该不良反应。每次复诊都应筛查患者目前的排便习惯,并且医师应降低采取通便方案的阈值。通便方案包括给予容积性泻药、增加液体摄入、给予大便软化剂以及短期使用刺激性泻药或灌肠治疗。氯氮平的抗胆碱能作用还可能导致胃肠道运动减弱和小肠梗阻等。这些不良反应的发生率约为 0.3%。应当限制抗胆碱能药物和阿片类药物的使用。如果发生肠梗阻,应当暂时降低氯氮平的剂量或停用。患者首次使用氯氮平时通常会出现明显的镇静作用。我们可以通过减慢滴定速度或改为睡前给药来改善。正如上文所述,氯氮平可导致良性心动过速,但是如果同时出现流感样症状、呼吸困难、发热或胸痛,应当进行进一步检查来排除心肌炎的可能性。流涎是一种令人尴尬的不良反应,在极端情况下会导致睡眠中断或吸入性肺炎。治疗方法包括降低药物剂量以及非药物处理方法,如在枕头上放一块毛巾。药物治疗首选局部抗胆碱能药物[异丙托溴铵(ipratropium)(0.03%~0.06%,舌下喷 1~2 次)或阿托品(将 1~2 滴阿托品眼药水溶解至 1 盎司水中含漱)],其次可选择系

性抗胆碱能药物[苯扎托品(0.5~2mg 睡前服用)或甘罗溴铵(glycopyrrolate)(1~2mg)]或 α₂ 受体激动剂可乐定(clonidine)[238]。对于严重病例,可以通过腮腺注射肉毒素来进行治疗[238]。患者通常由于尴尬而不好意思报告夜间遗尿的问题。处理方法包括避免夜间饮水、就寝前排空尿液或对夜间遗尿保持警惕。去氨加压素(desmopressin)可能能够有效治疗夜间遗尿,但在使用时应注意继发的低血钠[165]。

> **案例 85-1,问题 30**:由于 J.J. 目前存在迟发型运动障碍,并且既往其他抗精神病药物治疗失败,J.J. 的精神科医师决定开始使用氯氮平进行治疗。对于 J.J.,应当对哪些项目和指标进行监测?

对于所有使用氯氮平的患者,都应当监测粒细胞数量和代谢指标。由于 J.J. 既往在接受其他抗精神病药治疗时,曾出现过代谢不良反应(体重增加、血糖和甘油三酯升高),所以在她使用氯氮平时应当更加小心。除此之外,还应当告知 J.J. 可能出现的其他不良反应,包括直立性低血压、镇静、抗胆碱能作用(特别是便秘)和流涎。

> **案例 85-1,问题 31**:在 J.J. 开始氯氮平治疗前,需要完成哪些实验室检查和其他检查?

氯氮平治疗需要在用药前测定中性粒细胞绝对值的基线水平,从而确保患者的中性粒细胞数量在正常范围内。除此之外,还需要测定测体重、腰围、血糖(糖化血红蛋白)和血脂从而对代谢不良反应进行监测。肝功能和肾功能的基线检查也需要完成。除此之外不要忘记进行妊娠试验。

> **案例 85-1,问题 32**:在 J.J. 开始氯氮平治疗后,应监测哪些指标?监测频率如何?

在开始氯氮平治疗的前 6 个月,应每周检测 ANC。如果检测结果正常(ANC≥1 500/μl),可以在接下来的 6 个月每隔 1 周检测 1 次 ANC 水平。之后可以每 4 周进行 1 次检测。除此之外,在治疗开始的前几个月至少每月测量 1 次体重(或者每周 1 次),每季度检测 1 次血糖和血脂。在复诊时要注意询问头晕、便秘、镇静和流涎等问题。

血药浓度监测

目前还没有足够的研究数据支持抗精神病药血药浓度和有效性之间存在较强的相关性[239]。抗精神病药血药浓度监测并不是常规治疗流程的一部分。但氯氮平是个例外。目前有充足的数据支持当氯氮平血药浓度大于 350ng/ml 时治疗应答率更高[173,240]。以下情况可以考虑进行血药浓度监测:

1. 在既往有效治疗剂量下精神症状出现失代偿
2. 在足量足疗程治疗后,治疗反应差
3. 在既往可耐受剂量下出现的未预料到的不良反应

4. 加用或减停可能发生相互作用的药物

5. 儿童、老年及其他存在潜在的药代动力学改变的患者

6. 存在可疑的治疗不依从

非抗精神病药物

虽然精神分裂症主要通过使用抗精神病药进行治疗，但是在某些情况下，其他药物也可能使患者受益。苯二氮䓬类药物适用于那些存在急性激越的患者。根据患者的临床症状和表现，其他药物（如心境稳定剂和抗抑郁药）也可能有益。

心境稳定剂

锂盐、卡马西平、丙戊酸盐和拉莫三嗪等心境稳定剂已经被研究用于精神分裂症的治疗。这些药物通常用于联合治疗那些情感症状为核心症状的精神分裂症患者。但是这些研究数据有时是模棱两可或相互矛盾的。

没有任何一个心境稳定剂能够单独有效治疗精神分裂症。作为联合用药，拉莫三嗪对精神分裂症有中等程度的治疗作用，但是对于难治性患者收效甚微[241]。在一些质量不高的研究中，锂盐具有一定增效作用，但是需要质量更高

的研究来进一步证实[242]。一项最近的 meta 分析显示丙戊酸钠联合抗精神病药可以明显改善精神分裂症患者或者分裂情感障碍患者的症状[243]。一项最近的 Cochrane 综述并不推荐卡马西平作为增效剂治疗精神分裂症[244]。关于心境稳定剂联合抗精神病药治疗精神分裂症还需要进一步研究。联合用药时应仔细评估潜在的药物相互作用以及额外的不良反应和服药负担。

抗抑郁药

精神分裂症患者常常会出现抑郁症状[37,245]。大约6%~10%的精神分裂症患者会实施自杀[29,246-248]。虽然研究结果存在争议，但是研究显示抗精神病药治疗精神分裂症患者的抑郁症状的有效性不尽相同[54,99,249,250]。许多研究认为 SGA 比 FGA 更有效[250,251]。SGA 在治疗抑郁症状方面的优势可能源于这类药物引起药源性焦虑和运动不能的可能性更低以及对阴性症状的治疗作用[250,251]。大量研究显示对于一些抑郁患者加用抗抑郁药是有效的[252]。在这些研究中抗抑郁药应答模式的差异提示那些阳性症状控制良好的患者更可能对抗抑郁药增效治疗应答良好[28]。在一个试验中，抗抑郁药安非他酮的治疗效果明显比替沃噻吨对照组差[34]。

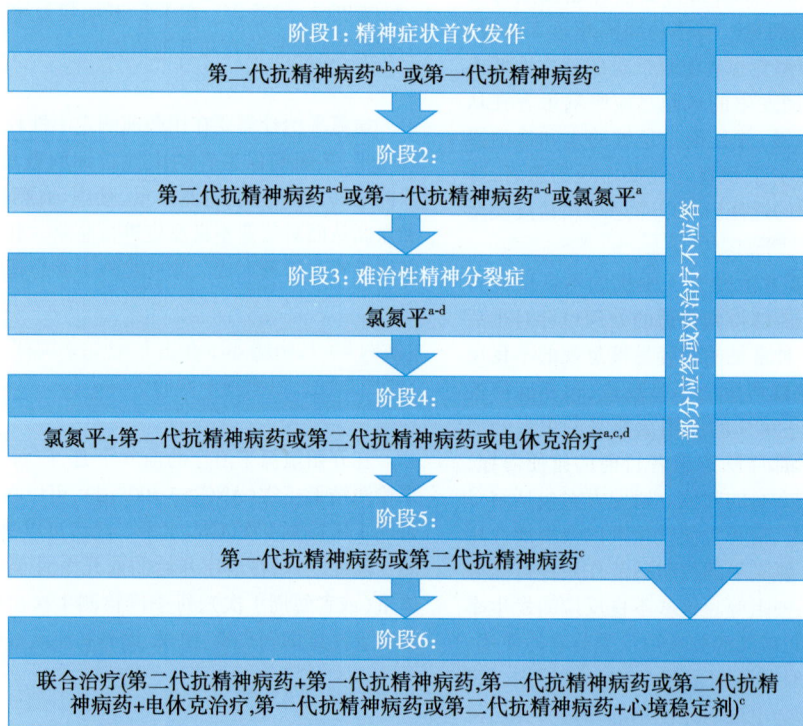

图85-2 精神分裂症治疗指南的简要汇总。来源：[a]American Psychiatric Association［Lehman AF et al. Practice guideline for the treatment of patients with schizophrenia, second edition. *Am J Psychiatry*. 2004；161（2, Suppl）：1-56. doi：10. 1176/appi. books. 9780890423363. 45859.］；[b]Patient Outcomes Research Team［Buchanan RW et al. The 2009 schizophrenia PORT psychopharmacologic treatment recommendations and summary statements. *Schizophr Bull*. 2010；36（1）：71-93. doi：10. 1093/schbul/sbp116.］，[c]Texas Medication Algorithm Project［Moore T et al. The Texas medication algorithm project antipsychotic algorithm for schizophrenia：2006 Update. *J Clin Psychiatry*. 2007；68（11）：1751-1762. doi：10. 4088/JCP. v65n0408.］，[d]International Psychopharmacology Algorithm Project［IPAP Schizophrenia Algorithm. TheInternational Psychopharmacology Algorithm Project website. http：//www. ipap. org/schiz/. Updated March 27,2006. Accessed February 1,2016.］

一些研究提示抗抑郁药可能能够减轻精神分裂症的阴性症状[253]。一篇综述发现在14项SSRI的研究中仅有5项显示抗抑郁药能够有效缓解阴性症状；然而，在6项米氮平的研究中有4项显示它具有有效性[252]。没有充足的证据证明三环类能够有效治疗阴性症状[254]。

> **案例85-1，问题33：** J. J. 每日服用氯氮平450mg，应答良好。但是更高的剂量会导致 J. J. 出现难以耐受的不良反应。一段时间后，当 J. J. 意识到她的生活不再能回到从前的样子时，她开始变得沮丧。她的精神科医生对她的继发性抑郁进行了评估，决定采用帕罗西汀（每日20mg）进行治疗。这一治疗决策合理么？

虽然帕罗西汀适合用来治疗抑郁症，但是对于 J. J. 很可能并不是好的选择。研究数据显示帕罗西汀能够引起抗胆碱能不良反应。这会与氯氮平的抗胆碱能作用发生加合作用。因此需要对抗胆碱能不良反应进行监测，并且在不良反应出现后还需要进行处理。选择药物相互作用风险更低的抗抑郁药（如艾司西酞普兰或舍曲林）也许更为合适。

精神分裂症的治疗指南

许多组织发布了精神分裂症的临床治疗指南，包括美国精神病协会（AMERICAN PSYCHIATRIC Association，APA）、精神病患者结局研究组（Patient Outcomes Research Team on Schizophrenia，PORT）、得克萨斯州医学算法项目（Texas Medication Algorithm Project，TMAP）和英国国立优质卫生和保健研究（National Institute for Care Excellence of the United Kingdom，NICE）[101-103,255]。这些指南是确保治疗具有循证依据和安全性的优质资源和起点。然而，应当记住不同组织提出治疗推荐所要求的证据等级。PORT指南要求至少有2个随机对照研究。APA采用了不甚明确的系统性评价文献的流程，然后依据下列标准来对推荐进行分级：(a)具有充分临床效度的推荐；(b)具有中等临床效度的推荐；(c)基于少量证据的推荐。其他指南可能还包括专家建议或缺乏高水平证据的专家共识[101,103]，如抗精神病药的联合治疗或对氯氮平应答不佳的患者的治疗。这些指南提供了治疗的基本框架，但是绝不能替代临床决策和个体化治疗。任何治疗决策都应取得治疗团队、照护者，特别是患者本人的一致同意。图85-2显示了目前各种指南在抗精神病药治疗精神分裂症方面的一致观点。

特殊人群

妊娠

女性精神分裂症患者的发病高峰期与分娩高峰期重叠。未计划怀孕可能是一个值得注意的问题[256]。应当常规对患者进行安全性行为的教育，并且提供避孕用品。在开具抗精神病药处方前应首先进行妊娠试验。妊娠患者的主要治疗目标是对药物致畸的风险和继续治疗预防精神状态失代偿的获益进行权衡。未得到治疗的精神症状会将患

者和胎儿同时置于显著的风险中。抗精神病药的有效治疗可以使母亲完成对自己和胎儿的照顾[257]。理想情况下，治疗决策应当由包括患者、精神科医生、产科医生、初级保健医生和儿科医生的多学科团队来共同制订。怀孕期间的治疗指南如下[257]：

1. 足量单药治疗或联合治疗。
2. 避免为了减少胎儿暴露和降低疾病复发风险而进行换药。
3. 根据既往用药史和安全性数据选择合适的药物。
4. 一般优先选择代谢物更少、相互作用更少及蛋白结合率更高的药物。

由于实施设计严谨的前瞻性对照研究会受到伦理的限制，妊娠期使用抗精神病药的安全性数据有限。一些不确定的证据显示胎儿暴露抗精神病药与严重的先天性畸形、围产期死亡、高出生体重（SGA）和低出生体重（FGA）有关[256]。针对抗精神病药的大规模前瞻性国家妊娠注册数据显示在214名妊娠前3个月使用SGA的病例中有3例严重胎儿畸形发生。在包括89名患者的对照组中仅有1例严重畸形发生。暴露和未暴露胎儿之间的OR值为1.25（95% CI = 0.13～12.19）。虽然研究数据仍在不断增多，但是目前的研究结果显示SGA暴露组不可能比对照组发生严重畸形的风险高10倍以上[258]。在2011年，FDA更新了在妊娠第三阶段使用抗精神病药的安全标签。安全标签提示新生儿可能会出现撤药症状或EPS。然而有些病例可能存在物质滥用和同时使用精神活性物质等混杂因素。这些症状通常不需要进行干预并会在数小时至数天内缓解；然而一些症状会导致住院时间延长[259]。

> **病例85-1，问题34：** 几个月后，门诊收到来自 J. J. 初级保健医师的消息。消息称 J. J. 已经怀孕，并且已经通过妊娠试验确认。J. J. 仍在接受氯氮平治疗，精神状态稳定，而且目前在超市兼职。J. J. 不想失去孩子，但是对是否继续服药表示担心。J. J. 应当继续服用氯氮平么？如果她服用或停止服用，胎儿存在哪些风险？

孕期抗精神病药的使用要特别谨慎。由于目前 J. J. 在服用氯氮平的过程中病情稳定，如果她停药将会面临显著的复发风险。在复发期间，如果她出现高风险行为，这对她本人和胎儿都是相当危险的。维持病情稳定非常重要，因为 J. J. 只有在照顾好自己的同时才能照顾好胎儿。然而，抗精神病药确实存在致畸的风险。应当告知 J. J. 这些风险。氯氮平被FDA定为妊娠B级药物。这意味着氯氮平的妊娠安全性优于大部分抗精神病药，但仍存在一定风险。应该由 J. J.、精神科医生、产科医生和其他照护者共同决定是否在妊娠期继续氯氮平治疗。

首发精神病和早发精神分裂症

出现早期精神病的儿童和青少年患者对EPS和代谢不良反应都相当敏感[260,261]。总体上，首发精神病的症状能够对较低剂量的抗精神病药治疗产生应答。因此，应当采取最低有效剂量进行治疗从而避免增加不良反应负担。关

于选择哪种治疗方法以及何时进行干预是个复杂的问题。多项研究已经证明抗精神病药能够有效治疗早发精神病[262-265]。然而，前驱症状的治疗还存在争议。早期识别前驱症状以及存在前驱症状的患者非常重要。一些因素预示症状发展为精神病的风险升高。这些因素包括：具有精神分裂症的遗传背景，存在大量异常思维内容、多疑和偏执、社交障碍，以及存在物质滥用史[266]。目前一些研究提示高危人群早期使用 ω-3 脂肪酸或抗抑郁药可能能够降低发展成为精神病的风险[261,267,268]。早期就诊于多学科综合门诊可以减轻精神病性症状、改善生活质量、提高学习和工作完成度及复诊率[269,270]。缩短精神病的未治疗时间可以改善长期预后并提高疾病缓解率[44,271,272]。神经认知损伤也是早期精神分裂症未来功能结局的重要预测因素。不幸的是，目前的精神药物对神经认知的改善都非常有限[273]。认知促进治疗联合抗精神病药物治疗可能会持续改善早期精神病患者的神经认知功能和社会功能[274,275]。

在获得初步缓解后，指南推荐继续维持抗精神病药治疗至少 1 年[44,102,255]。停药研究显示 5 年复发率为 80%[276]。然而，在症状缓解 6 个月后谨慎减量的策略可能会改善患者的长期功能恢复。Wunderink 及其同事对一项历时 2 年的开放性随机对照试验进行了长达 7 年的随访研究。在这个研究中，他们对首发精神病缓解 6 个月后维持治疗(maintenance therapy, MT)和减停药物(dose reduction/discontinuation, DR)2 种策略进行了对比。在最初的随机对照研究中，128 名患者被随机分配至 MT 组和 DR 组接受了 18 个月的随访。MT 组的短期疾病复发率低于 DR 组[277]。然而，在第 7 年随访时 DR 组的痊愈率约为 MT 组的 2 倍(40.4% vs 17.6%)，并且长期复发率并无显著差异[278]。这项研究的局限性在于同意入组的人群的功能水平和依从性都更好，配合度也更高。这些发现提示了限制整体抗精神病药负担对患者功能恢复率的影响。通过最小化抗精神病药剂量来降低不良反应负担可以改善社会功能，提高治疗依从性以及降低耐受相关的自行停药率。功能恢复是早期精神分裂症的关键治疗目标。促使患者在发病早期充分参与治疗，使用最低的抗精神病药有效治疗剂量以及提供心理指导可以为患者展开不同的未来——疾病康复、学业完成、返回职场以及投身充满意义的社会生活。

> 案例 85-1，问题 35：J. J. 产下了 1 名男婴，R. J. 分娩过程正常。经过一段时间，R. J. 的儿科医生注意到他不经常与其他孩子交往，特别是在进入青春期后。他现在 15 岁，比较孤立，没有很多同龄人朋友，并且最近在学校的表现开始变差。由于老师经常发现他在课堂上注意力不集中，因此老师请儿科医生评估 R. J. 是否存在潜在的注意力缺陷多动障碍(attention deficit hyperactivity disorder, ADHD)。J. J. 还告知儿科医生她认为 R. J. 有一位"想象中的朋友"。因为 J. J. 经常看到 R. J. 独自一人在房间与一个不存在的人交谈。R. J. 可能存在哪些潜在的问题？应当如何治疗？

R. J. 患上早发精神分裂症的风险更高，并且目前已经

存在一些潜在的症状。R. J. 的社交缺乏和孤立可能是精神分裂症的前驱症状。他的"想象中的朋友"可能是他在回应幻听和(或)幻视；青春期一般不会再有想象中的朋友。如果 R. J. 存在幻听，那么他在学校出现的注意力缺乏可能源自幻听，而并不是 ADHD。考虑 R. J. 的母亲患有精神分裂症，R. J. 具有遗传易感性。如果评估后确诊其患有精神分裂症，应当开始抗精神病治疗。在治疗开始时应选用不良反应负担最小的药物并将治疗剂量控制在最小有效剂量。应对 R. J. 进行定期评估来确定是否可以停药。但是也可能需要更长期的治疗。这主要取决于他的治疗应答和预后。

（郭海飞、赵悦 译，梁英 校，姚贵忠 审）

参考文献

1. Tandon R et al. Schizophrenia, "Just the Facts" What we know in 2008. 2. Epidemiology and etiology. *Schizophr Res.* 2008;102(1–3):1–18. doi:10.1016/j.schres.2008.04.011.

2. Lopez AD. The evolution of the Global Burden of Disease framework for disease, injury and risk factor quantification: developing the evidence base for national, regional and global public health action. *Global Health.* 2005;1:5. doi:10.1186/1744-8603-1-5.

3. Ayuso-Mateos JL. Global burden of schizophrenia in the year 2000 : version 1 estimates. *World Heal Organ.* 2001:1–11. http://www.who.int/healthinfo/statistics/bod_schizophrenia.pdf. Accessed January 1, 2016.

4. Wu EQ et al. The economic burden of schizophrenia in the United States in 2002. *J Clin Psych.* 2005;66(9):1122–1129.

5. Thieda P et al. An economic review of compliance with medication therapy in the treatment of schizophrenia. *Psychiatr Serv.* 2003;54(4):508–516. doi:10.1176/appi.ps.54.4.508.

6. Kennedy JL et al. The social and economic burden of treatment-resistant schizophrenia: a systematic literature review. *Int Clin Psychopharmacol.* 2014;29(2):63–76. doi:10.1097/YIC.0b013e32836508e6.

7. Davies L, Drummond M. The economic burden of schizophrenia. *Psychiatr Bull.* 1990;14:522–525.

8. Keshavan MS et al. Schizophrenia, "just the facts": what we know in 2008. Part 3: neurobiology. *Schizophr Res.* 2008;106(2/3):89–107. doi:10.1016/j.schres.2008.07.020.

9. Bakhshi K, Chance SA. The neuropathology of schizophrenia: a selective review of past studies and emerging themes in brain structure and cytoarchitecture. *Neuroscience.* 2015;303:82–102. doi:10.1016/j.neuroscience.2015.06.028.

10. Howes OD, Kapur S. The dopamine hypothesis of schizophrenia: version III—The final common pathway. *Schizophr Bull.* 2009;35(3):549–562. doi:10.1093/schbul/sbp006.

11. Schwartz TL et al. Glutamate neurocircuitry: theoretical underpinnings in: schizophrenia. *Front Pharmacol.* 2012;3:1–11. doi:10.3389/fphar.2012.00195.

12. Lodge DJ, Grace AA. Developmental pathology, dopamine, stress and schizophrenia. *Int J Dev Neurosci.* 2011;29(3):207–213. doi:10.1016/j.ijdevneu.2010.08.002.

13. Seeman P. Reviews and overviews does fast dissociation from the dopamine D 2 receptor explain the action of atypical antipsychotics ? A new hypothesis. *Am J Psychiatry.* 2001;158(March):360–369. doi:10.1176/appi.ajp.158.3.360.

14. Kapur S et al. Relationship between dopamine D2 occupancy, clinical response, and side effects: a double-blind PET study of first-episode schizophrenia. *Am J Psychiatry.* 2000;157(4):514–520. doi:10.1176/appi.ajp.157.4.514.

15. Anticevic A et al. Connectivity, pharmacology, and computation: toward a mechanistic understanding of neural system dysfunction in schizophrenia. *Front Psychiatry.* 2013;4:1–21. doi:10.3389/fpsyt.2013.00169.

16. Coyle JT. NMDA receptor and schizophrenia: a brief history. *Schizophr Bull.* 2012;38(5):920–926. doi:10.1093/schbul/sbs076.

17. Howes O et al. Glutamate and dopamine in schizophrenia : an update for the 21 st century. *J Psychopharmacol.* 2015;29(2):97–115.

18. Gruber O et al. Magnetic resonance imaging in studying schizophrenia, negative symptoms, and the glutamate system. *Front Psychiatry.* 2014;5:1–11. doi:10.3389/fpsyt.2014.00032.

19. Garey LJ et al. Reduced dendritic spine density on cerebral cortical pyramidal neurons in schizophrenia. *J Neurol Neurosurg Psychiatry.* 1998;65(4):446–453.

doi:10.1136/jnnp.65.4.446.

20. Nasrallah H et al. Beyond the facts in schizophrenia: closing the gaps in diagnosis, pathophysiology, and treatment. *Epidemiol Psychiatr Sci.* 2011;20(04):317–327. doi:10.1017/S204579601100062X.

21. Fitzsimmons J et al. Review of functional and anatomical brain connectivity findings in schizophrenia. *Curr Opin Psychiatry.* 2013;26(2):172–187. doi:10.1097/YCO.0b013e32835d9e6a.

22. Moskowitz A, Heim G. Eugen Bleuler's Dementia Praecox or the Group of Schizophrenias (1911): a centenary appreciation and reconsideration. *Schizophr Bull.* 2011;37(3):471–479. doi:10.1093/schbul/sbr016.

23. Tandon R et al. Schizophrenia, "just the facts" 4. Clinical features and conceptualization. *Schizophr Res.* 2009;110(1–3):1–23. doi:10.1016/j.schres.2009.03.005.

24. Zipursky RB et al. The myth of schizophrenia as a progressive brain disease. *Schizophr Bull.* 2013;39(6):1363–1372. doi:10.1093/schbul/sbs135.

25. Hegarty JD et al. One hundred years of schizophrenia: a meta-analysis of the outcome literature. *Am J Psychiatry.* 1994;151(10):1409–1416.

26. Abi-Dargham A et al. Increased baseline occupancy of D2 receptors by dopamine in schizophrenia. *Proc Natl Acad Sci USA.* 2000;97(14):8104–8109. doi:10.1073/pnas.97.14.8104.

27. American Psychiatric Association. Schizophrenia spectrum and other psychotic disorders. In: American Psychiatric Publishing, ed. *Diagnostic and Statistical Manual of Mental Disorders.* 5th ed. Arlington, VA: American Psychiatric Publishing; 2013:87–122.

28. Dufresne RL. Issues in polypharmacotherapy: focus on depression in schizophrenia. *Psychopharmacol Bull.* 1995;31(4):789–796.

29. Palmer BA, Pankratz VS, Bostwick JM. The Lifetime Risk of Suicide in Schizophrenia. 2005;62:247–253. doi:10.1001/archpsyc.62.3.247.Text.

30. American Psychiatric Association. Personality disorders. In: American Psychiatric Publishing, ed. *Diagnostic and Statistical Manual of Mental Disorders.* 5th ed. Arlington, VA: American Psychiatric Publishing; 2013:645–684.

31. Elis O et al. Psychosocial treatments for negative symptoms in schizophrenia: current practices and future directions. *Clin Psychol Rev.* 2013;33(8):914–928. doi:10.1016/j.cpr.2013.07.001.

32. Keshavan MS et al. Schizophrenia, "Just the Facts" 6. Moving ahead with the schizophrenia concept: from the elephant to the mouse. *Schizophr Res.* 2011;127(1–3):3–13. doi:10.1016/j.schres.2011.01.011.

33. Lako IM et al. The course of depressive symptoms and prescribing patterns of antidepressants in schizophrenia in a one-year follow-up study. *Eur Psychiatry.* 2012;27(4):240–244. doi:10.1016/j.eurpsy.2010.10.007.

34. Dufresne RL et al. Bupropion and thiothixene versus placebo and thiothixene in the treatment of depression in schizophrenia. *Drug Dev Res.* 1988;12(3/4):259–266.

35. Becker RE. Depression in Schizophrenia. *Psychiatr Serv.* 1988;39(12):1269–1275. doi:10.1176/ps.39.12.1269.

36. Mandel MR et al. Development and prediction of postpsychotic depression in neuroleptic-treated schizophrenics. *Arch Gen Psychiatry.* 1982;39(2):197–203. doi:10.1001/archpsyc.1982.04290020051010.

37. Häfner H et al. Depression, negative symptoms, social stagnation and social decline in the early course of schizophrenia. *Acta Psychiatr Scand.* 1999;100(2):105–118. doi:10.1111/j.1600-0447.1999.tb10831.x.

38. Insel TR. Rethinking schizophrenia. *Nature.* 2010;468(7321):187–193. doi:10.1038/nature09552.

39. Davidson L, McGlashan TH. The varied outcomes of schizophrenia. *Can J Psychiatry.* 1997;42(1):34–43.

40. Lieberman JA et al. Factors influencing treatment response and outcome of first-episode schizophrenia: implications for understanding the pathophysiology of schizophrenia. *J Clin Psychiatry.* 1996;57(9:):5–9.

41. Schennach R et al. Treatment Response in First-episode Schizophrenia. *Clin Psychopharmacol Neurosci.* 2012;10(2):78–87.

42. Jobe TH, Harrow M. Long-term outcome of patients with schizophrenia: a review. *Can J Psychiatry.* 2005;50(14):892–900.

43. Dixon LB et al. The 2009 Schizophrenia PORT psychosocial treatment recommendations and summary statements. *Schizophr Bull.* 2009;36(1):48–70. doi:10.1093/schbul/sbp115.

44. Perkins DO et al. Relationship between duration of untreated psychosis and outcome in first-episode schizophrenia: a critical review and meta-analysis. *Am J Psychiatry.* 2005;162(10):1785–1804.

45. Lehman AF et al. Practice guideline for the treatment of patients with schizophrenia, second edition. *Am J Psychiatry.* 2004;161(2, Suppl):1–56. doi:10.1176/appi.books.9780890423363.45859.

46. Leucht S et al. Antipsychotic drugs versus placebo for relapse prevention in schizophrenia: a systematic review and meta-analysis. *Lancet.* 2012;379(9831):2063–2071. doi:10.1016/S0140-6736(12)60239-6.

47. Trzepacz PT et al. *The Psychiatric Mental Status Examination.* Oxford University Press; 1993.

48. Leucht S et al. What does the PANSS mean? *Schizophr Res.* 2005;79(2/3):231–238.

49. Overall JE, Gorham DR. The brief psychiatric rating scale. *Psychol Reports vol.* 1962;10:799–812.

50. Dean CE et al. Clinical rating scales and instruments: how do they compare in assessing abnormal, involuntary movements? *J Clin Psychopharmacol.* 2004;24(3):298–304.

51. Guy W. *Manual for Psychopharmacology: Revised.* Rockville, MD: US Department of Health, Education and WelfarePublic Health Service, Alcohol, Drug Abuse and Mental Health Administration, NIMH Psychopharmacology Research Branch, Division of Extramural Research Program; 1976.

52. López-Muñoz F et al. History of the discovery and clinical introduction of chlorpromazine. *Ann Clin Psychiatry.* 2005;17(3):113–135. doi:10.1080/10401230591002002.

53. Gardos G, Cole JO. Weight reduction in schizophrenics by molindone. *Am J Psychiatry.* 1977;134(3):302–304.

54. Dufresne RL et al. Thioridazine improves affective symptoms in schizophrenic patients. *Psychopharmacol Bull.* 1993;29(2):249–255.

55. Popovic D et al. Revisiting loxapine: a systematic review. *Ann Gen Psychiatry.* 2015;14(1):10–17. doi:10.1186/s12991-015-0053-3.

56. Kane J et al. Clozapine for the treatment-resistant schizophrenic. A double-blind comparison with chlorpromazine. *Arch Gen Psychiatry.* 1988;45(9):789–796.

57. Alvir JM et al. Clozapine-induced agranulocytosis. Incidence and risk factors in the United States. *N Engl J Med.* 1993;329(3):162–167. doi:10.1056/NEJM199307153290303.

58. Jalenques I. Drug-resistant schizophrenia treatment options. *CNS Drugs.* 1996;5(1):8–23.

59. Hyde N et al. Prevalence of cardiovascular and metabolic events in patients prescribed clozapine: a retrospective observational, clinical cohort study. *Curr Drug Saf.* 2015;10:125–131.

60. Ronaldson KJ et al. A new monitoring protocol for clozapine-induced myocarditis based on an analysis of 75 cases and 94 controls. *Aust N Z J Psychiatry.* 2011;45(6):458–465. doi:10.1016/j.hlc.2010.06.772.

61. Hatton J et al. Clozapine-induced myocarditis. *Tex Hear Inst J.* 2015;42(2):155–157.

62. Meltzer H. Update on typical and atypical antipsychotic drugs. *Annu Rev Med.* 2012;64(1):120928131129008. doi:10.1146/annurev-med-050911-161504.

63. Fenton M et al. Thioridazine for schizophrenia (review). *Cochrane Database Syst Rev.* 2011;(5):1–149. doi:10.1002/14651858.CD001944.pub2.

64. Lieberman JA et al. Effectiveness of antipsychotic drugs in patients with chronic schizophrenia. *N Engl J Med.* 2005;353(12):1209–1223. doi:10.1056/NEJMoa1404304.

65. Allison DB et al. Antipsychotic-induced weight gain: a comprehensive research synthesis. *Am J Psychiatry.* 1999;156(11):1686–1696.

66. Ghaeli P, Dufresne RL. Serum triglyceride levels in patients treated with clozapine. *Am J Health Syst Pharm.* 1996;53(17):2079–2081.

67. Osser DN et al. Olanzapine increases weight and serum triglyceride levels. *J Clin Psychiatry.* 1999;60(11):767–770. doi:10.4088/JCP.v60n1109.

68. Gaulin BD et al. Clozapine-associated elevation in serum triglycerides. *Am J Psychiatry.* 1999;156(8):1270–1272.

69. Meyer JM. Novel antipsychotics and severe hyperlipidemia. *J Clin Psychopharmacol.* 2001;21(4):369–374. doi:10.1097/00004714-200108000-00003.

70. Meyer JM. A retrospective comparison of weight, lipid, and glucose changes between risperidone- and olanzapine-treated inpatients: metabolic outcomes after 1 year. *J Clin Psychiatry.* 2002;63(5):425–433. doi:10.4088/JCP.v63n0509.

71. Lambert BL et al. Diabetes risk associated with use of olanzapine, quetiapine, and risperidone in Veterans Health Administration patients with schizophrenia. *Am J Epidemiol.* 2006;164(7):672–681. doi:10.1093/aje/kwj289.

72. Kane J et al. Treatment of schizophrenia with paliperidone extended-release tablets: a 6-week placebo-controlled trial. *Schizophr Res.* 2007;90(1–3):147–161. doi:10.1016/j.schres.2006.09.012.

73. Lieberman JA. Comparative effectiveness of antipsychotic drugs. *Arch Gen Psychiatry.* 2006;63(3):1069–1072. doi:10.1176/appi.ajp.160.3.590 a.

74. Carrillo JA et al. Role of the smoking-induced cytochrome P450 (CYP)1A2 and polymorphic CYP2D6 in steady-state concentration of olanzapine. *J Clin Psychopharmacol.* 2003;23(2):119–127.

75. Friedman JH. Atypical antipsychotic drugs in the treatment of Parkinson's disease. *J Pharm Pract.* 2011;24(6):534–540.

76. Miceli JJ et al. The effect of food on the absorption of oral ziprasidone. *Psychopharmacol Bull.* 2007;40(3):58–68.

77. Sidana A et al. Ziprasidone and its association with sudden cardiac death - a case report. *Indian J Psychiatry.* 2004;46(1):79–80.

78. Taylor D. Ziprasidone in the management of schizophrenia: the QT interval issue in context. *CNS Drugs.* 2003;17(6):423–430.

79. Glassman AH, Bigger JT. Antipsychotic drugs: prolonged QTc interval, torsade de pointes, and sudden death. *Am J Psychiatry.* 2001;158(11):1774–1782.

80. Mandrioli R et al. Evaluation of the pharmacokinetics, safety and clinical

efficacy of ziprasidone for the treatment of schizophrenia and bipolar disorder. *Expert Opin Drug Metab Toxicol.* 2015;11(1):149–174.

81. Boggs D et al. Treatment of hyperprolactinemia and gynecomastia with adjunctive aripiprazole in 2 men receiving long-acting injectable antipsychotics. *Prim Care Companion CNS Disord.* 2013;15(4):4088. doi:10.4088/PCC.13l01519.

82. Chen J-X et al. Adjunctive aripiprazole in the treatment of risperidone-induced hyperprolactinemia: a randomized, double-blind, placebo-controlled, dose–response study. *Psychoneuroendocrinology.* 2015;58:130–140. doi:10.1016/j.psyneuen.2015.04.011.

83. Kelly DL et al. Treating symptomatic hyperprolactinemia in women with schizophrenia: presentation of the ongoing DAAMSEL clinical trial (Dopamine partial Agonist, Aripiprazole, for the Management of Symptomatic ELevated prolactin). *BMC Psychiatry.* 2013;13(1):214. doi:10.1186/1471-244X-13-214.

84. Cohen J et al. Aripiprazole-induced pathological gambling: a report of 3 cases. *Curr Drug Saf.* 2011;6(1):51–53. doi:10.2174/157488611794480016.

85. Gaboriau L et al. Aripiprazole: a new risk factor for pathological gambling? A report of 8 case reports. *Addict Behav.* 2014;39(3):562–565. doi:10.1016/j.addbeh.2013.11.005.

86. Correll CU et al. Efficacy and safety of brexpiprazole for the treatment of acute schizophrenia: a 6-week randomized,double-blind, placebo-controlled trial. *Am J Psychiatry.* 2015;(9):870–880. doi:10.1176/appi.ajp.2015.14101275.

87. Kane JM et al. A multicenter, randomized, double-blind, controlled phase 3 trial of fixed-dose brexpiprazole for the treatment of adults with acute schizophrenia. *Schizophr Res.* 2015;164(1–3):127–135. doi:10.1016/j.schres.2015.01.038.

88. Maeda K et al. Brexpiprazole I: in vitro and in vivo characterization of a novel serotonin-dopamine activity modulator. *J Pharmacol Exp Ther.* 2014;jpet.114.213793 -. doi:10.1124/jpet.114.213793.

89. REXULTI® (brexpiprazole) tablets (Package Insert). Tokyo, Japan:Osutka Pharmaceutical Co. Ltd; 2015.

90. Werner FM, Covenas R. New developments in the management of schizophrenia and bipolar disorder: potential use of cariprazine. *Ther Clin Risk Manag.* 2015;11:1657–1661. doi:10.2147/TCRM.S64915.

91. Kane JM et al. Efficacy and safety of cariprazine in acute exacerbation of schizophrenia: results from an international, phase III clinical trial. *J Clin Psychopharmacol.* 2015;35(4):367–373. doi:10.1097/JCP.0000000000000346.

92. Sachs GS et al. Cariprazine in the treatment of acute mania in bipolar i disorder: a double-blind, placebo-controlled, phase III trial. *J Affect Disord.* 2015;174:296–302. doi:10.1016/j.jad.2014.11.018.

93. Durgam S et al. An evaluation of the safety and efficacy of cariprazine in patients with acute exacerbation of schizophrenia: a phase II, randomized clinical trial. *Schizophr Res.* 2014;152(2/3):450–457. doi:10.1016/j.schres.2013.11.041.

94. Citrome L. Iloperidone for schizophrenia: a review of the efficacy and safety profile for this newly commercialised second-generation antipsychotic. *Int J Clin Pract.* 2009;63(8):1237–1248.

95. Cutler AJ et al. Four-week, double-blind, placebo- and ziprasidone-controlled trial of iloperidone in patients with acute exacerbations of schizophrenia. *J Clin Psychopharmacol.* 2008;28(2 Suppl 1):S20-S28. doi:10.1097/JCP.0b013e318169d4ce.

96. Henry JM, Fuller M. Asenapine: a new antipsychotic option. *J Pharm Pract.* 2011;24(5):447–451. doi:10.1177/0897190011422875.

97. Harvey PD. The clinical utility of lurasidone in schizophrenia : patient considerations. *Neuropsychiatr Dis Treat.* 2015;11:1103–1109.

98. Segman RH et al. Association between the serotonin 2A receptor gene and tardive dyskinesia in chronic schizophrenia. *Mol Psychiatry.* 2001;6(2):225–229. doi:10.1038/sj.mp.4000842.

99. Tollefson GD et al. Olanzapine versus haloperidol in the treatment of schizophrenia and schizoaffective and schizophreniform disorders: results of an international collaborative trial. *Am J Psychiatry.* 1997;154(4):457–465. doi:10.1176/ajp.154.4.457.

100. Kane JM et al. Efficacy and safety of asenapine in a placebo- and haloperidol-controlled trial in patients with acute exacerbation of schizophrenia. *J Clin Psychopharmacol.* 2010;30(2):106–115. doi:10.1097/JCP.0b013e3181d35d6b.

101. Moore T et al. The Texas medication algorithm project antipsychotic algorithm for schizophrenia: 2006 Update. *J Clin Psychiatry.* 2007;68(11):1751–1762. doi:10.4088/JCP.v65n0408.

102. Buchanan RW et al. The 2009 schizophrenia PORT psychopharmacological treatment recommendations and summary statements. *Schizophr Bull.* 2010;36(1):71–93. doi:10.1093/schbul/sbp116.

103. NICE. National collaborating centre for mental health, psychosis and schizophrenia in adults: treatment and management. *Clin Guidel 178.* 2014. (https://www.nice.org.uk/guidance/cg178).

104. Gartlehner G et al. A simple and valid tool distinguished efficacy from effectiveness studies. *J Clin Epidemiol.* 2006;59(10):1040–1048.

105. Stroup T et al. The National Institute of Mental Health Clinical Antipsychotic Trials of Intervention Effectiveness (CATIE) project: schizophrenia trial design and protocol development. *Schizophr Bull.* 2003;29(1):15–31.

106. Stroup TS et al. Effectiveness of olanzapine, quetiapine, risperidone, and ziprasidone in patients with chronic schizophrenia following discontinuation of a previous atypical antipsychotic. *Am J Psychiatry.* 2006;163(4):611–622. doi:10.1176/appi.ajp.163.4.611.

107. McEvoy JP et al. Effectiveness of clozapine versus olanzapine, quetiapine, and risperidone in patients with chronic schizophrenia who did not respond to prior atypical antipsychotic treatment. *Am J Psychiatry.* 2006;163(4):600–610. doi:10.1176/appi.ajp.163.4.600.

108. Stroup TS et al. Results of phase 3 of the CATIE schizophrenia trial. *Schizophr Res.* 2009;107(1):1–12. doi:10.1016/j.schres.2008.10.011.

109. Lewis S, Lieberman J. CATIE and CUtLASS: can we handle the truth? *Br J Psychiatry.* 2008;192(3):161–163. doi:10.1192/bjp.bp.107.037218.

110. Lewis SW et al. Randomised controlled trials of conventional antipsychotic versus new atypical drugs, and new atypical drugs versus clozapine, in people with schizophrenia responding poorly to, or intolerant of, current drug treatment. *Health Technol Assess (Rockv).* 2006;10(17):iii–iv, ix–xi, 1–165. doi:10.3310/hta10170.

111. Boter H et al. Effectiveness of antipsychotics in first-episode schizophrenia and schizophreniform disorder on response and remission: an open randomized clinical trial (EUFEST). *Schizophr Res.* 2009;115(2/3):97–103. doi:10.1016/j.schres.2009.09.019.

112. Leucht S et al. Second-generation versus first-generation antipsychotic drugs for schizophrenia: a meta-analysis. *Lancet.* 2009;373(9657):31–41. doi:10.1016/S0140-6736(08)61764-X.

113. Zink M et al. Polypharmacy in schizophrenia. *Nervenarzt.* 2011;82(7):853–858. doi:10.1097/YCO.0b013e3283366427.

114. Kogut SJ et al. Prescribing of antipsychotic medication in a Medicaid population: use of polytherapy and off label dosages. *J Manag Care Pharm.* 2005;11(1):17–24.

115. Centorrino F et al. Multiple versus single antipsychotic agents for hospitalized psychiatric patients: case-control study of risks versus benefits. *Am J Psychiatry.* 2004;161(4):700–706. doi:10.1176/appi.ajp.161.4.700.

116. Barnes TRE, Paton C. Antipsychotic polypharmacy in schizophrenia: benefits and risks. *CNS Drugs.* 2011;25(5):383–399. doi:10.2165/11587810-000000000-00000.

117. Goren JL et al. Development and delivery of a quality improvement program to reduce antipsychotic polytherapy. *J Manag Care Pharm.* 2010;16(6):393–401.

118. Preskorn SH, Lacey RL. Polypharmacy: when is it rational? *J Psychiatr Pract.* 2007;13(2):97–105. doi:10.1097/01.pra.0000265766.25495.3b.

119. Correll CU et al. Antipsychotic combinations vs monotherapy in schizophrenia: a meta-analysis of randomized controlled trials. *Schizophr Bull.* 2009;35(2):443–457. doi:10.1093/schbul/sbn018.

120. Strassnig M, Harvey P. Treatment resistance and other complicating factors in the management of schizophrenia. *CNS Spectr.* 2014;19:16–24.

121. Battaglia J. Pharmacological management of acute agitation. *Drugs.* 2005;65(9):1207–1222. doi:10.2165/00003495-200565090-00003.

122. Citrome L. Comparison of intramuscular ziprasidone, olanzapine, or aripiprazole for agitation: a quantitative review of efficacy and safety. *J Clin Psychiatry.* 2007;68(12):1876–1885.

123. Geodon (ziprasidone HCl) [package insert]. New York, NY: Pfizer; 2010.

124. McEvoy JP. Risks versus benefits of different types of long-acting injectable antipsychotics. *J Clin Psychiatry.* 2006;67(Suppl 5):15–18.

125. Kishimoto T et al. Long-acting injectable versus oral antipsychotics in schizophrenia: a systematic review and meta-analysis of mirror-image studies. *J Clin Psychiatry.* 2013;74(10):957–965. doi:10.4088/JCP.13r08440.

126. Kishimoto T et al. Long-acting injectable vs oral antipsychotics for relapse prevention in schizophrenia: a meta-analysis of randomized trials. *Schizophr Bull.* 2014;40(1):192–213. doi:10.1093/schbul/sbs150.

127. Rosenheck RA et al. Long-acting risperidone and oral antipsychotics in unstable schizophrenia. *N Engl J Med.* 2011;364(9):842–851. doi:10.1056/NEJMoa1005987.

128. Subotnik KL et al. Long-acting injectable risperidone for relapse prevention and control of breakthrough symptoms after a recent first episode of schizophrenia. A randomized clinical trial. *JAMA Psychiatry.* 2015;72(8):822–829. doi:10.1001/jamapsychiatry.2015.0270.

129. Weiden PJ et al. Maintenance treatment with long-acting injectable risperidone in first-episode schizophrenia: a randomized effectiveness study. *J Clin Psychiatry.* 2012;73(9):1224–1233. doi:10.4088/JCP.11m06905.

130. Ereshefsky L et al. A loading-dose strategy for converting from oral to depot haloperidol. *Hosp Community Psychiatry.* 1993;44(12):1155–1161.

131. Yadalam KG, Simpson GM. Changing from oral to depot fluphenazine. *J Clin Psychiatry.* 1988;49(9):346–348.

132. Carpenter WT Jr et al. Comparative effectiveness of fluphenazine decanoate injections every 2 weeks versus every 6 weeks. *Am J Psychiatry.* 1999;156(3):412–418. doi:10.1176/ajp.156.3.412.

133. Citrome L. Aripiprazole long-acting injectable formulations for schizophrenia: aripiprazole monohydrate and aripiprazole lauroxil. *Expert Rev Clin Pharmacol.* 2014;9(2 SRC - GoogleScholar):169–186.

134. Tauscher J et al. Significant dissociation of brain and plasma kinetics with antipsychotics. *Mol Psychiatry.* 2002;7(3):317–321. doi:10.1038/sj.mp.4001009.

135. Pfeiffer PN et al. Dosing frequency and adherence to antipsychotic medications. *Psychiatr Serv.* 2008;59(10):1207–1210. doi:10.1176/appi.ps.59.10.1207.

136. Brodie MJ et al. Enzyme induction with antiepileptic drugs: cause for concern? *Epilepsia.* 2013;54(1):11–27. doi:10.1111/j.1528-1167.2012.03671.x.

137. Kennedy WK, Jann MW, Kutscher EC. Clinically significant drug interactions with atypical antipsychotics. *CNS Drugs.* 2013;27(12):1021–1048. doi:10.1007/s40263-013-0114-6.

138. Rosenheck RA et al. Rethinking antipsychotic formulary policy. *Schizophr Bull.* 2008;34(2):375–380. doi:10.1093/schbul/sbm089.

139. Stagnitti MN. Trends in antipsychotics purchases and expenses for the U.S. civilian noninstitutionalized population, 1997 and 2007. *Agency Healthc Res Qual.* 2016;30. http://www.meps.ahrq.gov/mepsweb/data_files/publications/st275/stat275.pdf. Accessed July 3, 2017.

140. Seabury SA et al. Formulary restrictions on atypical antipsychotics: impact on costs for patients with schizophrenia and bipolar disorder in Medicaid. *Am J Manag Care.* 2014;20(2):e52-e60.

141. Peluso MJ et al. Extrapyramidal motor side-effects of firstand second-generation antipsychotic drugs. *Br J Psychiatry.* 2012;200(5):387–392. doi:10.1192/bjp.bp.111.101485.

142. Holloman LC, Marder SR. Management of acute extrapyramidal effects induced by antipsychotic drugs. *Am J Heal Pharm.* 1997;54(21):2461–2477.

143. Factor SA et al. Clozapine for the treatment of drug-induced psychosis in Parkinson's disease: results of the 12 week open label extension in the PSYCLOPS trial. *Mov Disord.* 2001;16(1):135–139. doi:10.1002/1531-8257(200101)16:13.0.CO;2-Q.

144. The Parkinson Study Group. Low-dose clozapine for the treatment of drug-induced psychosis in Parkinson's disease. *N Engl J Med.* 1999;340:757–763.

145. Friedman JH. Managing idiopathic Parkinson's disease in patients with schizophrenic disorders. *Parkinsonism Relat Disord.* 2011;17(3):198–200. doi:10.1016/j.parkreldis.2010.11.019.

146. Dufresne RL, Wagner RL. Antipsychotic-withdrawal akathisia versus antipsychotic-induced akathisia: further evidence for the existence of tardive akathisia. *J Clin Psychiatry.* 1988;49(11):435–438.

147. Barnes TR, Braude WM. Akathisia variants and tardive dyskinesia. *Arch Gen Psychiatry.* 1985;42(9):874–878. doi:10.1097/00004714-198602000-00012.

148. Barnes TRE. A rating scale for drug-induced akathisia. *Br J Psychiatry.* 1989;154:672–676. doi:10.1192/bjp.154.5.672.

149. Citrome L et al. Tardive dyskinesia: minimizing risk and improving outcomes in schizophrenia and other disorders. *Am J Manag Care.* 2007;(December):1–12. http://www.ajmc.com/journals/supplement/2007/2007-12-vol12-n1-decisionmakernews/dec07-2760p1-12. Accessed July 3, 2017.

150. Margolese HC et al. Tardive dyskinesia in the era of typical and atypical antipsychotics. Part 1: pathophysiology and mechanisms of induction. *Can J Psychiatry.* 2005;50(9):541–547.

151. Correll CU et al. Lower risk for tardive dyskinesia associated with second-generation antipsychotics: a systematic review of 1-year studies. *Am J Psychiatry.* 2004;161(3):414–425. doi:10.1176/appi.ajp.161.3.414.

152. Jeste DV. Tardive dyskinesia in older patients. *J Clin Psychiatry.* 2000;61(S4):27–32.

153. Tarsy D, Baldessarini RJ. Epidemiology of tardive dyskinesia: is risk declining with modern antipsychotics? *Mov Disord.* 2006;21(5):589–598. doi:10.1002/mds.20823.

154. Casey DE. Tardive dyskinesia: pathophysiology and animal models. *J Clin Psychiatry.* 2000;61(S4):5–9.

155. Glazer WM. Review of incidence studies of tardive dyskinesia associated with typical antipsychotics. *J Clin Psychiatry.* 2000;61(S4):15–20.

156. Remington G. Tardive dyskinesia: eliminated, forgotten, or overshadowed? *Curr Opin Psychiatry.* 2007;20(2):131–137. doi:10.1097/YCO.0b013e328017f6b1.

157. Bergman J et al. Beneficial effect of donepezil in the treatment of elderly patients with tardive movement disorders. *J Clin Psychiatry.* 2005;66(1):107–110. doi:10.4088/JCP.v66n0115.

158. Weber SS et al. Diazepam in tardive dyskinesia. *Drug Intell Clin Pharm.* 1983;17(7/8):523–527.

159. Bhidayasiri R et al. Evidence-based guideline: treatment of tardive syndromes: report of the Guideline Development Subcommittee of the American Academy of Neurology. *Neurology.* 2013;81(5):463–469. doi:10.1212/WNL.0b013e31829d86b6.

160. Tenback DE et al. Effects of antipsychotic treatment on tardive dyskinesia: a 6-month evaluation of patients from the European Schizophrenia Outpatient Health Outcomes (SOHO) study. *J Clin Psychiatry.* 2005;66(9):1130–1133. doi:10.1016/S0084-3970(08)70526-7.

161. Hideaki T et al. Dental conditions in inpatients with schizophrenia: a large-scale multi-site survey. *BMC Oral Health.* 2012;12(32).

162. Nielsen J, Meyer JM. Risk factors for ileus in patients with schizophrenia. *Schizophr Bull.* 2012;38(3):592–598. doi:10.1093/schbul/sbq137.

163. Desmarais JE et al. Anticholinergics in the era of atypical antipsychotics: short-term or long-term treatment? *J Psychopharmacol.* 2012;26(9):1167–1174. doi:10.1177/0269881112447988.

164. Leung JYT et al. Cardiovascular side-effects of antipsychotic drugs: the role of the autonomic nervous system. *Pharmacol Ther.* 2012;135(2):113–122. doi:10.1016/j.pharmthera.2012.04.003.

165. Iqbal MM et al. Clozapine: a clinical review of adverse effects and management. *Ann Clin Psychiatry.* 2003;15(1):33–48.

166. Miller DD. Review and management of clozapine side effects. *J Clin Psychiatry.* 2000;61(Suppl 8):14–19.

167. Beach SR et al. QTc prolongation, torsades de pointes, and psychotropic medications. *Psychosomatics.* 2013;54(1):1–13. doi:10.1016/j.psym.2012.11.001.

168. FDA Psychopharmacological Drugs Advisory Committee. 19 July 2000 Briefing Document for Zeldox Capsules (Ziprasidone HCl). 2000.

169. Harrigan EP et al. A randomized evaluation of the effects of six antipsychotic agents on QTc, in the absence and presence of metabolic inhibition. *J Clin Psychopharmacol.* 2004;24(1):62–69. doi:10.1097/01.jcp.0000104913.75206.62.

170. Potkin SG et al. A thorough QTc study of 3 doses of iloperidone including metabolic inhibition via CYP2D6 and/or CYP3A4 and a comparison to quetiapine and ziprasidone. *J Clin Psychopharmacol.* 2013;33(1):3–10.

171. Bostwick JR et al. Antipsychotic-induced hyperprolactinemia. *Pharmacotherapy.* 2009;29(1):64–73. doi:10.1097/JCP.0b013e31818ba5d8.

172. Leucht S et al. Comparative efficacy and tolerability of 15 antipsychotic drugs in schizophrenia: a multiple-treatments meta-analysis. *Lancet.* 2013;382(9896):951–962. doi:10.1016/S0140-6736(13)60733-3.

173. Kreyenbuhl J et al. The Schizophrenia Patient Outcomes Research Team (PORT): updated treatment recommendations 2009. *Schizophr Bull.* 2010;36(1):94–103. doi:10.1093/schbul/sbp130.

174. Melmed S et al. Diagnosis and treatment of hyperprolactinemia: an Endocrine Society clinical practice guideline. *J Clin Endocrinol Metab.* 2011;96(2):273–288. doi:10.1210/jc.2010-1692.

175. Lehman AF et al. The Schizophrenia Patient Outcomes Research Team (PORT): updated treatment recommendations 2003. *Schizophr Bull.* 2004;30(2):193–217.

176. Yasui-Furukori N et al. Dose-dependent effects of adjunctive treatment with aripiprazole on hyperprolactinemia induced by risperidone in female patients with schizophrenia. *J Clin Psychopharmacol.* 2010;30(5):596–599. doi:10.1097/JCP.0b013e3181ee832d.

177. Kane JM et al. A multicenter, randomized, double-blind, placebo-controlled, 16-week study of adjunctive aripiprazole for schizophrenia or schizoaffective disorder inadequately treated with quetiapine or risperidone monotherapy. *J Clin Psychiatry.* 2009;70(10):1348–1357. doi:10.4088/JCP.09m05154yel.

178. Shim JC et al. Adjunctive treatment with a dopamine partial agonist, aripiprazole, for antipsychotic-induced hyperprolactinemia: a placebo-controlled trial. *Am J Psychiatry.* 2007;164(9):1404–1410. doi:10.1176/appi.ajp.2007.06071075.

179. Kinon BJ et al. Association between early and rapid weight gain and change in weight over one year of olanzapine therapy in patients with schizophrenia and related disorders. *J Clin Psychopharmacol.* 2005;25(3):255–258. doi:10.1097/01.jcp.0000161501.65890.22.

180. Jaton LA et al. Differential rate of weight gain present among patients treated with olanzapine. *Schizophr Res.* 2003;60:357S.

181. Sernyak MJ et al. Association of diabetes mellitus with use of atypical neuroleptics in the treatment of schizophrenia. *Am J Psychiatry.* 2002;159(4):561–566. doi:10.1176/appi.ajp.159.4.561.

182. Newcomer JW et al. Abnormalities in glucose regulation during antipsychotic treatment of schizophrenia. *Arch Gen Psychiatry.* 2002;59(4):337–345.

183. Ryan MCM, Thakore JH. Physical consequences of schizophrenia and its treatment: the metabolic syndrome. *Life Sci.* 2002;71(3):239–257. doi:10.1016/S0024-3205(02)01646-6.

184. Kroeze WK et al. H1-histamine receptor affinity predicts short-term weight gain for typical and atypical antipsychotic drugs. *Neuropsychopharmacology.* 2003;28(3):519–526.

185. Poyurovsky M et al. The effect of betahistine, a histamine H1 receptor agonist/H3 antagonist, on olanzapine-induced weight gain in first-episode schizophrenia patients. *Int Clin Psychopharmacol.* 2005;20(2):101–103.

186. Ellingrod VL et al. Weight gain associated with the -759C/T polymorphism of the 5HT2C receptor and olanzapine. *Am J Med Genet B Neuropsychiatr Genet.* 2005;134B(1):76–78.

187. Reynolds GP et al. Association of antipsychotic drug-induced weight gain with a 5-HT2C receptor gene polymorphism. *Lancet.* 2002;359(9323):2086–2087.

188. Silvestre JS, Prous J. Research on adverse drug events. I. Muscarinic M3 receptor binding affinity could predict the risk of antipsychotics to induce type 2 diabetes. *Methods Find Exp Clin Pharmacol.* 2005;27(5):289–304.

189. Atmaca M et al. Serum leptin and triglyceride levels in patients on treatment with atypical antipsychotics. *J Clin Psychiatry*. 2003;64(5):598–604. doi:10.4088/JCP.v64n0516.

190. Hägg S et al. Leptin concentrations are increased in subjects treated with clozapine or conventional antipsychotics. *J Clin Psychiatry*. 2001;62(11):843–848. doi:10.4088/JCP.v62n1102.

191. Ellingrod VL et al. Leptin and leptin receptor gene polymorphisms and increases in body mass index (BMI) from olanzapine treatment in persons with schizophrenia. *Psychopharmacol Bull*. 2007;40(1):57–62.

192. Laimer M et al. Effect of mirtazapine treatment on body composition and metabolism. *J Clin Psychiatry*. 2006;67(3):421–424. doi:10.4088/JCP.v67n0313.

193. American Diabetes Association et al. Consensus development conference on antipsychotic drugs and obesity and diabetes. *Diabetes Care*. 2004;27(2):267–272.

194. Henderson DC et al. Clozapine, diabetes mellitus, weight gain, and lipid abnormalities: a five-year naturalistic study. *Am J Psychiatry*. 2000;157(6):975–981. doi:10.1176/appi.ajp.157.6.975.

195. Dufresne RL. Weighing in: emergent diabetes mellitus and second-generation antipsychotics. *Ann Pharmacother*. 2007;41(10):1725–1727. doi:10.1345/aph.1K362.

196. Melkersson KI et al. Different influences of classical antipsychotics and clozapine on glucose-insulin homeostasis in patients with schizophrenia or related psychoses. *J Clin Psychiatry*. 1999;60(11):783–791.

197. Lund BC, Perry PJ, Brooks JM, Arndt S. Clozapine use in patients with schizophrenia and the risk of diabetes, hyperlipidemia, and hypertension: a claims-based approach. *Arch Gen Psychiatry*. 2001;58(12):1172–1176. doi:10.1001/archpsyc.58.12.1172.

198. Marder SR et al. The Mount Sinai conference on the pharmacotherapy of schizophrenia. *Schizophr Bull*. 2002;28(1):5–16.

199. Ghaeli P, Dufresne RL. Elevated serum triglycerides with clozapine resolved with risperidone in four patients. *Pharmacotherapy*. 1999;19(9):1099–1101. doi:10.1592/phco.19.13.1099.31586.

200. Kingsbury SJ et al. The apparent effects of ziprasidone on plasma lipids and glucose. *J Clin Psychiatry*. 2001;62(5):347–349.

201. Cohen S et al. Weight, lipids, glucose, and behavioral measures with ziprasidone treatment in a population with mental retardation. *J Clin Psychiatry*. 2003;64(1):60–62.

202. Newcomer JW et al. Changes in non-high-density lipoprotein cholesterol levels and triglyceride/high-density lipoprotein cholesterol ratios among patients randomized to aripiprazole versus olanzapine. *Schizophr Res*. 2008;106(2/3):300–307.

203. McGrath JJ. Myths and plain truths about schizophrenia epidemiology - The NAPE lecture 2004. *Acta Psychiatr Scand*. 2005;111(1):4–11. doi:10.1111/j.1600-0447.2004.00467.x.

204. Goethe JW et al. Signs and symptoms associated with the metabolic syndrome in psychiatric inpatients receiving antipsychotics: a retrospective chart review. *J Clin Psychiatry*. 2007;68(1):22–28.

205. Enez Darcin A et al. Metabolic syndrome in drug-naïve and drug-free patients with schizophrenia and in their siblings. *Schizophr Res*. 2015. doi:10.1016/j.schres.2015.05.004.

206. Weissman EM et al. Lipid monitoring in patients with schizophrenia prescribed second-generation antipsychotics. *J Clin Psychiatry*. 2006;67(9):1323–1326. doi:10.4088/JCP.v67n0901.

207. Saari KKM, Lindeman SMS, Viilo KM, et al. A 4-fold risk of metabolic syndrome in patients with schizophrenia: the Northern Finland 1966 Birth Cohort study. *J Clin Psychiatry*. 2005;66(5):559–563.

208. Ringen PA et al. Increased mortality in schizophrenia due to cardiovascular disease: a non-systematic review of epidemiology, possible causes, and interventions. *Front Psychiatry*. 2014;5(September):1–11. doi:10.3389/fpsyt.2014.00137.

209. Beckman MG et al. Venous thromboembolism. A public health concern. *Am J Prev Med*. 2010;38(4, Suppl):S495-S501. doi:10.1016/j.amepre.2009.12.017.

210. Masopust J et al. Risk of venous thromboembolism during treatment with antipsychotic agents. *Psychiatry Clin Neurosci*. 2012;66(7):541–552. doi:10.1111/pcn.12001.

211. Zhang R et al. Antipsychotics and venous thromboembolism risk: a meta-analysis (Provisional abstract). *Pharmacopsychiatry*. 2011;44(5):183–188.

212. Paciullo CA. Evaluating the association between clozapine and venous thromboembolism. *Am J Heal Pharm*. 2008;65(19):1825–1829. doi:10.2146/ajhp070638.

213. Brunet N et al. Venous thromboembolism in patients prescribed aripiprazole: a case series. In: *Presented at the 49th ASHP Midyear Clinical Meeting and Exhibition* on December 7–11, 2014 in Anaheim, California.

214. Srihari VH, Lee TW. Pulmonary embolism in a patient taking clozapine. *BMJ*. 2008;336(7659):1499–1501. doi:10.1136/bmj.39545.690613.47.

215. Allenet B et al. Antipsychotic drugs and risk of pulmonary embolism. *Pharmacoepidemiol Drug Saf*. 2011;21(1):42–48.

216. Liperoti R, Pedone C, Lapane KL, Mor V, Bernabei R, Gambassi G. Venous thromboembolism among elderly patients treated with atypical and conventional antipsychotic agents. *Arch Intern Med*. 2014;165(22):2677–2682. doi:10.1001/archinte.165.22.2677.

217. Layton D et al. Comparison of incidence rates of cerebrovascular accidents and transient ischaemic attacks in observational cohort studies of patients prescribed risperidone, quetiapine or olanzapine in general practice in England including patients with dementia. *J Psychopharmacol*. 2005;19(5):473–482.

218. Wooltorton E. Risperidone (Risperdal): increased rate of cerebrovascular events in dementia trials. *Cmaj*. 2002;167(11):1269–1270.

219. Huybrechts KF et al. Comparative safety of antipsychotic medications in nursing home residents. *J Am Geriatr Soc*. 2012;60(3):420–429. doi:10.1055/s-0029-1237430.Imprinting.

220. Schneider LS et al. Risk of death with atypical antipsychotic drug treatment for dementia: meta-analysis of randomized placebo-controlled trials. *JAMA*. 2005;294(15):1934–1943.

221. Tse L et al. Neuroleptic malignant syndrome: a review from a clinically oriented perspective. *Curr Neuropharmacol*. 2015;13(3):395–406.

222. Hoffmann MS et al. Heat stroke during long-term clozapine treatment: should we be concerned about hot weather? *Trends Psychiatry Psychother*. 2016;38(1):56–59. doi:10.1590/2237-6089-2015-0066.

223. Elvevåg B et al. Habitual prospective memory in schizophrenia. *BMC Psychiatry*. 2003;7:1–7. doi:10.1186/1471-244X-3-9.

224. Davis JM. Maintenance therapy and the natural course of schizophrenia. *J Clin Psychiatry*. 1985;11(2):18–21.

225. Sendt K-V et al. A systematic review of factors influencing adherence to antipsychotic medication in schizophrenia-spectrum disorders. *Psychiatry Res*. 2015;225(1/2):14–30. doi:10.1016/j.psychres.2014.11.002.

226. Lacro JP et al. Prevalence of and risk factors for medication nonadherence in patients with schizophrenia: a comprehensive review of recent literature. *J Clin Psychiatry*. 2002;63(10):892–909.

227. Czobor P et al. Treatment adherence in schizophrenia: a patient-level meta-analysis of combined CATIE and EUFEST studies. *Eur Neuropsychopharmacol*. 2015:1–9. doi:10.1016/j.euroneuro.2015.04.003.

228. Conley RR, Kelly DL. Management of treatment resistance in schizophrenia. *Biol Psychiatry*. 2001;50(11):898–911. doi:10.1016/s0006-3223(01)01271-9.

229. Rosenheck RA. Outcomes, costs, and policy caution: a commentary on the cost utility of the latest antipsychotic drugs in schizophrenia study (CUtLASS 1). *Arch Gen Psychiatry*. 2006;63:1074–1087.

230. Agid O et al. Clozapine's role in the treatment of first-episode schizophrenia. *Treat Psychiatry*. 2013;170(February):146–151.

231. Manu P et al. When can patients with potentially life-threatening adverse effects be rechallenged with clozapine? A systematic review of the published literature. *Schizophr Res*. 2012;134(2/3):180–186.

232. Devinsky O et al. Clozapine-related seizures. *Neurology*. 1991;41(3):369–371.

233. Varma S. Clozapine-related EEG changes andseizures: dose and plasma-level relationships. *Ther Adv Psychopharmacol*. 2011;1(2):66. doi:10.1177/.

234. Lundblad W et al. Medical management of patients on clozapine: a guide for internists. *J Hosp Med*. 2015;10(8):537–543. doi:10.1002/jhm.2345.

235. Ronaldson KJ, Fitzgerald PB, McNeil JJ. Clozapine-induced myocarditis, a widely overlooked adverse reaction. *Acta Psychiatr Scand*. 2015;132(4):231–240. doi:10.1111/acps.12416.

236. Kane JM et al. The field of schizophrenia: strengths, weaknesses, opportunities, and threats. *Schizophr Bull*. 2012;38(1):1–4. doi:10.1093/schbul/sbr131.

237. Ronaldson KJ et al. Observations from 8 cases of clozapine rechallenge after development of myocarditis. *J Clin Psychiatry*. 2012;73(2):252–254. doi:10.4088/JCP.11l07467.

238. Bird AM et al. Current treatment strategies for clozapine-induced sialorrhea. *Ann Pharmacother*. 2011;45(5):667–675. doi:10.1345/aph.1P761.

239. Hiemke C et al. AGNP consensus guidelines for therapeutic drug monitoring in psychiatry: update 2011. *Pharmacopsychiatry*. 2011;44(6):195–235.

240. Perry PJ et al. Clozapine and norclozapine plasma concentrations and clinical response of treatment-refractory schizophrenic patients. *Am J Psychiatry*. 1991;148(2):231–235. doi:10.1176/ajp.148.2.231.

241. Premkumar TS, Pick J. Lamotrigine for schizophrenia (Review). *Cochrane Database Syst Rev*. 2008;(4):CD005962.

242. Leucht S et al. Lithium for schizophrenia. *Cochrane Database Syst Rev*. 2015;10(10):CD003834. doi:10.1002/14651858.CD003834.pub3.

243. Tseng PT et al. Significant effect of valproate augmentation therapy in patients with schizophrenia: a meta-analysis study. *Med*. 2016;95(4):e2475. doi:10.1097/MD.0000000000002475.

244. Leucht S et al. Carbamazepine for schizophrenia. *Cochrane Database Syst Rev*. 2014;5:CD001258. doi:10.1002/14651858.CD001258.pub3.

245. An Der Heiden W et al. Depression in the long-term course of schizophrenia. *Eur Arch Psychiatry Clin Neurosci*. 2005;255(3):174–184. doi:10.1007/s00406-005-0585-7.

246. Caldwell CB, Gottesman II. Schizophrenics kill themselves too: a review of risk factors for suicide. *Schizophr Bull*. 1990;16(4):571–589. doi:10.1093/schbul/16.4.571.

247. Hor K, Taylor M. Suicide and schizophrenia: a systematic review of rates and risk factors. *J Psychopharmacol*. 2010;24(4, Suppl):81–90. doi:10.1177/1359786810385490.

248. Pompili M et al. Suicide risk in schizophrenia: learning from the past to change the future. *Ann Gen Psychiatry*. 2007;6:10. doi:10.1186/1744-859X-6-10.

249. Kasper S. Treatment of depressive symptoms with quetiapine. *Expert Rev Neurother*. 2003;3(4):417–423. doi:10.1586/14737175.3.4.417.

250. Tollefson GD, Sanger TM. Depressive Signs and Symptoms in Schizop Lu, Yili Thieme, Martha E.hrenia. *Arch Gen Psychiatry*. 1998;55(3):250. doi:10.1001/archpsyc.55.3.250.

251. Siris SG. Depression in schizophrenia: perspective in the era of "atypical" antipsychotic agents. *Am J Psychiatry*. 2000;157(9):1379–1389. doi:10.1176/appi.ajp.157.9.1379.

252. Terevnikov V et al. Randomized Controlled Trials of Add-On Antidepressants in Schizophrenia. *Int J Neuropsychopharmacol*. 2015;18(9):1–14. doi:10.1093/ijnp/pyv049.

253. Rummel C et al. Antidepressants as add-on treatment to antipsychotics for people with schizophrenia and pronounced negative symptoms: a systematic review of randomized trials. *Schizophr Res*. 2005;80(1):85–97. doi:10.1016/j.schres.2005.07.035.

254. Plasky P. Antidepressant usage in schizophrenia. *Schizophr Bull*. 1991;17(4):649–657.

255. Lehman AF et al. Practice guideline for the treatment of patients with schizophrenia, second edition. *Am J Psychiatry*. 2004;161(2, Suppl):1–56. doi:10.1176/appi.books.9780890423363.45859.

256. Einarson A, Boskovic R. Use and safety of antipsychotic drugs during pregnancy. *J Psychiatr Pr*. 2009;15:183.

257. American College of Obstetricians and Gynecologists. Use of psychiatric medications during pregnancy and lactation. *Obs Gynecol*. 2008;117(6):1472–1483.

258. Cohen LS et al. Reproductive safety of second-generation antipsychotics: current data from the Massachusetts General Hospital national pregnancy registry for atypical antipsychotics. *Am J Psychiatry*. 2016;173(3):263–270. doi:10.1176/appi.ajp.2015.15040506.

259. US Food and Drug Administration FDA Drug Safety Communication. Antipsychotic drug labels updated on use during pregnancy and risk of abnormal muscle movements and withdrawal symptoms in newborns. 2016. **http://www.fda.gov/Drugs/DrugSafety/ucm243903.htm.** Accessed March 1, 2016.

260. Correll CU et al. Cardiometabolic risk in patients with first-episode schizophrenia spectrum disorders: baseline results from the RAISE-ETP study. *JAMA Psychiatry*. 2014;71(12):1350–1363. doi:10.1001/jamapsychiatry.2014.1314.

261. McGorry PD et al. Intervention in individuals at ultra-high risk for psychosis: a review and future directions. *J Clin Psychiatry*. 2009;70(9):1206–1212. doi:10.4088/JCP.08r04472.

262. Alvarez-Jimenez M et al. Preventing the second episode: a systematic review and meta-analysis of psychosocial and pharmacological trials in first-episode psychosis. *Schizophr Bull*. 2011;37(3):619–630. doi:10.1093/schbul/sbp129.

263. McEvoy JP et al. Efficacy and tolerability of olanzapine, quetiapine, and risperidone in the treatment of early psychosis: a randomized, double-blind 52-week comparison. *Am J Psychiatry*. 2007;164(7):1050–1060. doi:10.1176/ajp.2007.164.7.1050.

264. Schooler N et al. Risperidone and haloperidol in first-episode psychosis: a long-term randomized trial. *Am J Psychiatry*. 2005;162(5):947–953. doi:10.1176/appi.ajp.162.5.947.

265. Sanger TM et al. Olanzapine versus haloperidol treatment in first-episode psychosis. *Am J Psychiatry*. 1999;156(1):79–87. doi:10.1176/ajp.156.1.79.

266. Cannon TD et al. Prediction of psychosis in youth at high clinical risk: a multisite longitudinal study in North America. *Arch Gen Psychiatry*. 2008;65(1):28–37. doi:10.1001/archgenpsychiatry.2007.3.

267. Amminger GP. Long-chain omega3 fatty acids for indicated prevention of psychotic disorders: a randomized, placebo-controlled trial. *JAMA*. 2010;67(2):146–154.

268. Amminger GP, McGorry PD. Update on omega-3 polyunsaturated fatty acids in early-stage psychotic disorders. *Neuropsychopharmacology*. 2012;37(1):309–310. doi:10.1038/npp.2011.187.

269. Kane JM et al. Comprehensive Versus Usual Community Care for First-Episode Psychosis: 2-Year Outcomes From the NIMH RAISE Early Treatment Program. *Am J Psychiatry*. 2016;173(4):362–372. doi:10.1176/appi.ajp.2015.15050632.

270. Birchwood M et al. The UK national evaluation of the development and impact of Early Intervention Services (the National EDEN studies): study rationale, design and baseline characteristics. *Early Interv Psychiatry*. 2014;8(1):59–67. doi:10.1111/eip.12007.

271. Marshall M et al. Impact of early intervention services on duration of untreated psychosis: data from the National EDEN prospective cohort study. *Schizophr Res*. 2014;159(1):1–6. doi:10.1016/j.schres.2014.07.005.

272. Marshall M et al. Association between duration of untreated psychosis and outcome in cohorts of first-episode patients: a systematic review. *Arch Gen Psychiatry*. 2005;62(9):975–983.

273. Keefe RSE et al. Neurocognitive effects of antipsychotic medications in patients with chronic schizophrenia in the CATIE Trial. *Arch Gen Psychiatry*. 2007;64(6):633–647. doi:10.1001/archpsyc.64.6.633.

274. Eack SM et al. Cognitive enhancement therapy for early-course schizophrenia: effects of a two-year randomized controlled trial. *Psychiatr Serv*. 2009;60(11):1468–1476. doi:10.1176/appi.ps.60.11.1468.

275. Eack SM et al. One-year durability of the effects of cognitive enhancement therapy on functional outcome in early schizophrenia. *Schizophr Res*. 2010;120(1–3):210–216. doi:10.1016/j.schres.2010.03.042.

276. Robinson D et al. Predictors of relapse following response from a first episode of schizophrenia or schizoaffective disorder. *Arch Gen Psychiatry*. 1999;56(3):241–247.

277. Wunderink L et al. Guided discontinuation versus maintenance treatment in remitted first-episode psychosis: relapse rates and functional outcome. *J Clin Psychiatry*. 2007;68(5):654–661.

278. Wunderink L et al. Recovery in remitted first-episode psychosis at 7 years of follow-up of an early dose reduction/discontinuation or maintenance treatment strategy: long-term follow-up of a 2-year randomized clinical trial. *JAMA Psychiatry*. 2013;70(9):913–920. doi:10.1001/jamapsychiatry.2013.19.

279. Thioridazine hydrochloride [package insert]. Cranbury, NJ: Sun Pharmaceutical Industries, Inc.; August 2014.

280. Trifluoperazine hydrochloride [package insert]. Morgantown, WV: Mylan Pharmaceuticals, Inc.; March 2015.

281. Moban (Molindone Hydrochloride Tablets, USP [package insert]. Chadds Ford, Pennsylvania: Endo Pharmaceuticals; June, 2009.

282. Chlorpromazine hydrochloride [package insert]. Eatontown, NJ: West-ward Pharmaceutical Corp.; June 2012.

283. Fluphenazine hydrochloride [package insert]. Philadelphia, PA: Lannett Company, Inc.; November 2011.

284. Haldol (haloperidol) [package insert]. Titusville, NJ: Janssen Pharmaceuticals; January 2016.

285. Loxapine succinate [package insert]. New Castle, DE: Marlex Pharmaceuticals, Inc.; February 2016.

286. Perphenazine [package insert]. Princeton, NJ: Sandoz, Inc.; December 2015.

287. Navane (thiothixene) [package insert]. New York, NY: Pfizer, Inc.; January 2011.

288. Zyprexa (olanzapine) [package insert]. Indianapolis, IN:Eli Lilly and Company;2010.

289. Vraylar (cariprazine tablets) [package insert]. Parsippany, NJ: Actavis Pharma, Inc.; September 2015.

290. Latuda (lurasidone HCl tablets) [package insert]. Marlborough, MA: Sunovion Pharmaceuticals Inc.; July 2013.

291. Rexulti (brexpiprazole tablets) [package insert]. Tokyo, Japan: Otsuka Pharmaceutical Company; August 2015.

292. Saphris (asenapine tablets) [package insert]. Whitehouse Station Inc.; March 2013., NJ: Merck & Company.

293. Clozaril (clozapine tablets) [package insert]. East Hanover, NJ: Novartis Pharmaceuticals Corporation; September 2015.

294. Invega (paliperidone extended-release tablets) [package insert]. Titusville, NJ: Janssen Pharmaceutical; June 2011.

295. Fanapt (iloperidone tablets) [package insert]. Washington, DC: Vanda Pharmaceuticals Inc.; January 2016.

296. Abilify (aripiprazole) [package insert].Wallingford, CT: Bristol-Myers Squibb; 2011.

297. Garza-Trevino ES, Hollister LE, Overall JE, Alexander WF. Efficacy of combinations of intramuscular antipsychotics and sedative-hypnotics for control of psychotic agitation. *Am J Psychiatry*. 1989,146(12):1598–1601. doi:10.1176/ajp.146.12.1598.

298. Lesem J. Intramuscular ziprasidone, 2 mg versus 10 mg, in the short-term management of agitated psychotic patients. *J Clin Psychiatry*. 2001;62(1):12–18.

299. Brook S et al. Intramuscular ziprasidone compared with intramuscular haloperidol in the treatment of acute psychosis. Ziprasidone I.M. Study Group. *J Clin Psychiatry*. 2000;61(12):933–941.

300. Currier GW et al. Acute treatment of psychotic agitation: a randomized comparison of oral treatment with risperidone and lorazepam versus intramuscular treatment with haloperidol and lorazepam. *J Clin Psychiatry*. 2004;65(3):386–394.

301. Altamura AC et al. Intramuscular preparations of antipsychotics: uses and relevance in clinical practice. *Drugs*. 2003;63(5):493–512.

302. Andrezina R et al. Intramuscular aripiprazole for the treatment of acute agitation in patients with schizophrenia or schizoaffective disorder: a

double-blind, placebo-controlled comparison with intramuscular haloperidol. *Psychopharmacol*. 2006;188(3):281–292. doi:10.1007/s00213-006-0541-x.

303. Breier A et al. A double-blind, placebo-controlled dose-response comparison of intramuscular olanzapine and haloperidol in the treatment of acute agitation in schizophrenia. *Arch Gen Psychiatry*. 2002;59(5):441–448.

304. Aristada (aripiprazole lauroxil extended-release injectable suspension) [package insert]. Waltham, MA: Alkermes, Inc.; October 2015.

305. Risperdal Consta (risperidone long-acting injection) [package insert]. Titusville, NJ: Janssen Pharmaceutical; March 2016.

306. Invega Trinza (paliperidone palmitate extended-release injectable suspension) [package insert]. Titusville, NJ: Janssen Pharmaceutical; May 2015.

307. Zyprexa Relprevv (olanzapine extended release injectable suspension) [package insert]. Indianapolis, IN: Eli Lilly and Company; September 2015.

308. Invega Sustenna (paliperidone palmitate extended-release injectable suspension) [package insert]. Titusville, NJ: Janssen Pharmaceutical; June 2015.

309. Fluphenazine Decanoate (fluphenazine decanoate extended-release injection) [package insert]. Weston, FL: Apotex Corp.; June 2001.

310. Abilify Maintena (aripiprazole for extended-release injectable suspension) [package insert]. Tokyo, Japan: Otsuka Pharmaceutical Company; July 2015.

311. Haldol Decanoate (haloperidol decanoate extended-release injection) [package insert]. Titusville, NJ: Janssen Pharmaceutical; January 2016.

86 第 86 章　抑郁障碍

Michael C. Angelini

核心原则

		章节案例
①	抑郁是一种常见的、通常为慢性的疾病,在任何年龄均可发病。抑郁障碍的诊断标准包括:至少存在 5 种症状,并至少持续 2 周;其中一个症状必须为心境低落或兴趣和愉快感丧失。医师应对所有患者的自杀风险进行评估。	案例 86-1(问题 1) 表 86-4
②	抑郁的治疗可采用多种治疗手段,包括处方药物、心理治疗及躯体治疗。处方药物和/或心理治疗适用于中到重度的抑郁症状的治疗,而躯体治疗适用于重度难治性病例。	案例 86-1(问题 2) 案例 86-2(问题 1 和 2) 案例 86-3(问题 2)
③	所有现有的治疗抑郁的处方药的有效性相当,且均具有延迟起效的特点。抗抑郁药的选择需要考虑多种因素,包括既往的药物应答情况、年龄、生育状况及伴发的躯体疾病和精神障碍。	案例 86-1(问题 2 和 4) 案例 86-2(问题 2) 案例 86-4(问题 1) 表 86-6
④	对于大多数抑郁患者,选择性 5-羟色胺再摄取抑制剂(selective serotonin reuptake inhibitors,SSRI)可作为初始治疗选择。SSRI 经济便宜并对伴发的焦虑症状有效。该类药物的不良反应通常较轻且为一过性的。总体上,SSRI 的不良反应负担低于其他抗抑郁药。	案例 86-1(问题 2) 案例 86-2(问题 1)
⑤	患者教育对于能否成功治疗非常重要。患者教育的内容包括不良反应、治疗有效性的监测及治疗的持续时间。	案例 86-1(问题 3) 案例 86-3(问题 3) 表 86-10
⑥	抗抑郁治疗的目标为症状的缓解。在症状缓解后,一般推荐按原有效治疗方案继续治疗至少 6 个月。	案例 86-1(问题 3) 表 86-10
⑦	由于只有不到一半的抑郁患者的症状在经过初始药物治疗后得以缓解,故临床医师应全面了解备选抗抑郁药在优化治疗方面的作用。临床医师应熟悉增效策略。对于应答不全的患者,临床医师还应了解更换其他抗抑郁药的利弊。	案例 86-2(问题 1~3)
⑧	对于低于 18 岁的患者,如果抑郁得不到治疗,自杀风险会显著增加。治疗方法包括心理治疗和特定的抗抑郁药治疗。青少年和儿童患者的抗抑郁药的选择不同于成年患者。	案例 86-3(问题 1 和 2)
⑨	抑郁常常共病慢性疼痛。推荐使用能够同时改善这两个症状的药物。SNRI 类抗抑郁药适用于这种情况。	案例 86-4(问题 1)

引言

总体上,抑郁障碍是一种常常被误诊或疏于治疗的精神疾病。抑郁症可能会对躯体和社会功能造成严重影响。这种影响甚至超过了许多其他慢性疾病,包括高血压、糖尿病和关节炎[1]。美国的医疗结局研究显示,抑郁障碍对患者的损伤程度与慢性心脏疾病相当[2]。抑郁障碍相关的财政支出是巨大的,造成了沉重的社会负担。据估计,美国 2000 年用于抑郁的支出为 831 亿美元,其中大部分支出(515 亿美元)是由生产力的丧失和旷工造成的[1,3]。

流行病学

自从第二次世界大战后,抑郁障碍在研究人群中的终生患病率一直稳步升高。最近的一项调查研究显示,成人的心境障碍的年患病率约为10%。在12个月中每15个成人中就会有1个人(6.7%)经历抑郁发作[4]。多项欧洲和美国的研究进行了估算。抑郁障碍的1年患病率和终生患病率分别为4.1%和6.7%[5]。不同种族的抑郁发病率非常相似,但社会经济地位较低的阶层的发病率会略微升高,而女性的发病率是男性的2倍[1,5]。

抑郁障碍的最常见的发病年龄为近30岁的时候。但是发病年龄跨度很大,首次发病可以在任一年龄。遗传因素在抑郁障碍的病因中占据重要地位。若父母一方患病,后代患病的概率比普通人群高2.7倍;若父母双方均患病,则后代患病的概率比普通人群高3.0倍[6]。同卵双胞胎的同病率为54%~65%,双卵双胞胎为14%~24%[7]。遗传因素还可能使抑郁的发病年龄提前(30岁前)[8]。除此之外,目前已经有明确证据表明生活中的应激事件(即环境因素)可能会导致抑郁障碍的发生。这些环境因素包括童年的不良经历、身体或言语虐待、低自尊状态、挚爱的死亡、失业及失恋。急性抑郁发作通常被认为是环境因素和遗传因素共同作用的结果。例如,带有心境障碍遗传易感基因的个体可能会经历创伤性事件,而这些创伤经历最终会诱发抑郁。但抑郁障碍也可发生于既未携带遗传易感基因也未经历应激事件的个体。

诊断和分类

当对抑郁症进行评估时,识别症状引起的损伤程度非常重要。正如所有其他生物系统,身体能够在特定范围内运转良好(如血钾或血压等)。情绪也不例外。只要抑郁症状不是持续存在或者不具有损害性,没有理由进行激进的治疗。一旦抑郁症的严重程度足以造成功能损伤,则需要对其进行治疗。

如前所述,抑郁障碍可以单次发作,但反复发作的情况更常见。因此,对于大部分患者,抑郁障碍为慢性疾病[5]。复发频率差异很大。一些患者间断经历抑郁发作,发作间期的数年内的大部分时间情绪相对正常;另外一些患者的抑郁发作可能从未完全缓解,发作间期还有残余症状。患者日后抑郁发作的风险随疾病的慢性程度呈不成比例的增加。例如,在第一次发作后,患者出现第二次发作的可能性为50%;第二次发作后,出现第三次发作的可能性为70%;随着第三次发作的发生,第四次发作的概率增至90%。

DSM-5描述了不同类型的抑郁障碍,包括破坏性心境失调障碍、重度抑郁障碍、持续性抑郁障碍、经前期烦躁障碍、物质(药物)所致的抑郁障碍、由于其他躯体疾病所致的抑郁障碍、其他特定的抑郁障碍和未特定的抑郁障碍(表86-1)[9]。抑郁障碍还可根据横断面的症状特征和说明标注分为几种亚型。例如,"伴焦虑痛苦"是指存在焦虑症状,如担心和紧张不安。"伴混合特征"是指存在躁狂或轻度躁狂症状。"伴忧郁特征"是指患者存在原发自主神经系统症状、早醒、精神运动性激越或迟滞及显著的厌食或体重下降。忧郁性抑郁通常是一种较严重的抑郁类型,并且通常无明显环境诱因[9,10]。与其他类型的抑郁障碍相比,忧郁性抑郁自发缓解的概率更小。"伴非典型性特征"的抑郁亚型的

症状包括体重增加、嗜睡、铅样瘫痪或对拒绝过度敏感。"伴心境一致性或不一致性精神病性特征"是指伴有幻觉或妄想的原发性抑郁障碍。其他DSM-5的诊断分类包括"伴紧张症""伴围产期起病"及"伴季节性模式"。

表 86-1

抑郁障碍的分类

1. 重度抑郁障碍
2. 持续性抑郁障碍
3. 破坏性心境失调障碍
4. 经前期烦躁障碍
5. 物质(药物)所致的抑郁障碍
6. 由于其他躯体疾病所致的抑郁障碍
7. 其他特定的抑郁障碍
8. 未特定的抑郁障碍

来源:Adapted with permission from American Psychiatric Association. Diagnostic and Statistical Manual of Mental Disorders. 5th ed. Washington,DC:American Psychiatric Association;2013

与重度抑郁障碍相比,持续性抑郁障碍的症状更少且程度更轻,但是病程更长。症状通常会持续至少2年。在现实环境中,持续性抑郁障碍不易被发现。由于患者还能够上学、工作或照顾孩子,所以他们通常不会寻求治疗帮助。他们会对工作不太满意,升职机会也会变少。持续性抑郁障碍的传统治疗方法是心理治疗,但是研究证据显示抗抑郁药治疗可能更加有效[11]。

鉴别诊断

多种疾病或药物可能诱发或加重抑郁症状(表86-2和表86-3)[1,5,10]。因此,DSM-5指出,即使患者的症状符合所有其他诊断标准,只要"器质性因素"与抑郁症状的发生呈现时间相关性,患者就不能被诊断为抑郁障碍[9]。这项规

表 86-2

可能出现类似抑郁的症状的躯体疾病

脑卒中
帕金森病
痴呆
多发性硬化
内分泌疾病
代谢疾病
感染性疾病
慢性疼痛

来源:Practice guideline for the treatment of patients with major depressive disorder. 3rd ed. Arlington,VA:American Psychiatric Association. 2010

表 86-3
部分可能引起抑郁的药物
苯二氮草类药物
皮质类固醇激素
干扰素
白介素-2
促性腺激素释放激素
甲氟喹
口服和植入避孕药
高剂量亲脂性 β 受体阻滞剂
抗癫痫药
伐尼克兰（varenicline）

来源：Patten SB，Barbui C. Drug-induced depression：a systematic review to inform clinical practice. *Psychother Psychosom*. 2004；73（4）：207-215

定的依据是当器质性疾病被治愈或停止使用诱发抑郁症状的药物时，抑郁障碍会自行缓解，而不需要心理和躯体治疗干预。尽管表中所列的疾病和药物会对临床医师的诊断有所帮助，但是应认识到支持抑郁和这些特定器质性因素相关的证据是非常有限并有待考证的。当怀疑某种药物或疾病引起了抑郁症状时，首先应当在采取措施前调查分析两者出现的时间是否具有相关性。除此之外，患有躯体疾病（例如激素水平异常）的患者除了可能存在疾病相关的抑郁症状，还可能同时存在重度抑郁障碍。治疗躯体疾病可能会减轻抑郁症状，但是仍然需要对重度抑郁障碍进行治疗[1,5,10]。

临床表现

要做出抑郁障碍的诊断，患者的症状必须全少持续 2 周，且必须排除躯体疾病及药物的影响（根据 DSM-5 诊断标准）。患者必须满足至少 5 条症状，且其中之一需为心境低落或快感缺乏（兴趣与愉快感丧失）。其他 7 条症状如下：

1. 食欲改变或显著的体重降低或增加
2. 失眠或睡眠增多
3. 精神运动激越或迟滞
4. 精力减退
5. 自罪观念和无价值感
6. 集中注意的能力降低（或决策困难）
7. 反复出现自杀观念

诊断标准还规定心境紊乱必须对本人造成痛苦或导致临床上社会功能或职业功能受损。除此之外，必须确认这些症状并非由躯体或器官疾病引起（表 86-4）。

表 86-4
抑郁障碍的诊断标准

- 在连续 2 周内存在下述症状中的 5 项或以上，并且功能较前有所变化。其中至少 1 项症状是抑郁心境或兴趣（愉快感）丧失
  - 几乎每日的大部分时间心境低落
  - 几乎每日的大部分时间对所有或几乎所有活动的兴趣明显降低
  - 没有节食而体重却明显下降，或者体重增加，或者几乎每日都存在食欲减退
  - 几乎每日都失眠或睡眠过多
  - 几乎每日都感到疲乏或精力减退
  - 几乎每日都感到思维能力或集中注意的能力降低，或者犹豫不决
  - 几乎每日都存在无用感，或过度的不适切的内疚感
  - 几乎每日都存在精神运动性激越或迟滞
  - 反复想到死亡，反复出现自杀观念
- 症状在临床上引起显著的悲伤或社会、职业及其他重要功能的损伤
- 症状并非由潜在的疾病或物质（药物或毒品）所引起
- 重度抑郁发作的出现不能用精神分裂症、分裂情感性障碍、妄想障碍或双相障碍来更好地解释。

来源：Adapted with permission from American Psychiatric Association. Diagnostic and Statistical Manual of Mental Disorders. 5th ed. Washington，DC：American Psychiatric Association；2013.

病理生理学

单胺假说提出去甲肾上腺和/或 5-羟色胺（5-HT）在神经突触浓度的降低会引起抑郁。去甲肾上腺素耗竭理论最初源于对利血平的作用的观察。利血平耗竭了中枢神经系统中儿茶酚胺的储备，并导致抑郁[12,13]。去甲肾上腺素耗竭理论逐步发展成为众人所接受的假说。该假说强调 5-羟色胺在促进或"允许"去甲肾上腺素功能减退方面具有更为重要的作用。该假说提出 5-羟色胺或去甲肾上腺素在中枢神经系统中浓度的降低会引起抑郁。研究显示 5-羟色胺合成缺陷与抑郁发生相关。这种情况见于 2 类人群，一类是基因缺陷导致无法合成 5-羟色胺，另一类是 5-羟色胺前体被耗竭[14,15]。普遍认为选择性 5-羟色胺再摄取抑制剂（selective serotonin reuptake inhibitor，SSRI）、5-羟色胺和去甲肾上腺素再摄取抑制剂（serotonin and norepinephrine reuptake inhibitor，SNRI）被认为可以通过抑制突触间隙去甲肾上腺素或（和）5-羟色胺被再摄取进入神经元，有效升高突触间隙神经递质浓度来缓解抑郁。米氮平和单胺氧化酶抑制剂（monoamine oxidase inhibitors，MAOI）通过不同机制发挥疗效，但也会增加 5-羟色胺和去甲肾上腺素（MAOI 增加多巴胺）[16,17]。

抑郁障碍与突触前后的受体的密度或敏感性的改变有

关,即受体数量下调或敏感性降低[18]。这些改变包括突触后 α 肾上腺素受体敏感性下降以及与之相伴的多巴胺受体（D_2 受体亚型）和 5-羟色胺受体（5-HT_{1A} 和 5-HT_{2A} 受体亚型）敏感性的下降。例如选择性 5-羟色胺再摄取抑制剂（SSRI）可以通过阻断再摄取迅速提高 5-羟色胺能神经递质的效能，但从给药时间和起效时间的相关性来看，它们的治疗作用与突触前自身受体（5-HT_{1A}）下调导致 5-羟色胺释放增加相关[19]。这种下游效应解释了为什么抗抑郁药的起效存在延迟[14,15]。

随着神经生物学的发展，我们已经发现其他神经递质系统也会影响情绪。这进一步促进了非直接作用于 5-HT 的抗抑郁药的研发。这些机制包括阻断 P 物质和拮抗促肾上腺皮质激素释放因子或皮质类固醇激素受体[20-23]。

神经内分泌学发现

与神经递质系统失衡一样，神经内分泌紊乱也可能会导致抑郁障碍的发生。抑郁患者经常被检测出甲状腺功能异常[包括三碘甲腺原氨酸（triiodothyronine,T_3）和/或甲状腺素（thyroxine,T_4）水平偏低][24]。它们还会对促甲状腺素的刺激产生异常的应答，包括应答不足或过度应答[25]。在临床上甲状腺功能减退症患者也经常会出现抑郁症状，而补充甲状腺素可以逆转这一病理过程。这提示了心境障碍与甲状腺功能稳态之间的间接联系[26]。下丘脑-垂体-肾上腺（hypothalamic-pituitary-adrenal,HPA）轴也可能参与抑郁障碍的发生。研究显示抑郁患者的 HPA 轴活性增高[27,28]。抑郁患者的垂体和肾上腺的腺体体积通常会增大。在抑郁发作期间促肾上腺皮质激素释放激素（corticotropin-releasing hormone,CRH）水平会升高，而给予抗抑郁药或电休克治疗（electric convulsive treatment,ECT）后 CRH 水平会降低[22,29]。外源性给予实验动物促肾上腺皮质激素释放激素可以诱导出典型的抑郁症状，包括食欲降低、焦虑、失眠及性欲降低[23]。在临床研究中，阻断突触后皮质醇受体的药物也具有抗抑郁作用[23,30,31]。有趣的是，研究发现 5-羟色胺对 HPA 轴有强烈的影响，激活下丘脑室旁核的 5-羟色胺受体（5-HT_2）可刺激神经元分泌 CRH。在抑郁障碍中下丘脑体积的缩小可导致循环中糖皮质激素水平的升高，进一步导致神经元凋亡[32]。研究提示慢性刺激 HPA 轴诱导产生的高皮质醇血症可能会引起人脑灰质的丢失。但需要注意，关于下丘脑体积与抑郁障碍的关系，研究结果并不一致，而且很多因素都可能影响这些研究结果[33]。皮质类固醇还能够调节 5-羟色胺的合成、代谢和再摄取[22]。然而，这方面的研究结果并不一致，因为正如不同抑郁亚型对皮质醇的影响不同，不同药物对皮质醇的作用也不尽相同[34,35]。在抑郁患者的前瞻和尸检研究中可见炎症细胞因子的上升，但是研究结果仍然并不一致[27,36]。

遗传学研究

在过去的几年中，遗传学和药物基因组学快速发展。目前一些研究提示某些基因在预测抗抑郁药应答或不良反应方面能够发挥一定作用。药效学靶点主要为：5 羟色胺转运体（serotonin transporters,5-HTTLPR），色氨酸羟化酶 1 和 2（tryptophan hydroxylase enzymes1 and 2,TPH1 和

TPH2），5-羟色胺 1A（serotonin 1A,5-HT_{1A}）和 2A（5-HT_{2A}）受体，脑源性神经营养因子（brain-derived neurotrophic factor,BDNF），G 蛋白 β3 亚单位（G-protein beta-3 subunit,GNB3），单胺氧化酶和 P-糖蛋白。药动学靶点主要为 CYP1A2，CYP2C19，CYP2D6 和 CYP3A4 酶[37-39]。在一项纳入 1 435 名患者的 meta 分析中 5-羟色胺转运体 SLC6A4 的基因多态性与应答率和缓解率有关[38]。研究发现，与携带 ll 基因型的患者相比，携带 ss 基因型的患者在接受 SSRI 治疗期间症状缓解率更低，达到症状缓解 50% 所需要的时间更长。一篇最近发表的综述提出基因 SLC6A4、HTR2A、BDNF、GNB3、FKBP5、ABCB1 及细胞色素 P450 基因（CYP2C19,CYP2D6）与抑郁症最相关[40]。药物基因组学研究的巨大挑战在于在抑郁症等复杂疾病中确定与药物应答相关的基因表型。其实最可能的是多种基因与疾病表型、药物应答和毒性反应相关，而且毫无疑问基因和环境的相互作用也会影响这些表型的确定。

影像学研究

影像学研究（包括计算机断层扫描、磁共振成像、正离子发射计算机断层扫描、单光子发射计算机断层扫描）提示抑郁患者存在区域性脑功能障碍，主要受累区域包括边缘系统和前额叶。前额叶和尾状核脑血流和/或代谢的变化与常见的抑郁症状相关例如烦躁不安、愉快感缺乏、绝望及情感贫乏[41]。正电子发射计算机断层扫描研究显示左半球杏仁核活动的增加与日后抑郁障碍的发生有关[42]。由于不同类型的抑郁障碍与不同区域的功能异常有关，故目前出现一种"网络"假说。该假说可能会促进抑郁障碍的诊断与靶向治疗的发展[43]。除此之外，海马体积的丢失似乎与抑郁症的严重程度和持续时间相关[44]。

患者评估工具

许多年来，药效学研究一直使用评定量表。目前这些量表也被广泛推荐用于常规临床诊疗。评定量表有助于评估精神疾病的严重程度、量化目标症状的改善程度以及评估治疗效果。但是，它们并非诊断疾病所必需的。各种量表的长度、内容及格式均有不同，可由医疗服务提供者、患者、研究人员、家庭成员或管理员完成。抑郁障碍的临床评定量表很多，包括汉密尔顿抑郁量表（Hamilton Rating Scale or Depression,HAM-D17 或 HAM-D21）、贝克抑郁问卷（Beck Depression Inventory,BDI）、霍普金斯抑郁症状检查表、Montgomery-Asberg 抑郁量表（Montgomery-Asberg Depression Rating Scale,MADRS）、流行病研究中心抑郁水平评定量表（Center for Epidemiological Studies Depression Scale,CES-D）、患者健康问卷（Patient Health Questionnaire,PHQ-9），抑郁症状快速评定量表（Quick Inventory of Depressive Symptoms,QIDS16 或 QIDS30）[45-51]。在初级诊疗机构中 30%~50% 的病例都未被识别，因此加强医师教育可能会改善抑郁症的诊断水平。通常推荐采用两步法进行症状筛查。首先使用 PHQ-9 或 HADS 量表来进行简单的问卷筛查。如果筛查结果为阳性，应进行更为深入的评估从而识别需要治疗的抑郁障碍[5,52]。

表86-5

部分抑郁评估量表的比较

工具	轻微	轻度	中度	严重
汉密尔顿抑郁量表(HAM-D17)(医师评估版)	<8	8~15	16~27	>27
贝克抑郁问卷(BDI)				
贝克抑郁问卷(BDI)(医师评估版)	<10	10~16	17~29	>29
贝克抑郁问卷(BDI)(患者自评版)	<10	10~15	16~23	>23
抑郁症状快速列表(QIDS)				
抑郁症状快速列表(QIDS-C$_{16}$)(医师评估版)	<6	6~10	11~15	>15
抑郁症状快速列表(QIDS-SR$_{16}$)(患者自评版)	<6	6~10	11~15	>15
患者健康问卷抑郁量表(PHQ)(患者自评)	<10	11~14	15~19	>19
Montgomery-Asberg抑郁量表(MADRS)(患者自评)	<7	7~19	20~34	>34

抑郁障碍的非药物治疗

心理治疗

对于轻到中度抑郁障碍,研究证明心理治疗和药物治疗效果相当,并且心理治疗更为一些患者所接受。心理治疗包括多种治疗方法。专家认为认知行为治疗(cognitive behavioral therapy, CBT)、行为激活(behavioral activation, BA)及人际心理治疗(interpersonal psychotherapy, IPT)是有效的,其中CBT常被单独使用[5]。对于重度抑郁障碍急性期的治疗,抗抑郁药似乎比单独实施心理治疗的疗效更好,起效更快[5,26]。然而在治疗结束后,心理治疗的获益比药物治疗的持续时间更长。除此之外,对于那些之前对抗抑郁药应答良好的患者,心理治疗可能对预防复发特别有益[53]。总体来说,联合治疗的效果优于任一单一方法的治疗。

躯体干预治疗

电休克治疗(electric convulsive treatment, ECT)是一种安全、快速、高效的治疗方法。在20世纪40年代和50年代,ECT非常流行。它被随意用于各种精神疾病的治疗。随着有效的精神药物的诞生以及越来越多的病例报道描述接受ECT治疗的患者出现了骨折和严重认知损伤,这种治疗手段逐渐衰落。自从20世纪50年代以来,ECT治疗得到了明显的改进和提高[54]。目前临床上开始在ECT治疗过程中常规联合药物治疗来预防不良反应的发生(例如,短效巴比妥用于全身麻醉,抗胆碱药物用于预防心动过缓及减少呼吸道分泌物,琥珀酰胆碱用来预防骨骼肌强直阵挛性收缩引起的骨折)。电刺激本身不再是单一稳定的持续电流而是一系列短时电脉冲。这种电刺激方式可以降低ECT治疗后头痛及记忆损伤的严重程度。

ECT的基本原理为通过放置单侧或双侧电极来产生一定的电流,从而诱导全面的抽搐发作。某些药物可能会提高发作阈值(苯二氮䓬类药物)或加重认知损害(锂盐)。在进行治疗之前应停用上述药物。ECT的副作用一般较轻,主要包括一过性的顺行性遗忘(如对实施治疗前后发生的事情回忆困难)、逆行性遗忘、意识错乱、头痛及肌肉疼痛。心血管不良反应(如室性心律失常、心肌梗死)是最严重的不良反应,但这些不良反应非常罕见[54]。

ECT被推荐用于难治性抑郁、严重的自主神经性抑郁、精神病性抑郁及妊娠期抑郁的治疗。ECT的总体应答率相当可观,可以达到70%~90%,而且还具有一项独特的优势,那就是在治疗开始的1~2周内即会产生治疗效果[54-56]。ECT的推荐治疗频率不尽相同。虽然证据表明每周2次的耐受性更好且成本效益更高,但大部分医疗机构为了获得快速的治疗应答而采用每周3次的方案[57]。关于维持期的治疗频率,最新证据表明维持ECT治疗(每周1次或更低频率)1个月可以与高强度的药物治疗一样有效预防复发[58]。

其他躯体干预治疗也已经被成功用于抑郁障碍的治疗。重复经颅磁刺激(repetitive transcranial magnetic stimulation, rTMS)是一种非侵入性的治疗手段。它可以发放电刺激。电刺激穿过头皮,最终在大脑皮层产生电场[59,60]。与ECT不同,rTMS并不会诱发真正的抽搐发作。它非常易于耐受,主要的副作用包括一过性的头皮不适和头痛。前期研究已经在抑郁患者中成功地实施了高频率重复刺激。脑成像研究显示TMS能够使患者获得与抗抑郁药一致的功能改善。然而,并不是所有的研究数据都支持该方法的有效性。总体结果显示TMS对抑郁症或难治性抑郁症仅有比较弱的治疗作用[56,61,62]。2008年,美国食品药品管理局(Food and Drug Administration, FDA)决定批准TMS上市,用于治疗至少一种抗抑郁药物治疗失败的患者。

迷走神经刺激是指在锁骨下的皮下组织外科植入电极装置,沿着左侧迷走神经向大脑皮层发送脉冲。遥控棒可以调整设置[56,63]。虽然这种治疗方法的起效需要时间并且不能用于急性期治疗,FDA已批准其用于难治性抑郁的治疗。

装置植入是一项具有风险的侵入性手术操作。然而,癫痫和抑郁的研究已经显示出这种方法具有长期安全性。药物治疗联合迷走神经刺激对抑郁症的治疗可能是有益的[56]。

光照治疗对于缓解季节性抑郁的易怒和萎靡不振等症状特别有效。季节性抑郁是一种程度较轻的抑郁类型,是由自然光照随季节变换而降低引起的[10,64]。光照治疗是利用一个能够发射 1 500~2 000lux 照度的灯箱来进行的,每日照射 1~2 小时。治疗耐受性通常良好。

生活方式调整

心境障碍的所有治疗方案都应致力于逆转不健康或有害的生活习惯以及加强缓解紧张和有益健康的活动。对于抑郁障碍或焦虑障碍的患者,应最大限度地控制酒精和非法药物的使用。评估并改善睡眠习惯,从而使患者获得理想的休息。饮食习惯的改善目标为形成多样、均衡及营养丰富的膳食习惯。

增加体育活动和坚持心肺锻炼对健康大有益处,包括缓解抑郁障碍[5]。关于锻炼是否能够有效改善抑郁,研究结果不尽相同,但锻炼确实能够调节食欲、改善睡眠结构、增加能量、增添自信、促进稳态的回归[65]。研究显示运动锻炼可以增加外周循环 5-HT 的浓度以及促进海马神经元的发生[66]。其他活动也可以缓解紧张和增进患者对自身情绪状态的认识。这些活动包括写日记、祷告、冥想、瑜伽和太极。如今多家医疗中心已经开始开展冥想课程。研究表明这些治疗手段对多种疾病均有益处,包括癌症、慢性疼痛综合征及艾滋病(human immunodeficiency virus,HIV)[67]。

重度抑郁障碍

案例 86-1

问题 1:A. R.,25 岁女性,研究生,来到学生保健门诊进行常规体检。在检查期间,A. R. 提到"我近来的情绪一直很低落,并总想就此放弃"。其体格检查未见明显异常,所有实验室检测结果(全血细胞计数及分类、电解质检测及甲状腺功能检测)均在正常范围内。人绒毛膜促性腺激素刺激试验阴性。根据病历,她目前没有服用任何药物,正在使用复合维生素,否认饮酒、吸烟或使用其他软性毒品。

诊断

在问诊中,A. R. 提到在过去几个月她感到情绪低落的时间越来越多,并经常在早晨没有什么特别原因就哭泣。她还讲到她对自己以前的爱好不再感兴趣(弹钢琴,骑山地自行车,园艺)。在过去的 6 个月,她的食欲有所下降,体重减轻了 6.8kg。她感觉到自己被学业和工作压垮了,并且出现了睡眠问题,经常在半夜醒来并且无法继续入睡。她在白天没有精神,且发现集中注意力和做出决定很困难。很明显,这些症状正在影响她完成毕业工作的能力,因为她正在掉队并且毕业项目的结题时间也延迟了。

检查过程中,A. R. 衣着得体,看起来有些悲伤,但灵敏协调。她的情感是退缩、忧愁及悲伤的。她情绪抑郁,并承认有自杀观念,但无具体计划。她的人物、时间和空间定向力完整,但存在短期记忆缺损。根据评估,她的智力水平高于平均水平。注意力和抽象思维正常(例如,"不要为洒出的牛奶哭泣","滚动的石头不会长苔藓")。她否认听到异常的声音或存在其他幻觉。她否认存在任何躁狂的症状,例如精力增加、语速加快和思维奔逸(见第 87 章)。她对自己的疾病有很好的自知力。A. R. 完成了 PHQ-9 量表,总分为 15。其中 5 个不同问题评分≥2,第 1 个和第 2 个问题评分为 2(即中到重度抑郁)。在对 PHQ-9 的结果进行评估后,医师对 A. R. 进行了更为深入的访谈。她被诊断患有重度抑郁障碍。哪些非药物治疗方法能够有效治疗抑郁症?

从 A. R. 的病史来看,她存在焦虑和抑郁的情绪以及愉快感缺乏(失去对爱好和有趣活动的兴趣)。除此之外,她出现频繁哭泣、食欲减低(没有主动节食而体重却降低 6.8kg)、注意力难以集中、精力不足、自杀观念、无用感和不合理的自罪。精神检查结果与病史中的这些核心症状一致,表现为情绪低落和悲伤。她在检查过程中频繁出现哭泣。

根据 DSM-5 的标准(见表 86-4),A. R. 患有重度抑郁障碍。在过去的 2 周,她持续存在相关症状中的至少 5 个症状,而且其中一个是情绪低落或愉快感缺乏。她的症状并非由其他疾病、药物、思维障碍或丧亲所致。这些症状正在影响她的功能,因为目前她无法完成学校的学业工作。

心理治疗可能对中到重度抑郁障碍有一定的治疗作用。研究显示联合应用心理治疗和药物治疗的治疗效果优于单独使用任一方法。ECT 是一种有效躯体治疗方法,但是应保留用作难治性病例的治疗。rTMS 目前仍处于研究阶段,还未被广泛标准化应用。生活方式调整(例如锻炼)一般来说也是有益的,但作用强度不足以治疗临床上的抑郁症状。

药物治疗

药物的选择:全面考虑

案例 86-1,问题 2:A. R. 同意使用抗抑郁药。针对 A. R. 的症状,可供选择的药物有哪些? 在选择抗抑郁药时应考虑哪些因素?

随机对照研究显示抗抑郁药的治疗有效率通常为 60%~70%(有效的定义为抑郁量表评分下降 50%)[5,10]。

抗抑郁药被分为 6 类:

1. 5-羟色胺再摄取抑制剂(SSRI)

2. 5-羟色胺和去甲肾上腺素再摄取抑制剂(serotonin norepinephrine reuptake inhibitors,SNRI)

3. 三环类抗抑郁药(tricyclic antidepressants,TCA)

4. 其他[如曲唑酮(trazodone)、奈法唑酮(nefazodone)、米氮平(mirtazapine),安非他酮]

5. 单胺氧化酶抑制剂（monoamine oxidase inhibitors，MAOI）

6. 5-羟色胺再摄取抑制剂和受体调节剂（最新的类型）

当比较抗抑郁药对抑郁症状的改善作用时，所有类别抗抑郁药被认为是等效的。在严重病例中，双重作用机制的抗抑郁药可能更有效。但这并没有导致专家忽略其他因素（共病、禁忌证和药物相互作用）明确推荐这类药物（表86-6 和表86-7）[5,10,26,28]。舍曲林（sertraline）和艾司西酞普兰（escitalopram）的有效性和安全性（耐受性）的比例最优[5,10,68,69]。因此，在没有其他因素影响药物选择的情况下，可以选择两者之一。

表 86-6

选择抗抑郁药时需要考虑的因素

- 既往药物应答的情况（个人或家庭成员）
- 药物过量的安全性
- 药物不良反应谱
- 患者年龄
- 伴发的躯体及精神疾病
- 同时服用的药物（潜在的药物相互作用）
- 便利性（如最小的剂量规格，是否能够每日服药 1 次）
- 治疗费用
- 患者的偏好

表 86-7

抗抑郁药物的药理作用

药物	5-羟色胺	去甲肾上腺素	多巴胺	生物利用度（口服）	蛋白结合率	半衰期/h（活性代谢产物）
选择性 5-羟色胺再摄取抑制剂						
氟西汀	++++	0/+	0	80%	95%	24~72（146）
舍曲林	++++	0/+	+	>44%	95%	26（66）
帕罗西汀	++++	+	0	64%	99%	24
西酞普兰	++++	0	0	80%	<80%	33
艾司西酞普兰	++++	0	0	80%	56%	27~32
5-羟色胺和去甲肾上腺素再摄取抑制剂						
文拉法辛	++++	+++	0	92%	25%~29%	4（10）
去甲文拉法辛	+++	+++	0	80%	30%	11（0）
度洛西汀	++++	++++	0	50%	>90%	12（8~17）
左旋米那普仑	+	++++	0	92%	22%	12
去甲肾上腺素再摄取抑制剂						
安非他酮	0/+	+	++	>90%	85%	10~21
三环类抗抑郁药						
地昔帕明	+	++++	0/+	51%	90%	12~28
去甲替林	++	+++	0	46%~56%	92%	18~56
阿米替林	++++	++++	0	37%~49%	95%	9~46（18~56）
丙咪嗪	+++	++	0/+	19%~35%	95%	6~28（12~28）
多塞平	+++	+	0	17%~37%	68%~85%	11~23
其他						
米氮平	+++	++++	0	50%	85%	20~40
奈法唑酮	+++	+	0	20%	99%	5
维拉唑酮	++++	0	0	72%	98%	25
沃替西汀	++++	0	0	75%	99%	60

0，可以忽略；+，非常低；++，低；+++，中等；++++，高。

来源：Practice guideline for the treatment of patients with major depressive disorder. 3rd ed. Arlington, VA：American Psychiatric Association；2010；Deardorff WJ, Grossberg GT. A review of the clinical efficacy, safety and tolerability of the antidepressants vilazodone, levomilnacipran and vortioxetine. *Expert Opin Pharmacother*. 2014；15（17）：2525-2542.

第一个需要考虑的因素是患者既往对抗抑郁药的治疗反应情况。如果无法获得既往用药史，医师应当进一步了解家族成员的用药史。如果一级亲属曾有过成功的抗抑郁药治疗经历且不良反应较少，那么该药物（或者同一类药物)可以作为初始治疗的选择。其次需要考虑的因素是抗抑郁药对人体以及伴发的躯体疾病的潜在影响。例如，某些抗抑郁药[如 TCA，帕罗西汀（paroxetine），米氮平（mirtazapine）]与显著的体重增加相关，故不是肥胖患者的理想选择。同样，有癫痫发作史的患者应避免使用安非他酮（bupropion）。药代动力学相互作用也有助于确定首选治疗药物。在 SSRI 中，氟西汀（fluoxetine）和帕罗西汀对 CYP450 2D6 具有显著的抑制作用，然而西酞普兰（citalopram）、艾司西酞普兰（escitalopram）、舍曲林和氟伏沙明（fluvoxamine）对 CYP450 2D6 几乎无作用。氟伏沙明对 CYP1A1/2 有较强作用，但对 3A4 仅有轻到中度的影响（表 86-8）[70]。其他在药物选择时需要考虑的重要因素包括过量使用的安全性、服药的便利性（每日 1 次 vs 分次服用）、剂量滴定的必要性、花费和患者喜好[10]。

表 86-8

基于细胞色素 P450 酶系统的药物相互作用

相对风险	CYP1A2	CYP2C9/19	CYP2D6	CYP3A4
强	氟伏沙明	氟伏沙明		
			氟西汀	
				奈法唑酮
			帕罗西汀	
中等			度洛西汀	
			安非他酮	
		氟西汀		氟西汀
				氟伏沙明
弱			文拉法辛	
	舍曲林	舍曲林	舍曲林	舍曲林
			西酞普兰	
	帕罗西汀	帕罗西汀		帕罗西汀
			氟伏沙明	
			西酞普兰	
	氟西汀		奈法唑酮	

治疗预期

所有的抗抑郁药均具有相似的延迟起效的特点。患者在治疗前 2 周会出现症状改善的迹象，但直到第 6~8 周症状才会出现最大程度的改善[5,26,71]。患者的应答模式大致相同。其中自主神经系统症状通常最先开始缓解（如睡眠和食欲改变，精力下降，过度焦虑和易激惹），而认知症状的缓解较慢，可能需要 3~4 周，甚至更长。这些症状包括过度的内疚和悲观、注意力不集中、无助或悲伤及性欲下降（表 86-6~表 86-9）。

选择性 5-羟色胺再摄取抑制剂

不良反应

虽然抗抑郁药的起效会延迟，但是不良反应却会在治疗开始后不久就出现。SSRI 能够增加突触间隙的 5-羟色胺，但是中枢神经系统有 14 个不同的 5-羟色胺受体发挥不同作用[15]。因此 SSRI 会引起多种不同的不良反应，包括胃肠道（gastrointestinal，GI）反应、中枢神经系统（central nervous system，CNS）紊乱及性功能障碍。

所有这类药物均可能会引起恶心，但通常是一过性的，在治疗 1 周后会消失。一般情况下，SSRI 引起的恶心会在服药后 1~2 个小时内出现，这可能只是局部的胃肠道刺激症状。所以一般建议患者饭后或进食后服药，特别是在治疗第 1 周。SSRI 引起的恶心也可能是由药物刺激中枢 5-HT$_{3C}$ 受体及进一步激活化学感受区介导的[72]。SSRI 还可能引起一过性的令人困扰的胃肠道活动增强。腹泻通常会限于在治疗的头几周出现，与胃肠道 5-HT$_3$ 受体过度激活有关。与恶心一样，腹泻通常会在治疗几周后缓解，除非增加药物剂量。与此相反的是，帕罗西汀对毒蕈碱受体具有轻度亲和力，可阻断该受体引起便秘、口干及排尿延迟。因此，通常不推荐帕罗西汀用于那些已经存在便秘或那些需要避免使用抗胆碱能药物的患者（如老年人）。

表 86-9

常用抗抑郁药的剂量范围

药物	起始剂量/ mg·d⁻¹	常用剂量/ mg·d⁻¹
5-羟色胺再摄取抑制剂		
氟西汀	20	20~60
舍曲林	50	50~200
帕罗西汀	20	20~60
帕罗西汀 ER	12.5	25~75
西酞普兰	20	20~60
艾司西酞普兰	10	10~20
5-羟色胺和去甲肾上腺素再摄取抑制剂		
文拉法辛 IR	37.5	75~375
文拉法辛 ER	37.5	75~375
去甲文拉法辛	50	50
度洛西汀	60	60~120
左旋米那普仑	20	40~120
多巴胺再摄取抑制剂		
安非他酮 IR	150	300~450
安非他酮 SR	150	300~400
安非他酮 ER	150	300~450
三环类抗抑郁药		
丙咪嗪	25~50	100~300
地昔帕明	25~50	100~300
阿米替林	25~50	100~300
去甲替林	25	50~200
其他		
米氮平	15	45
奈法唑酮	50	150~300
5-羟色胺再摄取抑制剂和受体调节剂		
维拉唑酮	10	20~40
沃替西汀	10	20

来源：Practice guideline for the treatment of patients with major depressive disorder. 3rd ed. Arlington, VA: American Psychiatric Association; 2010; Deardorff WJ, Grossberg GT. A review of the clinical efficacy, safety and tolerability of the antidepressants vilazodone, levomilnacipran and vortioxetine. *Expert Opin Pharmacother*. 2014; 15（17）: 2525-2542

SSRI 能够对中枢神经系统产生广泛的影响，引起睡眠紊乱等问题。SSRI 能够对睡眠结构产生显著而多变的影响。睡眠研究显示，SSRI 能够延长睡眠潜伏期并降低睡眠

效率，通常会导致晨起困倦或心神不宁。许多患者也注意到自己的梦变得更加逼真和难以忘怀，然而这种变化是患者所不希望发生的。SSRI 还可能会延长快动眼睡眠，导致睡眠循环次数减少[73]。然而，需要强调的是，一旦药物的抗抑郁作用开始起效，抑郁症状开始缓解，睡眠也会随之逐渐改善。

SSRI 对性功能的不良影响通常会导致治疗依从性下降[74]。据报道，性功能障碍的发生率为 1.9%~75%。发生率存在如此大的差异可能是由于不良反应的筛查方法存在差异造成的[75]。SSRI 相关的性功能障碍的实际发生率大概为 30%~50%，并且更常见于男性，但是女性更加严重[75]。性高潮延迟是 SSRI 或 SNRI 的最常见的性功能障碍主诉。该不良反应症状应与性欲降低相鉴别。性欲降低被认为是抑郁障碍的精神病理学的一方面。事实上，药源性性高潮延迟已被看作为一种优势，用来治疗男性早泄，但是大部分患者发现其并不能达到预期效果[75]。由于 5-HT$_{2c}$ 受体被过度激活，所有 SSRI 都具有引起性功能障碍风险。帕罗西汀的风险更高，因为它还能抑制一氧化氮合成酶，降低一氧化氮水平[75]。该不良反应可能具有剂量依赖性，降低日剂量可能会改善症状。与 SSRI 的胃肠道和中枢神经系统不良反应不同的是，性功能障碍并非一过性的，临床医师必须对其进行处理，从而帮助患者完成治疗疗程。

发现以及正确处理 SSRI 引起的性功能障碍是提高治疗依从性的重要保证之一。医师可能对询问患者的性生活问题感到尴尬，但是该不良反应的高发生率使得医师必须进行详细而直接的问诊。一些患者承认存在性功能障碍，但认为情绪和健康的改善比性功能障碍的治疗更重要。然而，对于另外一些患者，如果该不良反应得不到处理，他们可能会直接停药。

明智的做法是告知患者性功能障碍可能会随着时间推移而自行改善，这取决于性功能障碍的类型和病因。在70%~90% 的未治疗的患者中，性欲降低与抑郁本身相关[76]。这一症状很有可能会随着抗抑郁治疗的进行而得到缓解。然而，SSRI 和 SNRI 引起的射精延迟和性冷淡通常会持续存在并影响抗抑郁治疗。

通常处理性功能障碍的首选方式之一是降低药物剂量，但这可能会导致一些患者的抑郁症状的加重或复发。在 A. R. 的病例中，舍曲林的剂量并不高，进一步降低药物剂量存在一定的风险。另一个替代方案为药物假期。短效SSRI 的小规模开放研究显示，如果患者在周五和周六临时停药，性功能会在周末恢复至正常[77,78]。据报道该方法能够成功改善患者的性功能障碍，但也可能会引起治疗不依从，进一步导致抑郁复发或撤药症状的发生。因此并不推荐。

如果患者已经对抗抑郁药治疗产生应答，那么当前情况下的下一个选择是考虑给予性功能障碍的对抗药物。目前应用最普遍的对抗药物是安非他酮（bupropion）。临床报道和对照研究显示在加用安非他酮后约 50% 的患者的性高潮延迟或性冷淡等症状得到缓解[5,79-82]。该药在抑郁患者和非抑郁人群中同样有效。常见的起始剂量为每日150mg。如果无效，在数日后可增至安非他酮控释片

150mg，每日 1 次（或缓释片 300mg，每日 1 次）。目前尚不明确 SSRI 导致性功能障碍的机制以及安非他酮缓解该不良反应的机制。一些研究者认为可能是增加的多巴胺具有促进性功能的作用[83]。

还有一些其他药物被用于治疗 SSRI 引起的性功能障碍。一项大规模随机对照研究观察了西地那非（sildenafil）对 SSRI 引起的男性性功能障碍的治疗作用[84]。总体上，治疗组中有 54% 的男性出现应答，而安慰剂组的应答率为 4%。一项西地那非的开放研究纳入了已出现性冷淡的服用 SSRI 的女性患者，结果为阳性。他达那非能够发挥类似的作用[85]。

金刚烷胺（amantadine）、丁螺环酮（buspirone）及育亨宾（yohimbine）也曾被用来成功治疗射精延迟或性欲降低，但证据有限[86-88]。一项小规模双盲研究纳入了已出现抗抑郁药相关的性功能障碍的抑郁患者，比较了金刚烷胺与丁螺环酮或安慰剂的治疗效果[89]。这 3 个药物在改善性功能障碍方面疗效相当，唯一具有统计学差异的项目是接受金刚烷胺治疗的患者的精力增加（与安慰剂组比较）。一项银杏叶制剂的开放研究报道了非常高的治疗成功率。但是临床实践的结果比较复杂[90]。米氮平能够阻断突触后 5-HT$_2$ 受体。研究显示它引起性功能障碍的风险低于其他 SSRI[91]。研究显示 5-羟色胺和组胺受体阻滞剂赛庚啶（cyproheptadine）可以缓解这一不良反应。最后，中枢兴奋性药物，如哌甲酯（methylphenidate）、右旋安非他命（dextroamphetamine），可能会增加服用 SSRI 的患者的性欲，但由于其具有潜在的依赖性并存在滥用的风险，因此并不推荐常规使用这些药物[92]。

所有抗抑郁药都有关于增加自杀风险的黑框警告，特别是对于 24 岁以下的患者。然而，接受抗抑郁药治疗的患者的自杀实施率却低于未治疗的患者[5,26,93,94]。研究显示治疗组的儿童和青少年患者出现自杀观念的比例是 4%，而对照组是 2%[94]。因此，为了保护这些患者，推荐儿童和青少年患者在开始抗抑郁药治疗时，应当在治疗的第 1 个月每周复诊 1 次，在第 2 个月每 2 周复诊 1 次，之后每月复诊 1 次。同样应当对成年患者的治疗进行高频率的监测。研究显示每周复诊可以提高治疗依从性。然而，其他因素也可能会影响治疗监测，例如就诊的便利性。因此推荐在急性期治疗期间（初始 12 周）至少每 1~2 周与患者进行一次会谈（如通过电话）从而完成对自杀风险、不良反应和依从性的评估[5,10]。与三环类抗抑郁药相比，过量使用 SSRI 的安全性更高。因此对于自杀风险较高的患者或者同时患有增加冲动行为和自伤行为的疾病的患者（如物质滥用），优先考虑使用 SSRI。

除了胃肠道、中枢神经系统不良反应和性功能障碍，SSRI 还可能引起其他不常见的不良反应。所有抗抑郁药引起头痛的发生率约为 10%~15%，略高于对照组。与头痛相关的停药率很低（约 1%~3%）[95]。这一不良反应可能是由 5-HT$_{1b}$ 和 5-HT$_{1d}$ 受体介导。值得注意的是，SSRI 实际上是预防偏头痛的二线治疗药物[96,97]。SSRI 还会引起

汗液分泌增多，导致特别的不适和尴尬[98]。减少抗抑郁药剂量可能有助于缓解该不良反应。如果减量不可行，α 受体阻滞剂[如特拉唑嗪（terazosin）、哌唑嗪（prazosin）]、赛庚啶和抗胆碱能药物[如苯扎托品（benztropine）（睡前服用）]也可以用来对抗这一不良反应[99,100]。SSRI 还可能引起夜间磨牙，导致牙齿裂口或碎裂以及牙齿排列错乱[101]。患者通常很少注意到这些夜间发生的不良反应，而只是主诉早晨出现持续的头部钝痛。该不良反应具有剂量依赖性。丁螺环酮（buspirone）、苯二氮䓬类药物和加巴喷丁（gabapentine）可以对抗该不良反应[102,103]。在小规模的回顾性研究和一些病例报告中，SSRI 与低钠血症或抗利尿激素分泌失调综合征（syndrome of inappropriate antidiuretic hormone，SIADH）相关[104,105]。所有 SSRI 及文拉法辛均与该不良反应相关，而且似乎只有老年患者可能出现这一不良反应。

SSRI 还与锥体外系反应（extrapyramidal side effect，EPS）相关，包括静坐不能、肌张力障碍及帕金森综合征。这些症状的性质与高效价抗精神病药产生的 EPS 一致[106-108]。幸运的是，其发生率远低于抗精神病药引起的 EPS[86]。虽然所有抗抑郁药均有引起 EPS 的报道，但是大部分病例与激进的给药方式或同时服用多巴胺拮抗剂有关。EPS 通常在治疗开始的 1~4 周内出现。人们推测 EPS 是通过 5-HT 神经元间接影响多巴胺活性介导的[107]。在大脑的某些区域，5-HT 和多巴胺似乎产生相反的作用。中枢 5-HT 受体的激活会导致多巴胺神经递质传递的减少。SSRI 引起的 EPS 的处理方法与抗精神病药一致。对于肌张力障碍和帕金森综合征，可给予抗胆碱能药物并降低 SSRI 的剂量。降低 SSRI 剂量和/或给予低剂量 β 受体阻滞剂通常可以改善静坐不能[108]。

SSRI 对体重的长期影响差异较大，并且很难预测。值得注意的是，食欲下降是最常见的抑郁症状之一，而在给予抗抑郁药后体重的轻度增加可被视为治疗成功的表现。相反，早期的一些报道称氟西汀能够引起体重下降，这对于肥胖患者是有益的。但是纵向研究发现这只是一种一过性的短期现象[109]。据报道，在长期使用后，所有 SSRI 都可能会引起显著的体重增加。但这是一个相对少见的不良反应。该不良反应通常被认为是通过某种还未确定的基因介导的。帕罗西汀是一个例外。与其他 SSRI 相比，它引起体重增加的可能性更大。一项长期的随机对照试验比较了氟西汀、舍曲林和帕罗西汀对体重的影响[110]。给予 SSRI7 个月后，在接受帕罗西汀治疗的患者中有 25% 出现显著的体重增加（定义为体重增长达到总体重的 7%），而氟西汀和舍曲林分别为 7% 和 4%[110]。西酞普兰和艾司西酞普兰的长期研究显示 3%~5% 的患者会出现显著的体重增加。虽然 SSRI 引起体重增加的风险很小，但是由于抑郁症会出现食欲变化，所以在长期治疗过程中最好对疾病或药物引起的体重变化进行监测。

流行病学研究显示 SSRI 和 SNRI 与上消化道出血风险的增加有关。不良反应需治人数为 3 177[111,112]。最近的研究表明这一风险处于中等水平，且同时使用非甾体抗炎药

（non-steroidal antiinflammatory drug，NSAID）会使风险升高，不良反应需治人数降为 881[112-114]。酒精的使用也会增加出血风险[113,114]。SSRI 引起上消化道出血的机制可归结为这类药物对血小板激活和聚集的抑制作用。应避免将 SSRI 和 SNRI 用于那些存在活动性胃肠道出血的患者，并且不推荐同时使用高剂量的 NSAID。

剂量滴定

案例 86-1，问题 3：AR 和医师决定开始艾司西酞普兰治疗（每日晨服 10mg）。标准的治疗监护流程是什么？预期给药剂量会如何调整？治疗预期如何？

在治疗开始时对治疗建立合理的预期非常重要。应当告知患者预期的治疗疗程以及不良反应会比治疗效果更早出现。同时患者还应当知道虽然抗抑郁药可以缓解急性抑郁症状并预防复发，但药物不能去除环境中的应激刺激、增加自信心或逆转负性认知和情绪。

在接受药物治疗 2 周后，A. R. 的症状出现了改善。这可能与药物治疗有关。但是对照组的症状在这段时间也出现了改善。在 2 周的监测期间，治疗组和对照组开始出现差异；之后差异逐渐扩大直到第 8 周。应当提醒 A. R. 抗抑郁药治疗在 4~6 周才可能达到最佳疗效。因此，应当推荐她继续维持目前的治疗（艾司西酞普兰，每日 10mg），并在 2 周后复诊时再次评估药物疗效。如果在第 4 周症状改善依然不明显，有必要考虑换药。如果症状的改善程度超过了 25%，应当继续维持当前治疗 4 周，然后再决定治疗效果是否令人满意。如果改善不大，例如 25%~30%，可以增加剂量并且继续监测 8 周[5,10,26]。

治疗持续时间

根据健康研究和质量机构（Agency for Health Research and Quality）发布的指南，抑郁障碍的治疗分为 3 个阶段（表 86-10）[115]。第一阶段，急性期治疗，持续约 12 周；在这段时间，医师应设法消除患者的症状和缓解病情（具体标准为无抑郁症的损害症状，HAMD$_{17}$ 评分 ≤ 7 或 MADRS 评分 ≤ 10）[5,10]；第二阶段通常被称为巩固期治疗，因为在这个阶段患者会继续使用之前产生初始治疗应答的药物并且医师致力于维持急性期症状的缓解。巩固期治疗的持续时间不固定（4~9 个月），但是推荐所有抑郁患者完成前两个阶段的治疗。因此，治疗时间至少持续 7 个月。还有一些研究者认为在症状完全缓解后治疗还应至少持续 6 个月[5]。

治疗的第三个阶段是维持期治疗或预防性治疗，并不适用于所有患者。初始治疗 6~7 个月后，继续治疗的必要性取决于多个患者特异性因素。必须考虑既往发作的次数、抑郁症家族史、患者年龄、当前症状的严重程度、治疗应答情况及环境应激因素的持续性。对于特定人群，推荐不定期进行维持期药物治疗：①既往抑郁障碍的发作次数 ≥3 的患者；②年龄大于 50 岁且既往发作次数 ≥2 的患者；③年龄大于 60 岁且既往发作次数 ≥1 的患者[5,10]。推荐所有年龄大于 65 岁的老年抑郁患者继续使用抗抑郁药治疗[116]。

表 86-10

抗抑郁药的治疗持续时间

急性期治疗阶段	3 个月
巩固期治疗阶段	4~9 个月
维持期治疗阶段	时间不定

- 推荐所有重度抑郁患者进行急性期和巩固期治疗（即最短疗程为 7 个月）
- 根据以下因素决定维持期治疗时间
  - 既往发作的次数
  - 既往发作的严重程度
  - 抑郁症家族史
  - 患者年龄（老年人预后更差）
  - 对抗抑郁药的反应
  - 环境刺激因素的持续性
- 如果满足下列标准中的一个，推荐不定期进行维持期治疗
  - 既往发作次数 ≥3（无论多大年龄）
  - 年龄大于 50 岁且既往发作次数 ≥2
  - 年龄大于 60 岁且既往发作次数 ≥1

由于 A. R. 对艾司西酞普兰治疗的应答非常充分，所以推荐按照当前有效剂量（每日 10mg）继续治疗 7 个月。在完成上述治疗后，医师应对患者进行评估，从而决定是否进行维持期治疗。最终，应由患者决定是否继续抗抑郁治疗，并应详细告知患者停止治疗的潜在后果。

如果将来 A. R. 决定停止抗抑郁药治疗，应将决定告知医师以便实施合适的滴定减量流程及监测计划。应告知 A. R. 潜在的撤药症状（表 86-11）[117]。长期使用 SSRI（一般 >2 个月）后突然停药会出现困倦、头痛、焦虑、流感样症状和感觉异常[5,117]。这些症状一般在停药后 36~72 小时内发生，并会持续至少 1 周。撤药症状通常较轻并具有自限性，但可能会给患者带来不适和恐慌。由于帕罗西汀、氟伏沙明（fluvoxamine）和文拉法辛的半衰期相对较短（并且没有半衰期较长的代谢物），所以与其他 SSRI 和 SNRI 相比，它们的撤药症状更加严重。由于半衰期较长（活性代谢物的半衰期也很长），氟西汀一般不会产生撤药症状。无论如何建议在长期治疗疗程结束时逐渐缓慢停药，从而降低出现撤药症状的风险以及复发的风险[118]。目前滴定减量所需的时间并不确定。更换同类型药物不需要交叉滴定，因此可以很快完成。换用其他类型的药物或彻底停止抗抑郁药治疗一般需要 6~8 周。同时还应当指导患者识别撤药症状，并使患者了解这些撤药症状并不会威胁生命。如果患者允许，滴定减量可以更快完成（3~7 日）[10,117]。

表 86-11

抗抑郁药的停药

撤药症状

- 帕罗西汀、文拉法辛的撤药症状更严重
- 症状:困倦,恶心,感觉异常,焦虑(失眠),流感样症状
- 发生:停药 36~72 小时后
- 持续时间:3~7 日

注意:停药后 1~6 个月复发风险最大

自杀风险评估

应常规筛查抑郁患者是否存在自杀观念(如"你曾经有过完全放弃的想法么?""你曾经想过伤害自己么?")。据报道自杀行为的发生率 2%～15%。世界范围内超过 70% 的自杀发生于重度抑郁患者[5,119]。应重视患者说出的隐射自杀的话语(如"生活不值得继续下去了,""我要离开,可能再也见不到你了")。一些因素可能提示患者实施自杀的风险更高,如患有失能性疾病、失业、有酒精(药物)滥用史、伴发慢性疼痛和焦虑或存在自杀的家族史[10]。性别也是一个因素,女性更可能产生自杀企图,而男性更可能实施自杀[10]。

对于自杀观念活跃的患者,通常有必要进行住院治疗,从而使患者与高危环境隔离。其他挽救生命的干预手段包括与患者的家属和保健人员建立密切联系,说服患者签订安全合约及确保患者家中没有枪支和其他致命武器。抗抑郁药过量使用的致死风险并不相同。三环类抗抑郁药(tricyclic antidepressant,TCA)的风险远远高于 SSRI。度洛西汀、文拉法辛和米氮平的风险低于 TCA,但是高于 SSRI。在 SSRI 中,西酞普兰过量的心脏毒性最高,但仍低于文拉法辛[5]。对于存在自杀风险的患者,应禁忌使用 TCA 和 MAOI。

虽然 A. R. 目前没有详细的自杀计划,但她存在一定的自杀风险。在治疗的最初几周,其家人或朋友应当对其进行密切监护。如果她的自杀观念变得更加强烈,出于安全考虑应将其送至精神科急诊接受评估。不幸的是,并不是总能够成功预测 A. R.(或其他抑郁患者)是否会实施自杀。即使采取最严密的防范措施,仍有一小部分患者自杀成功。

案例 86-1,问题 4:在 A. R. 接受治疗 1 年后,她询问医生是否能够停止艾司西酞普兰治疗。因为她正准备结婚并且在考虑怀孕? 最合适的停药方法是什么? 在妊娠期间,如何处理抑郁的问题?

应当在数周内逐渐减停艾司西酞普兰(例如,在 2～4 周内每日降低 5mg 直到停药)。在停药后的第 1 个月复发风险相对较低。抑郁症状通常会在第 2 个月或第 3 个月复发。在停药后的最初 6 个月内复发风险最高[120]。

妊娠期和哺乳期的抗抑郁药治疗

在妊娠期和产后,抑郁障碍的发生风险会增高[121]。一项最近发表的前瞻性研究显示在得知怀孕后停止抗抑郁药治疗的女性更可能在产前复发(停止抗抑郁药治疗的女性的复发率为 68% vs 继续抗抑郁药治疗的女性为 26%;风险比为 5.0)[122]。

在决定妊娠期间使用抗抑郁药治疗之前,应当仔细评估风险和获益。抑郁障碍可能会对母亲及胎儿造成不良影响,但宫内药物暴露也具有潜在风险,所以应对两者进行权衡比较。从母亲的角度,未得到治疗的抑郁障碍会给患者带来很多痛苦。这段时间的睡眠和食欲也可能会降低,而此时这些功能对于胎儿的发育非常重要。母亲还可能存在饮酒或物质滥用的风险。研究显示患有抑郁障碍的妊娠女性定期进行产前检查的比例较小[123]。妊娠期抑郁是产后抑郁的高危因素。

目前,人们认为大部分 SSRI 和新型抗抑郁药引起胎儿严重畸形的风险非常低,它们被 FDA 评为 C 级(表示药物对胎儿的影响不确定)。2 个大规模的病例对照研究证实了这些药物的相对安全性[130,131]。但这两个研究也报道了一些风险的轻微增加[124,125]。

帕罗西汀是一个例外。研究显示它会增加新生儿出现先天性心脏缺陷的风险[126]。FDA 将其评为 D 级。另一个需要注意的问题是,妊娠期服用 SSRI 或 SNRI 是婴儿出现戒断症状的风险因素。TCA 过去也有过类似报道。一项小规模的对照研究(n=40)观察了氟西汀和西酞普兰对新生儿中枢神经系统的影响。该研究发现,与对照组相比,在出生最初 4 日,婴儿不安、震颤、抖动和反射亢进的发生率增加。这些表现不久就能自行缓解[127]。虽然一些医师认为这些研究结果提示应当在产前逐渐减停抗抑郁药,但是另外一些医师却认为对于新妈妈来说,分娩和产后的变化是重大的应激因素。如果停药,这段时间抑郁症复发的风险会异常增高。虽然一项前瞻性研究发现无论抑郁症还是 SSRI 都不会影响婴儿体重[128],但是也有研究报道宫内暴露 SSRI 的婴儿的出生体重会出现小幅度但具有显著性的下降。然而,医师应当注意到这些风险的提高同样见于未服用抗抑郁药的抑郁患者。一些研究试图鉴别到底是药物还是疾病本身导致风险的提高,但结果差异较大[129]。安非他酮的妊娠安全性尚未得到广泛研究。一篇动物实验的综述提示先天性畸形风险的增加,而人类研究的回顾性综述却未能确认胎儿畸形和自发性流产的风险的增高。基于动物实验的发现,FDA 最近将安非他酮的评级降为 C 级。关于米氮平、文拉法辛或度洛西汀的数据更少,但是宫内暴露这些药物的婴儿未发生显著的不良反应。同样,胎儿畸形也很少见于 TCA。人们已经逐渐认可了它们对于妊娠妇女的安全性。除此之外,由于诱发高血压危象的风险较高,应当避免使用 MAOI。虽然不建议在普通人群中筛查抑郁症状,但是对于妊娠期和产后女性推荐进行筛查[130]。如果需要使用抗抑郁药治疗,推荐单药治疗并且避免在妊娠期最初 3 个月用药。除此之外,不要突然停药,特别是在分娩前,因为产后抑郁的发生风险会升高。

对于 A. R. ，评估停药后出现抑郁发作的风险非常重要。这是她第一次出现抑郁发作（发生于应激环境下），目前无症状，并且她没有心境障碍的遗传背景。如果决定建立一个家庭，A. R. 可能会考虑在尝试怀孕之前减停艾司西酞普兰数周。如果她成功怀孕但抑郁障碍复发，那么使用 SSRI 对胎儿产生不良影响的风险也很低。理论上，如果在妊娠最初 3 个月之后开始抗抑郁药治疗（大部分重要的胎儿器官发育发生在最初 3 个月），风险会进一步降低，而降低剂量会进一步减少胎儿的药物暴露。患有轻到中度抑郁障碍的妊娠期妇女还可以考虑另一个选择——心理治疗[123,131]。

在分娩后的最初几日，大约 70% 的新妈妈会出现悲伤或焦虑（"婴儿忧郁"），但是这些感觉通常会在 1~2 周内缓解，且不需要治疗。约 10% 的母亲会在产后出现不能自行缓解的以及最终满足抑郁障碍诊断标准的症状。这些症状的起病时间并不确定，从产后立即出现到几个月之后都有可能。虽然心理治疗可能更受欢迎，因为该治疗方法避免了母乳介导的婴儿药物暴露，但是对于新妈妈，每周将婴儿留在家中单独外出接受心理治疗并不方便也不切合实际。因此，通常使用抗抑郁药治疗产后心境障碍。未治疗的产后抑郁会给母亲和新生儿带来症状相关的风险。因此，应当首先考虑减轻抑郁症状。如果抗抑郁药是最有效的治疗选择，那么应当处理好药物治疗和哺乳的关系[132]。

由于当今医疗界广泛推崇母乳喂养，所以必须考虑药物从母亲到婴儿的被动运输。TCA 和 SSRI 的研究显示母乳中的抗抑郁药的浓度不可忽略。然而婴儿血液中的药物浓度却相对较低。少数关于药物暴露的影响的病例报道也局限于婴儿易激惹性增加。在目前上市的抗抑郁药中，多塞平（doxepin）和氟西汀在婴儿体内的浓度最高。尽管这一发现的临床意义并不明确，但仍推荐避免使用这 2 种药物[133]。SSRI 的最新研究结果显示，舍曲林在母乳中的浓度最低，帕罗西汀、西酞普兰和艾司西酞普兰介于氟西汀和舍曲林之间[132,134]。如果哺乳期女性仍继续使用抗抑郁药，应使用最低剂量。母乳中的 SSRI 浓度会在患者口服药物后 4~8 小时内达峰。如果哺乳期患者特别介意药物的母乳暴露，建议其可以在服药前将奶泵出并储存。

药物相互作用

SSRI 是潜在的 CYP450 的抑制剂，但是各个药物对具体代谢通路的作用存在差异（表 86-8）。例如，CYP1A2 对氟伏沙明的抑制作用最敏感，而氟西汀和帕罗西汀对 CYP2D6 的亲和力最高，会导致 TCA 和帕罗西汀的血药浓度分别升高 4 倍和 5 倍[70,135]。氟西汀的活性代谢产物对 CYP3A4 有中等程度的抑制作用。比较起来，舍曲林、西酞普兰和艾司西酞普兰的潜在药物相互作用较少，但它们在某些情况下能够抑制 CYP2D6 代谢通路的药物的代谢（如给药剂量较高，患者存在遗传易感性），一般会使 AUC 增加 30%~50%，但是一般不具有临床意义。所以联合使用 CYP2D6 代谢通路的药物和舍曲林、艾司西酞普兰、西酞普兰及氟伏沙明引起不良反应的风险很低，但是在加用抗抑郁药后的数周内仍然应当注意监测[70,135-138]。

虽然抗抑郁药对不同 CYP450 同工酶的离体亲和力有

助于预测潜在的药物相互作用，但是不同患者的相互作用的强度具有显著差异。大部分这些差异可以归因于基因多态性。例如，对于 CYP2D6，大约 5%~10% 的白种人和 1%~2% 的亚洲人是弱代谢者[139]。CYP3A4 是人体内含量最丰富的细胞色素酶。在抗抑郁药及其代谢产物中，只有氟西汀和氟伏沙明对该酶分别有轻到中度的抑制作用。这两种药物会导致处于 CYP3A4 代谢路的阿普唑仑的曲线下面积大约增加 50%~150%[70,137]。

5-羟色胺综合征

5-羟色胺综合征是一种突触内 5-羟色胺过多引起的罕见但却致命的药物相互作用。合用 2 种及以上能够促进 5-羟色胺传递的药物可能会导致该相互作用的发生[140]。5-羟色胺综合征包括一系列症状，包括焦虑、发抖、出汗、震颤、反射亢进和自主神经系统紊乱[血压和心率升高（降低）][140]。恶性高热可能导致死亡。它的发生可能是由 5-HT$_{1a}$ 和 5-HT$_{2a}$ 受体过度激活引起的（高热、不协调和神经肌肉效应）[140]。它可能在给药后数小时内出现。轻度 5-羟色胺综合征的症状会在停用 5-羟色胺能药物后 24~48 小时内缓解。对于更严重的反应，可以使用 5-羟色胺拮抗剂赛庚啶进行治疗[140]。丹曲林（dantrolene）已经被成功用于高热的治疗[141]。

过多的 5-羟色胺可以通过以下 4 种机制产生：阻止其降解，阻止其被再摄取进入神经元，增加前体物质或激动剂，以及促进其释放。大部分 5-羟色胺综合征的病例报道和死亡病例都存在 MAOI 和 SSRI 的联用。目前这一联用方式已成为绝对禁忌。其他病例报道涉及 MAOI（或 SSRI）与色氨酸（tryptophan）、哌替啶（meperidine）、SNRI、三环类药物、右美沙芬（dextromethorphan）、利奈唑胺（linezolid）和曲马多（tramadol）的联用[140]。还有 1 例 5-羟色胺综合征的病例是由氯米帕明（clomipramine）和 S-腺苷蛋氨酸（S-adenosylmethionine）联用引起的[142]。理论上，SSRI 与圣约翰草之间也可能发生这种相互作用。但是最新证据显示在治疗剂量下植物制剂对单胺氧化酶的抑制作用很小。但是曾经有一个病例系列报告报道了 5 个老年患者出现了这样的药物相互作用。据回忆，这些患者表现出了 5-羟色胺综合征的症状。考虑到持续存在的不确定性，最好避免这种联合用药[143]。正如之前的研究所述，最令人担忧的风险是联合使用那些能够通过不同机制增加 5-羟色胺的药物（例如通过抑制单胺氧化酶和阻断 5-羟色胺再摄取）。还有病例报告报道同时使用多种 SSRI 也可能导致 5-羟色胺综合征，但通常不会危及生命。还应当注意很多药物都能够抑制单胺氧化酶，虽然它们并没有被归为单胺氧化酶抑制剂。这类药物包括利奈唑胺、右美沙芬和哌替啶。

曲唑酮与 SSRI 的联用可能会产生一些问题，因为这两类抗抑郁药都能增强中枢神经系统 5-羟色胺活性。在 2 个病例中，曲唑酮都与 5-羟色胺综合征相关，一个是与丁螺环酮联用，另一个是与 MAOI 联用[144]。然而，事实上曲唑酮经常被用于治疗抑郁患者的失眠症状。但是目前也没有确定的曲唑酮引起 5-羟色胺综合征的病例报道。这种风险可能只存在于高剂量给药的情况[145,146]。

案例 86-2

问题 1：M. G. ，35 岁已婚女性。她被诊断患有重度抑郁障碍，并且已经接受舍曲林（100mg，每日早晨 1 次）治疗 8 周，但是应答不良。然后她换用了氟西汀（20mg，每日早晨 1 次），治疗 8 周后仅产生部分应答。M. G. 对 2 种治疗剂量的抗抑郁药均应答不佳，下一步的治疗计划是什么？

临床试验的汇总研究显示大部分接受任一种抗抑郁药充分治疗的抑郁障碍患者都会产生治疗应答（传统上定义为抑郁症状评分下降 50%）。然而，在症状缓解 50% 后，重度抑郁患者仍然存在显著的精神病理学症状和相关功能障碍。因此，症状完全缓解是我们的治疗目标[5]。近年来的 STAR＊D 研究显示，在经过 4 个阶段的治疗后（药物治疗或心理治疗），33% 的患者并不能达到缓解[147]。除此之外，在经过每个单一疗程的抗抑郁药治疗后，患者不大可能达到缓解。一项纵向研究发现存在残余症状的患者在治疗结束后 12 个月内的复发率是那些症状完全缓解的患者的 3 倍[148]。难治性抑郁患者的直接医疗开支会比非难治性抑郁患者高 40%[149]。医疗开支主要包括药物开支和门诊治疗费用。

对于 M. G. ，第一步应该是排除其他可能的疾病，特别是双相情感障碍，确定诊断。双相抑郁在诊断上与抑郁症的重度抑郁发作难以区别。由于抗抑郁药对双相抑郁的治疗效果很有限，因此如果她患上的是双相抑郁，那么这就可以解释 M. G. 的治疗反应不佳。还应该筛查是否存在其他药源性因素，比如加用其他药物或存在物质滥用。对 M. G. 的治疗依从性进行评估也非常重要。充分治疗是指在患者依从治疗的情况下使用临床有效剂量持续治疗至少 4 周。

药物选择

5-羟色胺和去甲肾上腺素再摄取抑制剂

由于仅有 30%～40% 的抑郁患者的症状会有效缓解，而大约 20%～25% 的患者会由于不良反应而停药，所以大部分患者最终需要调整治疗方案或换回初始方案[10]。

在 M. G. 的病例中，舍曲林和氟西汀的治疗并不成功。但是大规模对照研究提示对一种 SSRI 反应欠佳或无法耐受的患者可能对另一种 SSRI 产生治疗应答[150-152]。例如，在 STAR＊D 研究中，一些患者最初对西酞普兰反应欠佳，但当把这些患者随机分配至其他 SSRI（舍曲林）治疗组后，由于它们属于另外一类抗抑郁药（特别是文拉法辛和安非他酮），患者很有可能会产生治疗应答[153]。对于 M. G. ，由于 2 种 SSRI 都治疗失败，推荐换用其他不同类别的抗抑郁药，如 SNRI、α₂ 受体拮抗剂或多巴胺再摄取抑制剂[5,10]。对于 M. G. ，首先推荐使用一种 SNRI 类药物——度洛西汀。

SNRIs

文拉法辛、度洛西汀、去甲文拉法辛和左旋米那普仑属于一类相对较新的抗抑郁药，称之为 SNRI（见表 86-7）。当剂量小于每日 150mg 时，文拉法辛仅通过阻断 5-羟色胺再摄取发挥治疗作用。因此，该剂量的文拉法辛产生的不良反应在性质和程度上都与 SSRI 类似，例如胃肠道紊乱、睡眠紊乱和性功能障碍。当剂量较高时，文拉法辛对去甲肾上腺素的作用开始出现，这会导致不同的不良反应的出现（如心动过速和高血压）。度洛西汀和去甲文拉法辛同样也会提高这两种神经递质的活性，但研究显示它们的作用并不具有剂量依赖性。左旋米那普仑是一种对去甲肾上腺素的作用强于 5-羟色胺的 SNRI。然而，它抑制去甲肾上腺素再摄取的效能类似于度洛西汀。比值的差异源于它抑制 5-羟色胺再摄取的效能低于其他 SNRI[155,156]。文拉法辛有速释和缓释 2 种剂型。它的血浆半衰期相对较短（5～8 小时），并会发生去甲基化，生成活性代谢产物（O-去甲基文拉法辛）。而去甲文拉法辛的半衰期也比较短（11 小时）。去甲文拉法辛在 2008 年被美国 FDA 批准用于抑郁障碍的治疗。目前市面上的去甲文拉法辛为缓释剂型，它的作用机制类似于文拉法辛。它对毒蕈碱受体、组胺受体、胆碱能受体或肾上腺素能受体均没有亲和力，终末半衰期为 11 小时[157,158]。CYP2D6 抑制剂不会影响去甲文拉法辛的代谢；然而，CYP3A4 抑制剂可抑制它的清除。度洛西汀的半衰期也相对较短（12 小时），通过 CYP450 1A1 代谢。左旋米那普仑主要通过 CYP3A4 代谢，终末半衰期为 12 小时并且剂型为缓释片剂[159]。文拉法辛、去甲文拉法辛和左旋米那普仑都不是 CYP450 的强抑制剂。度洛西汀是 CYP2D6 的中等程度的抑制剂[138,159]。与 SSRI 一样，SNRI 与 5-羟色胺综合征相关。除此之外，当联合使用 SSRI 和 MAOI 时，血压会升高。

所有 SNRI 都具有引起血压升高和心率加快的风险。这一不良反应被认为是由去甲肾上腺素增加引起的。文拉法辛会导致血压平均升高 1mmHg，心率每分钟增加 3 次[160]。度洛西汀会引起血压平均升高 1mmHg，心率每分钟增加 3 次[161]。去甲文拉法辛会引起血压平均升高 2mmHg，心率每分钟增加 4 次[162,163]。左旋米那普仑的风险最高，能够引起血压平均升高 4mmHg，心率每分钟增加 8 次[164]。一些患者使用任一种 SNRI 都会出现血压的大幅变化。因此，在每次剂量调整的数周内都应当对生命体征进行监测。

1.3% 的使用度洛西汀的患者的肝功能指标会升高至正常上限的 3 倍，而对照组为 0.2%[165]。虽然比例并不高，类似于其他抗抑郁药，但 FDA 依然警告度洛西汀禁用于那些严重酒精成瘾或患有慢性肝脏疾病的患者[165]。研究显示左旋米那普仑也能够在治疗初始引起肝功能指标略微上升[159]。

案例 86-2，问题 2：

M. G. 目前在服用度洛西汀（30mg，每日早晨 1 次）。她最近从电视广告上了解到一种叫做沃替西汀的不同于 SSRI 的新型抗抑郁药。她询问医生这种新型抗抑郁药有什么不同以及是否比她现在正在服用的度洛西汀更好？

SSRI 和 5-羟色胺受体调节剂

维拉唑酮和沃替西汀是一种新型抗抑郁药。这些药物像 SSRI 一样通过抑制 5-羟色胺再摄取来发挥主要的抗抑郁作用(表 86-10)。除此之外,这两种药物还能作用于 5-羟色胺受体。维拉唑酮是 5-HT$_{1a}$ 受体的部分激动剂[166]。沃替西汀是 5-HT$_{1a}$ 受体的激动剂,5-HT$_{1d}$、5-HT$_3$ 及 5-HT$_7$ 受体的拮抗剂以及 5-HT$_{1b}$ 受体的部分激动剂。尽管能够直接作用于 5-羟色胺受体,但头对头研究显示与 SSRI 和 SNRI 相比,这类药物在有效性和不良反应负担方面并没有优势[164,166-168]。在 2 个独立研究中,与 60mg 度洛西汀相比,20mg 沃替西汀组的 MADRS 减分更少(分别为 −16.9 vs −15.57 和 −18.8 vs −21.2)[169,170]。

维拉唑酮应当与餐同服。因为这样可以使吸收率提高 50%。它主要通过 CYP3A4 代谢,其次是通过 CYP2C19 代谢。酶抑制剂和诱导剂对血药浓度影响很小。它的半衰期约为 25 小时[171]。维拉唑酮似乎对 CYP450 酶没有影响[138]。沃替西汀通过多个 CYP450 通路代谢,主要通过 CYP2D6 代谢,半衰期约为 60 小时。它似乎对 CYP450 酶也没有影响(见表 86-7 和表 86-8)[172]。

当回答 M.G. 的问题时,可以告知其新型药物并不比现用药更好。虽然度洛西汀对生命体征的影响很小并且通常不具有临床意义,但是与沃替西汀相比,在度洛西汀治疗期间,需要更加注意生命体征的监测。度洛西汀对 CYP2D6 的抑制作用强于沃替西汀。应当逐渐滴定剂量至每日 60mg。每次增加剂量时都应对治疗反应进行监测(见表 86-9)。

其他药物:安非他酮,米氮平,曲唑酮和奈法唑酮

安非他酮属于氨基酮类,作用机制完全不同于其他 FDA 批准上市的抗抑郁药。安非他酮对神经递质 5-羟色胺的作用可以忽略不计,但它可以通过增强多巴胺和/或去甲肾上腺素的活性来发挥药效(见表 86-7)[173]。缺乏对 5-HT 的作用既能产生有益影响,也能产生不利影响。有益的影响是不会引起性功能障碍和镇静。不利影响是与其他能够增强 5-羟色胺能的药物相比,其抗焦虑作用较弱[5]。在治疗剂量下,安非他酮的不良反应谱不同于 SSRI 和 SNRI。最常见的不良反应包括恶心、失眠、激越和神经过敏。这些不良反应可能是由多巴胺的刺激作用引起。安非他酮还存在引起癫痫发作的风险。但是如果患者不属于易感人群(如有癫痫发作史、伴发贪食症或有近期重度饮酒史),治疗剂量的安非他酮似乎不大可能引起癫痫发作。安非他酮是为数不多的能够降低食欲的抗抑郁药。一项随机对照研究纳入了采取低热量饮食的肥胖抑郁障碍患者。研究发现,与对照组相比,安非他酮更容易引起显著的体重下降[174]。在治疗 26 周之后,40% 的接受安非他酮治疗的患者的总体重减轻了 5% 以上,而对照组中仅有 16% 的患者的体重减轻了 5% 以上。体重降低可能与抑郁症状的改善呈正相关。由于对 5-HT 受体无激活作用,所以它对性功能几乎没有影响。对于那些正在服用 SSRI 或 SNRI 出现性功能障碍的患者,加用安非他酮可能会减轻这一不良反应。由于其对神经递质的独特作用,也可用于联合治疗那些对 SSRI 和 SNRI 应答不佳的患者[5]。安非他酮似乎也不会影响易感人群的心脏节律进而引起心律失常。如果开始安非他酮治疗,应当对高血压患者的血压进行监测[176]。

安非他酮通过 CYP2B6 代谢转化为活性代谢产物(9-羟安非他酮)。安非他酮(及其代谢物)对 CYP2D6 具有中等程度的亲和力,能够抑制其活性。与文拉法辛和美托洛尔联用时,可以看到这两种药物的浓度显著升高(表 86-8)。由于其半衰期较短(母体药物约为 8 小时,活性代谢产物 12 小时),安非他酮普通制剂的治疗剂量通常被分次给予。推荐起始剂量为 100mg,每日 2 次,至少 3 日后增至 100mg,每日 3 次。单次剂量不得超过 150mg,并且至少间隔 6 小时给药。对于缓释剂型,初始剂量为每日 150mg,最早在第 4 日增至 150mg,每日 2 次。安非他酮缓释制剂的单次剂量最高为 200mg,至少间隔 8 小时给药。每日用药 1 次的缓释制剂的起始剂量为每日 150mg,最早在第 4 日增至每日 300mg。普通剂型和控释剂型的最大日剂量为 450mg,缓释制剂的最大日剂量为 400mg(见表 86-9)。由于癫痫的发生具有剂量依赖性,所以应当严格遵守最大剂量的限制[10]。

米氮平是一种新型抗抑郁药,它可以通过复杂的作用机制调节 5-羟色胺和去甲肾上腺素的活性。离体实验显示米氮平是突触前 α$_2$-自身受体和突触后 5-HT$_2$ 和 5-HT$_3$ 受体的拮抗剂[177]。除此之外,米氮平可能还对 5-羟色胺再摄取转运体具有抑制作用。虽然它的作用方式与其他抗抑郁药不同,米氮平最终发挥的作用还是增强 5-羟色胺和去甲肾上腺素的活性(见表 86-8)。在一项氟西汀治疗中重度抑郁障碍的随机对照研究中,经过 4 周的治疗后,米氮平看起来比氟西汀更有效(安非他酮的有效率为 58%,而氟西汀为 30%;P<0.05),但是在 6 周后差异不再显著(安非他酮 63%,而氟西汀为 54%;P<0.67)[178]。

米氮平的最常见的不良反应是镇静和体重增加。由于米氮平的抗组胺作用较强,所以镇静作用较强并且类似曲唑酮常被用于改善睡眠。但是与曲唑酮不同的是,其耐受性更好。但也有报道称,较高剂量(每日 30mg)的米氮平的镇静作用反而弱于较低剂量的米氮平,这可能是由于抗组胺作用在 15mg 时已经达到平台,而去甲肾上腺素的增强效应会随着剂量增加而一直增加直到 60mg。除了食欲和体重增加,米氮平还与显著的总胆固醇和甘油三酯升高相关。这可能是由于它对 H$_1$ 和 5-HT$_{2c}$ 受体具有拮抗作用。这个药理机制类似于非典型抗精神病药引起代谢障碍的机制。因此糖尿病患者应当优先选择 SSRI,而不是米氮平。米氮平似乎不会影响心脏节律进而引起心律失常[175]。推荐起始剂量为睡前 15mg,治疗剂量为每日 15~45mg(见表 86-9)[179]。对照研究的数据显示每日 60mg 是安全和有效的[179-181]。与安非他酮一样,对于那些对 SSRI/SNRI 治疗反应不佳的患者,可考虑联合使用米氮平。尽管米氮平与 SNRI 一样能够增加 5-羟色胺和肾上腺素,但是它是通过独特的机制——拮抗 α2 受体发挥作用。因此米氮平和 SNRI/SSRI 的联合使用得到了广泛推荐[5,10,182]。

奈法唑酮和曲唑酮的作用机制相似。它们都是 5-羟色

胺再摄取抑制剂,但奈法唑酮还对去甲肾上腺素再摄取有轻度抑制作用(见表86-7)。两者都能阻断 5-HT$_2$ 受体[17]。这些独特的机制使得它对性功能几乎没有影响[183]。换药研究已经显示服用 SSRI 后出现性功能障碍的患者在换用奈法唑酮后不良反应消失。有趣的是,虽然罕见,但确实有病例报道记录了曲唑酮引起阴茎异常勃起的现象[184]。由于对中枢 H$_1$ 受体的阻断作用会引起镇静和嗜睡,曲唑酮很少被单独用于抑郁的治疗[10,146,184]。当日剂量超过 150mg,曲唑酮能够发挥抗抑郁作用,而大部分患者需要每日 300mg。镇静作用通常在较低剂量例如 25mg 下出现[184,185]。这也导致了临床医生更喜欢将曲唑酮用作助眠药联合其他抗抑郁药使用,而不是将其滴定至足量来单药治疗抑郁。曲唑酮还是潜在的 α$_1$ 受体拮抗剂,能够引起直立性低血压。奈法唑酮还未得到广泛使用的一个原因是它具有潜在的肝毒性,而且风险高于其他抗抑郁药[5,10]。通过适当的监测,例如在治疗的最初 18~24 个月,每 3 个月检测 1 次肝功能,这种风险几乎可以被消除[10]。然而,加用其他具有肝毒性的药物(例如丙戊酸)会增加这种风险,使得奈法唑酮比大部分其他抗抑郁药更难以使用。奈法唑酮通过 CYP3A4 代谢,并对 CYP3A4 有中到强度的抑制作用(见表86-8)[76,186]。

TCA

SSRI 已经取代 TCA 成为治疗心境障碍的首选药物。SSRI 的广泛应用归功于它的许多优势,包括不良反应负担更轻、过量服用的安全性高、剂量滴定步骤更少以及患者的偏好[5,10,26]。meta 分析的结果显示,虽然 SSRI 的总体有效性与 TCA 相当,但接受 SSRI 治疗的初级门诊患者因不良反应过早停药的比例更低[187]。TCA 能够引起一系列不良反应,从轻度不适(口干、镇静、便秘)到严重的不良反应(心血管系统不良反应)[188]。这些不良反应经常会导致无法增加药物剂量至治疗剂量[188],同时也会削弱患者的治疗依从性[189]。虽然医师更愿意使用 SSRI 和更新的 SNRI 来治疗抑郁症,但是较低剂量的 TCA 仍可用于治疗伴发于抑郁障碍的疾病(如偏头痛、慢性疼痛)。由于 TCA 主要通过 CYP2D6 代谢,因此需要严密监测药物相互作用。如前所述,一些 SSRI 和 SNRI 能够显著抑制这条代谢通路,进而增加 TCA 的毒性。

不良反应

TCA 主要通过抑制 5-羟色胺和去甲肾上腺素再摄取发挥治疗作用(见表86-7)[190]。除此之外,TCA 还能显著影响乙酰胆碱受体、组胺受体和 α 肾上腺素受体,导致不良反应的发生,进而影响患者的依从性[26]。虽然患者可能会逐渐耐受这些不良反应,但是它们可能永远都不会完全消失。

由于能够拮抗中枢 H$_1$ 受体,TCA 还具有镇静作用,故常常通过睡前服用来降低对生活的影响。意识混乱或记忆缺损也可见于 TCA。这些不良反应对于老年人尤为麻烦。在这方面,仲胺类药物更易于耐受,但是所有 TCA 都能在一定程度上损伤注意力或影响觉醒。因此不推荐 TCA 用于老年人的治疗[10]。镇静作用(伴随直立性低血压)会增

加跌倒的风险。由于其还可能引起体重增加和便秘,所以 TCA 不适合用于共病糖尿病的患者。

直立性低血压是 TCA(还有 MAOI)的最常见的心血管系统不良反应,具有较高的发病率和致死率[191,192]。直立性低血压的主要不良后果是跌倒,继而导致骨折、皮肤撕裂甚至心肌缺血。患有充血性心力衰竭(congestive heart failure,CHF)的患者最有可能发生直立性低血压。与仲胺类(如去甲替林、地昔帕明)相比,叔胺类(如丙咪嗪、阿米替林)抗抑郁药引起的直立性低血压更为严重。临床研究结果也支持这一发现。在 TCA 中去甲替林引起直立性低血压的风险最低[193,194]。

关于心脏安全性,特别是对心律的影响,抗抑郁药之间存在显著差异。总体来看,对于既往有心律失常或心肌梗死发作病史的患者,SSRI 可能相对安全[175]。在一项安慰剂对照研究中,患有不稳定性心脏疾病的住院患者被随机分配至舍曲林组或安慰剂组[195]。2 组患者对药物的总体耐受性都比较好,但是舍曲林组的严重心血管不良事件的发生率更低。回顾性研究的结果显示,对于患有心脏疾病的抑郁患者,SSRI 可能具有心脏保护作用。它对血小板聚集的抑制作用也许可以解释这种保护作用[196,197]。

TCA 能够增加心率,这可能是通过其内在抗胆碱能作用引起窦房结活性增加来介导的。这一作用并没有显著的临床意义,特别是对于躯体健康的抑郁患者[10,198]。然而,对于那些患有心脏传导疾病、冠状动脉疾病或 CHR 的抑郁患者,这一作用就可能产生较大的影响。无论是抑郁患者还是非抑郁患者中,治疗剂量的 TCA 都能够减少房性和室性期前收缩[199,200]。具有 I A 类抗心律失常活性的抗抑郁药(TCA)也具有致心律失常的作用,从而导致室性心律失常发生率的上升,甚至会造成猝死风险的提高。TCA 对心率和心脏传导的作用与其对快速钠离子通道的抑制作用有关,还与蒲肯野纤维动作电位幅度和膜反应性的降低以及传导减慢有关[200]。去甲替林一度被认为对患有心脏疾病的患者比较安全,但一项随机对照研究显示,它诱发心脏不良事件的风险高于帕罗西汀[201]。既往患有传导性障碍或过量服用药物的患者发生心律失常的风险更高[193]。因此,应当在开始 TCA 治疗之前进行心电图检查,明确基线心脏状态,并且避免用于既往存在心脏传导异常的患者[10]。

另一个与 TCA 相关的风险是癫痫发作阈值的降低。与其他 TCA 相比,氯米帕明和马普替林的风险最高[110,202,203]。类似于安非他酮,TCA 在剂量较高的时候引起癫痫发作的风险增加。如果患者存在癫痫发作的风险或既往曾出现过癫痫发作,首选 SSRI,因为 SSRI 在这方面的安全性更高[110,202,203]。另外 TCA 还可能引起光敏反应。因此过度接触太阳光可能会导致严重的晒伤。对于那些既往曾发生过光敏反应或生活方式需要频繁接触太阳光的患者,推荐换用其他类别的药物[204]。

单胺氧化酶抑制剂

对于多种抗抑郁药治疗失败的患者,可以考虑选择单胺氧化酶抑制剂(monoamine oxidase inhibitors,MAOI)。MAOI 可以通过增强单胺物质活性来缓解抑郁症状。它是

通过抑制负责降解 5-羟色胺、去甲肾上腺素和多巴胺的单胺氧化酶来发挥作用。这与 SSRI/SNRI 通过阻止 5-羟色胺和/或去甲肾上腺素再摄取进入神经元来增加递质活性不同。这种独特的机制可能正是难治性病例所需要的。应当谨慎选择候选 MAOI 药物，并且只能由专业精神科医生开具处方。

虽然在 20 世纪 70 年代和 80 年代苯乙肼（phenelzine）和反苯环丙胺（tranylcypromine）被广泛使用，但近些年它们的使用日趋减少。这主要是由于它们存在严重的药物相互作用和药物-食物相互作用的风险[205]。标准的抑郁症治疗流程并不推荐 MAOI 的使用，但是对于非典型抑郁的治疗，MAOI 在有效性方面具有少许优势[5,10]。TCA 和 SSRI 治疗非典型抑郁的研究显示，这两类药物在有效性方面相当，并且均优于对照组。但是出于安全性的考虑，应首选 SSRI[10,206]。

"干酪样反应"表现为高血压危象。如此命名是由于这种反应发生于那些同时摄入非选择性 MAOI 和富含酪胺的食物的患者。酪胺，是酪氨酸代谢的副产物，通常存在于某些食物和饮料中，如陈年干酪或基安蒂红酒（表 86-12）。

表 86-12

含有酪胺的食物

含有较高含量酪胺的食物[a]
熏制、陈年或腌制的肉类或鱼
Sauerkraut 德国泡菜
陈年干酪（如斯提尔顿奶酪、蓝奶酪）
酵母提取物（如马麦酱）
蚕豆
含有中等含量酪胺的食物[b]
啤酒（精酿>市售商品）
牛油果
肉类提取物
红酒（如基安蒂红酒）
含有较低含量酪胺的食物[c]
含咖啡因的饮料
精馏酒精
巧克力
酱油
奶油干酪
酸奶和酸奶油

[a] 不可食用。
[b] 可适量食用。
[c] 可以食用。

来源：Dietary restriction, tyramine, and the use of monoamine oxidase inhibitors. *J Clin Psychopharmacol.* 1989;9;397.

当未服用 MAOI 时，酪胺可以在被身体吸收之前通过胃肠道内的单胺氧化酶（monoamine oxidase, MAO）快速代谢。当服用 MAOI 后，更多的酪胺会被身体吸收，循环系统中的酪胺浓度会相应增高，导致去甲肾上腺素（和其他儿茶酚胺）从突触前储存囊泡中被替换出来。大量去甲肾上腺素涌入突触间隙，而去甲肾上腺素的代谢降解同样被 MAOI 所抑制，从而诱发显著的血压升高[207]。MAOI 有一种更为安全的药物剂型——每日给药 1 次的司来吉兰透皮贴剂。由于避开了胃肠道，因此司来吉兰透皮贴剂对胃肠道内的 MAO 影响较小。虽然通过改变剂型药物的安全性得以提高，但是仍然存在药物-食物相互作用引起血压升高的风险，特别是在药物剂量较高的时候。因此 FDA 推荐在药物剂量达到每日 6mg 时进行饮食限制。除此之外，35% 的患者会出现给药部位反应[5,208,209]。司来吉兰有 3 种规格——6mg、9mg 和 12mg。司来吉兰透皮贴剂和口服 MAOI 应保留用来治疗难治性病例，并且只能由经验丰富的医生处方[5,209]。

不良反应

直立性低血压、体重增加、水肿和性功能障碍是 MAOI 的常见不良反应[191]。与 TCA 一样，非选择性 MAOI 在临床上可以引起严重的直立性低血压。因为收缩压在仰卧和站立时都会下降，所以 MAOI 被认为能够直接阻滞交感神经[210,211]。苯乙肼可能比反苯环丙胺更容易引起直立性低血压[212]。由于直立性低血压具有剂量依赖性，所以降低剂量有助于减轻症状[213]。超过 20% 的服用 MAOI 的患者会出现性功能障碍，但该症状会随着时间的推移自行缓解和消失[214,215]。10% 的既往患有双相障碍的患者会发生转躁。因此，在这类人群中，应避免 MAOI 的使用[191]。虽然 MAOI 并不是抗毒蕈碱受体药物，但一些患者却会出现抗毒蕈碱受体样不良反应，包括近视力模糊和排尿延迟。降低剂量有助于减轻症状，但这些不良反应也会随着时间推移而减轻。在治疗剂量下，非选择性 MAOI 与药源性心律失常无关，也不会产生抗心律失常作用。与其他 MAOI 一样，司来吉兰具有较强的激活作用。该药引起失眠的病例报道很常见。

非选择性 MAOI 可能会发生一些致命的药物相互作用。类似与酪胺的相互作用，合用 MAOI 与间接拟交感药物[如苯丙醇胺（phenylpropanolamine）和伪麻黄碱（phenyl-propanolamine）]（非处方感冒药和减肥药的常见成分）会引起血压的急剧升高，诱发中风。

联合使用 SSRI 和 MAOI 或其他具有单胺氧化酶抑制作用的药物也可能引起 5-羟色胺综合征。在 SSRI 和 MAOI 的替换过程中，应至少间隔 14 日的洗脱期。由于氟西汀（和它的主要活性代谢产物诺氟西汀）的半衰期较长，推荐在停止使用氟西汀后洗脱期至少应达到 5 周。在与其他 5-羟色胺能药物（例如曲坦类药物和曲马多）联用时，也应保持谨慎[140]。

案例 86-2，问题 3： 尽管在接受度洛西汀（60mg，每日早晨 1 次）治疗，M. G. 仍然存在一些残留症状。当剂量增加至 90mg 时，她出现了无法耐受的失眠。虽然 M. G. 对治疗产生了部分应答（症状减轻了大约 40%），但是她现在仍然受到抑郁的困扰。下一步治疗该如何进行？

非抗抑郁药物协同抗抑郁药物

难治性抑郁是指在接受 2 种以上抗抑郁药足量足疗程治疗后抑郁症状依然无法达到缓解。足量足疗程是指使用治疗剂量维持治疗 4~8 周,不包括滴定时间[216,217]。难治性抑郁的常用治疗策略是联合使用 SSRI 和安非他酮或米氮平。其他策略包括加用其他类抗抑郁药或联合躯体治疗,特别是 ECT[5,10,26,216,217]。

如果患者的症状未达到完全缓解,有多种药物可供选择用来协同 SSRI/SNRI。研究显示一些非典型抗精神病药、锂盐和三碘甲腺原氨酸(triiodothyronine, T_3)均可有效增强抗抑郁治疗。虽然丁螺环酮的研究数据不够充足,但是仍然得到了推荐[5,216,217]。基于设计严谨且可重复性良好的研究的数据支持,非典型抗精神病药已经被相对广泛地用于难治性抑郁症的治疗。4 种非典型抗精神病药(奥氮平/氟西汀合剂、阿立哌唑、喹硫平和依匹哌唑)已经获得 FDA 的批准用于辅助治疗难治性抑郁。除此之外,研究显示其他非典型抗精神病药也能够有效地辅助难治性抑郁的治疗[5,216,217]。一般来说,与精神分裂症相比,较低剂量的非典型抗精神病药就能发挥增强治疗的作用,并且起效较快。考虑到显著的代谢不良反应的风险,临床医师应当在加强抗抑郁治疗之前仔细评估风险和获益[5,10]。

另一个需要加用非典型抗精神病药联合治疗的情况是伴有精神病性症状的抑郁障碍的治疗。在抑郁发作期间伴发精神病性症状的患者出现自杀的风险更高,抑郁障碍也更容易变得慢性化[10]。多项研究显示联合使用抗精神病药和抗抑郁药的获益高于单独用药。尽管维持期建议单药治疗,但是在急性期推荐联合使用抗精神病药和抗抑郁药并且在抑郁和精神病性症状缓解后缓慢减停[5,10,218]。最不适合联用的抗抑郁药是安非他酮。它的增强多巴胺能的作用会使精神病性症状恶化[10]。除此之外,ECT 也被推荐用于伴有精神病性症状的抑郁症的治疗[5,10,218]。

锂盐作为增效剂也可以与 TCA 联用发挥抗抑郁作用[217]。在 9 个锂盐治疗抑郁的研究中,7 个研究显示阳性结果,并且药物通常在 1 周内达到稳态血药浓度(即给药后 3~7 日)[219]。锂盐的有效浓度范围通常与治疗双相障碍的浓度范围一致(0.5~1.2mmol/L)。由于锂盐的治疗窗狭窄,并且药物相互作用显著,因此只能由经验丰富的医生开具处方[5]。

三碘甲腺原氨酸(T_3)用于治疗那些对抗抑郁药治疗部分应答或反应欠佳的患者已有很长的历史了。在 6 个随机对照研究中,5 个研究的结果支持 T_3 用于增强抗抑郁药治疗,平均效应值为 0.58[220]。当剂量为每日 25mg 时,T_3 可以加速和增强患者的治疗应答,特别是对女性患者的增强作用更强。类似于锂盐,甲状腺素优化治疗的效果在 1~2 周最显著。当剂量为常用剂量(每日 75~100mg)时,甲状腺素(T_4)同样有效。STAR * D 研究比较了锂盐和 T_3 在最初 2 次治疗失败的患者中对西酞普兰治疗的增强效果[221]。这两种药物的缓解率均处于中等水平(T_3 为 24.7%,锂盐为 15.9%),两者没有显著差别。

STAR * D 研究比较了安非他酮与丁螺环酮的增强治

疗效果。加用这两种药物都能达到 30% 的有效率[221]。丁螺环酮可能更适合用于残留症状为焦虑的患者,通常要求剂量滴定至每日 30~60mg[5,182]。总体上中枢兴奋剂和莫达非尼未显示出对抑郁症状的治疗作用[182,222]。然而它们能够在等待主要药物起效的过程中短暂缓解过度疲劳和嗜睡[5,217]。

对于 M. G.,由于目前两种药物单药治疗均以失败告终,并且她对度洛西汀治疗也只是达到部分应答,所以下一步可以考虑在 SNRI 的基础上加用一种药物进行联合治疗。推荐在度洛西汀的基础上,加用另一种抗抑郁药(米氮平或安非他酮)或者一种非典型抗精神病药。如果存在失眠,米氮平、喹硫平和奥氮平可能更合适,并且如果将来度洛西汀加量,这些药物可以对抗度洛西汀引起的失眠。安非他酮可能会恶化失眠症状。阿立哌唑、依匹哌唑、米氮平、喹硫平和奥氮平都有可能引起体重增加和甘油三酯异常(风险由大到小)。应当对每种药物存在的风险进行讨论,并且请 M. G. 参与决定哪种药物选择更适合她的生活方式。这些都有助于确保依从性。M. G. 决定加用阿立哌唑(2mg,每日早晨 1 次)并且同时加强锻炼来对抗可能出现的体重增加和甘油三酯升高。

儿童和青少年抑郁

案例 86-3

问题 1:A. A.,15 岁男性,在过去的 6 个月情绪和行为发生了变化。他是高中二年级学生,平均成绩为 B。他过去是校曲棍球队的成员,有很多朋友。在过去的 6 个月,他很少和同学交往,直到现在他甚至不想出门。在上个曲棍球赛季结束后,正常情况下他应该参加赛季间的曲棍球夏令营。但是今年他不想参加。他的学习成绩开始下滑,因为他无法集中注意力完成学校的功课。最近他还经常旷课,因为他不想起床。已经排除他在服用非法药物或遭受了创伤。自从去年开始他的体重减轻了 4.5kg,其他既往史并无特别。体重减轻可能是食欲下降造成的。他的家庭支持很好。对于儿童和青少年抑郁有什么治疗推荐?

儿童和青少年抑郁的发病率比成人低。随着年龄增长,抑郁发生风险从 3~5 岁的 0.5% 上升到 12~17 岁的 3.5%[10,223]。儿童和青少年抑郁的诊断标准与 DSM-5 的成人诊断标准相同。然而问诊问题会稍有不同。例如,注意力缺乏可能被错误描述为拖延症,快感缺乏可能被描述为"感到无聊"[9]。治疗指南与成人有所区别。一个原因是在儿童和青少年的研究中对照组的应答率较高,这就导致了治疗组与对照组的差异不如成人研究的显著。在许多研究中,SSRI 治疗的应答率很高,但是对照组的应答率也不低。因此两组的差异就无法达到统计学差异[224-226]。基于上述原因,专家指南推荐支持性照护和正式谈话治疗作为轻到中度抑郁的首选治疗方法[227,228]。与成人相比,儿童和青少年的治疗药物的选择范围有限。FDA 批准氟西汀可用于 8 岁及以上儿童,艾司西酞普兰可用于 12 岁以上的患者。而氯米帕明(10

岁及以上)、氟伏沙明(8 岁及以上)及舍曲林(6 岁及以上)仅被 FDA 批准用于治疗强迫障碍,而不是抑郁症。度洛西汀被批准用于治疗 7 岁以上患者的广泛性焦虑;丙米嗪则可用于治疗 6 岁以上患者的遗尿症。简而言之,只有 2 种抗抑郁药被 FDA 批准用于治疗儿童抑郁,虽然许多其他抗抑郁药确实有治疗儿童其他疾病的适应证。

> **案例 86-3,问题 2:** 儿童精神科医生推荐 A. A. 找心理医生就诊。在经过 4 个月的谈话治疗后,A. A. 的症状整体上得到了改善,但偶尔还会出现悲伤,导致他每月中有几日无法上学。目前决定继续谈话治疗并加用药物治疗。首选哪个药物?

对于成人,所有抗抑郁药的疗效相当。与成人不同,儿童和青少年抑郁治疗指南推荐使用 SSRI,特别是氟西汀和艾司西酞普兰[227,228]。氟西汀的起始剂量为 10mg,每日早晨 1 次;目标剂量为每日 20~40mg。艾司西酞普兰的起始剂量为 5~10mg,每日早晨 1 次;目标剂量为每日 10~20mg。有趣的是,随着儿童年龄的增长,对照组和 SSRI 治疗组的差异会越来越大。例如,对于 12 岁以下的患者,艾司西酞普兰治疗组和对照组的缓解率无统计学差异;但是对于青少年患者,两组出现了统计学差异[224,229]。由于在所有年龄组中都缺乏有效性以及在年轻患者中脱落率较高,帕罗西汀不推荐用于抑郁的治疗[224,226]。在 SSRI 治疗失败后,可以考虑使用安非他酮、米氮平、文拉法辛和度洛西汀[227]。由于风险大于获益,不推荐使用 TCA[227,230]。

> **案例 86-3,问题 3:** A. A. 开始使用氟西汀(10mg,每日早晨 1 次)治疗。在儿童和青少年患者开始抗抑郁药治疗的时候,应当进行哪些监测以保证治疗安全性?

一般来说,对于儿童患者 SSRI 易于耐受,但是黑框警告提示警惕自杀风险。与成人患者相同,临床医师需要对自杀风险进行监测。对于儿童,产生自杀观念的风险会加倍。药物治疗组为 4%,而对照组为 2%。但出现自杀行为的风险不会加倍。需要注意的是,与抗抑郁药治疗组相比,未治疗组的自杀实施率更高[94,231-233]。随着年龄增加,产生自杀观念的风险会逐渐降低。虽然由于抑郁症本身与自杀风险的提高相关,很多指南推荐持续监测,但是对于年龄超过 24 岁的患者,我们对其自杀观念的警惕程度可略微降低。在儿童和青少年患者中,专家推荐在开始抗抑郁药治疗的第 1 周对自杀观念进行监测;在接下来的 4 周每隔 1 周筛查 1 次;之后每月筛查 1 次或由医师和患者决定监测频率[227,234]。谈话治疗可能也能够对抗自杀观念增多[235]。

老年抑郁症

与年轻时起病的抑郁障碍相比,老年期起病的抑郁障碍通常更难以识别。医师和患者都可能将抑郁症状归咎于"自然衰老的表现",而忽视了它的严重性。除此之外,在退休后,人们对自身能力的期望也降低了,导致对功能损伤程度的估计变得困难。由于老年人常存在躯体并发症,故抑郁症状常被忽视或在检查中被误诊[116,236]。总体来说,老年抑郁障碍的核心症状与年轻患者相同。在 DSM-5 中,抑郁障碍的诊断标准也不是年龄特异的。然而,从性质上看,老年人的症状表现与年轻人存在很大的不同。例如,老年患者更可能表现为精神运动迟滞;老年人一般很少承认自己患有"抑郁症",反而他们的注意力总是集中在躯体不适(如睡眠差、精力下降、胃肠道功能的变化、身体疼痛)[10](他们也不大会暴露或承认存在自杀的想法。由于老年人的自杀成功率最高,所以对抑郁障碍和自杀风险的准确评估非常重要[10,16,237]。在评估老年患者的非特异性行为和认知症状时,首先需要对躯体疾病和其他精神障碍进行仔细鉴别,因为很多躯体疾病的表现与抑郁障碍的症状很类似。贫血、恶性肿瘤和充血性心力衰竭(congestive heart failure,CHF)和内分泌紊乱都可能表现出类似于抑郁障碍的症状。

衰老会导致单胺物质消耗减少以及单胺氧化酶活性增高[116]。其中一个比较困难的鉴别诊断是抑郁和痴呆[238,239]。与抑郁障碍一样,痴呆患者也可能表现出兴趣丧失、记忆力下降或注意力不集中、面部表情减少及主动社交减少。这两种疾病经常会伴发,因为 30%~70% 的痴呆患者患有抑郁障碍[239]。事实上,一些专家指出老年期新发的抑郁障碍可能是阿尔兹海默病的前驱症状[239,240]。一项纵向队列研究发现在诊断为抑郁障碍急性发作的老年人中,57% 的患者在未来 3 年内被诊断患有阿尔兹海默病[238]。在诊断方面,痴呆和抑郁障碍有 3 点明显的不同:①症状(痴呆的症状变化缓慢而隐匿,抑郁障碍则较快);②定向力(痴呆患者的定向力严重受损,抑郁患者的定向力完整);③主要的中枢神经系统损伤(痴呆患者的短期记忆受损,抑郁障碍则是集中注意的能力受损)。

老年人的药物选择

对于伴有认知损伤的抑郁患者,抗抑郁药可以改善情感症状并促进功能恢复,而认知功能也能得到一定程度的改善。除此之外,由于原发性退行性痴呆的诊断为排除性诊断,抗抑郁药的成功治疗有助于明确潜在的病理状态。对于心境障碍的个人或家族史阳性的患者,推荐进行抗抑郁药试验治疗[241]。虽然起效较慢(通常需要 6 周),但是抗抑郁药对老年患者的总体有效性与年轻患者相当[5]。心理治疗可能对老年患者更加有效,因为躯体并发症和神经退行性疾病对情绪都有影响[5]。与之相似的是,各种抗抑郁药的治疗效果在老年患者和普通患者之间也不存在差异。因此尽管躯体并发症和现用药物通常会对治疗计划产生很大的影响,老年抑郁患者的抗抑郁药的选择策略与年轻患者类似。例如,避免在患有闭角型青光眼、慢性便秘或排尿延迟的患者中使用具有抗胆碱能活性的抗抑郁药(如 TCA)。TCA 的抗胆碱能作用还可能造成记忆损伤及心血管不良反应,例如心律失常、直立性低血压和心动过速。这也是老年人避免使用 TCA 的重要原因。另一个原因是,TCA 的抗组胺、抗胆碱能和阻断 α 受体的作用导致摔倒的风险增加。

推荐 SSRI 作为一线治疗药物,除了帕罗西汀。因为帕罗西汀具有抗胆碱能作用,而其他 SSRI 类没有。SNRI 也能够有效治疗老年抑郁[5,10,26],但是文拉法辛的脱落率高于

SSRI[5]。虽然具有镇静作用的抗抑郁药(例如米氮平)可以改善抑郁患者的睡眠,但是其他老年患者可能需要具有激活作用的抗抑郁药来提高精力和促进觉醒(如安非他酮)。

所有抗抑郁药都具有引起抗利尿激素分泌失调综合征的风险,而 SSRI 的风险最高。与年轻患者相比,老年患者的风险更高。一些综述报道低钠血症的发生率高达32%[10,242]。与其他药物一样,对于老年患者需要降低抗抑郁药起始治疗剂量[5,10,116]。即使老年患者看起来对较低剂量的药物治疗产生了一定程度的应答,但是仍需要将剂量滴定至有效治疗剂量。

血药浓度监测

一些研究尝试确认 SSRI 和 SNRI 的血药浓度与治疗应答之间的相关性,但大部分以失败告终。与之相反,一些TCA 的血药浓度与治疗应答的相关性很高。去甲替林的血药浓度和临床应答呈线性相关,而丙米嗪呈 S 形相关[243,244]。丙米嗪的临床疗效通常与丙米嗪及其去甲基代谢物地昔帕明的浓度有关。地昔帕明的血药浓度与临床应答的关系还不明确,也许是呈线性相关[245]。关于阿米替林的争议最大。不同研究分别显示血药浓度和疗效呈线性相关、S 形相关或不相关[246-248]。美国精神病协会推荐在以下情况应该对 TCA 的血药浓度进行监测:患者为老年人、治疗应答差、对治疗不依从、出现不良反应或者联合用药可能导致药物相互作用[249]。应当在剂量稳定至少 1 周后测定丙咪嗪、去甲替林及地昔帕明的血药浓度。那时血药浓度已经达到稳态。应当在上次给药后 12 小时抽取血样。由于临床效用有限,不推荐常规监测其他抗抑郁药的血药浓度。然而,血药浓度可能有助于评估患者依从性或排除严重中毒[250]。

抗抑郁药和慢性疼痛

案例 86-4

问题 1: D. C. ,42 岁女性,既往存在慢性背痛和左腿疼痛。她注意到自己在过去的 4 个月哭泣的次数增加并且对社交活动的兴趣降低。她将这一变化归因于她正在经历的应激事件,因为她正在照顾最近搬来和她一起住的有身体残疾的母亲。问诊时,她称自己的精力和注意力显著下降,存在入睡和睡眠维持困难。

D. C. 想起自己曾经在 8 年前出现过一次抑郁发作,那时她刚刚被强制停止教学工作。当时她服用的药物是文拉法辛(由于恶心而停药),最终经过一个疗程的心理治疗,她的症状得以缓解。在她的既往史中,慢性疼痛非常突出(7 年前遭遇车祸后出现,现在每日都在困扰着她;她目前对疼痛的评级为 5/10)。除此之外,既往史还有高血压和高脂血症。她目前使用的药物包括赖诺普利(lisinopril)每日 10mg 和阿托伐他汀(atorvastatin)每日 10mg。除此之外,在 2 个月前,她开始在睡前服用阿米替林 50mg 治疗失眠,但是却发现体重增加了5.44kg,故最近停止使用阿米替林。与此同时,她每周都会拜访她的治疗师。

慢性疼痛综合征和心境障碍之间存在强烈和复杂的相关性。流行病学研究显示 50%的患有慢性疼痛的患者满足抑郁障碍的诊断标准[251],而在这类人群中,焦虑障碍也较常见。另一方面,高达 65%的抑郁症患者存在躯体疼痛的症状,而且疼痛是主要主诉。一部分研究者认为这一共病现象可以通过神经递质 5-羟色胺和去甲肾上腺素活性的降低来解释。前额叶皮层和边缘系统的神经递质传递异常会导致心境障碍,而脊髓下行投射纤维的神经递质传递异常会改变痛觉敏感性。其他理论则认为抑郁障碍普遍存在细胞因子活性的升高,而这些细胞因子能够介导慢性疼痛的炎症反应[251,252]。

伴有慢性疼痛的抑郁患者的治疗计划的制订应该瞄准这两个共患病以期获得最佳疗效。关于抗抑郁药的选择,首选能够同时治疗 2 种症状群的药物,例如具有缓解疼痛作用的抗抑郁药和能够促进睡眠并缓解焦虑的药物。研究已经证明,除了治疗焦虑和抑郁,能够增强 5-羟色胺和去甲肾上腺素活性的抗抑郁药(TCA 和 SNRI)还能够有效缓解神经病理性疼痛[5,251,252]。由于缺乏增强去甲肾上腺素的作用,SSRI 的有效性相对较差。去甲肾上腺素对于镇痛非常重要[5]。

选择抗抑郁药时需要充分考虑药物相互作用这一因素。例如,在一些病例报告中,联合使用 5-羟色胺能抗抑郁药(SSRI 或 SNRI)与镇痛药曲马多与 5-羟色胺综合征的发生相关。不推荐联合使用这些药物。在使用阿片类镇痛药时应当避免同时使用那些能够抑制CYP2D6 的药物(如氟西汀、帕罗西汀、度洛西汀、安非他酮)。因为阿片类药物是前药,需要通过代谢生成活性化合物。这类镇痛药包括可乐定(活性代谢物为吗啡)、二氢可待因酮(hydrocodone)(活性代谢物为氢化吗啡酮)、羟考酮(oxycodone)(羟吗啡酮)及曲马多(tramadol)(O-去甲基曲马多)。正在服用阿片类药物的患者应当优先考虑使用不会影响 CYP450 的抗抑郁药(见表86-8)。

D. C. 的症状满足抑郁障碍急性发作的诊断标准,并且药物治疗的指针明确。在供选择的药物中,SSRI 治疗神经病理性疼痛的有效性还未得到证明。SNRI 和 TCA 可有效治疗神经病理性疼痛、抑郁和焦虑。TCA 存在依从性不佳和显著的毒副作用风险。除此之外,既往 D. C. 在使用低剂量 TCA(阿米替林每日 50mg)时出现了明显的体重增加,因此推荐其使用其他类的抗抑郁药。SNRI 是治疗抑郁和慢性肌痛的不错选择。但是既往 D. C. 在使用文拉法辛时曾出现恶心等不良反应,所以可以考虑使用另一种SNRI,如度洛西汀或左旋米那普仑。然而,度洛西汀能够抑制 CYP2D6,所以在日后需要更换药物时应当考虑这一因素。

总结

抑郁发作具有显著的致残性，并且常常因为自杀导致死亡率上升。治疗可以减轻急性症状，预防未来复发。所有抗抑郁药的有效性相当。考虑药物-疾病和药物-药物相互作用有助于确定首选治疗药物。总体上，基于耐受性、过量使用的安全性和治疗开支等因素，SSRI 是最好的首选药物。在 SSRI 中，舍曲林和艾司西酞普兰具有一定优势。既往患者药物治疗史和家族药物治疗应答史也是重要的决定性因素。在症状缓解后应至少持续治疗 6 个月。有些患者甚至需要终身治疗。当治疗开始后，应进行患者教育和安全性监测。抗抑郁治疗可以改善生活质量，降低自杀事件的发生率。

（赵悦 译，陈超 校，姚贵忠 审）

参考文献

1. National Collaborating Centre for Mental Health (UK). Depression: The Treatment and Management of Depression in Adults (Updated Edition). National Institute for Health and Clinical Excellence: Guidance. Leicester (UK): British Psychological Society; 2010

2. Wells KB et al. The functioning and well-being of depressed patients. *JAMA*. 1989;262:914.

3. Greenberg PE et al. The economic burden of depression in the United States: how did it change between 1990 and 2000? *J Clin Psychiatry*. 2003;64:1465.

4. Kessler RC et al. Prevalence, severity and comorbidity of 12-month DSM-IV disorders in the national comorbidity survey [published correction appears in Arch Gen Psychiatry. 2005;62:709]. *Arch Gen Psychiatry*. 2005;62:617.

5. Cleare A et al. Evidenced based guidelines for treating depressive disorders with antidepressants: a revision of the 2008 British Association for Psychopharmacology guidelines. *J Psychopharmacol*. 2015;29(5):459–525.

6. Lieb R et al. Parental major depression and the risk of depression and other mental disorders in offspring: a prospective-longitudinal community study. *Arch Gen Psychiatry*. 2002;59:365.

7. McGuffin P, Katz R. The genetics of depression and manic depressive disorder. *Br J Psychiatry*. 1989;155:294.

8. Blehar MC et al. Family and genetic studies of affective disorders. *Arch Gen Psychiatry*. 1988;45:289.

9. American Psychiatric Association. *Diagnostic and Statistical Manual of Mental Disorders, (DSM-5)*. 5th ed. Arlington, VA: American Psychiatric Association Press; 2013.

10. Practice guideline for the treatment of patients with major depressive disorder. 3rd ed. Arlington, VA: American Psychiatric Association; 2010.

11. Cuijpers P et al. Are psychological and pharmacologic interventions equally effective in the treatment of adult depressive disorders? A meta-analysis of comparative studies. *J Clin Psychiatry*. 2008;69:1675.

12. Schildkraut JJ. Neuropsychopharmacology and the affective disorders. *N Engl J Med*. 1969;281:302.

13. Maas JW. Biogenic amines and depression. *Arch Gen Psychiatry*. 1975;32:1357.

14. Hamon M, Blier P. Monoamine neurocircuitry in depression and strategies for new treatments. *Prog Neuropsychopharmacol Biol Psychiatry*. 2013;45:54–63.

15. Kohler S et al. The serotonergic system in the neurobiology of depression: relevance for novel antidepressants. *J Psychopharmacol*. 2016;30(1):13–22.

16. Richelson E. Multi-modality: a new approach for the treatment of major depressive disorder. *Int J Neuropsychopharmacol*. 2013;16:1433–1442.

17. Artigas F et al. Mechanism of action of antidepressants. *Psychopharmacol Bull*. 2002;36(suppl 2):123–132.

18. Charney DS et al. Receptor sensitivity and the mechanisms of action of antidepressant treatment. *Arch Gen Psychiatry*. 1981;381:1160.

19. Risch SC, Nemeroff CB. Neurochemical alterations of serotonergic neuronal systems in depression. *J Clin Psychiatry*. 1992;53:3.

20. Kramer MS et al. Distinct mechanism for antidepressant activity by blockade of central substance p receptors. *Science*. 1998;281:1640.

21. Gold PW et al. New insights into the role of cortisol and the glucocorticoid receptor in severe depression. *Biol Psychiatry*. 2002;52:381.

22. Nemeroff CB. New directions in the development of antidepressants: the interface of neurobiology and psychiatry. *Hum Psychopharmacol*. 2002;17:13.

23. Valdez GR. Development of CRF1 receptor antagonists as antidepressants and anxiolytics. Progress to date. *CNS Drugs*. 2006;201(11):887–896.

24. Dunlop BW, Nemeroff CB. The role of dopamine in the pathophysiology of depression. *Arch Gen Psychiatry*. 2007;64:327.

25. Nemeroff CB, Evans DL. Thyrotropin-releasing hormone (TRH), the thyroid axis, and affective disorder. *Ann N Y Acad Sci*. 1989;553:304.

26. Mitchell J et al. Institute for Clinical Systems Improvement. Adult depression in primary care. Updated September 2013.

27. Furtado M, Katzman MA. Examining the role of neuroinflammation in major depression. *Psychiatr Res*. 2015;229:27–36.

28. Duval F et al. Chronobiological hypothalamic-pituitary-thyroid axis status and antidepressant outcome in major depression. *Psychoneuroendocrinology*. 2015;59:71–80.

29. Carroll BJ et al. Pathophysiology of hypercortisolism in depression. *Acta Psychiatr Scand*. 2007;115(S433):90–103.

30. Wolkowitz OM, Reus VI. Treatment of depression with antiglucocorticoid drugs. *Psychosom Med*. 1999;5:698.

31. Belanoff JK et al. An open label trial of C-1073 (mifepristone) for psychotic major depression. *Biol Psychiatry*. 2002;5:386.

32. Lee AL et al. Stress and depression: possible links to neuron death in the hippocampus. *Bipolar Disord*. 2002;4:117.

33. Agarwal N et al. Update on the use of MR for assessment and diagnosis of psychiatric diseases. *Radiology*. 2010;255(1):23–41.

34. Sarubin N et al. Impact on cortisol and antidepressant efficacy of quetiapine and escitalopram in depression. *Psychoneuroendocrinology*. 2014;39:141–151.

35. Karlovic d et al. Serum concentrations of CRP, IL-6, TNF-alpha and cortisol in major depressive disorder with melancholic or atypical features. *Psychiatry Res*. 2012;198:74–80.

36. Lotrich FE. Inflammatory cytokine-associated depression. *Brain Res*. 2015;1617:113–125.

37. Kato M, Serretti A. Review and meta-analysis of antidepressant pharmacogenetic findings in major depressive disorder. *Mol Psychiatry*. 2010;15:473–500.

38. Serretti A et al. Meta-analysis of serotonin transporter gene promoter polymorphism (5-HTTLPR) association with selective serotonin reuptake inhibitor efficacy in depressed patients. *Mol Psychiatry*. 2007;12:247.

39. Horstmann S, Binder EB. Pharmacogenomics of antidepressant drugs. *Pharmacol Ther*. 2009;124:57–73.

40. Fabbri C, Serretti A. Pharmacogenetics of major depressive disorder: top genes and pathways toward clinical applications. *Curr Psychiatry Rep*. 2015;17:50.

41. George MS et al. SPECT and PET imaging in mood disorders. *J Clin Psychiatry*. 1993;54:6.

42. Nemeroff CB. The neurobiology of depression. *Sci Am*. 1998;278:42.

43. Mayberg HS. Modulating dysfunctional limbic-cortical circuits in depression: towards development of brain-based algorithms for diagnosis and optimised treatment. *Br Med Bull*. 2003;65:193.

44. Cole J et al. Hippocampal atrophy in first episode depression: a meta-analysis of magnetic resonance imaging studies. *J Affect Disord*. 2011;134:483–487.

45. Hamilton M. A rating scale for depression. *J Neurol Neurosurg Psychiatry*. 1960;23:56.

46. Beck AT et al. An inventory for measuring depression. *Arch Gen Psychiatry*. 1961;4:561.

47. Zung WW. A self-rating depression scale. *Arch Gen Psychiatry*. 1965;12:63.

48. Montgomery SA, Asberg M. New depression scale designed to be sensitive to change. *Br J Psychiatry*. 1979;134:382.

49. Radloff LS. The CES-D scale: a self-report depression scale for research in the general population. *Appl Psychol Meas*. 1977;1:385.

50. Kroenke K et al. The PHQ-9: validity of a brief depression severity measure. *J Gen Intern Med*. 2001;16:606.

51. Rush AJ et al. The 16-item Quick Inventory of Depressive Symptomatology (QIDS), Clinician Rating (QIDS-C), and Self-Report (QIDS-SR): a psychometric evaluation in patients with chronic major depression [published correction appears in Biol Psychiatry. 2003;54:585]. *Biol Psychiatry*. 2003;54:573.

52. Siu AL; the USPSTF. Screening for depression in adults. US Preventative Services Task Force recommendation statement. *JAMA*. 2016;315(4):380–387.

53. Arnow BA, Constantino MJ. Effectiveness of psychotherapy and combination treatment for chronic depression. *J Clin Psychol*. 2003;59:893.

54. UK ECT Review Group. Efficacy and safety of electroconvulsive therapy in depressive disorders: a systematic review and meta-analysis. *Lancet*. 2003;361(9360):799–808.

55. Devanand DP et al. Electroconvulsive therapy in the treatment-resistant patient. *Psychiatr Clin North Am*. 1991;14:905.

56. Cusin C, Dougherty DD. Somatic therapies for treatment-resistant depression: ECT, TMS, VNS, DBS. *Biol Mood Anxiety Disord*. 2012;2:14.

57. Shapira B et al. Cost and benefit in the choice of ECT schedule. *Br J Psy-*

chiatry. 1998;172:44.

58. Kellner CH et al. Continuation electroconvulsive therapy vs. pharmaco-therapy for relapse prevention in major depression: a multisite study from the consortium for research in electroconvulsive therapy (CORE). Arch Gen Psychiatry. 2006;63:1337.

59. Hallett M. Transcranial magnetic stimulation: a primer. Neuron. 2007;55:187–199.

60. Rossi S et al. Safety, ethical considerations, and application guidelines for the use of transcranial magnetic stimulation in clinical practice and research. Clin Neurophysiol. 2009;120:208–239.

61. Martin JL et al. Transcranial magnetic stimulation for treating depression. Cochrane Database Syst Rev. 2003;(3):CD003387.

62. Janicak PG et al. Transcranial magnetic stimulation in the treatment of major depressive disorder: a comprehensive summary of safety experience from acute exposure, extended exposure, and during reintroduction treatment. J Clin Psychiatry. 2008;69:222.

63. Groves DA, Brown VJ. Vagal nerve stimulation: a review of its applications and potential mechanisms that mediate its clinical effects. Neurosci Biobehav Rev. 2005;29:493.

64. Gross F, Gysin F. Phototherapy in psychiatry: clinical update and review of indications. Encephale. 1996;22:143.

65. Lawlor DA, Hopker SW The effectiveness of exercise as an intervention in the management of depression: systematic review and meta-regression analysis of randomized controlled trials. BMJ. 2001;322:763.

66. Brene S et al. Running is rewarding and antidepressive. Physiol Behav. 2007;92:136.

67. Carlson LE et al. Mindfulness-based stress reduction in relation to quality of life in breast, mood, symptoms of stress and levels of cortisol, dehydroepian-drosterone and melatonin in breast cancer and prostate cancer outpatients. Psychoneuroendocrinology. 2004;29:448.

68. Cipriani A et al. Comparative efficacy and acceptability of 12 new-generation antidepressants: a multiple-treatments meta-analysis. Lancet. 2009;373:746.

69. Gartlehner G et al. Comparative benefits and harms of second-generation antidepressants for treating major depressive disorder. An updated meta-analysis. Ann Intern Med. 2011;155:772–785.

70. Spina E et al. Clinically relevant pharmacokinetic drug interactions with second-generation antidepressants: an update. Clin Ther. 2008;30(7):1206–1227.

71. Taylor MJ et al. Early onset of selective serotonin reuptake inhibitor antidepressant action: systematic review and meta-analysis. Arch Gen Psychiatry. 2006;63:1217.

72. Dubovsky SL. Beyond the serotonin reuptake inhibitors: rationale for the development of new serotonergic agents. J Clin Psychiatry. 1994;55(Suppl):34.

73. Vogel GW et al. Drug effects on REM sleep and on endogenous depression. Neurosci Biobehav Rev. 1990;14:49.

74. Gregorian RS et al. Antidepressant-induced sexual dysfunction. Ann Phar-macother. 2002;36:1577.

75. Prabhaker D, Balon R. How do SSRIs cause sexual dysfunction? Curr Psy-chiatr. 2010;9(12):30–34.

76. Casper RC et al. Somatic symptoms in primary affective disorder: presence and relationship to the classification of depression. Arch Gen Psychiatry. 1985;42:1098.

77. Shen WW, Hsu JH. Female sexual side effects associated with selective serotonin reuptake inhibitors: a descriptive clinical study of 33 patients. Int J Psychiatry Med. 1995;25:239.

78. Rothschild AJ. Selective serotonin reuptake inhibitor-induced sexual dysfunc-tion: efficacy of a drug holiday. Am J Psychiatry. 1995;152:1514.

79. Labbate LA, Pollack MH. Treatment of fluoxetine-induced sexual dysfunction with bupropion: a case report. Ann Clin Psychiatry. 1994;6:13.

80. Ashton AK, Rosen RC. Bupropion as an antidote for serotonin reuptake inhibitor-induced sexual dysfunction. J Clin Psychiatry. 1998;59:112.

81. Kennedy SH et al. Combining bupropion SR with venlafaxine, paroxetine or fluoxetine: preliminary report on pharmacokinetic, therapeutic, and sexual dysfunction effects. J Clin Psychiatry. 2002;63:181.

82. Demyttenaere K, Jaspers L. Bupropion and SSRI-induced side effects. J Psy-chopharmacol. 2008;22(7):792–804.

83. Woodrum ST, Brown CS. Management of SSRI-induced sexual dysfunction. Ann Pharmacotherapy. 1998;32:1209–1215.

84. Nurnberg HG et al. Treatment of antidepressant-associated sexual dysfunc-tion with sildenafil. JAMA. 2003;289:56.

85. Segraves RT et al. Tadalafil for treatment of erectile dysfunction in men on antidepressants. J Clin Psychopharmacol. 2007;27(1):62–66.

86. Shrivastava RK et al. Amantadine in the treatment of sexual dysfunction associated with selective serotonin reuptake inhibitors. J Clin Psychophar-macol. 1995;15:83.

87. Norden MJ. Buspirone treatment of sexual dysfunction associated with selective serotonin re-uptake inhibitors. Depression. 1994;2:109.

88. Jacobsen FM. Fluoxetine-induced sexual dysfunction and an open-label trial of yohimbine. J Clin Psychiatry. 1992;53:119.

89. Michelson D et al. Female sexual dysfunction associated with antidepressant administration: a randomized, placebocontrolled study of pharmacologic intervention. Am J Psychiatry. 2000;157:239.

90. Cohen AJ, Bartlik B. Ginkgo biloba for antidepressant-induced sexual dys-function. J Sex Marital Ther. 1998;24:139.

91. Gelenberg AJ et al. Mirtazapine substitution in SSRI-induced sexual dys-function. J Clin Psychiatry. 2000;61(5):356–360.

92. Delgado PL et al. Treatment strategies for depression and sexual dysfunction. J Clin Psychiatry. 1999;17:15.

93. Gunnell D et al. Selective serotonin reuptake inhibitors (SSRIs) and suicide in adults: a meta-analysis of drug company data from placebo controlled, randomized controlled trials submitted to the MHRA's safety review. BMJ. 2005;330:385–390.

94. Isacsson G, Rich CL. Antidepressant drugs and the risk of suicide in children and adolescents. Pediatr Drugs. 2014;16:115–122.

95. Ferguson JM. SSRI antidepressant medications: adverse effects and tolerability. Prim Care Companion J Clin Psychiatry. 2001;3:22–27.

96. Modi S, Lowder D. Medications for migraine prophylaxis. Am Fam Phys. 2006;73(1):72–78.

97. Hamel E. Serotonin and migraine: biology and clinical implications. Cepha-lalgia. 2007;27:1295–1230.

98. Vida S, Looper K. Precision and comparability of adverse event rates of newer antidepressants. J Clin Psychopharmacol. 1999;19:416.

99. Marcy TR, Britton ML. Antidepressant-induced sweating. Ann Pharmacother. 2005;39:748–752.

100. Mercadante S. Hyoscine in opioid-induced sweating. J Pain Symptom Manage. 1998;15:214.

101. Romanelli F et al. Possibleparoxetine-inducedbruxism. Ann Pharmacother. 1996;30:1246.

102. Ellison JM, Stanziani P. SSRI-associated nocturnal bruxism in four patients. J Clin Psychiatry. 1993;54:432.

103. Rugh JD, Harlan J. Nocturnal bruxism and temporomandibular disorders. Adv Neurol. 1988;49:329.

104. Kirby D, Ames D. Hyponatremia and selective serotonin reuptake inhibitors in elderly patients. Int J Geriatr Psychiatry. 2001;16:484.

105. Arinzon ZH et al. Delayed recurrent SIADH associated with SSRIs. Ann Pharmacother. 2002;36:1175.

106. Leo RJ. Movement disorders associated with selective serotonin reuptake inhibitors. J Clin Psychiatry. 1996;57:449.

107. Caley CF. Extrapyramidal reactions and the selective serotonin-reuptake inhibitors. Ann Pharmacother. 1997;31:1481–1489.

108. Lane RM. SSRI-Induced extrapyramidal side-effects and akathisia: implications for treatment. J Psychopharmacol. 1998;12(2):192–214.

109. Levine LR et al. Use of a serotonin re-uptake inhibitor, fluoxetine, in the treatment of obesity. Int J Obes. 1987;11(Suppl 3):185.

110. Fava M et al. Fluoxetine versus sertraline and paroxetine in major depressive disorder: changes in weight with long-term treatment. J Clin Psychiatry. 2000;61:863–867.

111. Paton C, Ferrier IN. SSRIs and gastrointestinal bleeding. BMJ. 2005;331:529.

112. Anglin R et al. Risk of upper gastrointestinal bleeding with selective serotonin reuptake inhibitors with or without concurrent nonsteroidal anti-inflammatory use: a systematic review and meta-analysis. Am J Gastro-enterol. 2014;109:811–819.

113. Vidal X et al. Risk of upper gastrointestinal bleeding and the degree of serotonin reuptake inhibition by antidepressants: a case-control study. Drug Saf. 2008;31:159.

114. Lewis JD et al. Moderate and high affinity serotonin reuptake inhibitors increase the risk of upper gastrointestinal toxicity. Pharmacoepidemiol Drug Saf. 2008;17:328.

115. Depression Guideline Panel. Rockville, MD: Agency for Health Policy and Research, US Dept of Health and Human Services; 1993.

116. Felice D et al. When aging meets the blues: are the current antidepressants effective in depressed aged patients? Neurosci Biobehav Rev. 2015;55:478–497.

117. Warner CH et al. Antidepressant discontinuation syndrome. Am Fam Phy-sician. 2006;74:449–457.

118. Baldessarini RJ et al. Illness risk following rapid versus gradual discontinuation of antidepressants. Am J Psychiatry. 2010;167:934.

119. Davies S et al. Depression, suicide, and the national service framework. BMJ. 2001;322:1500–1501.

120. Judd LL. The clinical course of unipolar major depressive disorders. Arch Gen Psychiatry. 1997;54:989.

121. Nonacs R, Cohen LS. Depression during pregnancy: diagnosis and treatment options. J Clin Psychiatry. 2002;63:24.

122. Cohen LS et al. Relapse of major depression during pregnancy in women who maintain or discontinue antidepressant treatment [published correction

appears in JAMA. 2006;296:170]. JAMA. 2006;295:499.

123. Chaudron LH. Complex challenges in treating depression during pregnancy. Am J Psychiatry. 2013;170:12–20.

124. Louik C et al. First-trimester use of selective serotonin reuptake inhibitors and the risk of birth defects. N Engl J Med. 2007;356:2675.

125. Alwan S et al. Use of serotonin-reuptake inhibitors in pregnancy and the risk of birth defects. N Engl J Med. 2007;356:2684.

126. Berard A et al. First trimester exposure to paroxetine and risk of cardiac malformations in infants: the importance of dosage. Birth Defects Res B Dev Reprod Toxicol. 2007;80:18.

127. Laine K et al. Effects of exposure to selective serotonin reuptake inhibitors during pregnancy on serotonergic symptoms in newborns and cord blood monoamine and prolactin concentrations. Arch Gen Psychiatry. 2003;60:720.

128. Wisner KL et al. Does fetal exposure to SSRIs or maternal depression impact infant growth? Am J Psychiatry. 2013;170:485–493.

129. Einarson A et al. Rates of spontaneous and therapeutic abortions following use of antidepressants in pregnancy: results from a large prospective database. J Obstet Gynaecol Can. 2009;31:452.

130. O'Connor E et al. Primary care screening for and treatment of depression in pregnant and postpartum women. Evidence report and systematic review for the US Preventative Services Task Force. JAMA. 2016;315(4):388–406.

131. Yonkers KA et al. The management of depression during pregnancy: a report from the American Psychiatric Association and the American College of Obstetricians and Gynecologists. Gen Hosp Psychiatry. 2009;31:403.

132. Gentile S. The safety of newer antidepressants in pregnancy and breastfeeding. Drug Saf. 2005;28(2):138–152.

133. Spigstet O, Hagg S. Excretion of psychotropic drugs into breast milk: pharmacokinetic overview and therapeutic implications. CNS Drugs. 1998;9:111.

134. Wisner KL et al. Serum sertraline and n-desmethylsertraline levels in breast-feeding mother-infant pairs. Am J Psychiatry. 1998;155:690.

135. Greenblatt DJ et al. Human cytochromes and some new antidepressants: kinetics, metabolism and drug interactions. J Clin Psychopharmacol. 1999;19(5 Suppl 1):23S.

136. Preskorn SH. Clinically relevant pharmacology of selective serotonin reuptake inhibitors. An overview with emphasis on pharmacokinetics and effects on oxidative drug metabolism. Clin Pharmacokinet. 1997;32(suppl 1):1–21.

137. Preskorn SH et al. Comparison of duloxetine, escitalopram, and sertraline effects on cytochrome P450 2D6 function in healthy volunteers. J Clin Psychopharmacol. 2007;27(1):28–34.

138. Spina E et al. Clinically significant drug interactions with newer antidepressants. CNS Drugs. 2012;26(1):39–67.

139. Jefferson JW, Griest JH. Brussel sprouts and psychopharmacology: understanding the cytochrome P450 system. Psychiatr Clin North Am. 1996;3:205.

140. Igbal MM et al. Overview of serotonin syndrome. Ann Clin Psychiatr. 2012;24(4):310–318.

141. Graber MA et al. Sertraline-phenelzine drug interaction: a serotonin syndrome reaction. Ann Pharmacother. 1994;28:732.

142. Iruela LM et al. Toxic interaction of S-adenosylmethionine and clomipramine. Am J Psychiatry. 1993;150:522.

143. Lantz MS et al. St. John's wort and antidepressant drug interactions in the elderly. J Geriatr Psychiatry Neurol. 1999;12:7.

144. Sternbach H. The serotonin syndrome. Am J Psychiatry. 1991;148:705.

145. Nierenberg AA et al. Trazodone for antidepressant associated insomnia. Am J Psychiatry. 1994;151:1069.

146. Wilson SJ et al. British Association for Psychopharmacology consensus statement on evidence-based treatment of insomnia, parasomnias and circadian rhythm disorders. J Psychopharmacol. 2010;1–25.

147. Rush AJ et al. Acute and longer-term outcomes in depressed outpatients requiring one or several treatment steps: a STAR*D report. Am J Psychiatry. 2006;163:1905.

148. Paykel ES et al. Residual symptoms after partial remission: an important outcome in depression. Psychol Med. 1995;25:1171.

149. Gibson TB et al. Cost burden of treatment resistance in patients with depression. Am J Manag Care. 2010;16:370.

150. Brown WA, Harrison W. Are patients who are intolerant to one serotonin selective reuptake inhibitor intolerant to another? J Clin Psychiatry. 1995;56:30.

151. Thase ME et al. Citalopram treatment of paroxetine intolerant patients. Depress Anxiety. 2002;16:128.

152. Calabrese JR et al. Citalopram treatment of fluoxet-ineintolerant depressed patients. J Clin Psychiatry. 2003;64:562.

153. Rush AJ et al. Bupropion-SR, sertraline or venlafaxine-XR after failure of SSRIs for depression. N Engl J Med. 2006;354:1231.

154. Kamath J, Handratta V. Desvenlafaxine succinate for major depressive disorder: a critical review of the evidence. Expert Rev Neurother. 2008;8:1787.

155. Bymaster FP et al. Comparative affinity of duloxetine and venlafaxine for serotonin and norepinephrine transporters in vitro and in vivo, human serotonin receptor subtypes, and other neuronal receptors. Neuropsychopharmacology. 2001;25:871–880.

156. Auclair AL et al. Levomilnacipran (F2695), a norepinephrine-preferring SNRI: profile in vitro and in models of depression and anxiety. Neuropharmacology. 2013;70:338–347.

157. Deecher DC et al. Desvenlafaxine succinate: a new serotonin and norepinephrine reuptake inhibitor. J Pharmacol Exp Ther. 2006;318(2):657–665.

158. Nichols AI et al. Pharmacokinetics, pharmacodynamics, and safety of desvenlafaxine, a serotonin-norepinephrine reuptake inhibitor. J Bioequiv Availab. 2013;5(1):22–30.

159. Palmer EC et al. Levomilnacipran: as serotonin-norepinephrine reuptake inhibitor for the treatment of major depressive disorder. Ann Pharmacother. 2014;48(8):1030–1039.

160. Thase ME. Effect of venlafaxine on blood pressure: a meta-analysis of original data from 3744 patients. J Clin Psychiatry. 1998;59:502–508.

161. Wernicke J et al. An evaluation of the cardiovascular safety profile of duloxetine. Findings from 42 placebo-controlled studies. Drug Saf. 2007;30(5):437–455.

162. Thase ME et al. Effects of desvenlafaxine on blood pressure in patients treated for major depressive disorder: a pooled analysis. Curr Med Res Opin. 2015;31(4):809–820.

163. Liebowitz MR et al. A randomized, double-blind, placebo-controlled trial of desvenlafaxine succinate in adult outpatients with major depressive disorder. J Clin Psychiatry. 2007;68:1663–1672.

164. Deardorff WJ, Grossberg GT. A review of the clinical efficacy, safety and tolerability of the antidepressants vilazodone, levomilnacipran and vortioxetine. Expert Opin Pharmacother. 2014;15(17):2525–2542.

165. McIntyre RS et al. The hepatic safety profile of duloxetine: a review. Expert Opin Drug Metab Toxicol. 2008;4(3):281–285.

166. Dawson LA. The discovery and development of vilazodone for the treatment of depression: a novel antidepressant or simply another SSRI? Expert Opin Drug Disc. 2013;8(12):1529–1539.

167. Citrome L. Vortioxetine for major depressive disorder: an indirect comparison with duloxetine, escitalopram, levomilnacipran, sertraline, venlafaxine, and vilazodone, using nuber need to harm, and likelihood to be helped or harmed. J Affect Disord. 2016;196:225–233.

168. Wang G et al. Comparison of vortioxetine versus venlafaxine XR in adults in Asia with major depressive disorder: a randomized, double-blind study. Curr Med Res Opin. 2015;31(4):785–794.

169. Mahableshwarker AR et al. A randomized, double-blind, duloxetine-referenced study comparing efficacy and tolerability of 2 fixed doses of vortioxetine in the acute treatment of adults with MDD. Psychopharmacology (Berl). 2015;232:2061–2070.

170. Boulenger JP et al. Efficacy and safety of vortioxetine (Lu AA21004), 15 and 20 mg/day: a randomized, double-blind, placebo-controlled, duloxetine-referenced study in the acute treatment of adult patients with major depressive disorder. Int Clin Psychopharmacol. 2014;29(3):138–149.

171. Boinpally R et al. Influence of CYP3A4 induction/inhibition on the pharmacokinetics of vilazodone in healthy subjects. Clin Ther. 2014;36(11):1638–1649.

172. Pearce EF, Murphy JA. Vortioxetine for the treatment of depression. Ann Pharmacother. 2014;48(6):758–765.

173. Ascher JA et al. Bupropion: a review of its mechanism of antidepressant activity. J Clin Psychiatry. 1995;56:395.

174. Jain AK et al. Dupropion SR vs. placebo for weight loss in obese patients with depressive symptoms. Obes Res. 2002;10:1049.

175. Alvarez W, Pickworth KK. Safety of antidepressant drugs in the patient with cardiac disease: a review of the literature. Pharmacotherapy. 2003;23:754.

176. Roose SP et al. Cardiovascular effects of bupropion in depressed patients with heart disease. Am J Psychiatry. 1991;148:512.

177. De Boer T. The effects of mirtazapine on central noradrenergic and serotonergic neurotransmission [published correction appears in Int Clin Psychopharmacol. 1996;11:153]. Int Clin Psychopharmacol. 1995;10:19.

178. Wheatley DP et al. Mirtazapine: efficacy and tolerability in comparison with fluoxetine in patients with moderate to severe major depressive disorder. J Clin Psychiatry. 1998;59:306.

179. Watanabe N et al. Mirtazapine versus other antidepressants in the acute-phase treatment of adults with major depression: systematic review and meta-analysis. J Clin Psychiatry. 2008;69(9):1404–1415.

180. Versiani M et al. Comparison of the effects of mirtazapine and fluoxetine in severely depressed patients. CNS Drugs. 2005;19(2):137–146.

181. Guelfi JD et al. Mirtazapine versus venlafaxine in hospitalized severely depressed patients with melancholic features. J Clin Psychopharmacol. 2001;21:425.

182. Preston TC, Shelton RC. Treatment resistant depression: strategies for primary care. Curr Psychiatry Rep. 2013;15:370.

183. Ferguson JM et al. Reemergence of sexual dysfunction in patients with major

depressive disorder: double blind comparison of nefazodone and sertraline. *J Clin Psychiatry*. 2001;62:24–29.

184. Stahl S. Mechanism of action of trazodone: a multifunctional drug. *CNS Spectr*. 2009;14(10):536–546.

185. Sheehan DV et al. Extended-release trazodone in major depressive disorder: a randomized, double-blind, placebo-controlled study. *Psychiatry*. 2009;6(5):20–33.

186. Greene DS, Barbhaiya RH. Clinical pharmacokinetics of nefazodone. *Clin Pharmacokinet*.1997;33(4):260–275.

187. MacGillivray S et al. Efficacy and tolerability of selective serotonin reuptake inhibitors compared with tricyclic antidepressants in depression treated in primary care: systematic review and meta-analysis. *BMJ*. 2003;326:1014.

188. Katon W et al. Adequacy and duration of antidepressant treatment in primary care. *Med Care*. 1992;30:67.

189. Sclar D et al. Antidepressant pharmacotherapy: economic outcomes in a health maintenance organization. *Clin Ther*. 1994;16:715.

190. Tran PV et al. Dual monoamine modulation for improved treatment of major depressive disorder. *J Clin Psychopharmacol*. 2003;23:78–86.

191. Rabkin JG et al. Adverse reactions to monoamine oxidase inhibitors. Part II: treatment correlates and clinical management. *J Clin Psychopharmacol*. 1985;5:2.

192. Glassman AH. Cardiovascular effects of tricyclic antidepressants. *Annu Rev Med*. 1984;35:503.

193. Cassem N. Cardiovascular effects of antidepressants. *J Clin Psychiatry*. 1982;43:22.

194. Freyschuss U et al. Circulatory effects in man of nortriptyline, a tricyclic antidepressant drug. *Pharmacologia Clin*. 1970;2:68.

195. Glassman AH et al. Sertraline treatment of major depression in patients with acute MI or unstable angina [published correction appears in JAMA. 2002;288:1720]. *JAMA*. 2002;288:701.

196. Sauer WH et al. Selective serotonin reuptake inhibitors and myocardial infarction. *Circulation*. 2001;104:1894.

197. Serebrauny VL et al. Effect of selective serotonin reuptake inhibitors on platelets in patients with coronary artery disease. *Am J Cardiol*. 2001;87:1398.

198. Bigger JT, Jr et al. Cardiac antiarrhythmic effect of 5 imipramine hydrochloride. *N Engl J Med*. 1977;296:206.

199. Giardina EG, Bigger JT, Jr. Antiarrhythmic effect of imipramine hydrochloride inpatients with ventricular premature complexes with psychological depression. *Am J Cardiol*. 1982;50:172.

200. Muir WW et al. Effects of tricyclic antidepressant drugs on the electrophysiological properties of dog Purkinje fibers. *J Cardiovasc Pharmacol*. 1982;4:82.

201. Roose SP et al. Comparison of paroxetine and nortriptyline in depressed patients with ischemic heart disease. *JAMA*. 1998;279:287.

202. Montgomery SA. Antidepressants and seizures: emphasis on newer agents and clinical implications. *Int J Clin Pract*. 2005;12:1435–1440.

203. Castano-Monsalve B. Antidepressants in epilepsy. *Rev Neurol*. 2013;57(3):117–122.

204. Warnock JK, Morris DW. Adverse cutaneous reactions to antidepressants. *Am J Clin Dermatol*. 2002;3(5):329–339.

205. Zisook S. A clinical overview of monoamine oxidase inhibitors. *Psychosomatics*. 1985;26:240.

206. McGrath PJ et al. A placebo-controlled study of fluoxetine versus imipramine in the acute treatment of atypical depression. *Am J Psychiatry*. 2000;157:344.

207. Haefely W et al. Biochemistry and pharmacology of moclobemide, a prototype RIMA. *Psychopharmacology (Brel)*. 1992;106(Suppl):S6.

208. Amsterdam JD. A double-blind, placebo-controlled trial of the safety and efficacy of selegiline transdermal system without dietary restrictions in patients with major depressive disorder. *J Clin Psychiatry*. 2003;64:208–214.

209. Robinson DS, Amsterdam JD. The selegiline transdermal system in major depressive disorder: a systematic review of safety and tolerability. *J Affect Disord*. 2008;105:15–23.

210. Murphy DL et al. Monoamine oxidase-inhibiting antide-pressants: a clinical update. *Psychiatr Clin North Am*. 1984;7:549.

211. Kronig MH et al. Blood pressure effects of phenelzine. *J Clin Psychopharmacol*. 1983;3:307.

212. Salzman C. Clinical guidelines for the use of antidepressant drugs in geriatric patients. *J Clin Psychiatry*. 1985;46(10, pt 2):38.

213. Mallinger AG et al. Pharmacokinetics of tranylcypromine in patients who are depressed: relationship to cardiovascular effects. *Clin Pharmacol Ther*. 1986;40:444.

214. Robinson DS et al. Clinical pharmacology of phenelzine. *Arch Gen Psychiatry*. 1978;35:629.

215. Mitchell JE, Popkin MK. Antidepressant drug therapy and sexual dysfunction in men: a review. *J Clin Psychopharmacol*. 1983;3:76.

216. Zhou X et al. Comparative efficacy, acceptability, and tolerability of augmentation agents in treatment-resistant depression: systematic review and network meta-analysis. *J Clin Psychiatry*. 2015;76(4):e487–e498.

217. McIntyre RS et al. Treatment-resistant depression: definitions, review of the

218. Rothschild A. Challenges in the treatment of major depressive disorder with psychotic features. *Schizophr Bull*. 2013;39(4):787–796.

219. Bauer M et al. Lithium augmentation in treatment-resistant depression: meta-analysis of placebo-controlled trials [published correction appears in J Clin Psychopharmacol. 2000;20:287]. *J Clin Psychopharmacol*. 1999;119:427.

220. Altshuler LL et al. Does thyroid supplementation accelerate tricyclic antidepressant response? A review and meta-analysis of the literature. *Am J Psychiatry*. 2001;158:1617.

221. Nierenberg AJ et al. A comparison of lithium and T3 augmentation following two failed medication treatments for depression: a STAR-D report. *Am J Psychiatry*. 2006;163:1484.

222. Shelton RC et al. Therapeutic options for treatment-resistant depression. *CNS Drugs*. 2010;24:131.

223. Centers for Disease Control and Prevention. Mental health surveillance among children-United States, 2005-2011. *MMWR*. 2013;62(suppl 2):1–39.

224. Choe CJ et al. Depression. *Child Adolesc Psychiatr Clin N Am*. 2012;21:807–829.

225. Hetrick SE et al. Selective serotonin reuptake inhibitors (SSRIs) for depressive disorders in children and adolescents. *Cochrane Database Syst Rev*. 2007;3:art no. CD004851.

226. Hetrick SE et al. Newer generation antidepressants for depressive disorders in children and adolescents. *Cochrane Database Syst Rev*. 2012;11:art no. CD004851.

227. American Academy of Child and Adolescent Psychiatry Official Action. Practice parameter for the assessment and treatment of children and adolescents with depressive disorders. *J Am Acad Child Adolesc Psychiatry*. 2007;46(11):1503–1526.

228. Cheung AH et al. Guidelines for adolescent depression in primary care (GLAD-PC): II. Treatment and ongoing management. *Pediatrics*. 2007;120(5):e1313–e1326.

229. Wagner KD et al. A double-blind, randomized, placebo-controlled trial of escitalopram in the treatment of pediatric depression. *J Amer Acad Child Adolesc Psychiatry*. 2006;45(3):280–288.

230. Hazell P, Mirzaie M. Tricyclic drugs for depression in children and adolescents. *Cochrane Database Syst Rev*. 2013;6:CD002317.

231. Bridge JA et al. Clinical response and risk for reported suicidal ideation and suicide attempts in pediatric antidepressant treatment. A meta-analysis of randomized controlled trials. *JAMA*. 2007;297(15):1683–1696.

232. Schneeweiss S et al. Comparative safety of antidepressant agents for children and adolescents regarding suicidal acts. *Pediatrics*. 2010;125(5):876–888.

233. Isacsson G, Ahlner J. Antidepressants and the risk of suicide in young persons-prescription trends and toxicological analyses. *Acta Psychiatr Scand*. 2014;129:296–302.

234. Worsening depression and suicidality in patients being treated with antidepressants. U.S. Food and Drug Administration Web site. http://www.fda.gov/downloads/Drugs/DrugSafety/InformationbyDrugClass/UCM173233.pdf. Accessed April 24, 2016.

235. Treatment for Adolescents With Depression Study (TADS) Team. Fluoxetine, cognitive-behavioral therapy, and their combination for adolescents with depression. Treatment for adolescents with depression study (TADS) randomized controlled trial. *JAMA*. 2004;292:807–820.

236. Shanmugham B et al. Evidence-based pharmacologic interventions for geriatric depression. *Psychiatr Clin North Am*. 2005;28:821–835.

237. Juurlink D et al. Medical illness and the risk of suicide in the elderly. *Arch Intern Med*. 2004;164:1179–1184.

238. Reding M et al. Depression in patients referred to a dementia clinic: a three year prospective study. *Arch Neurol*. 1985;42:894.

239. Meyers BS, Bruce ML. The depression-dementia conundrum. *Arch Gen Psychiatry*. 1998;55:102.

240. Green RC et al. Depression as a risk factor for Alzheimer disease. *Arch Neurol*. 2003;60:753.

241. Cummings JL. Dementia and depression: an evolving enigma. *J Neuropsychiatry Clin Neurosci*. 1989;1:236.

242. Jacob S, Spinler SA. Hyponatremia associated with selective serotonin-reuptake inhibitors in older adults. *Ann Pharmacother*. 2006;40:1618–1622.

243. Asberg M et al. Relationship between plasma level and therapeutic effect of nortriptyline. *BMJ*. 1971;3:331.

244. Glassman AH et al. Clinical implications of imipramine plasma levels for depressive illness. *Arch Gen Psychiatry*. 1977;34:197.

245. Nelson JC et al. Desipramine plasma concentrations and antidepressant response. *Arch Gen Psychiatry*. 1982;39:1419.

246. Ziegler VE et al. Amitriptyline plasma levels and therapeutic response. *Clin Pharmacol Ther*. 1976;19:795.

247. Moyes IC et al. Plasma levels and clinical improvement—a comparative study of clomipramine and amitriptyline in depression. *Postgrad Med J*. 1980;56(Suppl 1):127.

218. Rothschild A. Challenges in the treatment of major depressive disorder with psychotic features. evidence, and algorithmic approach. *J Affect Disord*. 2014;156:1–7.

248. Robinson DS et al. Plasma tricyclic drug levels in amitriptyline-treated depressed patients. *Psychopharmacology*. 1979;63:223.

249. The use of laboratory tests in psychiatry: tricyclic antidepressants—blood level measurements and clinical outcome. An APA Task Force Report. *Am J Psychiatry*. 1985;142(2):155–162.

250. Linder MW, Keck PE, Jr. Standards of laboratory practice: antidepressant drug monitoring. *Clin Chem*. 1998;44:1073.

251. Robinson MJ et al. Depression and pain. *Front Biosci (Landmark Ed)*. 2009;14:5031–5051.

252. Rijavec N, Grubic VN. Depression and pain: often together but still a clinical challenge—a review. *Psychiatr Danub*. 2012;24(4):346–352.

87

第 87 章　双相障碍

Megan J. Ehret and Charles F. Caley

核心原则

		章节案例
1	双相障碍(bipolar disorder,BD)是慢性进行性疾病,发生于4%的人群,以交替出现躁狂和抑郁为特点。应激性生活事件、物质滥用、治疗依从性差和药物是双相障碍的常见诱因。	案例87-1(问题1~问题3)
2	躁狂发作主要表现为心境高涨、易激惹、目标导向的活动增多、自我评价过高、判断力受损和活动增多。	案例87-1(问题1) 案例87-2(问题1)
3	双相障碍的抑郁发作和抑郁障碍的诊断标准相同,包括抑郁心境、兴趣减退、无价值感、注意力不能集中和反复出现自杀的想法。	案例87-7(问题1)
4	丙戊酸盐、锂盐或非典型抗精神病药是急性躁狂的一线治疗药物。根据症状的严重程度,选择单药治疗或联合用药。	案例87-1(问题4和5) 案例87-2(问题1) 案例87-5(问题2) 案例87-6(问题1)
5	锂盐、拉莫三嗪、喹硫平、鲁拉西酮或这些药物联合使用,是治疗双相抑郁的适宜药物。	案例87-7(问题1)
6	双相障碍的维持治疗很有必要,其目的在于防止疾病的进展。临床标准方案是继续急性期的治疗,逐渐将治疗方案简单化。如果可以,以锂盐、拉莫三嗪、丙戊酸盐或非典型抗精神病药单药治疗。	案例87-5(问题1) 案例87-8(问题1和2)
7	治疗双相障碍的药物有较多的不良反应,对患者的依从性有所影响。在选用药物时应考虑患者曾经使用哪些药物治疗有效、患者的偏好和长期使用的耐受性。对于某些药物,常规要求通过血药浓度和实验室检查来监测不良反应。	案例87-1(问题6~8) 案例87-2(问题1~8) 案例87-3(问题1) 案例87-4(问题1和2)
8	非药物治疗包括电休克治疗和草药类膳食补充剂也是治疗双相障碍的重要备选。	案例87-8(问题3和4)

引言

双相障碍(bipolar disorder,BD),也称为躁郁症,是一种死亡率较高的严重精神疾病,常被误诊而得不到合适的治疗[1,2]。BD自杀率高,占用了大量的医疗资源和公共援助[3]。全球疾病负担排行中,BD超过了许多慢性疾病如艾滋病、糖尿病和哮喘[4]。

流行病学

在美国,DSM-IV-TR定义的双相Ⅰ型障碍12个月的患病率估计为0.6%;双相Ⅱ型障碍更为常见,患病率为0.8%[5]。双相谱系障碍的患病率为4.4%,包括双相Ⅰ型、

双相Ⅱ型和阈下BD(如未特定的BD)[8]。双相Ⅰ型和双相Ⅱ型以女性患者多见,阈下BD则以男性多见[6]。BD具有家族性发病的特点,一级亲属的发病率是普通人群的11倍[7]。双胞胎的研究进一步支持了连锁遗传。Goodwin和Jamison的研究发现,单卵双生双胞胎疾病发生率的一致率(先证者的单卵双胞胎的患病率)为63%,而异卵双胞胎只有13%[7]。

1991—2009年,美国因BD造成的经济负担估计达1 510亿美元[8]。直接花费,如住院、门诊和药物占总额的20%。剩余的80%都是间接的,如患者失去工作能力和照料者的负担。

双相谱系障碍首次发病的平均年龄为21岁[6]。双相Ⅰ型的首次发病年龄最小,平均为18岁;双相Ⅱ型20岁;

阈下 BD 22 岁[6]。大约有 20% ~ 30% 的新发病例是 10 ~ 15 岁的儿童[9,10]。老年人中 BD 发病很罕见,60 岁以上的新发病例数急剧下降。老年人出现躁狂应引起医师的重视,应查明是否由其他疾病引起[11]。

患者的首发症状可能是任何心境发作。需要注意的是,75% 的患者在出现多次抑郁发作后才发展为躁狂发作[9]。在病程早期,这部分患者被误诊(主要被误诊为抑郁障碍)的现象十分常见,大概 70% 的患者会被误诊[9]。高达 1/4 的患者在得到正确诊断前已接受过 5 位医师的诊断。造成误诊的最主要原因是没有重视躁狂症状,通常患者并不认为躁狂症状是个问题[9]。

BD 是一种复发性疾病,与 BD 无关的单次躁狂发作病例少于 10%[12]。大多数 BD 患者在他们终生的病程当中发生过被发作间期(稳定的心境)分隔的多次躁狂、轻躁狂和抑郁发作。大多数情况下,躁狂发生在抑郁发作之前或紧随其后[12]。在首次发病到确诊或第一次住院治疗,通常需要 5 ~ 10 年的时间[11]。

病程以发作类型、发作间隔时间、复发频率、发作的严重程度和主要的综合征(躁狂、轻躁狂或抑郁)为特征。这些因素在整个病程中并不是固定不变的。例如,患者在经历轻躁狂或躁狂前可能会经历烦躁不安和抑郁发作。通常,心境稳定的间隔期和循环周期长度随着发作次数的增加而缩短。病程随着时间发展,反复交替出现抑郁和躁狂或轻躁狂发作,而无心境稳定间隔期存在。

快速循环(rapid cycling),BD 的一种标注,可发生在双相 I 型和双相 II 型的患者,定义为患者每年至少经历 4 次心境障碍发作。20% 的 BD 病例发生快速循环,女性更易发生[13]。快速循环型 BD 患者常规治疗一般难以起效,由于心境的快速改变带来极高的死亡率。

BD 的预后,即使经过治疗后仍不容乐观,73% 的 BD 患者症状缓解后会在 5 年内复发。并且将近一半的患者在发作时伴有严重情绪症状,只有少于 20% 的患者症状缓解比较满意或仅残留轻微症状[14]。

病理生理学

BD 是一种复杂的疾病,涉及发育、遗传、神经生物学和心理因素[15]。神经影像学研究已经证实诊断为 BD 的患者存在神经化学、解剖学和功能上的异常[16]。最近的研究表明,突触和回路功能的改变可以解释情绪和认知的变化,而非之前的个体神经递质功能障碍理论[17]。环境或心理社会、压力源、免疫因素和睡眠功能障碍与 BD 有关,并可能对病程产生负面影响[18-22]。

临床表现

BD 的危险因素包括有心境障碍的家族史、围产期压力、头部创伤、环境因素(包括昼夜节律紊乱)及社会心理和身体压力。最近对已发表的 16 份不同研究设计的报告进行的系统评价表明,BD 的早期阶段和可疑的前驱状态包括:早发性的惊恐发作和惊恐障碍、分离焦虑、广泛性焦虑障碍、注意缺陷多动障碍、行为症状和障碍[23]。

躁狂发作(manic episodes)一般从发生睡眠模式的改变开始,伴有心境高涨。主要症状包括语量增多、整夜保持清醒以及做事虎头蛇尾。躁狂通常具有思维紊乱的特点,表现为"思维奔逸"(语速快,在多种想法或话题间快速转换)并有夸大妄想症状(对于特殊力量、知识、能力、重要性或身份的错误概念)。躁狂患者的行为具有侵犯、喧哗、紧张、易激惹、怀疑和挑衅的特点。患者常常表现为判断力受损,举例来说,他们会在注定失败的商业项目中消耗大量金钱、性滥交、物质滥用或者触犯法律。

躁狂症状在数天至 1 周多的时间内逐渐发展,历经 3 个阶段[24]。阶段 I 以欣快、易激惹、情绪不稳定、夸张、过度自信、思维奔逸、精神运动性激越以及语速和语量增多为特点。阶段 I 对应轻躁狂发作,阶段 II 的特点是烦躁不安(极度不舒服和不安的感觉)、敌意、愤怒、妄想以及认知混乱。阶段 II 对应躁狂的急性期,许多患者的症状发展不超过这一时相。某些患者可发展到阶段 III,即躁狂发作发展到一种很难鉴别的精神病性状态。处于阶段 III 的患者会感觉恐惧和惊慌,他们的行为怪异,精神活动错乱并可能出现幻觉。患者从简单的思维混乱转向思维不连贯和定向力障碍。躁狂发作是逐渐发展的过程,症状的缓解也是逐渐的过程。首先是精神症状逐渐消失,易激惹、偏执和过度行为仍然持续存在。最后,残留症状如话多、富有感染力和烦躁不安也会随时间逐渐缓解。

虽然 BD 的抑郁发作与单相抑郁的诊断标准相同,但双相抑郁的主要症状还是有一些不同。与单相抑郁相比,双相抑郁(尤其是 I 型)更多表现为情绪不稳定、精神病性特征、精神运动迟缓和共病物质滥用[25];更容易出现焦虑、激越、失眠、躯体化症状和体重下降[25]。

混合状态很常见,可能代表双相障碍更严重的阶段。混合发作与发病年龄较小有关,经常出现精神病性症状,较高的共病率,达到缓解的时间更长,是自杀的主要风险[26-28]。

Salvatore 等[29]明确了混合发作的三大主要症状:躁狂性木僵、激越性抑郁和伴有思维贫乏的躁狂。躁狂性木僵,最重要的一种混合状态,表现为心境高涨伴有精神运动性抑制(木僵)和思维迟滞[29]。激越性抑郁,表现为心境低落伴有精神运动性兴奋和思维奔逸。伴有思维贫乏的躁狂,表现为心境高涨伴有精神运动性兴奋和思维迟滞。混合状态可突然发生,或作为抑郁发作或躁狂发作的转换阶段,持续时间可短至数日,也可能是慢性病程,持续数周到数月。

BD 患者有较高的死亡率,由自然和非自然因素所导致。心血管疾病是自然死亡的主要原因[30]。BD 患者中,心血管疾病的死亡率估计是普通人群的 2 倍[31-33];脑血管疾病、冠心病(急性心肌梗死)和心脏骤停(心室颤动)的发生率均增加[33]。自杀(主要在抑郁和混合发作期)和危险行为(主要在躁狂和轻躁狂发作期)是非自然性死亡的主要原因。自杀行为是一个复杂的问题,可能取决于环境条件和 BD 固有的危险因素,目前有关自杀风险的证据可能会受到多种危险因素的质疑[34]。据报道,多达 25% ~ 50%

的 BD 患者有企图自杀的终生风险,而完成自杀的终身风险可能高达 17%～19%[35]。在 BD 的报道中,经过最严格的估算,完成自杀的发生率在男性为 7.8%,女性为 4.8%[36]。既往自杀未遂和绝望感是自杀死亡的主要危险因素[21]。非致死性自杀行为的高危因素包括:家族自杀史、首发年龄小、发作程度严重、混合发作、快速循环、共病其他精神障碍和物质滥用[37]。在 BD 经过适宜的治疗后,由心血管疾病或自杀导致的死亡率明显下降[14]。

大约 42% 的 BD 患者共病物质滥用障碍[6]。BD 患者中,共病物质滥用障碍的终身患病率,双相 I 型估计为 40%,双相 II 型估计为 20%[38]。BD 共病酒精滥用的估计为 50%,共病大麻滥用的估计为 30%[39,40]。快速循环型和躁狂伴焦虑患者物质滥用的发生率最高[41]。如果滥用活性物质,会增加 BD 的治疗难度。持续的活性物质中毒和戒断状态不仅影响 BD 的病程,还会被误诊为心境障碍发作。症状反复出现,容易产生治疗抵抗,导致更多暴力和自杀行为[42]。想要达到最好的治疗结果,就必须同时对 BD 和物质滥用同时进行治疗。

BD 患者很可能会经历来自生活中各个方面的压力和剧变,包括婚姻关系、职业生涯和财务问题。88% 的 BD 患者住过 1 次院,66% 住过至少 2 次院[43]。BD 患者的离婚率是普通人群的 2～3 倍。患者们会抱怨与家人关系很糟,将近 75% 的患者认为家人对 BD 的认识不足[9]。患者怪异的、不合时宜而且不可靠的行为会影响到工作。一项研究显示,60% 的患者被解雇,88% 的患者认为疾病的影响使他们不能出色地完成工作,63% 的患者觉得他们被区别对待了[9]。BD 患者常由于过度消费造成财务和法律上的问题,包括违法、物质滥用和高风险行为。

诊断

心境障碍中的 BD,其诊断标准来自《精神障碍诊断与统计手册(第 5 版)》(*Diagnostic And Statistical Manual of Mental Disorders*,Fifth Edition,DSM-5)[12]。BD 间断性发作的心境障碍被定义为伴有各种标注的躁狂发作、轻躁狂发作或抑郁发作,包括混合特征和快速循环。

躁狂(manic)以及轻躁狂(hypomanic)发作(表 87-1)都具有明确的、异常的和持续性的情感高涨、自大狂妄或易激惹的特点及持续的目标导向的活动增多或精力旺盛[12]。当然,轻躁狂发作的程度比躁狂发作要轻。躁狂发作的严重程度足以导致职业功能、社会活动和生活功能明显受损,影响躯体健康状况,患者需要入院治疗[12]。虽然躁狂发作和轻躁狂发作是 BD 的特征性症状,但抑郁发作一般是主要的而且首发的症状[44,45]。BD 和抑郁障碍关于抑郁发作的诊断标准是一样的(见第 86 章)[12]。

至少经历过 1 次或多次躁狂发作的患者,无论有或没有抑郁发作均诊断为双相 I 型障碍(bipolar I disorder)。至少有 1 次轻躁狂发作和至少 1 次抑郁发作(无躁狂或混合发作病史)的患者则诊断为双相 II 型障碍(bipolar II disorder)[12]。

表 87-1

DSM-5 躁狂发作的诊断标准[a]

1. 一段时间内,出现明显异常且持续的心境高涨、膨胀或易激惹,或持续的目标导向的活动增多或精力旺盛 ≥1 周(若必须住院治疗则不强调病程持续时间)

2. 在心境紊乱、精力旺盛或活动增加的时期内,至少存在 3 项以下症状持续存在(如果心境仅是易激惹,则为 4 项),且达到显著的程度
   - 自我评价过高或夸大
   - 睡眠需求减少(例如,仅 3 小时睡眠,就精神饱满)
   - 比平时更健谈或有持续讲话的压力感
   - 意念飘忽或主观感受到思维奔逸
   - 随境转移(注意太容易被不重要的或无关的外界刺激所吸引)
   - 目标导向的活动增多(社交的、工作、学习或性活动)或精神运动性激越
   - 过度地参与那些图一时快乐很可能带来痛苦后果的高风险活动(如无限制的购物、轻率的性行为或者愚蠢的商业投资)

3. 这种心境紊乱严重到足以导致显著的社会或职业功能损害,或必须住院以防止伤害自己或他人,或者有精神病性特征

4. 这种发作不能归因于某种物质的生理效应(如滥用毒品、药物、其他治疗)或由其他躯体疾病所致(如甲状腺功能亢进)

[a] 轻躁狂发作的诊断标准和躁狂相同,但症状只要求至少持续 4 日,其程度不致造成社会功能和工作能力严重受损,也不要求必须住院治疗,也不伴有精神病性症状。

由抗抑郁治疗(例如药物,电休克治疗,光照治疗)所致的类躁狂发作或类轻躁狂发作,不应诊断为双相障碍。

来源:American Psychiatric Association. Mood disorders. In:American Psychiatric Association,ed. *Diagnostic and Statistical Manual of Mental Disorders*. 5th ed. Text Revision. Washington,DC:American psychiatric Association;2013;123,124.

环性心境障碍(cyclothymic disorder)的诊断适用于至少 2 年的时间内经历过轻躁狂和心境恶劣的时期,但不符合躁狂、轻躁狂发作或抑郁发作的诊断标准。

DSM-5 采用了一系列的描述方法称为标注来更深入地说明病程和患者最近的发作特点。近期的发作首先被分为轻躁狂发作、躁狂发作或抑郁发作。伴混合特征的诊断,当患者符合躁狂或轻躁狂发作的全部诊断标准,在目前或最近一次躁狂或轻躁狂发作的大多数日子里,存在至少 3 项抑郁症状;或者患者符合抑郁发作的全部诊断标准,在目前或最近一次抑郁发作的大多数日子里,存在至少 3 项躁狂或轻躁狂发作的症状。再根据症状的严重程度(轻度、中度和重度)、精神病性症状出现的特征(发作间期部分或者全部缓解)、是否伴有围产期紧张症及围产期发病来诊断。其他标注表明了关于疾病类型的信息。举例来说,有些患者在 1 年中特定的时间(通常为冬天)里发生抑郁发作,或是在特定的季节里发生从抑郁发作到躁狂发作的转换,即伴

季节性模式。快速循环发作的标注适用于在先前的 12 个月内至少有 4 次符合躁狂、轻躁狂或抑郁发作诊断标准的心境发作[12]。

治疗概述

在最近的 15~20 年，已经出版了几个治疗指南。最近的治疗指南由以下机构出版：美国退伍军人事务部［Department of Veterans Affairs（2010）］，英国精神药理协会［British Association for Psychopharmacology（2016）］，加拿大情绪和焦虑治疗网络［Canadian Network for Mood and Anxiety Treatments，CANMAT］，世界生物精神病学会联合会［World Federation of Societies of Biological Psychiatry，WFSBP）］，以及哈佛南岸计划［Harvard South Shore Program（2010/4）］[35,46-50]。建议读者将已发表的疗效研究按照双相（Ⅰ型 vs Ⅱ型），心境发作（躁狂、混合、抑郁）和治疗时期（急性期与维持期）来分类。根据出版的时间，治疗指南可反映出以上这些标注。此外，在这些临床分类中，通常有不平衡的已发表的证据支持这些治疗建议。

建议读者在参考已发布的 BD 疗效研究和指南时，首先考虑急性期或者慢性期的治疗，然后才是躁狂发作与抑郁发作。

贯穿疾病各个阶段的治疗目标很多，包括控制急性症状、达到症状缓解、恢复正常功能、预防复发和预防自杀[11]。对于躁狂和抑郁发作的急性期治疗和预防以后发作的巩固期治疗都需要考虑个体化的特点。治疗方案的制订应考虑到目前的症状、既往治疗史、患者的偏好、共病情况和物质滥用情况。

急性轻躁狂或躁狂发作的首次治疗，应选用疗效明确的抗躁狂药物如锂盐（lithium）、丙戊酸盐（valproate，VPA）或非典型抗精神病药（atypical antipsychotic，AAP）。在躁狂的发作期，短期辅助使用苯二氮䓬类可以控制激惹症状并改善睡眠[11]。对于严重的躁狂症状或者足量单药治疗（一般 1~2 周）仍只有部分缓解者，推荐锂盐、VPA 或一种抗精神病药两种药物联合治疗[46]。卡马西平（carbamazepine，CBZ）或典型（第一代）抗精神病药也是抗躁狂治疗的一种选择，两种药物联合治疗效果更好。对于难治性 BD 患者，推荐采用电休克治疗（electroconvulsive therapy，ECT）、氯氮平（clozapine）或 3 种药物联用，即锂盐+抗惊厥药物（CBZ、奥卡西平或 VPA）+AAP。当使用药物联用时，应选用不同类别的药物。拉莫三嗪不建议用于治疗急性躁狂。

对于急性混合状态，VPA 或 AAP 的疗效优于锂盐。如果 VPA 或者一种 AAP 单药治疗的效果不佳，推荐这两种药物联合使用。

治疗双相抑郁的理想药物应该能快速产生抗抑郁作用，并且有效预防抑郁发作的再次发生，同时不会诱发转躁或快速循环发作。由于双相抑郁发作具有病程长和易复发的特点，药物长期服用的耐受性就尤为重要。一线治疗方案根据选择的指南而有所不同，但都包括：锂盐、拉莫三嗪、鲁拉西酮、奥氮平或喹硫平单药治疗；锂盐、丙戊酸或奥氮平与一种选择性 5-羟色胺再摄取抑制剂（SSRI）；锂盐与丙

戊酸；锂盐或丙戊酸与安非他酮[47-52]。后续的治疗在指南上又有所不同，但包括上述选择的不同组合。其他选择包括辅助使用莫达非尼或其他抗抑郁药。三线治疗方案包括卡马西平、ECT、锂盐与普拉克索、MAOI 或 TCA。读者可参考具体的指南了解完整的详细信息。

BD 的巩固治疗延续急性期的治疗方案，逐渐简化治疗药物直至只使用锂盐或 VPA 或拉莫三嗪单药治疗。许多种 AAP 巩固治疗 BD 有效，如奥氮平、喹硫平、阿立哌唑和注射用利培酮长效针剂，但长期使用有发生代谢和神经系统并发症的风险[48]。不管选用哪种治疗方案，服药依从性对长期的康复来说至关重要。患者和其照料者应一起积极讨论没有坚持服药的原因，如矛盾的心理、药物不良反应、缺乏自知力、不愿放弃躁狂发作所带来的精力充沛和高涨的感觉[11]。建议患者保持规律的日常活动，固定睡觉和起床时间，正常饮食，常规运动和按照时间表来进行活动，维持稳定的生活。

临床评估

临床表现和诊断

案例 87-1

问题 1：T. R. ，25 岁男性，由妻子 A. R. 伴随来到门诊。在带 T. R. 来诊所之前，A. R. 曾电话告诉了医师 T. R. 最近的情况。3 周前，T. R. 从工作了一整个冬天的地方结束了一个钓螃蟹的旅行返回家中，在那之前他一切还很正常。为了缓解工作压力，他从同事那里借来一些"神经药丸"。从那时起，T. R. 的举止越来越"野蛮"。他晚上睡得越来越晚，经常在凌晨 2 点钟或 3 点钟时冲进卧室，有时会大声吵醒 A. R. 。他时不时送给 A. R. 他们原本负担不起的昂贵礼物。他经常跳到床上并开始大声唱 A. R. 喜欢的歌。A. R. 还提到 T. R. 在这段时间里总是有性要求，事后睡上 2~3 个小时，起床的动静很大，然后离开家。

在过去的几周，T. R. 开车莽撞，远远超过了限速要求。警察要求他靠边停车了很多次，给他开了很多罚单，不只是超速驾驶，还有闯红灯，跨越双黄线。上周，当老板给他打电话表示很担心他的行为时，T. R. 就说他要辞职。他写了一份凌乱无逻辑的辞职报告，至少有 10 页长，并叫 24 小时工作的航空邮递将这一报告送到老板处（就在距离他约 4 800m 处），随后在快递员来取走报告前，他却离家出走了。数小时后 T. R. 开了一辆崭新的名牌车回家，穿着昂贵的套装和红色牛仔靴，戴着插有大羽毛的亮绿色帽子。他告诉 A. R. 他有了一份新工作，这份工作可让他成为百万富翁。昨晚，A. R. 在清理衣物时发现在他裤子口袋里装有大量现金。当晚他没有回家，在凌晨 4 点钟打电话给 A. R. 说要收拾行李去达拉斯，他将要成为达拉斯职业足球队的主教练。

到达诊所后，T. R. 强调"我不需要医师，我很棒"，然后他突然开始唱歌。他衣着华丽但蓬头垢面。他亲切地拥抱了他的医师（陌生人），他坐不住、不肯听别人讲话。他言语急促，声音很大；不能将话讲完整或表达完整的意思，他说话押韵而且含有双关语。他的情绪明显高涨，在检查过程中还越来越易激惹。他对人物和地点有定向力，但认为现在是第二日。他的智商看起来处于平均水平。当要求他解释一句谚语时，T. R. 变得非常生气，将椅子从屋子一端扔到另一端。T. R. 的哪些表现符合躁狂发作的诊断？

躁狂发作的特点是心境、行为、认知和感知觉的改变（见表 87-1）[24]。T. R. 最初的表现是心境高涨。他精力充沛并表达他的感觉很好。但是，躁狂症患者通常表现为心境的不稳定性，他们可能会变得易激惹并且容易沮丧，特别在遇到困难的时候。当医师问诊时，T. R. 变得易激惹并非常愤怒。他迅速出现的悲伤和愤怒的情绪进一步证实了他心境的波动。

T. R. 的表现符合躁狂患者典型的行为以及言语特征。他睡眠需求减少、行为鲁莽、过度活跃。他的语速很快，声音很大并充满押韵和双关语，通过唱歌来表达情感。他处于"思维奔逸"状态，其言语会从一个话题快速转换到另一个话题。躁狂患者的行为通常具有过度夸张的特点，T. R. 衣着华丽，拥抱医师，写了很长的辞职信，距离很近却使用快递，送他妻子昂贵的礼品。

急性躁狂发作常出现夸大妄想，本质上是有不切实际的或带有宗教色彩、妄自尊大、认为自己拥有巨大的财富或能完成特殊使命。例如，T. R. 对挣钱的计划、对唱歌水平的自信和得到一个职业足球队教练的位置。躁狂患者通常行为混乱，无法完成任务。他们总是从一个念头转换到另一个念头，或由一个计划转换到另一个计划。在这个病例中，T. R. 不注重个人卫生，并忘记发出他的辞职信。

诱发因素

案例 87-1，问题 2：什么因素致使 T. R. 在这段时间里出现躁狂发作？

T. R. 正处于疾病好发的年龄。同时，躁狂发作往往是由社会心理问题和反复出现的生活压力所引起的[7]。工作时间长和睡眠减少可能是发展成躁狂发作的一个诱发因素。

很多药物和临床状态能够诱发躁狂发作（表 87-2）[29-50]。最为常见的引起躁狂发作的药物是影响单胺类神经递质的药物，例如抗抑郁药和兴奋性药物[53]。皮质类固醇类、合成代谢类固醇、异烟肼（isoniazid）、左旋多巴（levodopa）、咖啡因和非处方兴奋性药物均可诱发或加重躁狂。

表 87-2

已有报道可引起躁狂的药物[53-74]

抗惊厥药	加巴喷丁，拉莫三嗪，托吡酯
抗抑郁药	单胺氧化酶抑制剂，TCA，SSRI，SNRI，安非他酮，奈法唑酮，曲唑酮，米氮平，沃替西汀
抗菌药	克拉霉素，氧氟沙星，磺胺甲基异噁唑，红霉素，异烟肼，甲硝唑，齐多呋定，依法韦仑
抗帕金森病药	左旋多巴，金刚烷胺，溴隐亭
抗焦虑药/安眠药	丁螺环酮，阿普唑仑，三唑仑
非典型抗精神病药	阿立哌唑，奥氮平，喹硫平，利培酮，齐拉西酮
CNS 兴奋剂	咖啡因，可卡因，哌甲酯，苯丙胺
滥用药物	大麻，PCP，LSD
内分泌系统药物	皮质类固醇激素，甲状腺补充剂，雄激素
草药	圣约翰草，SAMe，蟾蜍，ω-3 脂肪酸，色氨酸
拟交感神经药	麻黄碱，苯丙醇胺，伪麻黄碱，苯肾上腺素
其他制剂	西咪替丁，曲马多，西布曲明

CNS，中枢神经系统；LSD，麦角二乙酰胺；PCP，苯环己哌啶；SAMe，S-腺苷基甲硫氨酸；SNRI，5-羟色胺和去甲肾上腺素再摄取抑制剂；SSRI，选择性 5-羟色胺再摄取抑制剂；TCA，三环类抗抑郁药

案例 87-1，问题 3：如果 T. R. 借来的"神经药丸"是抗抑郁药，是否引起了他的躁狂发作？

抗抑郁剂是常给双相抑郁患者处方的药物（35% ~ 40%）[47]。抗抑郁剂的使用存在争议，有意见指出抗抑郁剂缺乏疗效、破坏心境，并可引起转躁。目前，主要的抗抑郁药包括单胺氧化酶抑制剂（monoaminoxidase inhibitors，MAOI）、三环类抗抑郁药（tricyclic antidepressants，TCA）、5-羟色胺再摄取抑制剂（selective serotonin reuptake inhibitors，SSRI）和 5-羟色胺/去甲肾上腺素再摄取抑制剂（serotonin and norepinephrine reuptake inhibitors，SNRI）与诱发 BD 患者转躁有关[54]。尽管转躁风险很大，仍然有高达 50% 的 BD 患者接受抗抑郁药治疗，仅有一半的患者同时使用了心境稳定剂[75]。有许多病例报告报道了使用抗抑郁药物治疗可引发躁狂或者轻躁狂发作，但是相关的对照研究很少，导致很难进行抗抑郁药物之间的对比评价[76]。见案例 87-7 以得到双相抑郁使用抗抑郁剂的详细信息。

一项对比研究发现单胺氧化酶抑制剂苯环丙胺（tranylcypromine）和 TCA 类药物丙米嗪（imipramine）诱发急性躁狂的发生率相似（分别为 21% 和 25%）[77]。一项 meta 分析发现 TCA 的转躁率（11%）比 SSRI（4%）高[78]。一项关于安非他酮、舍曲林（sertraline）和文拉法辛（venlafaxine）（都与心境稳定剂合用）的对照研究显示，在急性治疗期总的转躁率为 19%，在巩固治疗期转躁率为 37%，3 种抗抑郁药之间没有显著差异[79]。发生过躁狂或轻躁狂发作的患者，在抑郁发作阶段接受抗抑郁药物治疗，会加速抑郁躁狂的循环，尽管他们同时也接受了抗躁狂药物的治疗[80]。其他最近的文献表明，相比于安慰剂，抗抑郁剂辅助心境稳定剂治疗与增加疗效和增加治疗过程中出现心境转相的风险无关[81]。在 T. R. 的病例中，抗抑郁药可能会引起躁狂发作或缩短他的循环周期，使他由之前的抑郁发作状态或正常心境转变为躁狂发作[82]。任何出现急性躁狂发作的患者都应进行药物审查，以确定继续服用抗抑郁药物的风险[35]。

目前的指南指出，双通道的单胺再摄取抑制剂比单通道的药物更容易引起转躁。同时，指南也指出，抗抑郁剂与治疗躁狂的药物联合使用不易诱发躁狂[47]。

急性躁狂的治疗

> **案例 87-1，问题 4：** 为什么 T. R. 需要治疗？

躁狂发作有几种严重的并发症，如不进行治疗，严重的躁狂发作会导致发热、意识模糊、衰竭甚至死亡。在躁狂发作中出现的判断力受损、活动过度及进行危险活动会损害人际关系、导致失业及经济状况恶化，受伤甚至死亡。躁狂患者可能会参加非法活动或者实施违法行为。例如，T. R. 不顾一切地驾驶，可能失去他的工作，花费重金购买礼物、服装和汽车并计划实现各种不切实际的挣钱计划。他突然随身携带大量现金，可能来自于家庭所有的存款或利用某种非法手段获得。躁狂患者可能会发生有风险的性接触，导致感染性传播疾病，如人类免疫缺陷病毒。躁狂患者常发生酒精和物质滥用，加重或加速心境障碍循环。像 T. R. 所表现出的易激惹性，会导致暴力行为，造成患者或他人受伤。治疗的目标是控制症状、缩短发作的时间、减少循环发作的频率以及防止疾病复发。

丙戊酸盐（丙戊酸钠，丙戊酸）

> **案例 87-1，问题 5：** 对 T. R. 的急性躁狂发作有哪些合适的治疗方法？

根据躁狂的类型和严重程度，一线治疗药物有锂盐（lithium）、丙戊酸盐（valproate，VPA）和非典型抗精神病药（atypical antipsychotic，AAP）或以上药物联合使用[46-50]。如果出现精神病性症状，AAP 是一种合适的选择，可以单药治疗或与心境稳定剂联合使用。VPA 具有起效快、耐受性较好、预防心境障碍发作的疗效明确这些特点，对 T. R. 来说是理想的药物选择[83-85]。

剂量与监测

> **案例 87-1，问题 6：** 选用 VPA 治疗 T. R. 的躁狂症状，应怎样开始 VPA 的治疗，需要进行哪些基线检查？应怎样监测 T. R. 对治疗的反应？

T. R. 服用 VPA 的起始剂量为每次 250mg，每日 3 次[11]。随后，剂量每 2~3 增加 250~500mg，直至血液中 VAP 的水平为 50~125μg/ml，或达到最大剂量每日 60mg/kg[86]。另一种方案是口服负荷剂量，在急性躁狂发作期，VAP 剂量为每日 20~30mg/kg，分为 3 次给药。第二种方案药物起效更快，已在住院患者中使用[87]。50μg/ml 是 VPA 治疗的最低有效血药浓度，更高的浓度对应更好的疗效。一般在治疗第 3 日，当 VAP 血药浓度高于 84μg/ml 时，能获得更多的早期症状改善[88]。一项汇总分析显示，VAP 的血药浓度和疗效之间存在线性关系，当血药浓度高于 94μg/ml 时，VAP 达到最佳疗效[89]。而当 VAP 的血药浓度高于 125μg/ml 时，不良反应开始增多，应避免高于该浓度[83]。

在开始 VPA 治疗前，应进行包括全血细胞计数（CBC）和分类、血小板计数、肝功能在内的实验室基线检查。应记录 T. R. 的基线体重和神经系统状态。鉴于 VPA 的致畸性，绝经前女性还应进行妊娠试验。应注意患者同时服用的其他药物，已有文献报道阿司匹林、劳拉西泮、苯妥英、苯巴比妥、拉莫三嗪、利福平、华法林、非尔氨酯和卡马西平与 VPA 存在药物相互作用（见第 60 章）。

VAP 能够降低躁狂发作的程度和缩短发作时间，降低发作频率并增加发作间期正常心境的持续时间。一旦开始治疗，就应对 T. R. 核心症状的改善情况进行监测，包括夸大妄想、睡眠需求减少、语速急促、注意力分散和冲动行为。大约在服用 VAP 后的第 5 日开始出现症状改善[89]。

不良反应

> **案例 87-1，问题 7：** VAP 治疗可能出现的副作用有哪些？应做哪些相应的监测？

应监测可能出现的与剂量相关的不良反应，包括各种胃肠道反应（恶心、腹泻、消化不良、厌食）、困倦、共济失调、震颤、肝酶升高及血小板减少。胃肠道反应可采取减少剂量、改用缓释剂型[90]、服用抗酸制剂或 H₂ 受体阻滞剂来缓解。减少剂量可以减轻中枢神经系统不良反应如共济失调和困倦，困倦在持续服药后也可耐受。如果震颤影响到患者的日常生活功能，可以通过减少剂量或换用缓释剂型来减轻[86]。转氨酶轻度增高一般认为是暂时性的，但如增高到正常值的 2~3 倍时，则需停用 VAP[91]。

在服用 VAP 的患者中，高达 20% 的患者发生体重增加[83]。一些患者往往因为不能忍受体重增加而中断服药。体重增加与 VAP 血药浓度相关，因此减少药物剂量可能对减轻体重的增加有帮助[83,92]。在女性中，VAP 可能与发生多囊卵巢综合征有关[93]。多囊卵巢综合征的核心特征是月经稀发和雄性激素水平过高,在服用 VPA 的 BD 女性患者中大约有 10% 会发生。脱发发生在 0.5%~12% 的患者中,脱发可能会随着剂量减少而得到改善[94]。

只有少数服用 VAP 的精神病患者会发生高血氨症脑病[95,96]。如果患者出现昏迷或精神状态改变,应检测血氨水平和肝功能情况。如果怀疑高血氨症脑病由 VAP 引起,应停用 VAP。VAP 其他严重的不良事件包括爆发性肝功能衰竭、粒细胞缺乏和胰腺炎,这些情况均需立即停药。

2008 年 1 月,美国食品药品管理局(Food and Drug Administration,FDA)向医疗专业人员发出关于抗癫痫药物(antiepileptic drug,AED),包括 VPA 可能会增加自杀风险的警告。为了进行分析,FDA 使用了关于 11 种 AED 的 199 个随机临床试验的数据,涉及 43 892 名患精神疾病或神经疾病的研究参与者。在 AED 说明书的"警示语"中,指出临床试验期间使用 AED 治疗的患者,其自杀风险大约是安慰剂治疗的 2 倍(0.43% vs 0.24%;调整后的相对危险度 = 1.8,95% 可信区间 = 1.2,2.7;病例数 = 530)。在这些临床试验中,AED 治疗的患者一共有 4 例自杀,安慰剂对照组没有出现自杀。因此,建议医疗专业人员告知患者和其护理者警惕患者是否出现抑郁症状或心境/行为改变或发生恶化,尤其是当患者接受 AED 治疗时,他们的想法或行为会集中在自我伤害上[97]。

一旦开始 VAP 治疗,至少在前 3 个月内每月做 1 次检查,包括 VAP 血药浓度、肝功能、全血细胞计数和分类以及血小板计数,以后每 3~6 个月仍需复查 1 次[11]。开始 VAP 治疗前,测量体重基线水平,接受治疗期间还应每月测量 1 次。

案例 87-1,问题 8: 使用滴定法将 T. R. 使用 VAP 的剂量加至每日 2 500mg,VAP 的血药浓度稳定在 95µg/ml。1 个月后,进行常规的全血细胞计数、分类以及血小板计数检查,结果如下:

红细胞计数:$5.2 \times 10^6/\mu l$

血红蛋白:14.5g/dl

红细胞比容:43%

白细胞计数:$8.5 \times 10^3/\mu l$

中性粒细胞百分数:59%

淋巴细胞百分数:27%

单核细胞百分数:6%

嗜酸性粒细胞百分数:2%

嗜碱性粒细胞百分数:0.5%

血小板计数:$75 \times 10^3/\mu l$

如何处理 VAP 引起的血小板减少?

VAP 引起的血小板减少见于 18% 的患者,与女性患者和血药浓度较高(女性 > 100µg/ml,男性 > 130µg/ml)相关[98]。应当告知患者注意是否容易出现皮肤瘀斑或容易出血等现象。在大多数情况下,患者无临床症状,将剂量降低后即可改善,通常不需要停用药物[99]。对于 T. R. 来说,应减少 VAP 的剂量并密切观察血小板计数,同时还应注意躁狂症状是否复发。

锂盐

使用锂盐前的全面检查

案例 87-2

问题 1: C. N. ,21 岁女性,3 周前第一次被诊断为躁狂发作,住院服用奥氮平每日 15mg 治疗。经过治疗后,C. N. 的躁狂发作逐渐稳定,10 日后出院。预约在出院 1 周后精神科门诊随访,但她没有履约。今日,C. N. 在母亲的要求下来到急诊室。C. N. 揪着母亲的头发,从汽车里被拉出来时粗鲁地踢人。她尖声叫着"FBI 正在追我,妈妈!你希望他们找到我,是不是? 要不是你阻拦了我,我早就离开这个国家了! 我就要嫁给查尔斯王子并成为英格兰的新王后了"。经过评估,C. N. 的情绪处于易激惹状态,她在医师周围来回走动,穿着短裙、踩着高跟鞋、佩戴繁华夺目的人造珠宝。在检查中,她打断医师,笑着并用挑衅的语气大声说"咱们离开这里吧!"。她母亲说 C. N. 出院后因为体重增加而停止服用奥氮平,数日内都没有去当地社区大学上课。她待在户外,把收音机开得很响,驾驶莽撞,就在今日早晨开车撞到了车库墙面。医生希望将 C. N. 收治住院,并开始锂治疗。在开始对 C. N. 进行锂盐治疗前需要进行哪些实验室检查?

因为锂盐治疗对许多系统和器官会有所影响,在开始治疗前必须进行基线的实验室检查。基线的实验室检查有助于发现是否存在使用禁忌证,或者是否需要进行剂量调整。患者是年轻的健康女性,实验室筛查项目包括电解质、血尿素氮、肌酐、尿比重、促甲状腺激素(TSH)、甲状腺素(T_4)及 CBC(表 87-3)。因为锂盐具有致畸性,开始治疗前还应进行妊娠试验。

表 87-3

锂盐治疗期间的常规检查

	基线	每 1~3 个月	每年
CBC	X		
电解质	X		X
肾功能[a]	X		X
ECG[b]	X		X
尿常规	X		
甲状腺功能	X		X
血锂浓度[c]		X	
体重或 BMI	X		X
妊娠试验[d]	X		

[a] 重点监测有肾病史的患者。
[b] 患者 ≥45 岁或有心脏病史。
[c] 推荐在治疗的第 1 个月每周监测 1 次。
[d] 育龄期妇女。
BMI,体重指数;CBC,全血细胞计数;ECG,心电图

剂量

案例 87-2,问题 2：C.N. 的基线实验室检查结果正常,妊娠试验结果阴性。C.N. 的治疗应怎样开始？

有许多计算锂盐剂量的方法。简单的方案是按每次300mg,每日 2 次的剂量开始对 C.N. 的治疗,这一剂量是健康成年患者的常用起始剂量。

急性躁狂发作的患者需要服用比维持期更高的剂量。治疗 C.N. 的急性发作需要使其血药浓度达到 0.8 ~ 1.2mmol/L[11]。由于锂盐不能立即起效,应每周根据血锂浓度调整锂盐剂量,直至躁狂发作缓解为止。随着 C.N. 病情的逐渐恢复进入维持阶段的治疗,锂盐的剂量以及目标血锂浓度都需要进行重新评估(见案例 87-8,问题 1)。

案例 87-2,问题 3：锂盐服用多长时间后才能达到最大疗效？

锂盐在肾功能正常的年轻患者中的半衰期大约是 24 小时,在治疗大概 5 日后才能达到稳定的血锂浓度。锂盐的起效缓慢,需要服用 1~2 周方可达到最佳疗效[11]。因此,应加用一些辅助性药物来帮助控制 C.N. 的急性期症状。苯二氮䓬类和抗精神病药都可作为辅助性药物使用[11]。非典型抗精神病药优于典型抗精神病药(见第 85 章)。非典型抗精神病药与锂盐联用治疗急性躁狂,可以加强锂盐疗效,缩短起效时间[48]。苯二氮䓬类可以迅速降低兴奋性、减轻焦虑和缓解失眠[100]。

不良反应

案例 87-2,问题 4：治疗 3 周后,C.N. 的睡眠状况、冲动行为、妄想以及兴奋性均有明显改善。她现在服用锂盐的剂量达到了之前住院时的每日 1 200mg,血锂浓度保持在 0.8mmol/L 左右。今天她向护理人员诉说她的手出现了震颤。然而,当她的精神科医师来查房时,她却要求离开去卫生间。C.N. 的哪些表现可能与她服用的药物有关？

表 87-4

锂盐的不良反应

机体系统/器官分类	不良反应	备注
心血管系统	ECG 改变	T 波低平,心动过缓或心律不齐,PVC 频繁发生,SSNS,心肌炎
	水肿	主要发生在脚踝;暂时的或间歇性的;继发于糖盐代谢障碍;慎用利尿剂、慎限钠饮食,避免出现锂盐中毒
皮肤	痤疮	加重
	银屑病	加重,发展至难治性
	皮疹	斑丘疹或毛囊炎
内分泌	甲状腺功能减退	大约 5% 的患者出现甲状腺肿大,30% 的患者发生有临床意义的甲状腺功能减退;性欲减退
	甲状旁腺功能亢进	无临床意义
	致畸作用	埃布斯坦综合征(三尖瓣畸形,房间隔缺损);建议女性患者提前做好怀孕计划
胃肠道	食欲缺乏,恶心(10% ~ 30%)	在治疗早期出现,一般是暂时的;可能是锂盐中毒的早期表现
	腹泻(5% ~ 20%)	缓释制剂可能会有所改善
血液系统	白细胞增多	可能对 Felty 综合征(医源性的中性粒细胞减少)是有益处的
神经系统	震颤(10% ~ 65%)	剂量相关;多见于男性;抗抑郁药物或抗焦虑药物会加重震颤;减少锂盐剂量或加用 β 肾上腺素能受体拮抗剂
	认知损害(10%)	降低患者依从性;被认为是"精神迟钝"
	疲乏无力	可能是锂盐中毒早期表现;与抑郁状态相似
肾脏	多尿烦渴,肾性尿崩症	肾脏可能出现形态学上的改变;需要进行充分的水化

ECG,心电图;PVC,室性早搏;SSNS,病态窦房结综合征

对血锂浓度的监测具有十分重要的意义,因为在锂盐治疗的早期就必须密切关注不良反应的发生并予以控制。当患者由急性躁狂状态开始恢复时,锂盐的清除率可能会有所下降;患者表现为血锂浓度增高和副作用加重(表87-4)。C. N. 尚不属于这样的情况,因为她的血锂浓度处于治疗急性躁狂所需的正常范围内。

C. N. 抱怨她感到手部震颤,原因需要接受检查来明确。在服用锂盐的患者中,有 10%~65%的人出现震颤。震颤的特点是快速、有节律和幅度小[100,101]。通常震颤出现在治疗早期,继续治疗会自行消失。咖啡因、震颤史或震颤家族史、焦虑、抗抑郁药、抗精神病药和老年人是发生锂盐相关震颤的危险因素[101]。震颤常见于血锂浓度高的患者,在血锂浓度达峰值时震颤会更严重[11]。如果震颤不妨碍 C. N. 的活动,不需要治疗。但如果震颤造成了严重影响,就应减少锂盐的剂量,或加用 β 肾上腺素能受体拮抗剂,常使用普萘洛尔进行治疗。换用锂盐的缓释剂型,可以降低血药浓度峰值,也可以改善与血锂峰值浓度相关的震颤[11]。由于目前尚处于治疗的早期,并且 C. N. 的血锂浓度仅为中等水平,如果需要进行干预,加用普萘洛尔比减少锂盐的剂量更合理,普萘洛尔剂量为每次 10mg,每日 3 次。一般,普萘洛尔的常用有效剂量每日<160mg[101]。对 C. N. 进行震颤相关知识和普萘洛尔不良反应的教育,并建议她减少咖啡因的摄入。

另外,还应询问 C. N. 在医师查房时去卫生间的情况,因为锂盐会造成腹泻和多尿。多尿和烦渴在服用锂盐的患者中很常见,高达 60%的患者会发生[102]。肾性尿崩症少见,见于 10%的长期锂盐治疗患者,与锂盐剂量相关(见第53 章)[103]。因此,减少 C. N. 服用锂盐的剂量可减轻她的多尿症状。每日 1 次的锂盐服药方法没有被广泛接受,但对情况稳定的患者改用这种血药浓度谷值较低的服药方法,能够有助于减少尿量[11]。如果这些干预对 C. N. 均未奏效,还可给予阿米洛利,降低锂盐对游离水的清除作用[11,104]。

如果 C. N. 上洗手间是由于腹泻,也可能是锂盐引起的,服用锂盐治疗的患者中高达 20%在早期会发生腹泻、腹胀,治疗早期还可能发生胃痛[105]。锂盐引起的腹泻与过高的血锂浓度、每日 1 次的服药方法和快速吸收的药物剂型有关;因此,使用分次服药的方法有助于减轻症状。对于出现腹泻或多尿,也可减少剂量或换用缓释剂型。仔细监测 C. N. 的体液状态和血锂浓度,脱水使得锂盐在肾脏近端小管的重吸收增加,导致药物蓄积和中毒。

案例 87-2,问题 5: C. N. 服用锂盐可能会造成哪些肾脏损伤?

应告知 C. N. ,锂盐会发生肾脏方面的副作用。长期服用锂盐与肾功能损害相关,但是,发生终末期肾病的病例十分少见[106]。对于肾小球滤过率急剧下降的患者,需要进行肾功能的常规监测(见表87-3)。这类患者应停用锂盐,以

避免发展成为终末期肾病。造成肾功能不全的危险因素包括锂盐中毒、损伤肾小管滤过功能的躯体疾病(如高血压、糖尿病),联用了损伤肾脏的药物[107]。告诉 C. N. ,怀疑发生锂盐中毒的相关症状时及时告知医师(见表 87-2,问题 7)。定期监测血锂浓度和肾功能,能在很大程度上减少锂盐引起肾脏疾病的风险。最后,还应当告诉 C. N. 多尿不代表会发生严重的肾脏不良反应。

患者教育

案例 87-2,问题 6: 在出院前,C. N. 应该了解哪些锂盐相关的知识?

应当告诉 C. N. ,在就诊时,应向所有相关的医护人员报告她目前服用的所有药物。她应当知道脱水、发烧、呕吐以及低钠饮食都会造成血锂浓度的增高。因此,她需要饮用大量液体并进食含钠量高的饮食。

应告诉 C. N. ,如果开始出现锂盐中毒的症状,包括震颤加重、言语不清、肌无力或抽搐或行走困难时,主动联系医师。还应告诉 C. N. 在选择非处方药时要小心。特别警告她避免服用非甾体抗炎药,这些药会升高血锂浓度[108]。C. N. 也应知道咖啡因也会给服用锂盐的患者带来麻烦,短期服用咖啡因会加重锂盐造成的震颤,长期服用咖啡因可降低血锂浓度[108]。关于对血药浓度的监测问题,C. N. 需要知道血锂浓度一般在服药大约 12 小时后开始下降。如果她是在晚上和早晨服用锂盐,可晚间照常用药,在第二日早晨服药前取血液样品进行检测。

毒性

案例 87-2,问题 7: 出院后 6 个月,C. N. 的母亲来电话咨询,她说 C. N. 这几日一直有恶心、呕吐以及腹泻症状。在过去的几小时内,C. N. 变得神志不清,并出现粗大的震颤以及言语含糊。发生这些症状距离上次血锂浓度检查 4 个月后。药物治疗期间唯一有变化的是因为头痛,C. N. 开始服用萘普生。现在应该采取什么措施?

C. N. 很有可能是发生了锂盐中毒,中毒症状在锂盐过量服用或排出减少后会立刻出现。轻度中毒症状通常出现在锂盐的血药浓度<1.5mmol/L 时,包括淡漠、懒散、肌无力并且伴有恶心和易激惹。中度中毒时血药浓度在 1.5~2.5mmol/L,症状发展为粗大的震颤、言语含糊、步态不稳、嗜睡、意识不清、肌肉抽搐以及视力模糊。重度中毒时血药浓度>2.5mmol/L,可出现癫痫、昏迷、肾衰竭及心血管疾病。C. N. 目前处于中度锂中毒状态。应停用锂盐和任何可以降低锂盐清除的药物,直到恢复。应立即送她到急诊室,进行包括血锂浓度、电解质以及肾功能的实验室检查。锂中毒没有解毒剂,应立刻静脉注射补液以保证 C. N. 不脱水,还应迅速纠正电解质紊乱状态。根据体格检查和实验室检查的结果,开始进行心脏监测,可考虑血液透析。血

液透析用于缩短身体不同组织暴露于高浓度锂的时间,并将血锂浓度降低到 1.0mmol/L。Mohandas 和 Ramjmohan 建议血液透析的指征包括:肾功能受损、严重的(不可逆的)神经症状、急性锂摄入(症状明确,血锂浓度大于 4mmol/L)和慢性锂毒性(血锂浓度高于治疗浓度,并有明显的临床表现)[109]。

甲状腺功能减退

病例 87-2,问题 8:C. N. 服用锂盐(每日 1 200mg)1 年后随诊,她诉说锂盐使她的动作变慢。她近几周感到疲劳并且发现体重增长,她认为自己患上了抑郁。在诊室中,C. N. 抱怨温度太低了。C. N. 的症状最可能的原因是什么?如何进行治疗?

C. N. 的症状由甲状腺功能减退引起。锂盐影响碘与甲状腺激素的结合,干扰甲状腺激素的分泌,还可能干扰 T_4 到 T_3(三碘甲状腺氨酸)的外周转化[110]。根据实验室检查数据,发现 BD 患者中,锂盐引起的甲状腺功能减退的发生率在 28% ~ 32%,而未服用锂盐的患者发生率是 6% ~ 11%[111]。锂盐引起甲状腺功能减退的危险因素有:女性、一级亲属有甲状腺功能减退或甲状腺疾病史、体重增加、TSH 基线水平高、之前就存在自身抗体、碘缺乏的饮食、快速循环型和高血锂浓度[112]。对女性和不分性别的中年患者来说,锂盐治疗的最初 2 年发生甲状腺功能减退的风险较高[112]。

对 C. N. 进行甲状腺功能检查来评估她目前的症状。如果发现 C. N. 发生甲状腺功能减退,没有必要停用锂盐,但应使用可使甲状腺功能恢复正常的左甲状腺素。即使她的 TSH 水平较高而 T_3 和 T_4 水平正常,低剂量的甲状腺素补充剂也可缓解症状并预防抑郁的发生[110]。

药物-药物、药物-食物相互作用

案例 87-3

问题 1:T. J. ,35 岁男性,严重的躁狂发作,住院接受锂盐治疗。他的血锂浓度稳定在 0.84mmol/L 已达数周,他最近 2 次的血锂浓度分别降到 0.65mmol/L 和 0.61mmol/L,但其服用的药物剂量并没有改变。T. J. 坚持他是遵医嘱服药的,医护人员也认为他确实是按医嘱吃药了,但同时注意到他在病房外咖啡店里的时间过多。什么因素可能导致了 T. J. 的血锂浓度下降?

药物间的相互作用是常见的引起锂盐血药浓度改变的原因,但是 T. J. 的用药方案并没有变化(表 87-5 列出了具有临床意义的药物相互作用)。药物的剂型和品牌有时会影响血锂浓度。但是,锂盐容易吸收而且半衰期长,所以服药 12 小时后通常不会发生血药浓度的重大变化。将柠檬酸盐剂型换为固体剂型时会引起血锂浓度的微小变化。

表 87-5

锂盐的药物相互作用及临床表现

可能增加锂盐浓度的药物

NSAID

已有许多 NSAID 导致锂盐浓度增高 50% ~ 60% 的报告,可能与前列腺素的合成被抑制,引起钠和锂的重吸收作用增强有关

利尿剂

所有利尿药均可增加钠的排出量,引起近端肾小管对钠和锂的重吸收增强。噻嗪类利尿剂对锂盐浓度的影响最大,袢利尿剂和保钾利尿剂影响较小,比较安全

血管紧张素转换酶(ACE)抑制剂

ACE 抑制剂和锂盐均可造成血容量不足和肾小球滤过率下降,导致锂盐排出减少

血管紧张素 II 受体阻滞剂(ARB)

ARB 通过阻断 AT1 受体,减少钠的重吸收,导致锂排泄减少

可能降低锂盐浓度的药物

茶碱,咖啡因

茶碱和咖啡因可促进肾脏对锂盐的清除,可导致锂盐浓度降低 20%

乙酰唑胺

乙酰唑胺可影响近端肾小管对锂离子的重吸收

钠

高钠饮食可促进肾脏对锂盐的清除

可能增加锂盐毒性的药物

甲基多巴

有联用锂盐和甲基多巴引起困倦、烦躁不安和意识模糊的病例报告

卡马西平

有联用锂盐和卡马西平引起血锂浓度正常的病人出现神经毒性反应的报告

钙通道拮抗剂

有联用锂盐和钙通道阻滞剂维拉帕米、地尔硫䓬引起神经毒性反应的报告。锂盐干扰了钙离子的细胞转运

抗精神病药

有联用锂盐和多种抗精神病药引起神经毒性反应(脑病综合征、锥体外系反应、小脑症状、脑电图异常)的报告。可能与锂盐在组织内的吸收引起吩噻嗪浓度的增高有关,或与锂盐的多巴胺阻滞作用有关。目前对这一现象的研究尚无定论

选择性 5-羟色胺再摄取抑制剂

有氟伏沙明和氟西汀与锂盐联用导致后者的毒性增加的报告。舍曲林与锂盐联用也可引起恶心和震颤

NSAID,非甾体抗炎药

T. J. 的血锂浓度下降应归结于去咖啡店,因为饮食对于锂盐排出有重要的影响。如果 T. J. 在咖啡店消费大量含咖啡因的饮料或者含盐过多的零食,会造成血锂浓度的

下降。钠和甲基黄嘌呤（例如咖啡因，茶碱）的摄入增多均可增加锂盐的清除[108]。

急性躁狂发作也可增加锂盐的排出[7]。如果 T. J. 有复发的迹象，血锂浓度的下降可能是又回到躁狂发作状态所致。

妊娠期锂盐的使用

案例 87-4

问题 1：A. J.，36 岁女性，服用锂盐有效维持治疗 BD 已 5 年。目前她计划怀孕，故询问是否能继续服用锂盐。

虽然对于将锂盐列为致畸原存在相当大的分歧，但已证实锂盐与许多种先天性畸形有关，包括罕见的心脏三尖瓣下移畸形（Ebstein 畸形）[113]。最初认为服用锂盐会导致 Ebstein 畸形的发病率提高 400 倍，但是后来发现只比普通人群提高了 20~40 倍[114]。在对照试验中，锂盐组先天性畸形的发病率为 4%~12%，对照组为 2%~4%[115]。因为畸形最有可能发生于孕期的最初 3 个月内，若时间允许，怀孕前特别是在孕期的最初 3 个月内，应停止服用锂盐。

除了心脏畸形问题外，服用锂盐的母亲产下的婴儿还会出现肌张力降低、肾性尿崩症以及甲状腺功能异常[113]。孕期服用锂盐会增加早产的风险[116]。而其他 BD 常用的精神药物，在安全性方面也不是很理想，或者安全性尚不明确。VPA 和卡马西平属于美国 FDA 妊娠分级 D 类药物；现在一致的认识是这些药物都有致畸作用，应避免使用[117]。拉莫三嗪，美国 FDA 妊娠分级 C 类。1 558 位患者在妊娠期的最初 3 个月单药暴露于拉莫三嗪，主要出现 35 种先天畸形（2.2%，95%CI = 1.6%~3.1%）[118]。

典型抗精神病药和大多数非典型抗精神病药属于妊娠分级 C 类药物，引起形态上的畸形结果比心境稳定剂小。氯氮平和鲁拉西酮都是妊娠分级 B 类药物。同样，关于典型抗精神病药引起胎儿畸形方面的数据也是来自初步的试验。在比较 AAP 通过胎盘屏障方面，奥氮平（olanzapine）的暴露量最高（脐带中的血药浓度是母体血药浓度的 72%），其次是氟哌啶醇（haloperidol）（65%），然后是利培酮（risperidone）（49%）和喹硫平（24%）[119]。奥氮平发生低出生体重和进入新生儿 ICU 的概率最大。

因此，医师应和 A. J. 讨论服用锂盐的相关风险。除了药物致畸的可能，还应考虑到疾病本身即躁狂或抑郁复发造成的危害及停用锂盐或换用其他抗躁狂药物所带来的风险。A. J. 也应该参与到治疗决策的制订过程。

如果 A. J. 和她的医师决定继续维持锂盐治疗，必须在妊娠期间密切监测锂盐的血药浓度，并定期调整药物剂量。在妊娠期的最后 3 个月内，锂盐的清除率增加 30%~50%，血锂浓度下降，需要调整药物剂量[114]。在怀孕大约 16~18 周后，使用筛查化验、高分辨超声和胎儿超声心动图来判断胎儿是否会发展为心脏缺陷[114]。如果有可能，医师应在 A. J. 分娩前减少锂盐的剂量，从而使新生儿的血锂浓度降至最低，并补偿分娩后出现的锂盐排出减少[114]。

如果 A. J. 和她的医师决定停用锂盐，就必须为停用锂盐的风险有所准备。有许多例反弹性的躁狂发作都是由于突然停用锂盐引起的。如果决定停药，应指导 A. J. 在 4 周内逐渐减少锂盐的剂量，直至最后完全停药。

案例 87-4，问题 2：A. J. 整个孕期都没有服用锂盐。分娩后，A. J. 和她的医师决定重新开始锂盐治疗。多长时间后才可开始这一治疗？

当 A. J. 开始排尿并且体内水分充足即可重新开始锂盐治疗。但是，还要考虑到 A. J. 是否决定母乳喂养孩子。因为锂盐会分泌入乳汁，其浓度可达到母体血液中浓度的 72%[114]。新生儿的风险包括甲状腺功能减退、发绀、肌张力减退、嗜睡和心律失常。应密切监测婴儿的体液状态，因为在婴儿处于疾病状态下，会容易发展成为锂中毒。因此，A. J. 和她的医师需要权衡母乳喂养的获益和新生儿暴露于锂盐的风险，或者产后仍避免使用锂盐。应该让 A. J. 了解到大约有 40%~70% 的 BD 女性患者在产后出现心境障碍的发作[114-119]。

如果 A. J. 选择在服用锂盐的同时坚持母乳喂养，但在孩子生病出现发热、呕吐和腹泻时应改喂配方奶粉，因为这些症状均可增加锂盐中毒的风险。还应当告诉 A. J.，当孩子出现腹泻、呕吐、肌张力降低、吸吮能力下降、肌肉抽搐、烦躁不安或其他无法解释的行为改变时应联系儿科医师。

非典型抗精神病药

案例 87-5

问题 1：D. W.，一位 34 岁的女歌手和音乐家，因为最近出现躁狂发作第 4 次住院。她既往患银屑病和哮喘。使用锂盐治疗造成银屑病症状恶化和震颤，震颤影响到弹奏吉他，令她无法忍受。由于患有哮喘，她不能使用普萘洛尔，于是换用 VPA 治疗。但震颤又重新成为困扰她的问题。而且，由于服用 VPA 后体重增加、头发脱落，她很担心她的形象。还有哪些药物可以治疗急性躁狂？

可选择非典型抗精神病药（atypical antipsychotic，APP）作为治疗急性躁狂的一线药物。最近有 3 个系统评价和 meta 分析支持 AAP 作为一线药物[120-122]。Perlis 等[120] 回顾了 12 项随机、安慰剂对照的单药治疗研究和 6 项 AAP 作为辅助用药的研究，发现 AAP 的总体有效率为 53%，安慰剂为 30%，而 AAP 之间的有效率没有区别。在辅助用药的研究中，一种心境稳定剂（主要是锂盐或 VPA）联用一种 APP 能达到 50% 的症状改善，平均比值比为 2.4。Scherk 等[121] 所做的一项 meta 分析，纳入了 24 项随机对照研究，显示了 AAP 治疗急性躁狂的优势，与锂盐、VPA 和氟哌啶醇等效；一种 APP 联用锂盐、VPA 或卡马西平在缓解躁狂症状方面疗效更好，比锂盐或其他抗惊厥药物更少发生治疗中断。另一项 meta 分析特别评价了 AAP 与锂盐、或其他抗惊厥药物联用，联合用药比单独用药疗效更佳[122]。在大多数的联合用药研究中，只有当患者使用锂盐或其他一种抗惊厥药无效或只有部分疗效时，才联合使用一种 APP。

因此,联合用药不作为初始治疗方案。

在最近来自68项随机对照试验的系统性评价中,通过多处理因素meta分析比较了在治疗急性躁狂中抗躁狂药物与安慰剂和抗躁狂药物之间的疗效和耐受性。一共分析了14种治疗方案,包括阿立哌唑、阿西那平、卡马西平、丙戊酸、加巴喷丁、氟哌啶醇、拉莫三嗪、锂盐、奥氮平、帕利哌酮、喹硫平、利培酮、托吡酯、齐拉西酮和安慰剂。所有抗精神病药物治疗急性躁狂的疗效均明显优于心境稳定剂,利培酮和奥氮平是其中疗效最佳、耐受性最好的药物。拉莫三嗪、托吡酯和加巴喷丁的疗效没有明显优于安慰剂,不应列入治疗急性躁狂的药物名单[123]。

此外,对32项安慰剂对照试验的对比分析表明,第二代抗精神病药的YMRS评分明显高于心境稳定剂,但疗效需要与预期的常见不良反应相平衡[124]。使用APP要特别关注代谢方面的不良反应,包括体重增加、糖代谢紊乱和血脂异常(见第85章)。氯氮平和奥氮平是引发代谢综合征风险性最高的药物,中度风险性药物有喹硫平、伊潘立酮(iloperidone)、帕利哌酮和利培酮,低度风险性药物有齐拉西酮、布雷帕唑(brexpiprazole)、卡利拉嗪(cariprazine)、阿塞那平(asenapine)、鲁拉西酮(lurasidone)和阿立哌唑[48,125]。氯氮平其他方面的安全性问题同样需要关注,如

粒细胞缺乏、癫痫发作、流涎、抗胆碱作用和直立性低血压。氯氮平治疗难治性躁狂有效,并能维持长期心境稳定,但缺乏氯氮平与其他APP比较的研究数据[126-128]。

氯氮平、奥氮平、阿塞那平和喹硫平的镇静作用较强,有利于急性躁狂的治疗,但长期使用的依从性差[129]。阿立哌唑和齐拉西酮的镇静作用弱,在用于治疗急性躁狂时需要加用苯二氮䓬类药物。苯二氮䓬类可以缓解阿立哌唑引起的静坐不能,接受阿立哌唑治疗的患者有11%~18%会发生静坐不能[130,131]。卡利哌嗪也与治疗引起的静坐不能和锥体外系反应有关(>10%)[132]。阿塞那平会引起味觉障碍或口腔感觉不良,尽管其黑樱桃配方有助于缓解不愉快的味道[133]。齐拉西酮有激活的作用,在剂量增加到每日120mg以上时,激活作用减弱[134]。利培酮是AAP中耐受性最好的,但引起血清催乳素升高和锥体外系症状的风险很高[135]。

D. W. 很在意体重增加,因此,阿立哌唑、卡利拉嗪、阿塞那平或齐拉西酮是治疗他躁狂发作的合适选择。在D. W. 服药物期间,注意监测是否出现特征性不良反应,如运动障碍和代谢紊乱。患者之间存在药效学的个体差异[47],如果D. W. 对首选的AAP治疗无效,可以更换为另一种AAP。表87-6列出了AAP治疗急性躁狂的推荐剂量。

表 87-6

AAP 治疗急性躁狂的推荐剂量

非典型抗精神病药	起始剂量	滴定	有效剂量范围
阿立哌唑	每日 15mg	不要求	每日 15~30mg
阿塞那平	10mg,每日 2 次	5mg,每日 2 次	5~10mg,每日 2 次
卡利拉嗪	每日 1.5mg	第 2 日,剂量增加至每日 3mg;然后根据需要,每日增加 1.5mg 或 3mg	每日 3~6mg
奥氮平	每日 10~15mg	每日 5mg	每日 5~20mg
喹硫平	50mg,每日 2 次	50mg,每日 2 次	200~400mg,每日 2 次
喹硫平(缓释剂型)	每日 300mg	每日 300mg	每日 400~800mg
利培酮	每日 2~3mg	每日 1mg	每日 1~6mg
齐拉西酮	40mg,每日 2 次	20~40mg,每日 2 次	40~80mg,每日 2 次

来源·Abilify(aripiprazole)[package insert],Tokyo,Japan:Otsuka Pharmaceutical;February 2012;Saphris(asenapine)[package insert]. Whitehouse Station,NJ:Merck & Company;Vraylar(cariprazine)[package insert]. Parsippany,NJ:Allergan;April 2015;March 2015;Zyprexa(olanzapine)[package insert]. Indianapolis,IN:Eli Lilly and Company;December 2014;Seroquel(quetiapine)[package insert]. Wilmington,DE:Astra Zeneca Pharmaceuticals;October 2013;Seroquel Extended Release(quetiapine fumarate)[package insert]. Wilmington,DE:Astra Zeneca Pharmaceuticals;October 2013;Risperdal(risperidone)[package insert]. Titusville,NJ:Janssen,LP;April 2014;Geodon(ziprasidone)[package insert]. New York,NY:Pfizer;December 2014.

案例 87-5,问题 2: 如果锂盐、VPA 和 AAP 治疗无效,还可选择什么药物来治疗急性躁狂?

抗惊厥药

如果锂盐、丙戊酸及AAP治疗急性躁狂均无效,卡马西平可作为一个备选药物[11,46,47]。2005年,根据2项双盲、随机、安慰剂对照的临床试验,FDA批准卡马西平缓释剂用于治疗急性躁狂和混合发作[136]。一个关于4项随机对照试验(n=464)的meta分析发现,卡马西平维持治疗的疗效与锂盐相似,因不良反应而中断治疗的例数少于锂盐[137]。尽管疗效明确,但是因为耐受性差和药物相互作用的风险高,卡马西平较少用于治疗BD。如果选用卡马西平进行治疗,卡马西平(carbamazepine)的起始剂量为每次100~200mg,每日2次。每3~4日剂量增加200mg,直至达到所需的血药浓度[11]。尽管尚未证实卡马西平的血药浓度与BD治疗效果之间的关系,但血药浓度>12µg/ml时可产生镇静作用和共济失调。癫痫预防的目标血药浓度保持在4~12µg/ml之间[11]。维持治疗的平均日剂量为每日200~1 600mg(见第60章)。

奥卡西平（oxcarbazepine），一种与卡马西平结构类似的药物，相比卡马西平有一些优势，包括耐受性更好、药物相互作用更少。但奥卡西平缺乏设计良好的治疗 BD 的临床试验[138]。Cochrane 评价表明，没有足够的、达到合格的方法学质量要求的试验来推荐卡马西平治疗双相障碍的急性期或维持治疗[139,140]。

其他抗惊厥药物治疗躁狂症的研究包括拉莫三嗪、加巴喷丁、托吡酯（topiramate）、噻加宾（tiagabine）、唑尼沙胺（zonisamide）和左乙拉西坦（levetiracetam）。在初期进行关于拉莫三嗪治疗躁狂的开放性试验中就得出了阳性的结论，但有 2 项未公布的试验结果是阴性[141]。因此，目前专家们仍怀疑拉莫三嗪对于治疗急性躁狂是否有明显疗效。开放性试验和病例报告都显示了加巴喷丁辅助治疗躁狂、轻躁狂和 BD 的抑郁状态有效[142-144]。但是近期很多对照研究发现加巴喷丁未必有效[145]。在一项双盲、安慰剂对照研究中，给予双相 I 型障碍，目前表现为躁狂发作或者混合发作的患者使用加巴喷丁作为辅助药物。12 周后，与安慰剂相比，加巴喷丁没有明显效果；安慰剂组患者的情况甚至优于加巴喷丁组。

有 4 项双盲、安慰剂对照试验显示，托吡酯在治疗急性躁狂方面与安慰剂相比没有优势，疗效不如锂盐[146,147]。目前已有噻加宾、左乙拉西坦和唑尼沙胺在 BD 中使用的研究，但仍缺乏安全性和有效性方面的评估数据。

联合治疗

尽管有很多种治疗急性躁狂的药物，但大多数患者采用单药治疗无效，药物联合治疗是一线治疗方法[148]。能获得更好疗效的药物组合包括锂盐和 AAP、VPA 和 AAP 及锂盐和 VPA[35,46]。需要注意避免同时使用卡马西平和氯氮平，因为会增加血液方面的不良反应。不推荐卡马西平和奥氮平或者卡马西平和利培酮联合使用，会导致不良反应增多并且疗效降低[47]。

苯二氮䓬类药物和抗精神病药物治疗急性激越

案例 87-6

问题 1：M. B. , 39 岁男性，因急性躁狂发作住院治疗。M. B. 拒绝接受药物治疗，他说"我被自己的超能力所控制了"。他通过在病区里来回踱步和大喊来试图放松。当医务人员要求他回到自己的房间时，他变得很激越、搬起椅子、对企图靠近他的人挥动椅子。M. B 曾经使用氟哌啶醇出现急性肌张力障碍。M. B. 既往有糖尿病和高血压病史。应建议 M. B. 选用哪种药物治疗？

苯二氮䓬类和抗精神病药可用于治疗激越、易激惹和急性躁狂发作导致的活动过度。对处于精神障碍急性期的患者来说，优先选择口服剂型的药物[149]。液体剂型和口腔崩解片可使口服给药更加容易。拒绝口服药物的患者可要求使用肌内注射[150]。过去常联合使用肌内注射氟哌啶醇和劳拉西泮（lorazepam）。目前，齐拉西酮（ziprasidone）、阿立哌唑（aripiprazole）和奥氮平（olanzapine）有快速起效的肌

内注射剂型。齐拉西酮肌内注射 10~20mg 能够有效治疗精神病患者的激越症状[151,152]。同样，肌内注射阿立哌唑 9.75~15mg 和奥氮平 10mg 能够有效控制躁狂或混合状态的激越症状[153,154]。齐拉西酮、阿立哌唑和奥氮平在第 1 次给药 2~4 小时后，如果需要可以重复给予相同的剂量。一般来说，苯二氮䓬类联合抗精神病药使用安全，比单药使用疗效更好。但不推荐肌内注射奥氮平与苯二氮䓬类联合使用，可能会造成过度镇静和抑制心肺功能[155,156]。

劳拉西泮（lorazepam）是苯二氮䓬类药物中治疗急性激越性躁狂的首选药物。劳拉西泮的优点包括：有肌内注射和口服剂型（口服剂型包括片剂和溶液剂）、代谢产物没有活性、肝肾功能不全患者使用安全。专家共识及指南推荐劳拉西泮的口服剂量为 1~3mg，肌内注射剂量为 0.5~3mg，至少 60 分钟后才可再次给药。在第一个 24 小时内的最大剂量不能超过 10~12mg[157]。在治疗躁狂发作的激越症状时，最应该关注的是苯二氮䓬类的镇静作用。对住院患者采用短期苯二氮䓬类治疗，可降低滥用和成瘾的风险。

M. B. 不配合治疗，而且有攻击性，具备使用肌内注射治疗的指征。因为 M. B. 曾注射使用典型抗精神病药物氟哌啶醇出现肌张力障碍，所以推荐使用 AAP（奥氮平、齐拉西酮或阿立哌唑）的肌内注射剂型。选择肌内注射齐拉西酮 10mg 和劳拉西泮 2mg。也可以选用阿立哌唑联合劳拉西泮治疗。当 M. B. 能安静下来并开始接受治疗后，应更换为口服药物治疗。

急性双相抑郁的治疗

案例 87-7

问题 1：H. C. , 31 岁的女性患者，因为 3 个月前的急性躁狂发作被收入院。出院时她服用的药物是 VPA，每日 1 750mg，疗效很好。但是最近她父母报告说，2 周来大部分时间她都躺在床上。起床后，H. C. 会坐在沙发上一动不动的好几个小时。对父母送来的食物，她只是稍微吃一点。未发现她有躯体性疾病的症状或体征，她未服用其他药物、未饮酒，并且据她父母所知也未使用毒品。H. C. 去年被诊断为 2 型糖尿病，目前已通过饮食很好地控制住了血糖。她父母报告说 H. C. 曾断断续续地哭泣，对于躁狂时的行为很自责，说过"不想活了，干脆死了算了"之类的话。H. C. 的父母害怕她会自杀。据她父母反映，她一直在按照医嘱服用 VPA，最近因为抑郁发作加用锂盐，但并没有什么帮助。她出院时 VPA 的血药浓度为 84μg/ml。现在对 H. C. 的治疗应当如何调整？

BD 是一种反复发作且病程长的精神疾病，BD 的患者有 3/4 的时间都是在患病中度过[158]。因为抑郁症状常常很难得到控制，患者存在很大的自杀风险，其自杀风险是普通人群的 15 倍[159]。对于双相抑郁，治疗的目标主要是缓解抑郁症状。治疗原则除缓解急性抑郁症状外，还应包括降低自杀风险和预防心境障碍复发（包括躁狂和抑郁）。

因为急性抑郁的症状常常被误诊为复发性抑郁障碍,治疗要避免诱发躁狂和促发快速循环发作,同时需要考虑到预防复发和药物长期使用的耐受性[160]。

治疗双相抑郁的第一步是判断患者的依从性,并且调整目前使用的心境稳定剂的剂量[35]。对 H. C. 来说,VPA 已达到了治疗剂量,因此不需要调整剂量。

锂盐

到目前为止,锂盐仍然是治疗双相抑郁的一线药物[47,48]。CANMAT 指南推荐血锂浓度应 ≥0.8mmol/L 才能获得良好的治疗效果[49]。在安慰剂对照的交叉试验中,锂盐治疗双相抑郁的平均有效率为 76%[161]。锂盐也能有效预防抑郁复发。一项使用锂盐进行长达 6 年的维持治疗的随访研究发现,每年抑郁发作的频率降低 46%,发作时间减少 53%[162]。针对 1~2 年的长期研究所做的 meta 分析发现,与安慰剂组(相对危险度,0.78;95% 置信区间,0.60~1.01)相比,锂盐组抑郁复发的相对危险度降低到 22%,但与安慰剂组在统计学上没有显著性差异[163]。锂盐通常耐受性好,因不能耐受而退出治疗的患者并不比安慰剂组多。锂盐常见的副作用有嗜睡、腹泻和甲状腺功能减退[156]。除了对 BD 有抗抑郁作用,锂盐还可以降低自杀风险、自伤风险和全因死亡率[164,165]。

拉莫三嗪

世界生物精神病学会联合会(World Federation of Societies of Biological Psychiatry,WFSBP)和 CANMAT 指南均推荐拉莫三嗪作为治疗双相抑郁的一线药物。但最近来自 5 项双盲、安慰剂对照试验的数据质疑了拉莫三嗪作为一线药物的地位[47,49]。这 5 项研究观察到,与安慰剂相比,拉莫三嗪对主要终点指标没有任何改善[Hamilton 抑郁量表(Hamilton Depression Rating Scale,HAM-D)评分或 Montgomery Asberg 抑郁量表(Montgomery-Åsberg Depression Rating Scale,MADRS)评分]。关于这 5 项研究的独立 meta 分析发现,拉莫三嗪治疗双相抑郁可显著获益(但仅是轻度的),对 HAM-D 应答的相对危险度为 1.27,对 MADRS 应答的相对危险度为 1.22[166]。目前的观点在认为拉莫三嗪具有降低抑郁复发风险的作用方面没有太多分歧。纳入 2 项拉莫三嗪长期研究(18 个月)的汇总分析显示,抑郁复发的风险降低了 36%[167]。拉莫三嗪耐受性良好,在不良反应方面与安慰剂没有区别。因为拉莫三嗪的抗躁狂作用有限,不管是严重的、新发的或复发的躁狂,拉莫三嗪都应联合一种抗躁狂药物如锂盐进行治疗[46]。

拉莫三嗪联合锂盐对缓解抑郁症状有效,可考虑在治疗双相抑郁中使用。经锂盐治疗达到稳定状态(血锂浓度 0.6~1.2mmol/L,持续 3 个月以上)的患者,随机分为拉莫三嗪组(每日 200mg)和安慰剂组。锂盐-拉莫三嗪组的有效率为 52%(根据 MADRS 评分),锂盐-安慰剂组有效率仅为 32%[168]。综合研究结果、临床经验和长期治疗的耐受性,对于单药治疗效果不佳的患者,可以考虑使用拉莫三嗪联合锂盐治疗。

由于 VPA 对 UGT2B7 的抑制作用,可使拉莫三嗪的 AUC 增高 2.6 倍。临床医生应特别注意在同时服用其他药物的情况下,开始或停用药物时的剂量[91]。

非典型抗精神病药

AAP 也是治疗双相抑郁的一个选择。有 4 项为期 8 周的双盲、安慰剂对照的研究证实了喹硫平(每日 300mg 和每日 600mg)治疗双相抑郁的疗效[169-172]。300mg 组的有效率为 58%~69%,600mg 组的有效率为 58%~70%。2 个剂量组都常见的不良反应有困倦、嗜睡、口干和头晕。在接受喹硫平治疗的患者中大概有 5%~10% 出现有临床意义的体重增加(≥7% 基线体重)。

联合使用奥氮平和氟西汀可有效治疗双相抑郁[173]。对急性双相抑郁进行了 7 周的治疗研究,在症状改善方面,OFC(奥氮平氟西汀合剂)优于拉莫三嗪,但在有效率方面没有显著性差异(OFC 为 69%,拉莫三嗪为 60%)[174]。在一项 6 个月的研究中,抑郁的复发率很低,OFC 和拉莫三嗪的复发率很接近(OFC 为 14%,拉莫三嗪为 18%)。这项研究的扩展研究(延长到 6 个月)中,OFC 引起了代谢指标的明显升高(体重、血糖、催乳素和胆固醇)[175]。值得注意的是,OFC 组有 34% 的患者发生了有临床意义的体重增加(拉莫三嗪组仅为 2%)。因此,在选择 OFC 治疗时,应考虑代谢综合征的风险。在 2 项为期 6 周的随机、双盲对照临床试验中,鲁拉西酮以每日 20~60mg 和每日 80~120mg 的剂量进行单药治疗,显示出了疗效。低剂量组的有效率为 53%,高剂量组为 51%,安慰剂组为 30%。另一项类似设计的研究显示与安慰剂无明显差异。增效锂盐或 VPA 治疗的试验显示,安慰剂与锂盐或 VPA 联合使用的有效率为 42%,鲁拉西酮与锂盐或 VPA 联合使用的有效率为 57%[176,178]。表 87-7 提供了 AAP 批准用于治疗双相抑郁的剂量信息。

表 87-7

治疗双相障碍的非典型抗精神病药物剂量

非典型抗精神病药	起始剂量	滴定	有效剂量范围
鲁拉西酮	20mg/d	20mg,每 2 日	20~120mg/d
奥氮平/氟西汀	6/25mg/d	按说明书指示	12/50mg/d
喹硫平(速释/缓释)	50mg/d	100mg,第 2 日 200mg,第 3 日 300mg,第 4 日	300mg/d

来源:Latuda(lurasidone)[package insert]. Marlborough, MA:Sunovion Pharmaceuticals;July 2013;Symbyax(olanzapine/fluoxetine)[package insert]. Indianapolis, IN;Lilly USA, LLC.;January 2015;Seroquel XR(quetiapine XR)[package insert]. Wilmington, DE:AstraZeneca;July 2009.

尽管可有效治疗难治性单相抑郁,但基于 2 项随机对照试验的研究结果,阿立哌唑在治疗双相抑郁方面没有显示出疗效[172,179]。根据这些研究,CANMAT 指南未将阿立哌唑列为治疗急性双相抑郁的推荐药物[49]。其他的 AAP 没有进行过治疗双相抑郁的系统性研究。

抗抑郁剂

BD 患者使用抗抑郁药物一直是充满争议的。考虑到可能会引起转躁或循环加快,有的指南建议限制抗抑郁药物在 BD 中的使用[48],而有的指南推荐在早期可以使用抗抑郁药物治疗复发的抑郁发作,特别是 SSRI[47]。不管哪一种情况,达成共识的观点是,抗抑郁药物不能单药使用,必须与抗躁狂药物如 VPA、锂盐或 AAP 联合使用[47,48]。作为 BD 系统治疗强化方案(Systematic Treatment Enhancement Program for Bipolar Disorder,STEP-BD)的一部分研究,即历时 26 周的抗抑郁药增强治疗双相抑郁的大型双盲、安慰剂对照研究,在抗躁狂药物治疗的基础上,比较了抗抑郁药(安非他酮和帕罗西汀)和安慰剂作为辅助治疗的效果[81]。将维持长时间的痊愈(心境稳定达 8 周)作为主要终点指标,使用抗抑郁药的患者有 24% 能达到,安慰剂组有 27% 能达到。两组间在引发心境转换方面没有显著差异。最近,一项 meta 分析纳入了 15 个主要关于安非他酮和 SSRI 的研究,发现在急性双相抑郁(<16 周)的治疗中,抗抑郁药并不比安慰剂更有效[180],但这项分析也没有发现抗抑郁药增加心境转换的风险。因此,尽管增加抗抑郁药治疗在引起转躁方面可能是安全的,但对于改善抑郁症状是否有很大的益处仍存在疑问。

因为 H. C. 在过去抑郁发作时对锂盐联合 VPA 的治疗反应不好,这次考虑换用其他一线药物如拉莫三嗪。鉴于 H. C. 患有 2 型糖尿病,不考虑选用 OFC 或者喹硫平。鲁拉西酮也是一个治疗选择,尽管目前还没有鲁拉西酮在治疗双相抑郁方面与拉莫三嗪、喹硫平或 OFC 进行比较的研究数据。确定拉莫三嗪的剂量需要考虑同时服用的 VPA,VPA 会抑制拉莫三嗪的代谢。对于 H. C.,拉莫三嗪的起始剂量为第 1 周和第 2 周 25mg,隔 1 日 1 次;第 3 周和第 4 周剂量增加到每日 25mg;第 5 周剂量增加到每日 50mg;第 6 周开始,达到最大剂量每日 100mg。不与 VPA 同时使用时,拉莫三嗪的目标剂量是每日 200mg。如果患者服用肝酶诱导剂(如卡马西平),拉莫三嗪的目标剂量则是每日 2 次,每次 200mg[181]。拉莫三嗪发生皮疹的风险很高,可能会发展成为威胁生命的 Stevens-Johnson 综合征,所以使用时要遵循严格的剂量滴定方法(见第 60 章)。VPA 和拉莫三嗪联合使用,发生严重皮肤不良反应的风险增高。因此,H. C. 如果发生皮疹,应尽快联系医师。

双相障碍的维持治疗

案例 87-8

问题 1: R. L.,33 岁男性,服用锂盐治疗急性躁狂发作已有 3 周时间,锂盐剂量为每次 600mg,每日 2 次。R. L. 现在无明显的躁狂症状。但因为以前发生过抑郁和躁狂发作,他的医师决定开始预防性(维持性)锂盐治疗。对 R. L 采用锂盐维持治疗的目的是什么? 在他接受锂盐维持治疗阶段,应当如何进行监测? R. L 的锂盐维持性治疗应持续多长时间?

BD 复发会导致生活质量下降、再次治疗的效果差和认知损害[35]。因此,早期进行预防性(维持性)的治疗可以预防疾病的进展。维持治疗的目标包括延长发作间隔的时间、减少发作的频率、减少单次发作的严重程度和持续时间。在大多数的病例中,对患者的治疗都是从急性躁狂或抑郁发作开始。在急性期过后,仍然继续急性期的药物治疗,突然改变药物治疗的方案可能会导致治疗结果不佳[35]。

锂盐

前文提到的 meta 分析(案例 87-7,问题 1),纳入了 5 项随机安慰剂对照的关于长期使用锂盐预防 BD 复发的研究[163]。虽然锂盐不能有效降低抑郁复发的风险,但可有效降低其他心境障碍发作的风险(相对危险度 0.66),尤其是躁狂发作(相对危险度 0.62)。所有心境障碍发作的平均复发率,锂盐组为 40%,安慰剂组为 60%。躁狂发作的平均复发率,锂盐组为 14%,安慰剂组为 24%。

对于 R. L. 来说,他应该继续使用锂盐治疗。锂盐维持治疗的目标血药浓度是 0.5 ~ 0.8mmol/L[11]。高血锂浓度 0.8 ~ 1.0mmol/L 的复发率比低浓度 0.4mmol/L 和 0.6mmol/L 低,但不良反应的发生明显增多[182]。

除了确定 R. L. 锂盐维持治疗的合适剂量,还应考虑使用频率是否每日 1 次,以改善依从性和减少不良反应。在重新调整剂量期间,需要更频繁地监测血锂浓度。一旦血锂浓度达到稳态,监测频率可以减为每个季度 1 次。锂盐监测的推荐指南见表 87-3。

> **案例 87-8,问题 2:** 如果锂盐治疗无效,可选择其他什么药物进行维持治疗?

抗惊厥药

丙戊酸盐(valproate,VPA)和拉莫三嗪(lamotrigine)可作为锂盐的替换药物,对维持治疗 BD 有效。在首个 VPA 维持治疗 BD 的对照试验中,患者随机分为 VPA 组、锂盐组和安慰剂组分别维持治疗 52 周[183]。在评价心境障碍治疗效果的主要指标方面,3 个组没有显著性差异。有部分患者以各种原因中断了治疗,VPA 组中断治疗的比例为 62%,锂盐组为 76%,安慰剂组为 75%。VPA 组持续治疗的时间(198 日)比锂盐组(152 日)明显延长,和安慰剂(165 日)相比没有明显差异。VPA 的平均血药浓度是 85μg/ml。拉莫三嗪在维持治疗 BD 方面已进行了严格的研究。纳入 2 项安慰剂对照研究的汇总分析显示,拉莫三嗪联合治疗组和锂盐联合治疗组(联合使用其他药物或电休克)对任何一种心境障碍发作的治疗持续时间大概是安慰剂组的 2 倍(见案例 87-7,问题 1)[167]。拉莫三嗪联合治疗的时间是 197 日,锂盐 187 日,安慰剂 86 日。预防躁狂发作,优先选用锂盐;而在预防抑郁发作方面,优先选用拉莫三嗪。

非典型抗精神病药

AAP 在 BD 的维持治疗中的使用越来越多。目前为止,阿立哌唑、奥氮平、喹硫平(辅助用药)、利培酮长效注射剂和齐拉西酮(辅助用药)已获得美国 FDA 批准用于维持治疗 BD(表 87-8)。一项 meta 分析评价了 20 个试验(n =5 364)进行 BD 维持治疗的疗效。与安慰剂对照组相比,单药治疗方案没有显著降低躁狂/混合和抑郁症发作的风险,而喹硫平联合锂盐或 VPA 的治疗方案显著降低躁狂/混合和抑郁症发作患者的发作风险[184]。应把长期使用的风险包括代谢综合征和 EPS 作为选用 AAP 时的主要考虑因素(见案例 87-5,问题 1)。

表 87-8
FDA 批准用于治疗双相障碍的药物

药物	躁狂	混合	抑郁	维持治疗
卡马西平(缓释胶囊)	×	×		
拉莫三嗪				×
锂盐	×			×
丙戊酸钠	×	×		
阿塞那平	×	×		
阿立哌唑	×	×		×
鲁拉西酮			×a	
奥氮平	×	×		×
奥氮平-氟西汀			×	
喹硫平	×		×	×a
喹硫平(缓释)	×		×	×a
注射用利培酮长效针剂				×
利培酮	×	×		
齐拉西酮	×	×		×a

a单药治疗或增效锂盐/丙戊酸盐;FDA,美国食品药品管理局

目前没有 AAP 在 BD 维持治疗中的比较研究。在选择使用 APP 时应主要考虑长期使用所引起的包括代谢综合征在内的不良反应(见案例 87-5,问题 1)。

案例 87-8,问题 3: 心理治疗在 BD 治疗中的地位?

心理治疗在急性期治疗和维持治疗中都显示了良好的疗效。例如,心境障碍的发作常常和过度的压力相关,特别是处于 BD 的病程早期[7]。如果患者和家属知道如何避免或更好的应对这种压力,将会减少急性发作带来的影响,有效预防复发。

心理治疗能够帮助患者家属更好的应对由于患者躁狂或抑郁发作而导致的极端情绪问题。心境障碍复发常伴随发生暴力行为、不忠行为、财政债务、物质滥用、自杀观念和不自重的行为,家属不得不忍耐患者的这些行为和担心患

者再次发作。规律的睡眠-觉醒节律对维持心境稳定很重要,建议对患者进行睡眠卫生教育。最后,应强调长期服药依从性的重要性。BD 患者常常会因为追求躁狂状态时的欣快感,或者因为多种精神药物治疗累积产生的不良反应而停止药物治疗。

BD 的心理治疗方法与精神分裂症很相似。家庭治疗和认知行为治疗、人际社会节奏治疗一样有效。单相抑郁的协同护理模式在初级医疗机构得到了广泛的研究。但尚不明确 BD 协同护理模式的效果。在 STEP-BD 研究中,BD 协同护理的效果不佳[185]。据报道,家庭治疗的有效率为77%,人际社会节奏治疗为 64%,认知行为治疗为 60%,协同护理为 54%。专家认为协同护理干预比其他 3 种治疗方式的效果差。

尽管大多数的专家建议患者进行规律的体力活动来预防双相情绪的转换,但没有支持这种观点的文献研究。生活方式调查显示,与无严重精神疾病的患者相比,BD 患者不愿进行运动,易养成不良的饮食习惯[186]。理论上,运动可改善饮食习惯、调节睡眠、增强体力和促进心境稳定。增加运动量可能有助于改善 BD 的预后,应该鼓励患者坚持运动,至少对身体健康有益。

案例 87-8,问题 4: BD 的其他治疗方法?

替代治疗

已进行了大量草药制剂和膳食补充剂治疗 BD 的研究。关于双相抑郁和单相抑郁的双盲安慰剂对照研究的一项 meta 分析发现,与安慰剂组相比,抑郁发作患者能从 ω-3 脂肪酸补充剂中明显获益[187]。在大多数的病例中,ω-3 脂肪酸补充剂包括二十碳五烯酸和二十二碳六烯酸,用作辅助治疗。在二十碳五烯酸和二十二碳六烯酸联合使用的研究中,二十碳五烯酸的剂量研究范围为每日 1~9.6g。

在一项双相抑郁的增效治疗研究中,进行了肌醇、拉莫三嗪和利培酮的比较[188]。在缓解抑郁发作方面,3 种治疗的效果相当,但这项研究是开放性的而且样本量小(n= 66)。此外,圣约翰草和 S-腺苷基甲硫氨酸治疗抑郁发作可能有效。然而,以上提到的这几种制剂,和传统的抗抑郁药物一样,因为心境转换的风险,通常避免在 BD 中单独使用[55,56]。

电休克治疗

电休克治疗(electroconvulsive therapy,ETC)对 BD 的不同亚型都有效,在现代 BD 的治疗中有着重要的地位。电休克治疗双相抑郁和单相抑郁的有效率大概都是 80%,60%的有效率就已符合缓解的标准[189]。ECT 同样能有效缓解急性躁狂。覆盖 50 年研究的一项综述总结了"经 ECT 治疗的患者有 80%达到了缓解和明显的临床改善"[190,191]。

在进行电休克治疗前,需要对 BD 患者的治疗药物进行仔细评估。抗惊厥药和苯二氮䓬类可以升高发作阈值,影响 ECT 的疗效。一项回顾性分析显示,服用抗惊厥药物的患者也能获得与未服用抗惊厥药物患者相同的疗效,但

需要进行更多次的 ECT 治疗,导致住院时间延长[192]。ECT 理想的联合用药是拉莫三嗪,拉莫三嗪对电刺激量和发作持续时间没有明显影响[193]。早期的研究不推荐锂盐联合 ECT 进行治疗,因为会造成器质性脑综合征。然而,最近有大量的前瞻性研究发现,在没有 ECT 并发症危险因素的年轻患者中锂盐联合 ECT 治疗的安全性高[194,195]。小型病例系列研究和临床经验认为在 ECT 治疗期间使用 APP 安全有效[196-198]。

BD 易复发,有效且安全的治疗方法少。目前,ECT 仍然是一种治疗 BD,特别是治疗双相抑郁的有效方法。标准 BD 药物治疗方案无效的患者,症状严重的患者,或没有适宜治疗药物的患者,都可以考虑使用 ECT 进行治疗。

（熊玉兰 译,陈超 校,姚贵忠 审）

参考文献

1. Wolkenstein L et al. Misdiagnosing bipolar disorder—do clinicians show heuristic biases? *J Affect Disord*. 2011;130:405.
2. Evans-Lacko SE et al. Evaluation of guideline-concordant care for bipolar disorder among privately insured youth. *Prim Care Companion J Clin Psychiatry*. 2010;12(3).
3. Judd LL, Akiskal HS. The prevalence and disability of bipolar spectrum disorders in the US population: re-analysis of the ECA database taking into account subthreshold cases. *J Affect Disord*. 2003;73:123.
4. Ferrari AJ et al. Health states for schizophrenia and bipolar disorder within the global burden of disease 2010 study. *Popul Health Metr*. 2012;10:16.
5. American Psychiatric Association. Mood disorders. In: American Psychiatric Association, ed. *Diagnostic and Statistical Manual of Mental Disorders*. 4th ed. Text Revision. Washington, DC: American Psychiatric Association; 2000:345.
6. Merikangas KR et al. Lifetime and 12-month prevalence of bipolar spectrum disorder in the National Comorbidity Survey replication. *Arch Gen Psychiatry*. 2007;64:543.
7. Goodwin FK, Jamison KR. *Manic-Depressive Illness: Bipolar Disorders and Recurrent Depression*. New York, NY: Oxford University Press; 2007.
8. Dilsaver SC. An estimate of the minimum economic burden of bipolar I and II disorders in the United States: 2009. *J Affect Disord*. 2011;129:79.
9. Hirschfeld RM et al. Perceptions and impact of bipolar disorder: how far have we really come? Results of the national depressive and manic-depressive association 2000 survey of individuals with bipolar disorder. *J Clin Psychiatry*. 2003;64:161.
10. Kupfer DJ et al. Demographic and clinical characteristics of individuals in a bipolar disorder case registry. *J Clin Psychiatry*. 2002;63:120.
11. American Psychiatric Association. Practice guidelines for the treatment of patients with bipolar disorder (revision). *Am J Psychiatry*. 2002;159(4 Suppl):1.
12. American Psychiatric Association. Mood disorders. In: American Psychiatric Association, ed. *Diagnostic and Statistical Manual of Mental Disorders*. 5th ed. Text Revision. Washington, DC: American Psychiatric Association; 2013:123.
13. Schneck CD et al. Phenomenology of rapid-cycling bipolar disorder: data from the first 500 participants in the Systematic Treatment Enhancement Program. *Am J Psychiatry*. 2004;161:1902.
14. Gitlin MJ et al. Relapse and impairment in bipolar disorder. *Am J Psychiatry*. 1995;152:1635.
15. Miklowitz DJ, Ciccetti D. Toward a life span developmental psychopathology perspective on bipolar disorder. *Dev Psychopathol*. 2006;18:935–938.
16. Hallahan B et al. Structural magnetic resonance imaging in bipolar disorder: an international collaborative meta-analysis of individual adult patient data. *Biol Psychiatry*. 2011;69:326–335.
17. Martinowich K et al. Bipolar disorder: from genes to behavior pathway. *J Clin Invest*. 2009;119:726–736.
18. Beyer JL et al. Stressful life events in older bipolar patients. *Int J Geriatr Psychiatry*. 2008;23:1271–1275.
19. Miklowitz DJ, Johnson SL. Social and familial factors in the course of bipolar disorder: basic processes and relevant interventions. *Clin Psychol*. 2009;16:281–296.
20. Goldstein BI et al. Inflammation and the phenomenology, pathophysiology, comorbidity, and treatment of bipolar disorder: a systematic review of the literature. *J Clin Psychiatry*. 2009;70:1078–1090.
21. Drexhage RC et al. The mononuclear phagocyte system and its cytokine inflammatory networks in schizophrenia and bipolar disorder. *Expert Rev Neurother*. 2010;10:59–76.
22. Gruber J et al. Sleep matters: sleep functioning and course of illness in bipolar disorder. *J Affect Disord*. 2011;134:416–429.
23. Faedda GL et al. Clinical risk factors for bipolar disorders: a systematic review of prospective studies. *J Affect Disord*. 2014;168:314–321.
24. Goodwin FK, Jamison KR. Clinical description. In: Jamison FK, Jamison KP, eds. *Manic-Depressive Illness: Bipolar Illness and Recurrent Depression*. New York, NY: Oxford University Press; 2007:29.
25. Goodwin FK, Jamison KR. Conceptualizing manic-depressive illness: the bipolar-unipolar distinction and the development of the manic-depressive spectrum. In: Goodwin FK, Jamison KR eds. *Manic-Depressive Illness and Recurrent Depression*. New York, NY: Oxford University Press; 2007:3.
26. Baldessarini RJ et al. Onset-age of bipolar disorders at six international sites. *J Affect Disord*. 2010;121:143–146.
27. Shim IH et al. Mixed-state bipolar I and II depression: time to remission and clinical characteristics. *J Affect Disord*. 2014;152–154:340–346.
28. Undurraga J et al. Suicidal risk factors in bipolar I and II disorder patients. *J Clin Psychiatry*. 2012;73:778–782.
29. Salvatore P et al. Weygandt's on the mixed states of manic-depressive insanity: a translation and commentary on its significance in the evolution of the concept of bipolar disorder. *Harv Rev Psychiatry*. 2002;10:255.
30. Angst F et al. Mortality of patients with mood disorders: follow-up over 34–38 years. *J Affect Disord*. 2002;68:167.
31. Laursen TM, Nordentoft M. Heart disease treatment and mortality in schizophrenia and bipolar disorder—changes in the Danish population between 1994 and 2006. *J Psychiatr Res*. 2011;45:29–35.
32. Laursen TM et al. Increased mortality among patients admitted with major psychiatric disorders: a register-based study comparing mortality in unipolar depressive disorder, bipolar affective disorder, schizoaffective disorder, and schizophrenia. *J Clin Psychiatry*. 2007;68:899–907.
33. Westman J et al. Cardiovascular mortality in bipolar disorder: a population-based cohort study in Sweden. *BMJ Open*. 2013;3:e002373, doi: 10.1136/bmjopen-2012-002373.
34. Marangell LB et al. Prospective predictors of suicide and suicide attempts in 1556 patients with bipolar disorders followed for up to 2 years. *Bipolar Disord*. 2006;8:566–575.
35. Yatham LN et al. Canadian Network for Mood and Anxiety Treatments (CANMAT) guidelines for the management of patients with bipolar disorder: consensus and controversies. *Bipolar Disord*. 2005;7(Suppl 3):5.
36. Nordentoft M et al. Absolute risk of suicide after first hospital contact in mental disorder. *Arch Gen Psychiatry*. 2011;68:1058–1064.
37. Hawton K et al. Suicide and attempted suicide in bipolar disorder: a systematic review of risk factors. *J Clin Psychiatry*. 2005;66:693.
38. Cerullo MA, Strakowski SM. The prevalence and significance of substance use disorders in bipolar type I and II disorder. *Subst Abuse Treat Prev Policy*. 2007;2:29.
39. Reiger DA et al. Comorbidity of mental disorders with alcohol and other drug abuse. Results from the Epidemiologic Carchment Area (ECA) study. *JAMA*. 1990;264:2511–2518.
40. Agrawal A et al. Cannabis involvement in individuals with bipolar disorder. *Psychiatry Res*. 2011;185:459–461.
41. Tsai SY et al. Risk factors for completed suicide in bipolar disorder. *J Clin Psychiatry*. 2002;63:469.
42. Swann AC. The strong relationship between bipolar and substance-use disorder. *Ann N Y Acad Sci*. 2010;1187:276.
43. Woods SW. The economic burden of bipolar disorder. *J Clin Psychiatry*. 2000;61(Suppl 13):38.
44. Lish JD et al. The National Depressive and Manic-Depressive Association (DMDA) survey of bipolar members. *J Affect Disord*. 1994;31:281.
45. Judd LL et al. The long-term natural history of the weekly symptomatic status of bipolar I disorder. *Arch Gen Psychiatry*. 2002;59:530.
46. Mohammad O, Osser DN. The psychopharmacology algorithm project at the Harvard South Shore Program: an algorithm for acute mania. *Harv Rev Psychiatry*. 2014;22:274–294.
47. Goodwin GM et al. Evidence-based guidelines for treating bipolar disorder: revised third edition recommendations from the British Assoication for Psychopharmacology. *J Psychopharmacol*. 2016;30:495–553.
48. Ansari A, Osser DN. The psychopharmacology algorithm project at the Harvard South Shore Program: an update on bipolar depression. *Harv Rev Psychiatry*. 2010;18:36–55.
49. Yatham LN et al. Canadian network for mood and anxiety treatments (CANMAT) and international society for bipolar disorders (ISBD) collaborative update of CANMAT guidelines for the management of patients with bipolar disorder: update 2013. *Bipolar Disord*. 2013;15:1–44.

50. Grunze H et al. The world federation of societies of biological psychiatry (WFSBP) guidelines for the biological treatment of bipolar disorder. *World J Biol Psychiatry*. 2013;14:154–219.

51. Bawa R, Scarff JR. Lurasidone: a new treatment option for bipolar depression – a review. *Innov Clin Neurosci*. 2015;12:21–23.

52. Latuda (lurasidone) [package insert]. Marlborough, MA: Sunovion Pharmaceuticals; July 2013.

53. Peet M, Peters S. Drug-induced mania. *Drug Saf*. 1995;12:146.

54. Goldberg JF, Truman CJ. Antidepressant-induced mania: an overview of current controversies. *Bipolar Disord*. 2003;5:407.

55. Goren JL et al. Bioavailability and lack of toxicity of *S*-adenosyl-L-methionine (SAMe) in humans. *Pharmacotherapy*. 2004;24:1501.

56. Moses EL, Mallinger AG. St. John's wort: three cases of possible mania induction. *J Clin Psychopharmacol*. 2000;20:115.

57. Stoll AL et al. Omega 3 fatty acids in bipolar disorder: a preliminary double-blind, placebo-controlled trial. *Arch Gen Psychiatry*. 1999;56:407.

58. Ogawa N, Ueki H. Secondary mania caused by caffeine. *Gen Hosp Psychiatry*. 2003;25:138.

59. Sultzer DL, Cummings JL. Drug-induced mania—causative agents, clinical characteristics and management: a retrospective analysis of the literature. *Med Toxicol Adverse Drug Exp*. 1989;4:127.

60. Padala PR et al. Manic episode during treatment with aripiprazole. *Am J Psychiatry*. 2007;164:172.

61. Rachid F et al. Possible induction of mania or hypomania by atypical antipsychotics: an updated review of reported cases. *J Clin Psychiatry*. 2004;65:1537.

62. Abouesh A et al. Antimicrobial-induced mania (antibiomania): a review of spontaneous reports. *J Clin Psychopharmacol*. 2002;22:71.

63. Blanch J et al. Manic syndrome associated with efavirenz overdose. *Clin Infect Dis*. 2001;33:270.

64. Jochum T et al. Topiramate induced manic episode. *J Neurol Neurosurg Psychiatry*. 2002;73:208.

65. Margolese HC et al. Hypomania induced by adjunctive lamotrigine. *Am J Psychiatry*. 2003;160:183.

66. Short C, Cooke L. Hypomania induced by gabapentin. *Br J Psychiatry*. 1995;166:679.

67. Watts BV, Grady TA. Tramadol-induced mania. *Am J Psychiatry*. 1997;154:1624.

68. Rego MD, Giller EL, Jr. Mania secondary to amantadine treatment of neuroleptic-induced hyperprolactinemia. *J Clin Psychiatry*. 1989;50:143.

69. Price WA, Bielefeld M. Buspirone-induced mania. *J Clin Psychopharmacol*. 1989;9:150.

70. Gupta N. Venlafaxine-induced hypomanic switch in bipolar depression. *Can J Psychiatry*. 2001;46:760.

71. Bhanji NH et al. Dysphoric mania induced by high-dose mirtazapine: a case for "norepinephrine syndrome"? *Int Clin Psychopharmacol*. 2002;17:319.

72. Zaphiris HA et al. Probable nefazodone-induced mania in a patient with unreported bipolar disorder. *Ann Clin Psychiatry*. 1996;8:207.

73. Benazzi F. Organic hypomania secondary to sibutramin ecitalopram interaction. *J Clin Psychiatry*. 2002;63:165.

74. El-Mallakh RS. Bupropion manic induction during euthymia, but not during depression. *Bipolar Disord*. 2001;3:159.

75. Baldessarini RJ et al. Patterns of psychotropic drug prescription for US patients with a diagnosis of bipolar disorders. *Psychiatr Serv*. 2007;58:85–91.

76. Gijsman HJ et al. Antidepressants for bipolar depression: a systematic review of randomized, controlled trials. *Am J Psychiatry*. 2004;161:1537–1547.

77. Himmelhoch JM et al. Tranylcypromine versus imipramine in anergic bipolar depression. *Am J Psychiatry*. 1991;148:910.

78. Peet M. Induction of mania with selective serotonin reuptake inhibitors and tricyclic antidepressants. *Br J Psychiatry*. 1994;164:549.

79. Leverich GS et al. Risk of switch in mood polarity to hypomania or mania in patients with bipolar depression during acute and continuation trials of venlafaxine, sertraline, and bupropion as adjuncts to mood stabilizers. *Am J Psychiatry*. 2006;163:232.

80. Mattes JA. Antidepressant-induced rapid cycling: another perspective. *Ann Clin Psychiatry*. 2006;18:195.

81. Sachs GS et al. Effectiveness of adjunctive antidepressant treatment for bipolar depression. *N Engl J Med*. 2007;356:1711–1722.

82. Altshuler LL et al. Antidepressant-induced mania and cycle acceleration: a controversy revisited. *Am J Psychiatry*. 1995;152:1130.

83. Bowden CL. Valproate. *Bipolar Disord*. 2003;5:189.

84. Bowden CL et al. Efficacy of divalproex vs. lithium and placebo in the treatment of mania. *JAMA*. 1994;271:918–924.

85. Bowden CL et al. A randomized, placebo-controlled 12-month trial of divalproex and lithium in the treatment of outpatients with bipolar 1 disorder. *Arch Gen Psychiatry*. 2000;57:481–489.

86. Bowden CL et al. Relation of serum valproate concentration to response in

mania. *Am J Psychiatry*. 1996;153:765.

87. Hirschfeld RM et al. The safety and early efficacy of oral-loaded divalproex versus standard-titration divalproex, lithium, olanzapine, and placebo in the treatment of acute mania associated with bipolar disorder. *J Clin Psychiatry*. 2003;64:841.

88. Allen MH et al. Linear relationship of valproate serum concentration to response and optimal serum levels for acute mania. *Am J Psychiatry*. 2006;163:272.

89. Bowden CL et al. A randomized, placebo-controlled, multicenter study of divalproex sodium extended release in the treatment of acute mania. *J Clin Psychiatry*. 2006;67:1501.

90. Smith MC et al. Clinical comparison of extended-release divalproex versus delayed-release divalproex: pooled data analyses from nine trials. *Epilepsy Behav*. 2004;5:746.

91. Depakote (divalproex sodium) [package insert]. North Chicago, IL: AbbVie; February 2016.

92. Tohen M et al. Olanzapine versus divalproex sodium for the treatment of acute mania and maintenance of remission: a 47-week study. *Am J Psychiatry*. 2003;160:1263–1271.

93. Joffe H et al. Valproate is associated with new-onset oligoamenorrhea with hyperandrogenism in women with bipolar disorder. *Biol Psychiatry*. 2006;59:1078.

94. Mercke Y et al. Hair loss in psychopharmacology. *Ann Clin Psychiatry*. 2000;12:35.

95. Kimmel RJ et al. Valproic acid-associated hyperammonemic encephalopathy: a case report from the psychiatric setting. *Int Clin Psychopharmacol*. 2005;20:57.

96. Elgudin L et al. Ammonia induced encephalopathy from valproic acid in a bipolar patient: case report. *Int J Psychiatry Med*. 2003;33:91.

97. Suicidal Behavior and Ideation and Antiepileptic Drugs. http://www.fda .gov/Drugs/DrugSafety/PostmarketDrugSafetyInformationfor PatientsandProviders/ucm100190.htm. Accessed June 15, 2015.

98. Nasreddine W, Beydoun A. Valproate-induced thrombocytopenia: a prospective monotherapy study. *Epilepsia*. 2008;49:438.

99. Acharya S, Bussel JB. Hematologic toxicity of sodium valproate. *J Pediatr Hematol Oncol*. 2000;22:62.

100. Janicak PG et al. Treatment with mood stabilizers. In: Janicak PG et al. eds. *Principles and Practice of Psychopharmacotherapy*. 4th ed. Philadelphia, PA: Lippincott Williams & Wilkins; 2006:369.

101. Gelenberg AJ, Jefferson JW. Lithium tremor. *J Clin Psychiatry*. 1995;56:283.

102. Henry C. Lithium side-effects and predictors of hypothyroidism in patients with bipolar disorder: sex differences. *J Psychiatry Neurosci*. 2002;27:104.

103. Bendz H, Aurell M. Drug-induced diabetes insipidus: incidence, prevention, and management. *Drug Saf*. 1999;21:449.

104. Finch CK et al. Treatment of lithium-induced diabetes insipidus with amiloride. *Pharmacotherapy*. 2003;23:546.

105. Mellerup ET, Plenge P. The side effects of lithium. *Biol Psychiatry*. 1990;28:464.

106. Tredget J et al. Effects of chronic lithium treatment on renal function. *J Affect Disord*. 2010;126:436.

107. Lepkifker E et al. Renal insufficiency in long-term lithium treatment. *J Clin Psychiatry*. 2004;65:850.

108. Dunner DL. Drug interactions of lithium and other antimanic/mood-stabilizing medications. *J Clin Psychiatry*. 2003;64(Suppl 5):38.

109. Mohandas E, Rajmohan V. Lithium use in special population. *Indian J Psychiatry*. 2007;49:211–218.

110. Kleiner J et al. Lithium-induced subclinical hypothyroidism: review of the literature and guidelines for treatment. *J Clin Psychiatry*. 1999;60:249.

111. Zhang ZJ et al. Differences in hypothyroidism between lithium-free and lithium-treated patients with bipolar disorders. *Life Sci*. 2006;78:771.

112. Livingstone C, Rampes H. Lithium: a review of its metabolic adverse effects. *J Psychopharmacol*. 2006;20:347.

113. Ernst CL, Goldberg JF. The reproductive safety profile of mood stabilizers, atypical antipsychotics, and broadspectrum psychotropics. *J Clin Psychiatry*. 2002;63(Suppl 4):42.

114. Jain AE, Lacy T. Psychotropic drugs in pregnancy and lactation. *J Psychiatr Pract*. 2005;11:177.

115. Cohen LS et al. A reevaluation of risk of in utero exposure to lithium. *JAMA*. 1994;271:146.

116. Troyer WA et al. Association of maternal lithium exposure and premature delivery. *J Perinatol*. 1993;13:123.

117. Ward S, Wisner KL. Collaborative management of women with bipolar disorder during pregnancy and postpartum: pharmacologic considerations. *J Midwifery Womens Health*. 2007;52:3.

118. Cunnington MC et al. Final results from 18 years of the international lamotrigine pregnancy registry. *Neurology*. 2011;76(21):1817–1823.

119. Newport DJ et al. Atypical antipsychotic administration during late pregnancy: placental passage and obstetrical outcomes. *Am J Psychiatry*. 2007;164:1214.

120. Perlis RH et al. Atypical antipsychotics in the treatment of mania: a meta-analysis of randomized, placebo-controlled trials. *J Clin Psychiatry*. 2006;67:509.

121. Scherk H et al. Second-generation antipsychotic agents in the treatment of acute mania: a systematic review and metaanalysis of randomized controlled trials. *Arch Gen Psychiatry*. 2007;64:442.

122. Smith LA et al. Acute bipolar mania: systematic review and meta-analysis of co-therapy vs. monotherapy. *Acta Psychiatr Scand*. 2007;115:12.

123. Cipriani A et al. Comparative efficacy and acceptability of antimanic drugs in acute mania: a multiple-treatments meta-analysis. *Lancet*. 2011;378:1306–1315.

124. Correll CU et al. Antipsychotic and mood stabilizer efficacy and tolerability in pediatric and adult patients with bipolar I mania: a comparative analysis of acute, randomized, placebo-controlled trials. *Bipolar Disord*. 2010;12:116–141.

125. American Diabetes Association et al. Consensus development conference on antipsychotic drugs and obesity and diabetes. *Diabetes Care*. 2004;27:596.

126. Banov MD et al. Clozapine therapy in refractory affective disorders: polarity predicts response in long-term follow-up. *J Clin Psychiatry*. 1994;55:295.

127. Calabrese JR et al. Clozapine for treatment—refractory mania. *Am J Psychiatry*. 1996;153:759.

128. Suppes T et al. Clinical outcome in a randomized 1-year trial of clozapine versus treatment as usual for patients with treatment-resistant illness and a history of mania. *Am J Psychiatry*. 1999;156:1164.

129. McIntyre RS, Konarski JZ. Tolerability profiles of atypical antipsychotics in the treatment of bipolar disorder. *J Clin Psychiatry*. 2005;66(Suppl 3):28.

130. Sachs G et al. Aripiprazole in the treatment of acute manic or mixed episodes inpatients with bipolar I disorder: a 3-week placebo-controlled study. *J Psychopharmacol*. 2006;20:536.

131. Keck PE, Jr et al. A placebo-controlled, double-blind study of the efficacy and safety of aripiprazole inpatients with acute bipolar mania. *Am J Psychiatry*. 2003;160:1651.

132. Sachs GS et al. Cariprazine in the treatment of acute mania in bipolar I disorder: a double-blind, placebo-controlled, phase III trial. *J Affect Disord*. 2015;174:296–302.

133. Saphris (asenapine) [package insert]. Whitehouse Station, NJ: Merck & Company; December 2014.

134. Stahl SM, Shayegan DK. The psychopharmacology of ziprasidone: receptor-binding properties and real-world psychiatric practice. *J Clin Psychiatry*. 2003;64(Suppl 19):6.

135. Lieberman JA et al. Effectiveness of antipsychotic drugs in patients with chronic schizophrenia [published correction appears in N Engl J Med. 2010;363:1092]. *N Engl J Med*. 2005;353:1209.

136. Post RM et al. Thirty years of clinical experience with carbamazepine in the treatment of bipolar illness: principles and practice. *CNS Drugs*. 2007;21:47.

137. Ceron-Litvoc D et al. Comparison of carbamazepine and lithium in treatment of bipolar disorder: a systematic review of randomized controlled trials. *Hum Psychopharmcol*. 2009;24:19–28.

138. Pratoomsri W et al. Oxcarbazepine in the treatment of bipolar disorder: a review. *Can J Psychiatry*. 2006;51:540.

139. Vasudev A et al. Oxcarbazepine for acute affective episodes in bipolar disorder. *Cochrane Database Syst Rev*. 2011;12:CD004857.

140. Vasudev A et al. Oxcarbazepine in the maintenance treatment of bipolar disorder. *Cochran Database Sys Rev*. 2008;23(1):CD005171.

141. Rosa AR et al. Is anticonvulsant treatment of mania a class effect? Data from randomized clinical trials? *CNS Neurosci Ther*. 2011;17:167–177.

142. Young TL et al. Gabapentin as an adjunctive treatment in bipolar disorder. *J Affect Disord*. 1999;55:73.

143. Schaffer CB, Schaffer LC. Gabapentin in the treatment of bipolar disorder. *Am J Psychiatry*. 1997;154:291.

144. Ghaemi SN et al. Gabapentin treatment of mood disorders: a preliminary study. *J Clin Psychiatry*. 1998;59:426.

145. Pande AC et al. Gabapentin in bipolar disorder: a placebo-controlled trial of adjunctive therapy. *Bipolar Disord*. 2000;2(3, pt 2):249.

146. Chengappa KN et al. The evolving role of topiramate among other mood stabilizers in the management of bipolar disorder. *Bipolar Disord*. 2001;3:215.

147. Kushner SF et al. Topiramate monotherapy in the management of acute mania: results of four double-blind placebo-controlled trials. *Bipolar Disord*. 2006;8:15.

148. Wolfsperger M et al. Pharmacological treatment of acute mania in psychiatric in-patients between 1994 and 2004. *J Affect Disord*. 2007;99:9.

149. Allen MH et al. What do consumers say they want and need during a psychiatric emergency? *J Psychiatr Pract*. 2003;9:39.

150. Currier GW, Medori R. Orally versus intramuscular administered antipsychotic drugs in psychiatric emergencies. *J Psychiatr Pract*. 2006;12:30.

151. Lesem MD et al. Intramuscular ziprasidone, 2 mg versus 10 mg, in the short-term management of agitated psychotic patients [published correc-

152. tion appears in J Clin Psychiatry. 2001;62:209]. *J Clin Psychiatry*. 2001;62:12.

152. Daniel DG et al. Intramuscular (IM) ziprasidone 20 mg is effective in reducing acute agitation associated with psychosis: a double-blind, randomized trial. *Psychopharmacology (Berl)*. 2001;155:128.

153. Zimbroff DL et al. Management of acute agitation in patients with bipolar disorder: efficacy and safety of intramuscular aripiprazole. *J Clin Psychopharmacol*. 2007;27:171.

154. Meehan K et al. A double-blind, randomized comparison of the efficacy and safety of intramuscular injections of olanzapine, lorazepam, or placebo in treatment of acutely agitated patients diagnosed with bipolar mania. *J Clin Psychopharmacol*. 2001;21:389.

155. Battaglia J et al. Haloperidol, lorazepam, or both for psychotic agitation? A multicenter, prospective, double-blind, emergency department study. *Am J Emerg Med*. 1997;15:335.

156. Zyprexa [package insert]. Indianapolis, IN: Eli Lilly & Co; 2014.

157. Allen MH et al. The expert consensus guideline series. Treatment of behavioral emergencies 2005. *J Psychiatr Pract*. 2005;11(Suppl 1):5.

158. Baldessarini RJ et al. Bipolar depression: overview and commentary. *Harv Rev Psychiatry*. 2010;18:143.

159. Tondo L et al. Suicidal risks among 2826 Sardinian major affective disorder patients. *Acta Psychiatr Scand*. 2007;116:419.

160. Malhi GS et al. Medicating mood with maintenance in mind: bipolar depression pharmacotherapy. *Bipolar Disord*. 2009;11(Suppl 2):55.

161. Yatham LN et al. Bipolar depression: criteria for treatment selection, definition of refractoriness, and treatment options. *Bipolar Disord*. 2003;5:85.

162. Tondo L et al. Long-term clinical effectiveness of lithium maintenance treatment in types I and II bipolar disorders. *Br J Psychiatry Suppl*. 2001;41:s184.

163. Geddes JR et al. Long-term lithium therapy for bipolar disorder: systematic review and meta-analysis of randomized controlled trials. *Am J Psychiatry*. 2004;161:217.

164. Cipriani A et al. Lithium in the prevention of suicidal behavior and all-cause mortality in patients with mood disorders: a systematic review of randomized trials. *Am J Psychiatry*. 2005;162:1805.

165. Calabrese JR et al. Lamotrigine in the acute treatment of bipolar depression: results of five double-blind, placebo-controlled clinical trials. *Bipolar Disord*. 2008;10:323.

166. Geddes JR et al. Lamotrigine for treatment of bipolar depression: independent meta-analysis and meta-regression of individual patient data from five randomised trials. *Br J Psychiatry*. 2009;194:4.

167. Goodwin GM et al. A pooled analysis of 2 placebo-controlled 18-month trials of lamotrigine and lithium maintenance in bipolar I disorder. *J Clin Psychiatry*. 2004;65:432.

168. van der Loos ML et al. Efficacy and safety of lamotrigine as add-on treatment to lithium in bipolar depression: a multicenter, double-blind, placebo-controlled trial. *J Clin Psychiatry*. 2009;70:223.

169. Calabrese JR et al. A randomized, double-blind, placebo controlled trial of quetiapine in the treatment of bipolar I or II depression. *Am J Psychiatry*. 2005;162:1351.

170. Thase ME et al. Efficacy of quetiapine monotherapy in bipolar I and II depression: a double-blind, placebo-controlled study (the BOLDER II study) [published correction appears in J Clin Psychopharmacol. 2007;27:51]. *J Clin Psychopharmacol*. 2006;26:600.

171. McElroy SL et al. A double-blind, placebo-controlled study of quetiapine and paroxetine as monotherapy in adults with bipolar depression (EMBOLDEN II). *J Clin Psychiatry*. 2010;71:163.

172. Young AH et al. A double-blind, placebo-controlled study of quetiapine and lithium monotherapy in adults in the acute phase of bipolar depression (EMBOLDEN I). *J Clin Psychiatry*. 2010;71:150.

173. Tohen M et al. Efficacy of olanzapine and olanzapine-fluoxetine combination in the treatment of bipolar I depression [published correction appears in Arch Gen Psychiatry. 2004;61:176]. *Arch Gen Psychiatry*. 2003;60:1079.

174. Brown EB et al. A 7-week, randomized, double-blind trial of olanzapine/fluoxetine combination versus lamotrigine in the treatment of bipolar I depression. *J Clin Psychiatry*. 2006;67:1025.

175. Brown E et al. Olanzapine/fluoxetine combination vs. lamotrigine in the 6-month treatment of bipolar I depression. *Int J Neuropsychopharmacol*. 2009;12:773.

176. Loebel A et al. Lurasidone monotherapy in the treatment of bipolar I depression: a randomized, double-blind, placebo-controlled study. *Am J Psychiatry*. 2014;171:170–168.

177. Loebel A et al. Lurasidone as adjunctive therapy with lithium or valproate for the treatment of bipolar I depression: a randomized, double-blind, placebo-controlled study. *Am J Psychiatry*. 2014;171(2):169–177.

178. Findlay LJ et al. Management of bipolar I depression: clinical utility of lurasidone. *Ther Clin Risk Manag*. 2015;11:75–81.

179. Thase ME et al. Aripiprazole monotherapy in nonpsychotic bipolar I depression: results of 2 randomized, placebo-controlled studies [published correction appears in J Clin Psychopharmacol. 2009;29:38]. *J Clin Psychopharmacol.* 2008;28:13.

180. Sachs GS et al. Effectiveness of adjunctive antidepressant treatment for bipolar depression. *N Engl J Med.* 2007;356:1711.

181. Lamictal (lamotrigine) [package insert]. Research Triangle Park, NC. GlaxoSmithKline; October 2010.

182. Sidor MM, Macqueen GM. Antidepressants for the acute treatment of bipolar depression: a systematic review and meta-analysis. *J Clin Psychiatry.* 2011;72:156.

183. Gelenberg AJ et al. Comparison of standard and low serum levels of lithium for maintenance treatment of bipolar disorder. *N Engl J Med.* 1989;321:1489.

184. Bowden CL et al. A randomized, placebo-controlled 12-month trial of divalproex and lithium in treatment of outpatients withbipolar I disorder. Divalproex Maintenance Study Group. *Arch Gen Psychiatry.* 2000;57:481.

185. Vieta E et al. Effectiveness of psychotropic medications in the maintenance phase of bipolar disorder: a meta-analysis of randomized controlled trials. *Int J Neuropsychopharmacol.* 2011;14:1029–1049.

186. Miklowitz DJ et al. Intensive psychosocial intervention enhances functioning in patients with bipolar depression: results from a 9-month randomized controlled trial. *Am J Psychiatry.* 2007;164:1340.

187. Kilbourne AM et al. Nutrition and exercise behavior among patients with bipolar disorder. *Bipolar Disord.* 2007;9:443.

188. Freeman MP et al. Omega-3 fatty acids: evidence basis for treatment and future research in psychiatry [published correction appears in J Clin Psychiatry. 2007;68:338]. *J Clin Psychiatry.* 2006;67:1954.

189. Nierenberg AA et al. Treatment-resistant bipolar depression: a STEP-BD equipoise randomized effectiveness trial of antidepressant augmentation with lamotrigine, inositol, or risperidone. *Am J Psychiatry.* 2006;163:210.

190. Bailine S et al. Electroconvulsive therapy is equally effective in unipolar and bipolar depression. *Acta Psychiatr Scand.* 2010;121:431.

191. Mukherjee S et al. Electroconvulsive therapy of acute manic episodes: a review of 50 years' experience. *Am J Psychiatry.* 1994;151:169.

192. Meeter M et al. Retrograde amnesia after electroconvulsive therapy: a temporary effect? *J Affect Disord.* 2011;132:216.

193. Virupaksha HS et al. Comparison of electroconvulsive therapy (ECT) with or without anti-epileptic drugs in bipolar disorder. *J Affect Disord.* 2010;127:66.

194. Sienaert P et al. Concurrent use of lamotrigine and electroconvulsive therapy. *J ECT.* 2011;27:148.

195. Small JG, Milstein V. Lithium interactions: lithium and electroconvulsive therapy. *J Clin Psychopharmacol.* 1990;10:346.

196. Thirthalli J et al. Aprospective comparative study of interaction between lithium and modified electroconvulsive therapy. *World J Biol Psychiatry.* 2011;12:149.

197. Masdrakis VG et al. Safety of the electroconvulsive therapyziprasidone combination. *J ECT.* 2010;26:139.

198. Masdrakis VG et al. The safety of the electroconvulsive therapy-aripiprazole combination: four case reports. *J ECT.* 2008;24:236.

88

第 88 章　发育障碍

Lee A. Robinson and Kimberly Lenz

核心原则

		章节案例
1	发育障碍是一组早期大脑发育受损的疾病。这一大类疾病包括智力障碍（intellectual disability，ID）和孤独症谱系障碍（autism spectrum disorder，ASD）等诊断。ASD 的核心诊断特征包括交互性社交交流和社交互动方面的损害以及存在受限的、重复的行为、兴趣或活动模式。这些症状从儿童早期出现，并损害了日常功能。尽管标准的行为诊断工具可作为辅助，但是 ASD 仍通过临床评估来进行诊断。相较于女孩，ASD 更常见于男孩。核心症状可通过多种非药物方法来进行干预，包括专业教育、物理治疗、职业治疗、言语和语言治疗以及行为治疗，如应用行为分析（applied behavior analysis，ABA）。	案例 88-1（问题 1） 表 88-1
2	ID/ASD 患者共病注意缺陷/多动障碍（attention-deficit/hyperactivity disorder，ADHD）的比例很高。ID/ASD 共病 ADHD 的治疗，尤其是过度活动，与单纯 ADHD 的治疗方案类似。药物治疗包括兴奋剂、α_2 激动剂和托莫西汀。ID/ASD 共病 ADHD 的患者对药物治疗的效应值小于单纯的 ADHD 患者，药物的耐受剂量较低，药物不良反应的风险增加，包括食欲减退、失眠、抑郁症状、易激惹和社交退缩的比例增加。	案例 88-1（问题 2）
3	一些发育障碍患者表现出易激惹和攻击行为，如果非药物干预无效则可通过药物干预来进行治疗。药物治疗发育障碍患者易激惹（攻击）行为方面，证据最强的是利培酮和阿立哌唑，剂量一般低于治疗精神分裂症或双相障碍的剂量，并且不良反应相对常见，包括镇静、体重增加和锥体外系症状。	案例 88-2（问题 1）
4	发育障碍患者共病焦虑或抑郁的风险很高。虽然没有大型前瞻性、随机对照试验（randomized controlled trials，RCT）支持选择性 5-羟色胺再摄取抑制剂（selective serotonin reuptake inhibitors，SSRI）用于治疗发育障碍共病焦虑或抑郁，但在病例研究和开放性研究中已显示出可能获益。SSRI 治疗发育障碍儿童重复行为的 RTC 显示了不同的结果。已证实发育障碍患者使用 SSRI 在心境和行为方面的不良反应风险有所增加，因此，目标剂量应该低于治疗焦虑或抑郁的剂量。	案例 88-3（问题 1 和 2）
5	发育障碍患者常共患各种躯体疾病或其他精神障碍，因此可能会经常同时服用多种不同药物。应采取预防措施以避免发生药效学或药代动力学的药物相互作用，在发生药物不良反应时，应始终考虑到药物相互作用的可能性。	案例 88-3（问题 1 和 2）
6	睡眠障碍在发育障碍患者中很常见。褪黑激素具有很强的证据可以安全有效地治疗这类人群的睡眠障碍。	案例 88-4（问题 1）

发育障碍是一组以早期大脑发育受损为特征的疾病，导致认知、交流、行为、感觉或运动功能缺陷。这一广泛的疾病包括智力障碍和孤独症谱系障碍（autism spectrum disorder，ASD）、注意缺陷/多动障碍（attention-deficit/hyperac-tivity disorder，ADHD）和抽动障碍、交流障碍、学习障碍、脑瘫、先天性耳聋和先天性失明。其中，智力障碍和 ASD 是本章的重点，ADHD 和抽动障碍在另一章中介绍。智力障碍（intellectual disability，ID），以前称为精神发育迟滞，是一

种智力和适应功能缺陷的疾病。ID 的诊断通常是针对年龄较大的儿童,大龄的儿童进行智力测试更有效和更可靠。全面发育迟缓(global developmental delay,GDD)的诊断专用于年龄较小的儿童,指存在 2 个或多个领域的发育迟滞。ASD 包括广泛性发育障碍(pervasive developmental disorder,PDD)中的孤独症、阿斯伯格综合征和未在他处注明的广泛性发育障碍,涉及社交交流障碍,存在受限的、重复的行为、兴趣或活动模式[1]。

流行病学、病程和预后

在美国,根据父母的报告,发育障碍在社区中很常见,多达 15% 的儿童患病[2]。总体上,发育障碍在男孩的发病率几乎是女孩的 2 倍,接受医疗补助保险儿童的发病率是使用个人保险儿童的 2 倍[2]。此外,家庭收入低于联邦贫困水平且母亲受教育程度较低(任何低于大学学位的教育程度)所报告的发育障碍患病率较高[2]。

对于 ID 和 GDD,估计美国的总体患病率在 1%~3%,数据具有相当大的变异性,取决于如何定义和报告诊断[3,4]。与女性和高收入国家相比,智力障碍在男性以及低收入和中等收入国家的患病率更高[3]。

近年,ASD 的患病率有增高趋势,美国疾病控制和预防中心的数据显示每 68 名儿童中约有 1 名(1.47%)被确诊为 ASD[5]。大约 1/3 的 ASD 儿童可能会有智力损害,而处于平均智力水平或高于平均智力水平的儿童被诊断为 ASD 的比例一直在逐步上升,这可以部分解释 ASD 总体患病率上升的原因[5]。在 ASD 儿童中,男孩的比例一直是女孩的 4~5 倍[5]。在美国,大约 30% 患有 ASD 的儿童伴有一定程度的 ID[5]。

ID 和 ASD 的病程和预后在很大程度上取决于疾病的严重程度、共病躯体疾病和精神障碍的影响以及获得医疗服务的机会。大多数患者可继续原来的生活,在日常生活方面只需要极少的帮助;但一部分患者需要居家支持团体的稳定指导,并协助其完成日常生活中的基本事务。

病理生理学:病因、解剖和生理学

许多已知和未知的遗传和环境因素可导致与发育障碍相关的早期大脑发育障碍。

ID 和 ASD 的危险因素包括早产、低出生体重、小于胎龄儿和低阿普加评分,这些因素与 ID 的相关性更强[6]。特别对于 ID 来说,危险因素可能因 ID 的严重性而不同。研究表明,轻度 ID 的危险因素包括:母孕龄在 20 岁以下或 30 岁以上、母亲怀孕时父亲年龄在 40 岁以上、胎儿出生顺序的增加、社会不利因素的增加、母亲高中以下教育程度、多胞胎并且在出生顺序中是第二个或者更晚的[7,8]。母亲怀孕时年龄越大和母亲教育水平越低,罹患严重 ID 的风险就越高[7]。不伴 ID 的 ASD,其他危险因素包括母孕龄 35 岁或以上、第一胎婴儿、男婴和社会经济优势增加[8]。

在所有的 ID 病例中,只有大约一半可以明确病因,包括基因异常、产时窒息、大脑发育不全和环境因素[9]。只有大约 30% 的 ASD 儿童可以确定可识别的遗传病因[10]。遗传性 ID 的遗传方式可能仅代表少数已确定的病例,而 ASD 被广泛认为是遗传度估计为 60%~90% 的遗传性最高的神经精神疾病之一[11]。对于有一个患有 ASD 孩子的父母,未来孩子的兄弟姐妹患 ASD 的概率是 5%~20%,如果这个患 ASD 的孩子是女孩,概率则更高[12]。如果一个家庭已经有 2 个患有 ASD 的孩子,这个概率会增加到 33% 左右[12]。

对于遗传异常,X 连锁基因缺陷占男性所有 ID 病例的 10%~12%,最常见的是脆性 X 综合征[13]。脆性 X 综合征,以 X 染色体上 *FMR1* 基因的 CGG 三重重复扩增为特征,是 ID 最常见的单基因病因,约占 ID 患者的 0.5%~3%[14],约占 ASD 患者 1%~3%[10,15]。一些可遗传的单基因疾病约占 ASD 病例的 5%~7%,除脆性 X 综合征之外,还包括 *PTEN* 基因突变相关的巨脑综合征(约 1%)、结节性硬化综合征(约 1%)和雷特综合征(约 1%)[10,15]。ID 和 ASD 的其他遗传原因包括遗传代谢病,如苯丙酮尿症,腺苷琥珀酸裂解酶缺乏症和 Smith-Lemli-Opitz 综合征[15]。虽然遗传代谢病相对少见,仅占 ID 病例的 1%~5%,但治疗后的阳性预后可能性很高[4]。

其他可能导致 ID 和 ASD 的遗传异常包括:非遗传性的或新发的单基因突变、染色体畸变、基因印迹异常或表观遗传疾病[14]。染色体畸变大概占 ID 患者的 25%,其中约 8% 或 9% 是 21 三体综合征或称为唐氏综合征(这是 ID 最常见的原因)[14,16]。与发育迟缓相关的 Prader-Willi 和 Angelman 综合征是涉及印迹基因的 2 种疾病。

文献中 ID 的环境原因占 2%~13%,包括产前毒物暴露(如胎儿酒精综合征),产前感染(如 TORCH 感染,即刚地弓形虫、风疹病毒、巨细胞病毒、单纯疱疹病毒感染)和早期严重的心理社会剥夺[17,18]。ASD 的环境原因包括妊娠早期子宫内暴露于丙戊酸、沙利度胺、米索前列醇、有机磷杀虫剂氯吡硫磷和邻苯二甲酸盐及妊娠早期风疹感染[19]。虽然接受了大量的审查,但多项研究表明,疫苗与孤独症之间没有相关性[20]。

临床表现

一旦发现某个儿童延迟达到 1 个或多个发育标志时,通常在临床上可识别为发育障碍。美国儿科学会(american academy of pediatrics,AAP)已要求初级保健医在持续整个儿童期的每一次访视中评估儿童的发育情况[21]。AAP 建议儿科医生在 9、18、24 或 30 个月的访视中使用标准化的发育筛查工具[如年龄与发育进程问卷(Ages and Stages Questionnaires,ASQ)和父母对发育状况的评估(Parents' Evaluation of Developmental Status,PEDS]及 18 和 24 个月访视时使用孤独症的特定筛查工具[如改良婴幼儿孤独症量表(Modified Checklist for Autism in Toddlers,mCHAT)][21,22]。一旦在常规的筛查和监测中有预警提示,应将儿童转诊到相应的机构和专家以进行早期干预和纳入治疗计划[21]。对发育障碍的早期识别取决于儿童是否能够获得预防性医疗保健,而几乎 25% 有特殊医疗保健需求的儿童无法享受预防性医疗保健[23]。发育缺陷的性质和严重程度应根据年龄来判断。发育障碍和孤独症筛查方法的敏感性很少能达到 0.9[21]，因此可能无法筛查出相对轻微的发育缺陷。ASD 儿童的平均诊断年龄约为 53 个月[5]。共病智力障碍的儿童，其孤独症的诊断年龄更早；智商评分较高的儿童和最终诊断为阿斯伯格症的儿童，其受限性不包括言语发育障碍，通常诊断的年龄更晚[5]。有些患者发育障碍的症状不明显，可能直到成年才被诊断出来。在早期帮助诊断为 ASD 的症状包括严重的语言缺陷、拍手、用脚趾走路和持续的古怪行为[24]。

诊断

美国精神病学会和美国智力与发育障碍协会（American Association on Intellectual and Developmental Disability，AAIDD）都将 ID 定义为包括智力和适应功能两方面的缺陷，表现在概念、社交和实用的领域中的一种障碍[1,25]。《精神障碍诊断与统计手册（第 5 版）》（Diagnostic and Statistical Manual of Mental Disorders，Fifth Edition，DSM-5）要求 ID 在"发育阶段"发生，而 AAIDD 要求发生在 18 岁之前。智力发育水平是通过临床判断和标准化的智力测试来评估的，比如智商测试（韦氏儿童智力量表和斯坦福-比奈智力量表），有智力障碍的个体的分数比人群均值低 2 个或更多标准差，评分范围是 65~75[1]。较早的文献主要根据智商测评分数进行诊断，智力残疾（当时称为精神发育迟滞）是基于智商分数来进行标注的[1]。目前的诊断方法更多地关注适应功能的测评，因为这与治疗计划和支持更相关。适应性功能也可通过临床或标准化的适应功能测试（如 Vineland 适应行为量表）进行评估。DSM-5 中智力障碍的不同严重程度是基于适应功能来分为轻度、中度、严重和极重度。智力和适应功能的标准化测试一般对于 5 岁以上的儿童有效；对于 5 岁以下的儿童，则使用 GDD 的诊断来描述，即存在 2 个或 2 个以上发育领域的显著迟滞，包括粗细运动、言语（语言）、认知、社交人际关系和日常生活活动[26]。

在 DSM-5 中，孤独症谱系障碍（autism spectrum disorder，ASD）定义为存在交互性社交交流和社交互动的持续损害和受限的、重复性的行为、兴趣或活动模式，这些症状从儿童早期出现，并损害了日常功能（表 88-1）[1]。标准化的行为诊断工具包括护理者访谈、问卷调查和临床观察（如孤独症诊断访谈和孤独症诊断观察计划）可用于辅助临床评估进行诊断。

在 1 名儿童被确诊为发育障碍后，需要进一步的诊断性检查以确定病因，因为某些病因是可以治疗的（如代谢障碍），一些病例提示可能存在共病躯体疾病（如唐氏综合征和脆性 X 综合征患者常伴有心脏疾病），有些病例可以帮助父母预测下一个孩子存在发育障碍的风险。进一步的病因学检查应包括完整的病史（包括产前和出生史）、三代或三代以上的家族史、躯体和神经系统检查（检查重点是与可识别的综合征一致的表现）[4]。

表 88-1

DSM-5 关于 ASD 的诊断标准

A. 在多种场所下，社交交流和社交互动方面存在持续性的缺陷，表现为目前或历史上的下列情况（示例如下）：

1. 社交情感互动中的缺陷，例如，从异常的社交接触和不能正常地来回对话到分享兴趣、情感或情感的减少，到不能启动或对社交互动做出回应
2. 在社交互动中使用非语言交流行为的缺陷，例如，从语言和非语言交流的整合困难到异常的眼神接触和身体语言，或者理解和使用手势方面的缺陷到面部表情和非语言交流的完全缺乏
3. 发展、维持和理解人际关系的缺陷，例如，从难以调整自己的行为以适应各种社会情景的困难到难以分享想象的游戏或交友的困难，到对同龄人缺乏兴趣

B. 受限的、重复的行为、兴趣或活动模式，表现为目前的或历史上的下列 2 项情况（示例如下）：

1. 刻板或重复的躯体运动、使用物体或言语（如简单的躯体刻板运动、摆放玩具或翻转物体、模仿言语、特殊短语）
2. 坚持相同性，缺乏弹性地坚持常规或仪式化的语言或非语言的行为模式（例如，对微小变化的改变极端痛苦，难以转变、僵化的思维模式，仪式化的问候、每日需要走相同的路线或吃同样的食物）
3. 高度受限的、固定的兴趣，其强度和专注度方面是异常的（例如，对不寻常物体的强烈依恋或先占观念，过度的局限或持续的兴趣）
4. 对感觉输入的过度反应或反应不足，或在对环境的感受方面不同寻常的兴趣 [例如，对疼痛（温度）的感觉麻木，对特定的声音或质地的不良反应，对物体过度地嗅或触摸，对光线或运动的凝视] 严重程度是基于社交交流的损害和受限的重复的行为模式 [1 级（需要支持）、2 级（需要多的支持）、3 级（需要非常多的支持）]

C. 症状必须存在于发育早期（但是，直到社会需求超过有限的能力时，缺陷可能才会完全表现出来，或可能被后天学会的策略所掩盖）

D. 这些症状会导致社交、职业或目前其他重要功能方面的有临床意义的损害

E. 这些症状不能用智力障碍（智力发育障碍）或全面发育迟缓来更好地解释。智力障碍和孤独症谱系障碍经常共同出现，作出孤独症谱系障碍和智力障碍的合并诊断时，其社交交流应低于预期的总体发育水平

如果 ID 或 GDD 儿童在进行检查后仍没有发现已知的病因，可以考虑进行染色体微阵列分析筛查是否存在代谢障碍，某些代谢异常是可以进行治疗的[4]。美国医学遗传学与基因组学学会也提出，诊断为 ASD 的病例如果进行检查后没有发现已知的病因，所有患儿都应接受染色体微阵列检查，有临床指征的患儿应接受代谢或线粒体检查。应

对所有男孩进行脆性 X 染色体测试,对所有女孩进行 MECP₂(雷特综合征)测试,巨脑畸形的儿童应进行 PTEN 检测,只有存在特定的临床指征(如癫痫发作、发育倒退、昏迷史、小头畸形)的情况下,才进行神经影像学检查[27]。

根据 DSM-5 关于 ASD 的诊断标准,L. B. 在多种情境中显示出持续的社交沟通和社交互动缺陷,表现在非语言沟通缺陷(面部表情不佳)、不会与其他儿童建立关系以及不良的社交情感互动(缺乏兴趣分享)。L. B. 也表现出受限的、重复的行为模式,比如他刻板的"呜呜"声,对相同性坚定不移的坚持及与变化有关的攻击性。

治疗概述

治疗和社会心理干预

患有 ID 或 ASD 的个体可以从多种不同的干预中受益,以帮助解决沟通、社交技能、感觉统合、行为矫正、粗细运动、执行功能和适应功能等问题。在美国,根据《残疾人教育法》(Disabilities Education Act,IDEA),大多数这些干预措施都是通过公共教育系统向儿童免费提供的,家庭不承担任何费用。IDEA 向所有州提供补助金,为 3 岁以下发育迟滞的儿童提供早期干预服务。每个州的干预服务各不相同,但每个儿童和家庭都要接受评估以获得个性化家庭服务计划(Individuals with Disabilities Education Act,IFSP),该计划详细说明了所提供的干预措施,其中包括但不限于物理治疗、职业治疗、言语(语言)治疗和行为治疗。个性化教育计划(Individualized Education Plan,IEP),为年龄达到 3 岁、可以接受专业教育的儿童所制订,概述了从学前开始在学校环境中提供的干预服务。IEP 服务包括了上述所有类型的干预措施,以及学术支持、社会技能小组、社交语言辅导、职业培训和情感咨询。IEP 需要每 3 年重新评估一次,并更新测试和评估内容。IFSP 和 IEP 的实施必须得到家庭的同意,如果家庭不同意这样的支持计划,可以通过申诉程序进行变更。

尽管 IDEA 保证了患者获得干预服务的权利,但发育

障碍的儿童和家庭也经常在其社区接受社会心理服务。事实上,在 2011 年关于诊断和服务途径的调查中,近 2/3 的 ASD 和/或 ID 儿童正在接受社区服务[28]。ASD 儿童和 ID 儿童使用所有基于学校或社区干预服务的概率大概是没有相应诊断儿童的 8 倍和 9 倍[28]。

ASD 的核心症状,包括社交交流缺陷和重复、受限的行为和兴趣,最常用的治疗方式是应用行为分析(applied behavior analysis,ABA)。ABA 是一种基于操作性条件反射概念的行为治疗,其中前因导向行为、导致结果。在 ABA 中,对于期望行为,比如适当的社交反应,可以通过激励得到加强。经典的 ABA 采用行为分解训练(discrete trial training,DTT),其中特定的技能被分解为离散的组成部分,并在高度结构化的环境中进行系统的教学,通常使用食物和贴纸等作为激励措施。但 ABA 的批评者们担心 ASD 儿童不太可能在试验环境之外应用学到的技能。因此,许多不同的治疗方法应运而生,如关键反应治疗和早期介入丹佛模式,这两种方法都是 ABA 的派生,以及基于发展、个体差异和人际关系(developmental individual-difference relationship-based,DIR)的地板时光训练。这些操作都在更自然的环境中进行,更注重培养孩子的主动性和积极性,采用更自然的激励如积极的影响和情感。Wong 等[29] 最近的综述显示,支持对 ASD 儿童、青少年和成人进行此类干预的研究证据差异很大。尽管如此,操作性条件反射以及控制前因、行为和强化的原则仍然是治疗发育障碍个体攻击行为的主要手段[30]。

ID 患者通常需要与 ASD 患者同样类型的干预措施,但更强调适应功能的训练和独立生活技能的建立。同样,对于 ID 的个体,进行心理干预的证据基础也各不相同。最近针对 ID 患者心理治疗的综述和 meta 分析显示,个体治疗似乎优于群体干预,对抑郁和愤怒的治疗可获得中等及以上疗效,但没有证据表明治疗对人际关系功能有影响[31]。

药物治疗

支持 ID/ASD 患者进行精神药物治疗的证据相对有限,只有少数是大型双盲、随机、安慰剂对照试验,而其中许多研究是由药物制造商资助或主导的。目前大多数的随机对照试验主要针对患有 ASD 的儿童和青少年,部分原因可能是由于患有 ID/ASD 的成人出现了并发症。在 ID/ASD 伴发的行为问题方面,药物治疗的研究证据最强,这些行为问题没有任何心境方面的病因。

尽管证据有限,但从事 ID/ASD 诊治的临床医生认为,作为综合治疗计划的一部分,药物具有非常重要的作用。尽管许多文献都是关于 ASD 儿童的研究,但应该注意的是,大部分的研究包含了许多共病 ID 的患者(76%[32]、71%[33]、53%[34]、平均智商 63[35,36])。研究标明,ASD 共病 ID 的患者对药物不良反应的敏感性高于单纯的 ID 或 ASD 的患者,因此,药物治疗应谨慎进行。

在撰写本文时,美国食品药品监督管理局(FDA)没有批准任何药物用于治疗 ID/ASD 的任何核心症状。药物治疗研究证据最多的目标症状行为包括过度活动、易激惹、重复行为和自伤行为。由于焦虑障碍是 ID/ASD 患者最常见

的共病精神疾病,因此焦虑(抑郁)是精神药物治疗的另一个常见目标症状,但相关的研究支持还很少。睡眠障碍在发育障碍患者中也很常见,通常也是药物治疗的指征。

过度活动

ID/ASD 患者的 ADHD 共病率很高,相关文献显示,ASD 儿童的患病率大概是 30%,数据来源于社区人群和非临床人群,其患病率分别约为 28%[37] 和 31%[38];经临床评估的儿童,其患病率为 41%～78%[39]。与单纯的 ADHD 患者一样,ID/ASD 患者 ADHD 症状的主要治疗方法包括兴奋剂、α₂ 激动剂和托莫西汀。

兴奋剂

兴奋剂主要是哌甲酯类和苯丙胺类,通过增加神经元突触间隙中的多巴胺和去甲肾上腺素的数量发挥作用。多巴胺和去甲肾上腺素的增加是由于阻断了多巴胺和去甲肾上腺素(哌甲酯和苯丙胺)的再摄取,增加了多巴胺和去甲肾上腺素(苯丙胺)的释放。

Reichow 等[40]最近在一项针对 PDD 儿童 ADHD 症状的药物治疗的 meta 分析,包括了 4 项关于兴奋剂的随机对照试验。这 4 项随机对照试验都研究了哌甲酯,发现它对治疗 ADHD 症状特别是过度活动方面优于安慰剂。其中样本量最大的一项(n=66)试验中[41],过度活动和冲动症状治疗的效应量大于注意缺陷症状(父母评分为 0.77 vs 0.60,教师评分为 0.48 vs 0.35)[35]。然而,在 meta 分析中,兴奋剂治疗 PDD 儿童 ADHD 症状的效应量(哌甲酯为 0.67)[40]低于治疗单纯的 ADHD 儿童(哌甲酯为 0.77,苯丙胺为 1.03)[42]。在儿科精神药理学研究组(Research Unit on Pediatric Psychopharmacology,RUPP)的研究中[41],49% 的儿童治疗有效,相比之下,ADHD 儿童的多模式治疗研究(Multimodal Treatment Study of Children with ADHD,MTA)中,69% 的儿童治疗有效,后者主要研究的是单纯的 ADHD 儿童(ID 是一个排除标准,ASD 在任何受试者中都未被提及作为共病诊断)[43]。

与安慰剂相比,接受哌甲酯治疗的 PDD 儿童更容易出现药物不良反应,食欲下降、失眠、抑郁症状、易激惹和社交障碍的发生率增加[40]。与单纯的 ADHD 儿童相比,PDD 儿童使用哌甲酯的不良反应发生率也更高,18% 的 RUPP 受试者[41]因为不良反应(主要是易激惹)而停药,而 MTA 研究中仅为 1.4%[43]。

4 项随机对照试验中,哌甲酯的平均剂量范围为 0.29～0.45mg/kg[40]。对 RUPP 研究数据的二次分析显示,治疗 ADHD 症状,哌甲酯 0.25mg/kg 和 0.5mg/kg 的剂量比低剂量 0.125mg/kg 更持续有效[35]。MTA 研究使用的最高剂量为 0.8mg/kg,RUPP 研究使用的最高剂量为 0.625mg/kg[41]。

哌甲酯日剂量可每周滴定 1 次,直到获得最佳剂量。在第 1 周内即可观察到症状的改善[44]。

总体而言,研究文献表明,哌甲酯可用于改善 PDD 儿童的 ADHD 症状,尤其是过度活动。但与无发育障碍的儿童相比,PDD 儿童使用哌甲酯的效应量较低,耐受剂量较

低,不良反应的风险更高。

虽然还没有进行随机对照试验研究苯丙胺类兴奋剂治疗 ASD 儿童 ADHD 的效果,但指南和共识建议苯丙胺盐可以作为一种选择,表明哌甲酯存在疗效不足和剂量限制性不良反应[45]。

α₂ 激动剂

ADHD 确切的发病机制尚不清楚,通常认为 α₂ 激动剂是通过刺激蓝斑中含有去甲肾上腺素的神经元细胞体上的 α₂ 肾上腺素受体起作用的,蓝斑调节前额叶皮质的强直放电和阶段放电。这使人们能够更加关注所需完成的任务[46]。

α₂ 激动剂包括可乐定(非选择性 α₂ 肾上腺素能受体激动剂)和胍法辛(选择性 α₂ 肾上腺素能受体激动剂)。α₂ 激动剂最初用于治疗高血压,但也显示出可以改善 ADHD 的症状。

Reichow 等[40]对可乐定对比安慰剂治疗 PDD 儿童 ADHD 进行了一项小型研究(n=8)[47]。没有发现有统计学意义的结果,改善 ADHD 症状和易激惹的效应量在中等范围内(分别为 g=0.51 和 g=0.64),在过度活动(g=0.30)和刻板行为(g=0.24)方面改善较小。研究者[47]报告了服用可乐定的一些儿童低血压和嗜睡的发生率增加。平均剂量为每日 0.15～0.20mg。

一项针对胍法辛治疗发育障碍儿童 ADHD 的小型试点随机对照试验(n=11)显示,多动分量表和全面改善评分显著降低,11 名受试者中有 5 名治疗有效[48]。在这项研究中,不良反应包括嗜睡、易激惹、遗尿、腹泻、便秘和社交退缩;在另一项胍法辛治疗 PDD 儿童的开放性研究中,其他不良反应包括睡眠障碍(失眠或睡眠维持困难)[49]。这 2 项研究的剂量范围都是每日 1～3mg。

总体而言,一小部分文献显示,可乐定和胍法辛可以有效治疗 ASD/ID 儿童的 ADHD 症状,其不良反应与单纯的 ADHD 儿童相似,但需要更多的证据支持这两种药物在 ASD/ID 人群中的使用。

托莫西汀

托莫西汀是一种治疗 ADHD 的药物,通过抑制去甲肾上腺素的再摄取,从而增加突触间隙中去甲肾上腺素的含量。剂量通常是每日 1 次,在至少 3 日后调整至目标剂量。在第 1～2 周内就可观察到临床效益[50]。

Reichow 等[40]的 meta 分析发现,有 2 个随机对照试验在 PDD 儿童中将托莫西汀与安慰剂进行比较,但这 2 个随机对照试验中只有样本量较大的一个(n=97)[51]在治疗全面 ADHD 症状和过度活动方面具有明显受益(效应量分别为 g=0.83 和 g=0.80)[40]。这项研究由 Harfterkamp 等[51]完成,与安慰剂相比,接受托莫西汀治疗的儿童,其注意缺陷和对立行为分量表的变化,差异没有统计学意义。

与服用安慰剂的受试者相比,PDD 儿童的恶心、食欲下降和早醒的发生率增加。托莫西汀的平均剂量为 1.2mg/(kg·d)[51]和 44.2mg/d[52]。这样的剂量仅略低于托莫西汀治疗无发育障碍的 ADHD 儿童的其他大型研究(托莫西

汀的平均剂量为 1.45mg/（kg·d）和 53.0mg/d[53]）。药物制造商的研究文件显示，单纯的 ADHD 儿童使用托莫西汀的剂量超过每日 1.2mg/kg 没有额外的益处[50]。

与 α_2 激动剂相似，文献显示托莫西汀治疗 PDD 儿童的 ADHD 症状，特别是对过度活动有效。与治疗无发育障碍的 ADHD 儿童的剂量和不良反应相似。

其他药物

三环类抗抑郁剂（tricyclic antidepressants，TCA），抑制 5-羟色胺-去甲肾上腺素的再摄取，用于治疗儿童单纯的 ADHD 已有很长时间[54]，对治疗 ASD 儿童的 ADHD 也进行了研究。在 Gordon 等进行的氯米帕明和地昔帕明随机交叉对照试验中（每次干预 5 周）[55]，在降低儿童精神病评定量表（Children's Psychiatric Rating Scale，CPRS）孤独症相关分量表的多动评分方面，两种药物均明显优于安慰剂，但两者之间没有差异。TCA 的不良反应明显，主要是抗胆碱能作用，包括口干、视物模糊、胃肠动力下降和尿潴留。TCA 还可导致心律不齐、心动过速和低血压，心脏病患者应谨慎使用，剂量稍过量时可能有生命危险。TCA 主要通过肝脏细胞色素 P450 酶代谢，包括 3A4 和 2D6。因此，这些酶的抑制剂可导致 TCA 的浓度增加，发生不良反应包括心脏异常的风险增高。

尽管抗精神病药物不是治疗正常发育儿童 ADHD 的推荐药物[54,56]，但利培酮和阿立哌唑治疗 ASD 儿童易激惹（攻击）行为的研究显示，多动分量表评分显著改善，差异有统计学意义（利培酮[32-34]，阿立哌唑[57,58]）。孤独症治疗网精神药理学委员会药物治疗选择小组推荐，如果 ASD 个体在使用兴奋剂、托莫西汀和 α_2 激动剂后其 ADHD 症状没有获得足够改善，可使用非典型抗精神病药物作为治疗药物[45]。

其他药物，尽管在 ASD 儿童的随机对照试验中，在改善过度活动方面已经显示出一些有希望的证据，但尚未纳入标准治疗选择方案。这些药物包括 ω-3 脂肪酸[59]、噻奈普汀[60]以及作为利培酮增效剂的己酮可可碱[61]和托吡酯[62]。

案例 88-1，问题 2：L. B. ，5 岁，接受 ABA 干预已经 2 年，进展顺利。但是，最近 L. B. 在家里变得越来越不守规矩和好动。在学校里，老师们注意到他不专心，总是在教室里走来走去，喜欢盯着窗外看。在讲故事和做手工的时候，他总是搞破坏和过于活跃，在房间里跑来跑去。因此，L. B. 的儿科医生增加了 ABA 的家庭服务时间，ABA 实施人员教给 L. B. 的父母行为管理的技巧。儿科医生还建议对上课方式进行一些调整，以帮助 L. B. 集中注意力。然而，并没有减少 L. B. 在家庭和学校发生破坏性行为、注意力不集中和过度活跃。儿科医生认为药物治疗可能有帮助，希望咨询临床药师一起讨论一个合适的治疗方案。

针对 L. B. 的症状，什么药物和治疗方案最适合？

临床试验显示，对于 ADHD 儿童，兴奋剂是一种非常有

效的治疗选择。美国儿童和青少年精神病学学会（American Academy of Child and Adolescent Psychiatry，AACAP）和美国儿科学会（American Academy of Pediatrics，AAP）建议在行为矫正治疗不充分的学龄前儿童中使用哌甲酯，而不是苯丙胺或非兴奋剂。学龄前儿童对哌甲酯的代谢速度比年龄较大的儿童慢，因此起始剂量较低，最佳治疗剂量可能也低于大龄儿童。

根据这些信息，临床药师可以建议 L. B. 服用哌甲酯速释溶液每次 1.25mg，每日 2 次，第 3 日增加至每次 2.5mg，每日 2 次，随后可根据症状的改善情况每 3 日增加一次剂量，最大剂量为每次 7.5mg，每日 3 次。临床药师可以建议父母在服药期间记录下药物反应和可能出现的不良反应，在 1 周之后向儿科医生报告。

易激惹（攻击）行为

易激惹（攻击）行为是 ASD 儿童接受药物治疗的目标行为，有强的随机对照试验证据。大部分证据来自利培酮或阿立哌唑的 4 项大型随机对照试验[32,33,57,58]。利培酮和阿立哌唑是仅有的 2 种获得 FDA 批准用于发育障碍患者的药物。每种药物都有一种 FDA 批准的适应证用于治疗儿童和青少年孤独症相关的易激惹（利培酮 15~17 岁，阿立哌唑 6~17 岁）。

利培酮

McCracken 等[32]和 Shea 等[33]对利培酮进行了持续 8 周的研究，研究对象是单纯孤独症[32]和主要患孤独症（70% 的研究人群患有孤独症，其余患者被诊断为未特定的 PDD、阿斯伯格综合征或童年瓦解性精神障碍）的儿童和青少年群体，这两类群体大多共病 ID（64% 的研究人群[33]，81% 的研究人群[32]）。与安慰剂相比，2 项研究均显示利培酮显著改善异常行为检查量表（Aberrant Behavior Checklist，ABC-I）[ABC-I 是一个有 15 个项目的分量表，包括"自我伤害""对自己的身体暴力""对其他儿童和成年人有攻击性""易激惹""脾气暴躁""情绪低落""情绪变化""大喊大叫"和不适宜的"尖叫"等内容，单个项目的评分范围从 0 分（没有问题）到 3 分（严重）][58]的易激惹分量表和 ABC 的多动和刻板印象分量表的评分，差异有统计学意义。与安慰剂相比，只有 Shea 等的研究显示了利培酮在社交退缩和不恰当言语的分量表中的改善也具有统计学显著意义[33]。每项研究对"有效"的定义不同。在 McCracken 等的研究中[32]，32 例阳性结果被定义为 ABC-I 评分至少下降 25%，临床总体印象评分量表（Clinical Global Impression Rating Scale，CGI）和改善分量表（CGI improvement subscale，CGI-I）的评分明显改善或显著改善。根据这个定义，利培酮组 69% 的受试者治疗有效，安慰剂组为 12%。在 Shea 等的研究中[33]，有效被定义为在 5 个 ABC 分量表中至少有 2 个的评分比基线减少≥50%，而其他分量表中没有一个的评分比基线增加≥10%。根据这个定义，利培酮组 69% 的受试者治疗有效，而安慰剂组为 40%。

在 McCracken 等的研究中[32]，与安慰剂组相比，利培酮组的受试者食欲增加、疲劳、嗜睡、头晕和流涎的发生率

明显增高，震颤、心动过速和便秘的发生率有增加的趋势（$P=0.06$）。在 McCracken 等的另一项为期 16 周的开放扩展研究中[32]，最常见的不良反应是食欲增加、遗尿、日间疲劳、口干、唾液过多、鼻炎、咳嗽和焦虑[63]。在 Shea 等的研究中[33]，接受利培酮治疗的受试者在体重、脉率和收缩压方面的增加更明显，报告的嗜睡发生率也明显更高（利培酮 73% vs 安慰剂 8%），28% 的人发生锥体外系症状（extrapyramidal symptoms，EPS），安慰剂组为 13%。这两项利培酮持续 8 周的研究中，平均体重增加为 2.7kg，利培酮最终平均日剂量分别为 1.8mg[32] 和 1.48mg[33]。在抗精神病药物治疗儿童和青少年早发精神分裂症和分裂情感性障碍的大型随机对照试验中，利培酮的最终平均日剂量为 2.8mg（ID 是排除标准）[64]。

尽管在 8 周的利培酮研究中没有涉及催乳素，但 McCRACEN 等[32] 的研究进行了长期随访，证实了利培酮治疗与血清催乳素水平发生 2~4 倍的增加有关[65]。

McDougle 等[66] 在成人 ASD 患者中进行的利培酮研究显示，与安慰剂相比，利培酮可减少攻击行为，常见的不良反应包括镇静和体重增加。利培酮的最终平均日剂量为 2.9mg，精神分裂症患者大型随机对照试验中利培酮的平均每日剂量为 3.9mg[67]。

阿立哌唑

Marcus 等[58] 和 Owen 等[58] 对阿立哌唑对照安慰剂治疗孤独症儿童和青少年的研究持续时间均为 8 周。2 项研究均未提及共病 ID 的患病率。2 项研究均显示，与安慰剂相比，阿立哌唑治疗的儿童在 ABC-I、CGI-I 及多动和刻板 ABC 分量表方面有显著改善，差异有统计学意义。尽管 Owen 等[57] 的灵活剂量研究显示，与安慰剂相比，阿立哌唑在 ABC 分量表的不恰当言语评分上有显著改善，差异有统计学意义；但在 Marcus 等的[58] 固定剂量研究中，只有每日 15mg 剂量的阿立哌唑改善显著，差异有统计学意义。与安慰剂相比，2 项研究均未显示出阿立哌唑对 ABC 的嗜睡/社交退缩分量表的评分有显著改善。这两项研究都将"有效"定义为 ABC-I 分量表评分从基线到终点至少降低 25%，并且在终点时 CGI-I 得分为 1（非常大的改善）或 2（很大的改善）。根据这一定义，Owen 等的研究中[57]，阿立哌唑治疗的有效率为 52.2%（安慰剂组为 14.3%），尽管在 Marcus 等的研究中[58]，阿立哌唑各个剂量（5mg，55.8%；10mg，49.2%；15mg，52.8%）的有效率均高于安慰剂（34.7%），但只有每日 5mg 的剂量与安慰剂相比，差异具有统计学意义。

在 Marcus 等的研究中[58]，导致阿立哌唑停药的 3 个最常见的不良反应是镇静、流涎和震颤，安慰剂组没有任何关于这几种不良反应的报告。Owen 等的研究[57] 中阿立哌唑组报告的最常见不良反应是疲劳、嗜睡、呕吐、食欲增加和镇静，14.9% 的阿立哌唑组受试者（安慰剂组为 8%）报告了 EPS，其中最常见的症状是震颤（8.5%）。在 Marcus 等的研究中[58]，所有阿立哌唑剂量报告的 EPS 发生率（每日 5mg，23.1%；每日 10mg，22.0%；每日 15mg，22.2%）大约是安慰剂组的 2 倍（11.8%），其中最常见的不良反应是震颤和锥体外系障碍。8 周后与安慰剂组相比，阿立哌唑组体重显

著增加，差异有统计学意义。Owen 等[57] 的研究中，阿立哌唑组平均体重增加 2.0kg，Marcus 等[58] 的研究中分别为 1.3kg（每日 5mg）、1.3kg（每日 10mg）和 1.5kg（每日 15mg）。有意思的是，2 项研究都显示阿立哌唑与安慰剂相比，催乳素水平显著降低，差异有统计学意义。Owen 等[57] 的研究中，阿立哌唑的最终平均日剂量为 8.9mg。在一项为期 52 周的开放性随访研究中，参与者来自 Owen 等[57] 和 Marcus 等[58] 的研究以及新招募的受试者，阿立哌唑的最终平均日剂量为 10.6mg[68]。在一项为期 2 个月，阿立哌唑与利培酮治疗 ASD 儿童的随机对照试验中，阿立哌唑的最终平均日剂量为 5.5mg[69]。药物制造商推荐阿立哌唑在精神分裂症或双相障碍儿科患者中的每日剂量为 10mg[70]。

总体而言，文献显示利培酮和阿立哌唑可以有效减轻 ASD 儿童和青少年的易激惹和攻击行为，剂量低于治疗精神分裂症或双相障碍儿童的剂量。对于常见的不良反应比如镇静、体重增加和 EPS，应密切监测。值得注意的是，利培酮可持续升高催乳素水平，而阿立哌唑可持续降低催乳素水平。

尽管利培酮和阿立哌唑是 2 种获得 FDA 批准用于治疗 ASD 儿童易激惹症状的抗精神病药物，但其他典型和非典型抗精神病药物也证明了可有效治疗 ASD 儿童的易激惹症状。在 4 项随机对照试验和 2 项长期随访研究中，氟哌啶醇在剂量范围每日 0.5~4.0mg 之间显示出治疗易激惹症状的益处，但运动障碍的发生率很高（34%）[71]。一项随机对照试验支持匹莫齐特治疗获益，一项随机对照试验支持使用奥氮平，还有开放性研究和病例报告支持奥氮平、氯氮平、喹硫平、齐拉西酮和帕利哌酮治疗获益[72]。利培酮和氟哌啶醇在孤独症儿童中进行的头对头随机对照试验表明，利培酮在减少 PDD 的异常行为和症状方面比氟哌啶醇更有效[73]。一项比较了利培酮、氟哌啶醇和安慰剂治疗 ID 成人攻击行为的随机对照试验显示，所有 3 组治疗均能减少攻击行为，3 组之间无显著差异[74]。

其他药物

丙戊酸盐

2 项规模类似的随机对照试验（n=30[75] 和 n=27[36]）观察了丙戊酸盐和安慰剂对 ASD 儿童和青少年易激惹和攻击行为的影响，结果并不一致。Hellings 等[75] 发现 8 周后丙戊酸盐与安慰剂对易激惹和攻击行为的改善（包括 ABC-I 和 CGI-I）没有显著差异；而 Hollander 等[36] 的研究显示，12 周后对 CGI-I 和 ABC-I 的评分改善方面，丙戊酸盐优于安慰剂，丙戊酸盐和安慰剂在不良反应发生率方面没有显著差异；但在 Hellings 等[75] 的研究中，丙戊酸盐组食欲增加的发生率显著增加，丙戊酸盐组有 2 名患者血氨水平升高，其中 1 人出现临床相关症状。2 项研究都设置了目标血丙戊酸盐浓度（分别至少达到 50μg/ml[36] 和 70~100μg/ml[75]）。

其他药物治疗 ASD 患者易激惹症状的支持证据包括有限的随机对照试验数据、开放性研究或病例报告。这些药物包括丁螺环酮、氯米帕明、可乐定、左乙拉西坦、美金

刚、米氮平、吡格列酮、托吡酯（作为利培酮的增效剂）、利鲁唑、舍曲林、曲唑酮[72]、氟伏沙明[76]和锂[77]。在 Reichow 等[40]最近对 PDD 儿童 ADHD 症状治疗药物的 meta 分析中，哌甲酯在治疗易激惹方面有中等程度的疗效，但没有统计学意义。

案例 88-2

问题 1： C. Y.，一名患有 ASD 的 9 岁女孩，在过去的 3 年里一直服用利培酮维持治疗。在最近的检查中，医生观察到她在过去 2 年中体重增加了 11.3kg（9 岁儿童的平均体重增长大约为每年 2.3kg）。体重增加的部分主要集中在腹部，血液检查发现糖化血红蛋白 A1c 升高了 8.4%。医生建议进行饮食限制和锻炼，但 C. Y. 的母亲认为对控制体重没有帮助。她认为 C. Y. 的体重增加与使用利培酮有关，现在利培酮的剂量是每日 4mg。

根据临床药师对药物的了解，在非典型抗精神药物对代谢的影响方面，医生希望能得到临床药师的建议。

利培酮和阿立哌唑都可用于治疗 ASD 儿童的易激惹，但阿立哌唑在体重增加方面的风险比利培酮低。在一些患者中，阿立哌唑对体重的益处大于阿立哌唑临床疗效低于利培酮的潜在风险。在这种情况下，临床药师可以建议医生每隔 1 周减少 1mg 的利培酮，同时开始服用阿立哌唑每日 2mg，7 日后增加至每日 5mg。阿立哌唑每周可增加 5mg 的用量，最高剂量可达每日 15mg。应监测 C. Y. 在交叉减量（滴定）期间及之后的耐受性。

重复行为

许多不同类型的药物被研究用于治疗 ASD 患者的重复行为。基于强迫性障碍儿童表现出重复行为和强迫行为之间的相似性以及临床观察到 PDD 儿童可能是因为焦虑而引起重复行为的增加，进行了选择性 5-羟色胺再摄取抑制剂（selective serotonin reuptake inhibitor，SSRI）和 TCA 治疗重复行为的研究。然而，关于是否使用 SSRI 或 TCA，文献的观点并不一致。

选择性 5-羟色胺再摄取抑制剂

针对 SSRI 治疗儿童 ASD 和重复行为的 2 项随机对照试验，其结果相互矛盾。Hollander 等的交叉试验[78]（n=39，平均年龄 8.2 岁）显示，根据儿童耶鲁-布朗强迫症状量表（Children's Yale-Brown Obsessive Compulsive Scale，CY-BOCS）的强迫分量表测试，低剂量的氟西汀口服溶液治疗重复行为优于安慰剂，具有中等以上效应量（0.76）。但对改善孤独症其他症状方面与安慰剂没有差异。King 等[79]针对 ASD 儿童的重复行为所进行的西酞普兰（n=73）与安慰剂（n=76）的大型研究表明，西酞普兰与安慰剂在改善整体症状（CGI-I）或重复行为，在修订的 CY-BOCS-PDD 量表评分方面无显著差异。然而，在成人 ASD 患者中，氟伏沙明与安慰剂的随机对照试验（每组 n=15）显示，氟伏沙明在改善重复思维和行为方面明显优于安慰剂[76]。更多有关 ASD 儿童 SSRI 处方的详细信息请见下文焦虑（抑郁）相关内容。

三环类抗抑郁剂

Gordon 等[55]对氯米帕明进行了随机对照试验，通过改良的 CPRS OCD 分量表，改良的国立精神卫生研究所（National Institute of Mental Health，NIMH）强迫量表和改良的 NIMH 强迫和焦虑量表的测试显示，在治疗 ASD 儿童的重复行为方面，氯米帕明明显优于安慰剂和地昔帕明。最后 1 周氯米帕明的平均每日剂量为 152mg；最后 1 周氯米帕明的平均血药浓度为 235ng/ml，去甲氯米帕明的平均血药浓度为 422ng/ml。总的来说，氯米帕明的不良反应相对较轻，但此项试验中服用氯米帕明的患者，出现 1 例癫痫发作，2 例心脏不良事件，1 例校正的 QT 间期延长（0.45 秒），还有 1 例严重的心动过速（160~170 次/min），以上不良反应均在剂量减少后缓解。在 Remington 等[80]的随机交叉对照试验（每次干预 7 周）中，比较了氯米帕明和氟哌啶醇在孤独症儿童中的作用。最显著的发现是服用氯米帕明的受试者中只有 37.5% 完成了这项研究（相比之下，氟哌啶醇为 69.7%，安慰剂为 65.6%）。导致停药的不良反应包括行为问题、疲劳或嗜睡、震颤、心动过速、失眠、出汗、恶心或呕吐以及食欲下降。氯米帕明的日平均剂量为 128.4mg，范围为 100~150mg。

总体而言，SSRI 特别是氟西汀，TCA 特别是氯米帕明，可能对减少 ASD 儿童的重复行为有帮助，虽然不良反应可能限制氯米帕明的使用。SSRI 中的氟伏沙明也可能有助于减少成人 ASD 患者的重复行为。

抗精神病药

抗精神病药物在减少 ASD 儿童的重复行为方面有很强的证据。几乎所有支持抗精神病药物治疗的数据都来自于以治疗易激惹为目标的研究。阿立哌唑[57,58]和利培酮[32,33]在降低 ABC 刻板行为分量表评分方面均优于安慰剂。McDougle 等[81]在 RUPP 为期 8 周的利培酮试验中，进行的二次分析显示[32]，与安慰剂相比，利培酮显著降低了改良版 CY-BOCS 强迫分量表（效应值，0.55）和 Ritvo-Freeman 真实生活量表的感觉运动行为分量表的得分（效果值，0.45）。在 ASD 成人患者中也发现了利培酮有助于减少重复行为，包括 McDougle 等的随机对照试验[66]显示，利培酮显著减少 Y-BOCS 改良版本的评分（只针对重复行为，而不是观念）。

兴奋剂

Reichow 等最近对治疗 PDD 儿童 ADHD 症状的药物进行了 meta 分析，哌甲酯在治疗刻板行为方面有中等疗效，但没有统计学意义[40]。

其他药物

尽管在 Hollander 等对 ASD 儿童的研究中，丙戊酸盐显示了治疗易激惹的有效性，但与安慰剂相比，它在重复行为方面没有显著改善[36]。一项剂量为每日 1.5g 的 ω-3 脂肪酸（鱼油组 n＝7，安慰剂组 n＝5）的小型随机对照试验显示，尽管在降低 ABC 刻板行为评分方面的效应值为 0.72，但与安慰剂相比没有显著差异[59]。

自伤行为

根据评分量表或病因学理论，自伤行为通常被认为是对自我的攻击行为或是重复的、刻板行为。因此，治疗自伤行为的药理学方法是基于治疗攻击行为或重复行为的。然而，自伤行为也有其自身的研究基础，研究结果不尽相同。

典型和非典型抗精神病药

关于典型抗精神病药物减少发育障碍个体自伤行为的研究，已进行了许多随机对照试验，但结果差异很大。目前，有一些可信度相对低的证据表明，氟哌啶醇、氟奋乃静、氯丙嗪或硫利达嗪在减少自伤行为方面是有益的[82]。利培酮是一种非典型抗精神病药物，在改善自伤行为上具有最强的随机对照试验数据。有 2 项关于 ID 儿童的、规模相对较大的随机对照试验显示[83,84]，利培酮可改善 Nisonger 儿童行为评定表中的自伤（刻板）分量表的评分，其中一项结果有统计学意义[84]。服用利培酮的儿童，其体重增加和嗜睡明显高于安慰剂组。一项针对成人的研究中，使用自伤行为问卷进行测试显示，利培酮显著降低 ASD 成人患者的自伤行为，差异有统计学意义[66]。

抗抑郁剂

氯米帕明已被证实能有效减少自伤行为，但有显著的不良反应[82]。氟西汀在 2 个随机对照试验中均可有效减少强迫性搔抓皮肤[85,86]，而氟伏沙明也显示可有效减少 ASD 成人的重复行为和攻击行为[76]。病例报告和开放性研究显示丁螺环酮和帕罗西汀也有可能获益[82]。

纳曲酮

最近对智力障碍成人使用纳曲酮的系统综述显示，10 项随机对照试验中有 8 项显示自伤行为的频率降低[87]。更具体地说，50%的受试者其自伤行为有所改善，严重 ID 患者的改善更为明显。9%的患者出现轻微不良反应，包括体重减轻、食欲下降、口干、打哈欠、轻度肝功能异常、恶心和疲劳。剂量范围为 0.5~2mg/kg，25~100mg。

总体而言，尽管证据非常有限，但有文献支持使用利培酮、纳曲酮和氯米帕明来减少发育障碍患者的自伤行为。氟西汀和氟伏沙明也可能获益，但证据不多。

焦虑/抑郁

选择性 5-羟色胺再摄取抑制剂

研究发现，PDD 的个体共病焦虑和心境障碍的风险很高[37,38]。因为已证实了 SSRI 在正常发育儿童中使用的获益和相对的安全性，因此，SSRI 常用于治疗发育障碍儿童的焦虑和抑郁。尽管文献中有大量的病例报告和开放性研究表明 SSRI 能改善 ASD 个体的焦虑，但目前尚未开展大型双盲、安慰剂对照试验研究，以明确 SSRI 对发育障碍儿童抑郁或焦虑的影响[88,89]。

总体而言，文献表明，与正常发育的儿童相比，发育障碍儿童对 SSRI 的反应可能不同。对 SSRI 的反应包括 3 个不同的方面：不良反应风险、剂量要求和目标症状。

不良反应

与正常发育的儿童相比，发育障碍儿童更容易发生 SSRI 的不良反应，特别是情绪和行为方面的不良反应。但仅有 2 项 SSRI 在发育障碍儿童中使用的随机对照试验，评估了氟西汀[78]和西酞普兰[79]对重复行为的影响。在 Hollander 等[78]的低剂量氟西汀交叉研究（每个试验周期为 8 周，n＝39，平均年龄＝8.2 岁）中，氟西汀治疗期间最常见的不良反应是激越（46%）、失眠（36%）和焦虑（紧张）（16%），但氟西汀和安慰剂在治疗后的不良反应，差异无统计学意义。此外，氟西汀组有 16%的受试者由于出现激越需要减少剂量，而安慰剂组为 5%。

Geller 等[90]和 Liebowitz 等[91]对正常发育儿童进行了氟西汀治疗 OCD 的随机对照试验（Geller：13 周；氟西汀组 n＝71，安慰剂组 n＝32；平均年龄＝11.4 岁；Liebowitz：急性期 8 周；氟西汀组 n＝21，安慰剂组＝22；平均年龄＝12～13 岁）。在 Geller 等的研究中[90]，在报告的不良反应上，两组间的差异无统计学意义，氟西汀组报告的最常见不良反应为头痛（28%）、鼻炎（27%）和腹痛（16%），没有激越的报告。在 Liebowitz 等的研究中[91]，心悸、体重减轻、嗜睡、震颤、噩梦和肌肉疼痛，这 6 项不良反应在氟西汀组的发生率明显增加。服用氟西汀者报告的最常见不良反应是头痛（52%）、腹痛（43%）、食欲下降（38%），睡眠维持困难（38%）和嗜睡（38%）。

对于西酞普兰，在 King 等[79]为期 12 周的研究中（西酞普兰组 n＝73，安慰剂组＝76；平均年龄 7～9 岁），97.3%接受西酞普兰治疗的 ASD 患者至少经历过一次治疗后出现的不良反应，与安慰剂组相比，他们更容易发生不良反应，具体包括：精力旺盛（38%）、冲动（19%）、注意力下降（12%）、过度活动（12%）、刻板（11%）、腹泻（26%）、失眠（23.3%）、皮肤干燥或瘙痒（12%）。

相比之下，在西酞普兰治疗正常发育儿童和青少年抑郁症的随机对照试验中，最常见的不良反应是头痛、胃肠道问题和失眠[92]。在一项 8 周的随机对照试验中，Wagner 等[93]进行了西酞普兰治疗正常发育儿童抑郁症（西酞普兰组＝89，安慰剂组＝85；平均年龄 12 岁）的研究，西酞普兰组＞10%的受试者报告的不良反应只包括鼻炎（14%）、恶心（14%）和腹痛（11%）。在 von Knorring 等[94]为期 12 周随机对照试验中，西酞普兰对照安慰剂治疗正常发育的抑郁症青少年（西酞普兰组 n＝124，安慰剂组＝120；平均年龄 16 岁），头痛（26%和 25%）、恶心（19%和 15%）和失眠（13%和 11%）是两组中最常见的不良反应（分别为西酞普兰和安慰剂的发生率），只有疲劳是西酞普兰组（6%）中报告的明显多于安慰剂组（1%）的不良反应。

剂量

与正常发育的儿童相比,PDD 儿童通常需要较小剂量的 SSRI,在较高剂量下可能会出现不良的情绪或行为事件。对于氟西汀,在 Hollander 等的研究中[78],PDD 儿童氟西汀的最终平均日剂量为 9.9mg 或 0.36mg/kg。Geller 等[90]和 Liebowitz 等[91]对正常发育儿童 OCD 的研究中,氟西汀的最终平均日剂量分别为 24.6mg 和 64.8mg(急性期后)。此外,在正常发育儿童抑郁和焦虑的随机对照试验中,氟西汀耐受性良好,平均日剂量分别为 20mg[95-97]、28.4mg[98]、33.3mg[98]和 40mg[99]。

在 King 等对 ASD 儿童的研究中[79],西酞普兰治疗重复行为的平均日剂量为 16.5mg。西酞普兰在正常发育的儿童和青少年抑郁症中的研究,西酞普兰的平均日剂量为 24mg[93]和 26mg[94]。

PDD 儿童需要使用较低剂量 SSRI,到成人期后剂量可能会增加。随机对照试验显示,成人 ASD 患者的 SSRI 平均日剂量接近正常发育成人的预期剂量:氟西汀 36.7mg[101]和 64.8mg[101],氟伏沙明 276.7mg[76]。

药师建议停用氟西汀,然后开始使用舍曲林每日 12.5mg,舍曲林是一种较弱的 2D6 抑制剂。药师建议继续使用利培酮,但剂量减少至每日 0.5mg。

目标症状

大部分研究 ASD 儿童焦虑和抑郁症状所使用的评定量表已在正常发育儿童中验证过。对于焦虑症状,由父母报告的、ASD 儿童表现出来的高水平的焦虑的预测因素包括:智商 > 70[102-104],由父母评定的社会功能损害较严重[102,103],年龄增加[103];此外,智商<70 的儿童,如果他们表现出更具适应性的社会行为,父母报告的焦虑水平可能更高[102,103]。对于抑郁症状,较高的智商和较大的年龄与较高的抑郁水平相关[105],并且两者都预示着 ASD 儿童的社交自我知觉较低[106]。反过来,较低的社交自我知觉预示着抑郁水平较高[106]。此外,社会功能受损程度较低(社会功能较高)的 ASD 成人患者更容易出现抑郁症状[107]。所有这些表明了 ASD 个体越是意识到自身的社会功能损害,或越是暴露于社会交往之中,他们越有可能表现出典型的焦虑或抑郁症状。

然而,限于所使用的量表,这一部分文献仅涉及焦虑和抑郁的情绪症状,这些症状也可见于正常发育的个体。从事 PDD 诊疗工作的临床医生很清楚地意识到,焦虑和抑郁可能在该人群中以其他方式表现出来。对于 ASD 的个体,将自身的情感体验传达给他人的这种能力是受损的,而且在情感管理方面也会有很大的困难。通常就会导致抑郁和焦虑等情绪以其他方式表现出来,包括僵化、发脾气、对立、社交回避、过度活动、重复行为、易激惹、攻击行为和自伤。SSRI 针对以上所提到的一些行为的研究结果是不一致的。

不过,总体而言,病例研究和开放性研究显示,在 PDD 儿童中使用 SSRI 治疗典型的焦虑和抑郁症状是可获益的。为了避免出现严重的情绪和行为不良反应,目标剂量应该低于正常发育的儿童。

睡眠

褪黑素

治疗发育障碍个体睡眠困难,研究证据最强的药物是褪黑素。Hollway 和 Aman 的综述[108]发现 13 项睡眠困难患者的随机对照试验中,许多患者存在发育障碍。褪黑素在所有 13 项随机对照试验中都有阳性结果,特别是在入睡和睡眠维持方面,最长的试验持续了 10 周。睡眠潜伏期的效应值大小为 0.25~1.63,总睡眠时间的效应值为 0.25~1.0。不良反应一般较轻,与安慰剂相似,剂量为 2.5~10mg。

雷美替胺

褪黑素受体 MT_1/MT_2 的激动剂在发育障碍儿童中的证据有限,但在正常发育的成人中,特别是在原发性失眠和睡眠维持困难患者中,有相当多的阳性结果[108],其不良反应轻微,与安慰剂相似,剂量范围为 4~64mg。

可乐定

虽然没有对发育障碍儿童和睡眠障碍儿童进行随机对照试验,但回顾性综述显示,剂量在 0.05~0.1mg 有助于改善睡眠障碍[108]。

曲唑酮

虽然还没有对睡眠障碍儿童进行随机对照试验,但对儿童进行的 4 项开放性研究和对成人进行的 2 项开放性研究显示,曲唑酮对睡眠改善包括睡眠结构有收益[108],剂量从 25~150mg 不等。

米氮平

一项针对儿童的开放性研究和一项针对成人的随机对照试验显示,米氮平对治疗睡眠问题有益,有轻微的不良反应,包括食欲增加、易激惹和镇静作用[108],剂量范围为7.5~45mg。

苯海拉明

尽管苯海拉明在儿童睡眠障碍患者中的使用非常广泛,但只有 Hollway 和 Amand 的 3 项随机对照试验明确了在儿童患者中的使用[108],其中 2 项研究结果为阴性,一项研究显示获益,而没有一项研究是专门针对发育障碍儿童的。

唑吡坦

在青少年和成人中的获益比儿童大,但相关的研究有限,没有一项研究是针对发育障碍个体的[108]。

苯二氮䓬类

在儿童的部分对照或非对照研究和成人的对照研究中,苯二氮䓬类药物可有效改善与迷走神经相关的睡眠障碍(如周期性肢体运动障碍、咬舌、快速眼动睡眠期睡眠行为障碍),但发生不良反应的风险很大,包括耐受、依赖、反跳性失眠、白天镇静和认知障碍[108]。

总体而言,褪黑素是治疗发育障碍患者睡眠障碍研究最多、有效、安全的药物选择。尽管雷美替胺、曲唑酮、米氮平和可乐定在治疗睡眠障碍方面有良好的证据,但对发育障碍患者需要进行进一步研究。研究证据并不支持在儿童睡眠障碍中广泛使用苯海拉明。唑吡坦和苯二氮䓬类药物可能对某些人群的睡眠有益,这些人群主要指服用唑吡坦的成人以及服用苯二氮䓬类药物的异态睡眠患者。

案例 88-4

问题 1: T. T. 是一名患有 ASD 和严重睡眠障碍的 10 岁男孩。在过去的几周里,他的父亲给他服用过苯海拉明,但对 T. T. 的总睡眠时间有任何有意义的改善。去年,T. T. 服用过褪黑素每日 2.5mg,但只获得很小的改善。现在,T. T. 的医生考虑开始使用低剂量的苯二氮䓬类药物,但考虑到不良反应的风险,医生征求临床药师的意见。

临床药师注意到 T. T. 去年服用的褪黑素剂量较低,建议在考虑使用管控药物之前再试用一次褪黑素。药师推荐的剂量是睡前约 1 小时服用 5mg。药师建议如果没有获得足够的疗效,剂量可以增加至 10mg。

表 88-2

目标症状和药物治疗总结

目标症状	治疗药物(类别)
过度活动	兴奋剂,托莫西汀,α_2 激动剂
易激惹(攻击)行为	利培酮,阿立哌唑
重复行为	利培酮,阿立哌唑,氟西汀,氯米帕明,氟伏沙明
自伤行为	利培酮,氯米帕明,纳曲酮
焦虑/抑郁	SSRI
睡眠障碍	褪黑素,雷美替胺,可乐定,曲唑酮,米氮平,唑吡坦,苯二氮䓬类

SSRI,选择性 5-羟色胺再摄取抑制剂

（熊玉兰 译,董敏 校,姚贵忠 审）

参考文献

1. American Psychiatric Association. Neurodevelopmental disorders. In: American Psychiatric Association. *Diagnostic and Statistical Manual of Mental Disorders.* 5th ed. Arlington, VA: American Psychiatric Association; 2013. doi.org/10.1176/appi.books.9780890425596.dsm01.
2. Boyle CA et al. Trends in the prevalence of developmental disabilities in US children, 1997–2008. *Pediatrics.* 2011;127:1034–1042.
3. Maulik PK et al. Prevalence of intellectual disability: a meta-analysis of population-based studies. *Res Dev Disabil.* 2011;32:419–436.
4. Moeschler JB, Shevell M; Committee on Genetics. Comprehensive evaluation of the child with intellectual disability or global developmental delays. *Pediatrics.* 2014;134:e903e918.
5. Developmental Disabilities Monitoring Network Surveillance Year 2010 Principal Investigators. Prevalence of autism spectrum disorder among children aged 8 years autism and developmental disabilities monitoring network, 11 Sites, United States, 2010. *MMWR Surveill Summ.* 2014;63(2):1–21.
6. Schieve LA et al. Comparison of perinatal risk factors associated with autism spectrum disorder (ASD), intellectual disability (ID), and co-occurring ASD and ID. *J Autism Dev Disord.* 2015;45:2361–2372.
7. Croen LA et al. The epidemiology of mental retardation of unknown cause. *Pediatrics.* 2001;107(6):e86.
8. Leonard H et al. Autism and intellectual disability are differentially related to sociodemographic background at birth. *PLoS One.* 2011;6(3):e17875.
9. Shevell M. Global developmental delay and mental retardation or intellectual disability: conceptualization, evaluation, and etiology. *Pediatr Clin North Am.* 2008;55:1071–1084.
10. Schaaf CP, Zoghbi HY. Solving the autism puzzle a few pieces at a time. *Neuron.* 2011;70:806–808.
11. Posthuma D, Polderman TJ. What have we learned from recent twin studies about the etiology of neurodevelopmental disorders. *Curr Opin Neurol.* 2013;26:111–121.
12. Baker E, Jeste SS. Diagnosis and management of autism spectrum disorder in the era of genomics: rare disorders can pave the way for targeted treatments. *Pediatr Clin North Am.* 2015;62:607–618.
13. Ropers HH. Genetics of early onset cognitive impairment. *Annu Rev Genomics Hum Genet.* 2010;11:161–187.
14. Willemsen MH, Kleefstra T. Making headway with genetic diagnostics of intellectual disabilities. *Clin Genet.* 2014;85:101–110.
15. Miles JH. Autism spectrum disorders—a genetic review. *Genet Med.* 2011;13(4):278–294.
16. Rauch A et al. Diagnostic yield of various genetic approaches in patients with unexplained developmental delay or mental retardation. *Am J Med Genet A.* 2006;140A:2063–2074.
17. Curry CJ et al. Evaluation of mental retardation: recommendations of a consensus conference. *Am J Med Genet.* 1997;72:468–477.
18. Battaglia A et al. Diagnostic yield of the comprehensive assessment of devel-

opmental delay / mental retardation in an institute of child neuropsychiatry. *Am J Med Genet.* 1999;82:60–66.

19. Landrigan PJ et al. A research strategy to discover the environmental causes of autism and neurodevelopmental disabilities. *Environ Health Perspect.* 2012;120(7):A258–A260.

20. Rutter M. Incidence of autism spectrum disorders: changes over time and their meanings. *Acta Paediatr.* 2005;94:2–15.

21. Council on Children with Disabilities, Section on Developmental Behavioral Pediatrics, Bright Futures Steering Committee and Medical Home Initiatives for Children with Special Needs Project Advisory Committee. Identifying infants and young children with developmental disorders in the medical home: an algorithm for developmental surveillance and screening. *Pediatrics.* 2006;118(1):405–420.

22. Johnson CP, Myers SM; the Council on Children with Disabilities. Identification and evaluation of children with autism spectrum disorders. *Pediatrics.* 2007;120(5):1183–1215.

23. Strickland BB et al. Assessing and ensuring a comprehensive system of services for children with special health care needs: a public health approach. *Am J Public Health.* 2011;101(2):224–231.

24. Mandell DS et al. Factors associated with age of diagnosis among children with autism spectrum disorders. *Pediatrics.* 2005;116(6):1480–1486.

25. Schalock RL. The evolving understanding of the construct of intellectual disability. *J Intellect Dev Disabil.* 2011;36(4):223–233.

26. Shevell M et al. Practice parameter: evaluation of the child with global developmental delay: report of the quality standards subcommittee of the American academy of neurology and the practice committee of the child neurology society. *Neurology.* 2003;60:367–380.

27. Schaefer GB, Mendelsohn NJ, for the Professional Practice and Guidelines Committee. Clinical genetics evaluation in identifying the etiology of autism spectrum disorders: 2013 guideline revisions. *Genet Med.* 2013;15(5):399–407.

28. Zablotsky B et al. Service and treatment use among children diagnosed with autism spectrum disorders. *J Dev Behav Pediatr.* 2015;36:98–105.

29. Wong C et al. Evidence-based practices for children, youth, and young adults with autism spectrum disorder: a comprehensive review. *J Autism Dev Disord.* 2015;45:1951–1966.

30. Brosnan J, Healy O. A review of behavioral interventions for the treatment of aggression in individuals with developmental disabilities. *Res Dev Disabil.* 2011;32:437–446.

31. Vereenooghe L, Langdon PE. Psychological therapies for people with intellectual disabilities: a systemic review and meta-analysis. *Res Dev Disabil.* 2013;34:4085–4102.

32. McCracken JT et al. Risperidone in children with autism and serious behavioral problems. *N Engl J Med.* 2002;347:314–321.

33. Shea S et al. Risperidone in the treatment of disruptive behavioral symptoms in children with autistic and other pervasive developmental disorders. *Pediatrics.* 2004;114(5):e634–e641.

34. Nagaraj R et al. Risperidone in children with autism: randomized, placebo-controlled, double-blind study. *J Child Neurol.* 2006;21:450–455.

35. Posey DJ et al. Positive effects of methylphenidate on inattention and hyperactivity in pervasive developmental disorders: an analysis of secondary measures. *Biol Psychiatry.* 2007;61:538–544.

36. Hollander E et al. Divalproex sodium vs placebo for the treatment of irritability in children and adolescents with autism spectrum disorders. *Neuropsychopharmacology.* 2010;35:990–998.

37. Simonoff E et al. Psychiatric disorders in children with autism spectrum disorders: prevalence, comorbidity, and associated factors in a population-derived sample. *J Am Acad Child Adolesc Psychiatry.* 2008;47(8):921–929.

38. Leyfer OT et al. Comorbid psychiatric disorders in children and autism: interview development and rates of disorders. *J Autism Dev Disord.* 2006;36:849–861.

39. Murray MJ. Attention-deficit / hyperactivity disorder in the context of autism spectrum disorders. *Curr Psychiatry Rep.* 2010;12:382–388.

40. Reichow B et al. Systematic review and meta-analysis of pharmacological treatment of the symptoms of attention-deficit / hyperactivity disorder in children with pervasive developmental disorders. *J Autism Dev Disord.* 2013;43:2435–2441.

41. Faraone SV, Buitelaar J. Comparing the efficacy of stimulants for ADHD in children and adolescents using meta-analysis. *Eur Child Adolesc Psychiatry.* 2010;19:353–364.

42. Research Units on Pediatric Psychopharmacology Autism Network. Randomized, controlled, crossover trial of methylphenidate in pervasive developmental disorders with hyperactivity. *Arch Gen Psychiatry.* 2005;62:1266–1274.

43. MTA Cooperative Group. A 14-month randomized clinical trial of treatment strategies for attention-deficit / hyperactivity disorder. *Arch Gen Psychiatry.* 1999;56:1073–1086.

44. Quinn D et al. Single-dose pharmacokinetics of multilayer-release meth-

ylphenidate and immediate-release methylphenidate in children with attention-deficit / hyperactivity disorder. *J Clin Pharmacol.* 2007;47(6):760–766.

45. Mahajan R et al. Clinical practice pathways for evaluation and medication choice for attention-deficit / hyperactivity disorder symptoms in autism spectrum disorders. *Pediatrics.* 2012;130:s125–s138.

46. Floyd Sallee et al. Review of the rationale and clinical utilization of a2-Adrenoceptor agonists for the treatment of attention-deficit / hyperactivity and related disorders. *J Child Adolesc Psychopharmacol.* 2013;23(5):308–319.

47. Jaselskis CA et al. Clonidine treatment of hyperactive and impulsive children with autistic disorder. *J Clin Psychopharmacol.* 1992;12:322–327.

48. Handen BL et al. Guanfacine in children with autism and / or intellectual disabilities. *J Dev Behav Pediatr.* 2008;29:303–308.

49. Scahill L et al. A prospective open trial of guanfacine in children with pervasive developmental disorders. *J Child Adolesc Psychopharmacol.* 2006;16(5):589–598.

50. Harfterkamp M et al. A randomized double-blind study of atomoxetine versus placebo for attention-deficit / hyperactivity disorder symptoms in children with autism spectrum disorder. *J Am Acad Child Adolesc Psychiatry.* 2012;51(7):733–741.

51. Arnold LE et al. Atomoxetine for hyperactivity in autism spectrum disorders: placebo-controlled crossover pilot trial. *J Am Acad Child Adolesc Psychiatry.* 2006;45(10):1196–1205.

52. Newcorn JH et al. Atomoxetine and osmotically released methylphenidate for the treatment of attention deficit hyperactivity disorder: acute comparison and differential response. *Am J Psychiatry.* 2008;165:721–730.

53. Strattera (atomoxetine) [prescribing information]. Indianapolis, IN: Eli Lilly and Company; 2002:1–18. http://pi.lilly.com/us/strattera-pi.pdf. Accessed July 3, 2017.

54. Pliszka SR et al. The Texas children's medication algorithm project: revision of the algorithm for pharmacotherapy of attention-deficit / hyperactivity disorder. *J Am Acad Child Adolesc Psychiatry.* 2006;45(6):642–657.

55. Gordon CT et al. A double-blind comparison of clomipramine, desipramine, and placebo in the treatment of autistic disorder. *Arch Gen Psychiatry.* 1993;50:441–447.

56. Pliszka S et al. Practice parameter for the assessment and treatment of children and adolescents with attention-deficit / hyperactivity disorder. *J Am Acad Child Adolesc Psychiatry.* 2007;46(7):894–921.

57. Owen R et al. Aripiprazole in the treatment of irritability in children and adolescents with autistic disorder. *Pediatrics.* 2009;124:1533–1540.

58. Marcus RN et al. A placebo-controlled, fixed-dose study of aripiprazole in children and adolescents with irritability associated with autistic disorder. *J Am Acad Child Adolesc Psychiatry.* 2009;48(11):1110–1119.

59. Amminger GP et al. Omega-3 fatty acids supplementation in children with autism: a double-blind randomized, placebo-controlled pilot study. *Biol Psychiatry.* 2007;61:551–553.

60. Niederhofer H et al. Tianeptine: a novel strategy of psychopharmacological treatment of children with autistic disorder. *Hum Psychopharmacol.* 2003;18:389–393.

61. Akhondzadeh S et al. Double-blind placebo-controlled trial of pentoxifylline added to risperidone: effects on aberrant behavior in children with autism. *Prog Neuropsychopharmacol Biol Psychiatry.* 2010;34:32–36.

62. Rezaei V et al. Double-blind, placebo-controlled trial of risperidone plus topiramate in children with autistic disorder. *Prog Neuropsychopharmacol Biol Psychiatry.* 2010;34:1269–1272.

63. Aman MG et al. Acute and long-term safety and tolerability of risperidone in children with autism. *J Child Adolesc Psychopharmacol.* 2005;15(6):869–884.

64. Sikich L et al. Double-blind comparison of first- and second-generation antipsychotics in early-onset schizophrenia and schizoaffective disorder: findings from the treatment of early-onset schizophrenia spectrum disorders (TEOSS) study. *Am J Psychiatry.* 2008;165:1420–1431.

65. Anderson GM et al. Effects of short- and long-term risperidone treatment on prolactin levels in children with autism. *Biol Psychiatry.* 2007;61:545–550.

66. McDougle CJ et al. A double-blind, placebo-controlled study of risperidone in adults with autistic disorder and other pervasive developmental disorders. *Arch Gen Psychiatry.* 1998;55:633–641.

67. Lieberman JA et al. Effectiveness of antipsychotic drugs in patients with chronic schizophrenia. *N Engl J Med.* 2005;353(12):1209–1223.

68. Marcus RN et al. Aripiprazole in the treatment of irritability in pediatric patients (aged 6-17 years) with autistic disorder: results from a 52-week, open-label study. *J Child Adolesc Psychopharmacol.* 2011;21(3):229–236.

69. Ghanizadeh A et al. A head-to-head comparison of aripiprazole and risperidone for safety and treating autistic disorders, a randomized double blind clinical trial. *Child Psychiatry Hum Dev.* 2014;45:185–192.

70. Abilify (aripiprazole) [prescribing information]. Rockville, MD: Otsuka Amer-

ica Pharmaceutical; 2002:1–24. http://www.otsuka-us.com/Documents/Abilify.PI.pdf. Accessed July 3, 2017.

71. Campbell M et al. Neuroleptic-related dyskinesias in autistic children: a prospective, longitudinal study. *J Am Acad Child Adolesc Psychiatry*. 1997;36(6):835–843.

72. Doyle CA, McDougle CJ. Pharmacotherapy to control behavioral symptoms in children with autism. *Expert Opin Pharmacother*. 2012;13(11):1615–1629.

73. Miral S et al. Risperidone versus haloperidol in children and adolescents with AD: a randomized, controlled, double-blind trial. *Eur Child Adolesc Psychiatry*. 2008;17:1–8.

74. Tyrer P et al. Risperidone, haloperidol, and placebo in the treatment of aggressive challenging behaviour in patients with intellectual disability: a randomized controlled trial. *Lancet*. 2008;371:57–63.

75. Hellings JA et al. A double-blind, placebo-controlled study of valproate for aggression in youth with pervasive developmental disorders. *J Child Adolesc Psychopharmacol*. 2005;15(4):682–692.

76. McDougle CJ et al. A double-blind, placebo-controlled study of fluvoxamine in adults with autistic disorder. *Arch Gen Psychiatry*. 1996;53:1001–1008.

77. Tyrer SP et al. Factors associated with a good response to lithium in aggressive mentally handicapped subjects. *Prog Neuro-Psychopharmacol Biol Psychiatry*. 1984;8:751–755.

78. Hollander E et al. A placebo controlled crossover trial of liquid fluoxetine on repetitive behaviors in childhood and adolescent autism. *Neuropsychopharmacology*. 2005;30:582–589.

79. King BH et al. Lack of efficacy of citalopram in children with autism spectrum disorders and high levels of repetitive behavior. *Arch Gen Psychiatry*. 2009;66(6):583–590.

80. Remington G et al. Clomipramine versus haloperidol in the treatment of autistic disorder: a double-blind, placebo-controlled, crossover study. *J Clin Psychopharmacol*. 2001;21(4):440–444.

81. McDougle CJ et al. Risperidone for the core symptom domains of autism: results from the study by the autism network of the research units on pediatric psychopharmacology. *Am J Psychiatry*. 2005;162:1142–1148.

82. Minshawi NF et al. Multidisciplinary assessment and treatment of self-injurious behavior in autism spectrum disorder and intellectual disability: integration of psychological and biological theory and approach. *J Autism Dev Disord*. 2015;45:1541–1568.

83. Snyder R et al. Effects of risperidone on conduct and disruptive behavior disorders in children with subaverage IQs. *J Am Acad Child Adolesc Psychiatry*. 2002;41(9):1026–1036.

84. Aman MG et al; Risperidone Disruptive Behavior Study Group. Double-blind, placebo-controlled study of risperidone for the treatment of disruptive behaviors in children with subaverage intelligence. *Am J Psychiatry*. 2002;159:1337–1346.

85. Simeon D et al. A double-blind trial of fluoxetine in pathologic skin picking. *J Clin Psychiatry*. 1997;58:341–347.

86. Bloch MR et al. Fluoxetine in pathologic skin-picking: open-label and double-blind results. *Psychosomatics*. 2001;42:314–319.

87. Roy A et al. Are opioid antagonists effective in reducing self-injury in adults with intellectual disability? A systemic review. *J Intellect Disabil Res*. 2015;59:55–67.

88. White SW et al. Anxiety in children and adolescents with autism spectrum disorders. *Clin Psychol Rev*. 2009;29(3):216–229.

89. Vasa RA et al. A systematic review of treatments for anxiety in youth with autism spectrum disorders. *J Autism Dev Disord*. 2014;44:3215–3229.

90. Geller DA et al. Fluoxetine treatment for obsessive-compulsive disorder in children and adolescents: a placebo-controlled clinical trial. *J Am Acad Child Adolesc Psychiatry*. 2001;40(7):773–779.

91. Liebowitz MR et al. Fluoxetine in children and adolescents with OCD: a placebo-controlled trial. *J Am Acad Child Adolesc Psychiatry*. 2002;41(12):1431–1438.

92. Hetrick SE et al. Newer generation antidepressants for depressive disorders in children and adolescents. *Cochrane Database Syst Rev*. 2012;11:1–155.

93. Wagner KD et al. A randomized, placebo-controlled trial of citalopram for the treatment of major depression in children and adolescents. *Am J Psychiatry*. 2004;161:1079–1083.

94. von Knorring AL et al. A randomized, double-blind, placebo-controlled study of citalopram in adolescents with major depressive disorder. *J Clin Psychopharmacol*. 2006;26:311–315.

95. Emslie GJ et al. A double-blind, randomized, placebo-controlled trial of fluoxetine in children and adolescents with depression. *Arch Gen Psychiatry*. 1997;54:1031–1037.

96. Emslie GJ et al. Fluoxetine for acute treatment of depression in children and adolescents: a placebo-controlled, randomized clinical trial. *J Am Acad Child Adolesc Psychiatry*. 2002;41(10):1205–1215.

97. Birmaher B et al. Fluoxetine for the treatment of childhood anxiety disorders. *J Am Acad Child Adolesc Psychiatry*. 2003;42(4):415–423.

98. March J et al. Fluoxetine, cognitive-behavioral therapy, and their combination for adolescents with depression. *J Am Med Assoc*. 2004;292:807–820.

99. Beidel DC et al. SET-C versus fluoxetine in the treatment of childhood social phobia. *J Am Acad Child Adolesc Psychiatry*. 2007;46(12):1622–1632.

100. Buchsbaum MS et al. Effect of fluoxetine on regional cerebral metabolism in autistic spectrum disorders: a pilot study. *Int J Neuropsychopharmacol*. 2001;4:119–124.

101. Hollander E et al. A double-blind placebo-controlled trial of fluoxetine for repetitive behaviors and global severity in adult autism spectrum disorders. *Am J Psychiatry*. 2012;169:292–299.

102. Dubin AH et al. Investigation of individual factors associated with anxiety in youth with autism spectrum disorders. *J Autism Dev Disord*. 2015;45:2947–2960.

103. Sukhodolsky DG et al. Parent-rated anxiety symptoms in children with pervasive developmental disorders: frequency and association with core autism symptoms and cognitive functioning. *J Abnorm Child Psychol*. 2008;36:117–128.

104. Mazurek MO, Kanne SM. Friendship and internalizing symptoms among children and adolescents with ASD. *J Autism Dev Disord*. 2010;40:1512–1520.

105. Mayes SD et al. Variables associated with anxiety and depression in children with autism. *J Dev Phys Disabil*. 2011;23:325–337.

106. Vickerstaff S et al. Intellectual ability, self-perceived social competence, and depressive symptomatology in children with high-functioning autistic spectrum disorders. *J Autism Dev Disord*. 2007;37:1647–1664.

107. Sterling L et al. Characteristics associated with presence of depressive symptoms in adults with autism spectrum disorder. *J Autism Dev Disord*. 2008;38:1011–1018.

108. Hollway JA, Aman MG. Pharmacological treatment of sleep disturbance in developmental disabilities: a review of the literature. *Res Dev Disabil*. 2011;32:939–962.

89 第89章 儿童、青少年和成人注意缺陷多动障碍

Michael C. Angelini and Joel Goldstein

核心原则	章节案例
① 注意缺陷多动障碍(attention deficit hyperactivity disorder,ADHD)是一种异质性精神障碍,分为3个亚型,包括注意障碍为主型、多动/冲动为主型及混合型。诊断标准要求这些症状在多个场合出现,并在12岁前就已经出现,同时排除其他疾病引起这些症状的可能性。	案例89-1(问题1) 表89-1
② 行为治疗是治疗计划的重要组成部分,通常包括教育干预、创建结构化环境及引入应急培训。	案例89-1(问题1~3)
③ 中枢兴奋剂能够快速缓解ADHD症状,显著改善患儿的预后。对一种中枢兴奋剂应答不佳的患者可能对另一种中枢兴奋剂反应良好。这提示了不同中枢兴奋剂在药理机制方面存在一些差异。虽然中枢兴奋剂的作用持续时间相对较短,但是多个能够延长ADHD症状缓解时间的剂型已经获准上市,这些剂型允许每日给药1次。	案例89-1(问题3~5) 表89-2
④ 近些年,一些非中枢兴奋剂被证明可以有效治疗ADHD,包括某些抗抑郁药、α受体激动剂和促进认知的药物。这些药物适用于既往有物质滥用史的患者,还可以用于治疗难治性疾病。它们的不良反应与传统中枢兴奋剂不同,并且具有延迟起效的特点。	案例89-1(问题6) 表89-2
⑤ 由于对药物耐受和药物滥用的无端恐惧,许多人不愿意考虑使用中枢兴奋剂治疗ADHD。所以目前出现了许多替代疗法,包括调整饮食习惯、使用草药和营养补充剂及其他躯体干预手段。虽然近些年来科学研究越来越严谨,而且其中一些治疗方法有希望被证明有效,但是目前的支持性证据还是非常少。	案例89-2(问题1)
⑥ ADHD常与一些精神和躯体疾病共病,这些伴发疾病常会影响ADHD的治疗计划的制订。ADHD患儿常伴发抽动障碍,如Tourette综合征。但研究证据显示,对于这类患儿中枢兴奋剂不仅安全而且有效。	案例89-1(问题1)
⑦ 一些ADHD患儿的症状会持续至成年,特别是注意障碍为主型。人们越来越认识到患有ADHD的成人存在显著的社会功能和职业能力损害。幸运的是,用来治疗儿童ADHD的药物对成人同样有效。中枢兴奋剂是最有效的治疗药物,但是却存在被滥用和转移兜售的风险。监测中枢兴奋剂的使用是必要的。如果发生滥用和转售,应当对诊断进行重新评估及换用其他滥用风险较低的药物。	案例89-2(问题2)

虽然注意缺陷多动障碍(attention deficit and hyperactivity disorder,ADHD)的诊断和治疗存在较大的争议,但作为一种严重的精神疾病,早在2个多世纪前就有关于ADHD的详细描述[1]。目前已经有非常有效的药物可以缓解ADHD的核心症状。这些药物通常是安全的,并可以改善长期预后[2]。

根据定义,ADHD的症状早在童年期就会出现,并且在许多病例中会一直持续到成年。如果不进行治疗,ADHD会对患者的学业和社会功能产生广泛而消极的影响;成人的职业功能也会受损[3]。ADHD患者常共患其他精神疾病,包括发育障碍、情绪障碍和物质滥用。

虽然多动一直是一个令人头疼的儿童行为问题,但直到1980年,《精神障碍诊断与统计手册》(*Diagnostic and Statistical Manual of Mental Disorders*,DSM)(第3版)才将其

正式编入。在最新发布的 DSM-5 中,ADHD 分为 3 个亚型:注意缺陷为主型、多动/冲动为主型及混合型[4]。与 DSM-4 要求起病年龄小于 7 岁不同,DSM-5 要求起病年龄小于 12 岁。从症状性质来看,ADHD 的核心症状具有性别差异。与女孩相比,男孩中更常见多动/冲动为主型[5]。这些症状通常会随着时间推移而变化。在青春期,多动/冲动症状会减轻。成人 ADHD 则以注意缺陷症状为主要表现[6]。

虽然许多研究已经反复证明药物能够有效治疗 ADHD,但是由于许多原因,大部分儿童和青少年 ADHD 并未得到最优化的治疗。主要原因包括:家长不愿意让患儿使用药物、病耻感以及精神健康服务存在缺陷等[7]。我们需要注意到 ADHD 已经给西方社会带来了巨大的经济负担。Doshi 等进行的一项 meta 分析研究显示,美国的治疗开支增幅达 1 430~2 660 亿美元[8]。虽然用于青少年 ADHD 患者的教育和医疗的开支已经非常庞大,但成年患者生产力下降和收入减低带来的经济损失是最大的。除此之外,研究显示患者的家庭成员相关的"外溢成本"也不低[8]。

30 年来,哌甲酯(methylphenidate)和苯丙胺(amphetamine)等中枢兴奋剂一直是治疗儿童 ADHD 的一线药物。最新研究还显示出它们能够给青少年和成年患者带来的短期改善和长期获益[1,9-11]。不幸的是,目前的研究还未能一致证明中枢兴奋剂可以降低违法犯罪率。但是中枢兴奋剂也会引起一些罕见但却严重的不良反应,而且存在被转移和滥用的风险[11-13]。近些年来人们已经发现了中枢兴奋剂的替代药物。这些替代药物已经被证明是有效的,但目前主要作为二线药物被用于治疗共患躯体或精神疾病的患者[11]。行为治疗最近也得到了重视,并且大部分专家认为,对于 ADHD 患者,药物治疗联合非药物干预能够产生最佳的长期预后效果[2]。

近年来的多个具有里程碑意义的研究对澄清 ADHD 诊断和治疗中的许多重要问题大有帮助。ADHD 多模式治疗研究(Multimodal Treatment of Attention Deficit Hyperactivity Disorder Study,MTA)是关于 ADHD 治疗和结局的开创性研究。该研究的主要发现已于 1999 年发表,之后陆续有研究结果发表。MTA 是一项不同于以往 ADHD 研究的多中心研究。它的研究时间更长,并且对药物联合认知行为治疗与同时结合常规社区治疗 2 种治疗模式进行了对比。MTA 的主要发现包括:①与单独采用高强度行为治疗或常规社区治疗相比,单独药物治疗或结合认知行为治疗更加有效;②接受联合治疗的青少年患者需要的治疗药物剂量更低;③对于共患其他精神疾病的青少年患者,联合治疗比单一药物治疗的结局更好[14,15]。

患有 ADHD 的学前儿童的药物治疗存在一些争议。学前儿童 ADHD 治疗研究(Preschool ADHD Treatment Study,PATS)被认为是该领域的具有里程碑意义的研究。该研究的大部分结果于 2006 年发表。它的主要发现包括:①学前儿童的治疗应答更好,并且较低的药物剂量引起的不良反应更少;②学前儿童对中枢兴奋剂的不良反应更为敏感,需要更严密的监测。需要特别指出的是,年龄较小的患儿可能会出现更多情绪方面的不良反应,如易怒、易哭[16,17]。

流行病学

ADHD 是一种慢性的精神行为障碍。据估计全球学龄儿童的患病率为 6%~12%[18]。美国疾病预防控制中心(Centers for Disease Control and Prevention)对 2006 年全美儿童健康调查的数据进行了分析,发现在 1997—2006 年,ADHD 的发病率平均每年增加 3%[19]。在 2006 年,7.4% 的 4~17 岁的美国儿童被诊断为 ADHD。据 DSM-5 的报道,在大部分不同文化体系的人群中,ADHD 在儿童中的发病率约为 5%,在成人中的发病率约为 2.5%。男性的发病更为普遍。在儿童中,男女比为 2∶1;在成人中为 1.6∶1[4]。然而据推测这一性别差异可能被夸大了,主要是因为男孩中更常见多动冲动为主型,而这一亚型更容易被发现。而女孩中常见的注意缺陷为主型却不易被发现。当 ADHD 持续到成年后,患病率降到了 4.4%(标准误为 0.6),其中已婚的失业的非西班牙裔白人男性的患病风险更高[19]。

病理学

多种基因异常和神经化学异常与 ADHD 的发病相关。ADHD 的估测遗传度约为 0.7。这提示 ADHD 可能是遗传度最高的精神疾病之一[20]。家系研究显示,ADHD 患者的一级亲属的 ADHD 发病率是普通人群的 6~8 倍[21]。目前已经发现了一些与 ADHD 相关的候选基因,如多巴胺受体基因、多巴胺转运体基因和 5-羟色胺转运体基因[22,23]。尽管每个基因都与 ADHD 存在一定的关联,但没有任何一个基因与 ADHD 的发生独立相关。ADHD 的发生更可能是多个基因相互作用的结果,这些基因影响 5-羟色胺、多巴胺和去甲肾上腺素等神经递质的传递[22]。

多项神经影像学研究显示,青少年和成年 ADHD 患者的脑结构和神经发育存在持续的异常。研究显示 ADHD 患者的脑体积减小[24]。特别的是,前额皮层、基底神经节、小脑和颞顶叶的体积减小最为显著[24]。功能磁共振研究显示,在完成记忆测验任务时,ADHD 患者的前扣带回灌注减少[25]。该脑区与执行功能有关。ADHD 患者存在执行功能障碍,表现为在完成特定任务时出现任务组织、情绪控制、动机维持、自我管理、储存特定信息等方面的困难。这些能力就是我们所说的执行功能。这些变化仅是基于人群的科学研究发现,还不能实际用于临床诊断。

病因学

ADHD 是一种异质性的行为障碍,存在多种病因学理论。显而易见,ADHD 的发生与遗传因素相关。然而,对于这一点,还没有某个特定风险基因被确认[20]。因此,其他环境和社会因素也在被研究,例如母亲吸烟、饮食因素、早产(低出生体重)及家庭环境(养育行为)。在以上所提这些因素中,低出生体重的研究证据最为确定[20,26]。而养育行为的潜在影响是一个复杂的综合性因素。这是由于养育 ADHD 患儿对于父母是个巨大的挑战。除此之外,由于 ADHD 具有高度的遗传性,很多 ADHD 患儿的父母也患有 ADHD。

诊断、表现和症状

ADHD 的诊断是借助多种筛查工具及通过神经精神评估所做出的临床诊断。ADHD 在儿童中的诊断主要按照 DSM-5 来进行(表 89-1)。该项评估应包括与患者和/或父母的访谈、体格检查(包括神经系统检查)及获取患者在学校或日托机构的功能水平的信息、评估共患的精神疾病,以及回顾患者的医疗、社会和家庭史[2]。其他有价值的信息来源包括表现报告(如报告卡或工作总结)以及来自 2 个不同场合的 ADHD 评定量表[4]。目前已有多个已确证效能的量表供临床使用。其中一些量表提供分别面向父母和老师的 2 种版本。评定量表不仅有助于临床诊断还可以用来监测治疗效果。

表 89-1

ADHD 的诊断标准

注意缺陷症状

(在 2 个以上场合,如家中、学校或医师办公室,出现过下述注意缺陷症状中的至少 6 项,持续至少 6 个月)

1. 常常不注意细节,容易出现粗心所致的错误
2. 常常难以保持注意力
3. 常常心不在焉,似听非听
4. 往往不能按照指示行动并不能完成作业、日常家务或工作
5. 常常难以完成有条理的任务或其他活动
6. 不愿意做持续用脑的事情,如家务活动或作业
7. 常常丢失学习、活动所必需的东西
8. 容易受外界刺激而分心
9. 在日常活动中常常丢三落四

多动/冲动症状

(在 2 个以上场合,如家中、学校或医生办公室,出现过以下多动/冲动症状中的至少 6 项,持续至少 6 个月)

多动
1. 常常手脚动个不停,或在座位上扭来扭去
2. 在教室或其他要求坐好的场合,常常擅自离开座位
3. 常常在不适合的场合过分地奔去或爬上爬下
4. 往往不能安静地投入游戏或参加业余活动
5. 常常一刻不停地活动,好像有个机器在驱动他
6. 常常话多

冲动
7. 常常别人问话未完即抢着回答
8. 在活动中常常不能耐心地排队等待轮换上场
9. 常常打断或干扰他人

来源:American Psychiatric Association. *Diagnostic and Statistical Manual of Mental Disorders*. 4th ed. Text Revision(*DSM-5*). Arlington, VA:American Psychiatric Association Press;2015.

最新出版的 DSM-5 对 ADHD 的诊断标准进行了一系列修订。患者只有在 2 个以上场合,例如家中、学校或医生办公室出现过至少 6 项症状,并且症状至少持续 6 个月,才能满足 ADHD 的诊断标准。而且必须有证据显示这些症状在 12 岁之前就已经出现。基于这些诊断标准,ADHD 被分为 3 种亚型:注意缺陷为主型、多动/冲动为主型及混合型。诊断标准要求这些症状已经影响或损伤了患者的日常功能,以至于看护人总是会发现那些对患儿的教育、人际关系或社交生活造成负性影响的症状(见表 89-1)。然而,有时候家长或老师会抱着"看看它能不能有所帮助"的心态向医师施压开具中枢兴奋剂的处方。如果中枢兴奋剂有效,他们会误认为 ADHD 的诊断是成立的。除此之外,DSM-5 删掉了孤独谱系障碍的排除标准。然而,DSM-5 指出 ADHD 的症状不会单独在其他精神疾病的病程中出现[4]。

儿童期未治疗的成人 ADHD 的诊断是困难的。成人 ADHD 的诊断主要依赖于患者对儿童期症状的回忆。这些症状应符合 DSM-5 的儿童 ADHD 的诊断标准。与通常熟悉儿童 ADHD 症状的老师不同,配偶、同事和雇主对 ADHD 并不熟悉。他们可能将患者的症状归结为懒散或表现不佳。

共病及预后

在 10~25 岁,ADHD 症状的发生频率和严重程度都在以每 5 年 50% 的速度下降,但通常会一直持续至成年期[6]。在 ADHD 的鉴别诊断中,将 ADHD 与各种行为障碍、发育障碍和躯体疾病相鉴别是非常重要的。ADHD 患者常共患其他精神疾病,超过 87% 的 ADHD 患儿至少共患 1 种精神障碍,67% 的 ADHD 患儿共患 2 种或以上[27]。常见的共患病或症状类似于 ADHD 的疾病包括品行障碍(conduct disorder)、对立违抗障碍(oppositional defiant disorder)、Tourette 综合征(Tourette syndrome)、抑郁障碍(depression)、焦虑障碍(anxiety disorders)和强迫障碍(obsessive-compulsive disorder)。其中,焦虑障碍和心境障碍(mood disorders)经常被误诊为 ADHD。ADHD 和学习障碍的共病很复杂并且通常都会给学业带来巨大挑战。研究显示,25%~30% 的青少年 ADHD 患者存在以语言受损为基础的或其他学习障碍[27]。临床经验提示 ADHD 通常在学龄早期出现(例如幼儿园、小学一年级),而学习障碍可能在小学高年级出现,那时儿童正在"通过阅读来学习",而不是还在"学习阅读"。药物治疗是 ADHD 的主要治疗手段,但是学习支持和个体化的教学策略也是共患学习障碍的患者的一个治疗选择。药物对学习障碍的治疗并无益处。

研究显示,ADHD 患者的一级亲属的 ADHD 患病率增加(一致率为 25%),同时多种物质依赖、反社会性人格障碍(antisocial personality disorder)、抑郁障碍和焦虑障碍的患病率也会增加[28]。ADHD 患儿成年后出现反社会行为、抑郁障碍或多种物质依赖的风险增加。大多数共病患者的 ADHD 症状会持续至成年[11]。患有 ADHD 的成人通常比较自负,且学业成绩、工作表现和社会经济地位却比他们的兄弟姐妹差。他们的离婚率、工作变动次数或车祸发生率更高。大部分患有 ADHD 的成人存在严重的主观悲伤情绪(79%)和人际交往问题(75%)[29]。

一些疾病通常会使 ADHD 的诊断变得更为复杂,因此应当在治疗开始前予以排除。这些疾病包括头外伤、癫痫、代谢障碍、脑部感染、毒物暴露(如铅暴露)、睡眠问题、物质滥用和甲状腺功能亢进。

案例 89-1

问题 1：M. T. , 12 岁女孩, 刚刚进入初中学习。M. T. 的母亲给儿科医师打电话寻求建议。M. T. 在其 2 岁时从危地马拉被收养。收养前的养育情况不得而知。M. T. 在升学的过程中遇到了大量困难。她似乎被大量的课业所击垮, 变得退缩和愤怒。由于 M. T. 未能完成大部分作业, 老师已经给她的父母打过电话。M. T. 的妈妈感到迷茫, 因为 M. T. 现在的老师更多, 而他们并不了解她, 也不知道如何像小学老师那样给予她支持。M. T. 已经开始向社区社工进行咨询, 但她并不想去。她的母亲希望了解药物是否有帮助。关于鉴别诊断, 你如何考虑?

抑郁是最先考虑的诊断。然而, 在青少年精神疾病患者中, 共病相当普遍。我们需要考虑是否存在其他潜在的疾病或可能造成影响的环境因素。

案例 89-1,问题 2：在评估过程中,我们下一步需要做什么?

儿科医生将 M. T. 转诊至儿童(青少年)精神科医生进行评估。专业人士帮助其父母申请了校内教育评估。后者包括学业和心理评估。该评估提示患者存在潜在的低自尊。然而评估还显示患者的信息处理速度慢。同时还有 ADHD 和执行功能受损的证据。Vanderbilt 量表确定了 ADHD 的诊断。

目前多个评估工具可用于 ADHD 的诊断和临床治疗。这些工具通常提供父母和老师 2 种版本。常用工具包括 Conners 临床总体指数评分, SNAP-IV 评定量表, DuPaul ADHD 评定量表和 Vanderbilt 量表。其中一些量表有专利权, 其他诸如 Vanderbilt 量表均可公共使用[30]。

案例 89-1,问题 3：首选治疗方式是什么?

精神科医师向 M. T. 及其父母提供了关于 ADHD 的心理教育。他们讨论了 ADHD 可能在女孩中更容易被忽略以及青少年 ADHD 患者常常共病抑郁、焦虑、品行障碍和物质滥用障碍。这主要是由于患者在学校和活动中经历通常会导致他们产生自卑感。除此之外,他们为 M. T. 制订了个体化的教育计划(individualized educational plan,IEP)从而为她在学校学习提供更多的支持。IEP 列出了具体的特殊措施,例如延长考试时间、在教室前部安排座位以及提供安抚玩具。

M. T. 可以继续向社工进行咨询。他们可以采用认知和行为治疗方法来处理 M. T. 的 ADHD 症状、抑郁和低自尊问题。大家一致同意停掉所有抗抑郁药来观察其他治疗方法是否有效。

M. T. 的 ADHD 症状可以通过父母和老师完成的 Vanderbilt 量表来进行跟踪监测。他们对使用药物治疗 ADHD 进行了讨论,并一致同意尝试使用中枢兴奋剂进行治疗。

治疗

中到重度 ADHD 的最佳治疗策略是药物治疗联合行为治疗。ADHD 是一种慢性疾病,症状通常会持续至青少年和成年。认识到这一点很重要。在制订治疗计划之前,应当与患儿、家长和学校一同确立明确和现实的治疗目标。

目前已有不少基于循证文献和专家意见的 ADHD 共识和实践指南。这些指南有助于临床医师采用一致的方法评估、诊断和治疗 ADHD 患者[2,31-34]。

行为治疗

关于社会心理干预或教育对 ADHD 症状以及患者功能的改善作用,人们在过去已经进行了很多研究[2]。行为干预已经成为一种最常见的非药物治疗方法。它强调在家和学校创建一个干扰最小的结构化环境。应急训练是行为治疗的一个常见组成部分。在这个训练中,儿童在完成任务后会受到代币奖励,也会因为不当行为而受到惩罚(取消某项权利)。虽然大部分治疗指南推荐尝试某种类型的结构化行为矫正,但是还没有足够的证据表明这些治疗方法能够有效改善患者的功能和预后[33]。

上文提到的儿童 ADHD 的多模式治疗研究(Multimodal Treatment Study of Children with ADHD, MTA)是一项标志性研究[14]。该研究探讨了行为矫正、药物治疗和联合治疗的疗效。人们所熟知的 MTA 协作研究组对长期药物治疗和行为治疗的有效性和耐受性进行了比较。579 名 7～10 岁的混合型 ADHD 患儿被随机分至 4 个不同的治疗组:药物治疗组、行为治疗组、药物治疗联合行为治疗组和规范的集体支持治疗组。行为干预是以小组为单位在放松的环境中由辅导员或助手实施的为期 8 周,每周 5 日,每日 9 小时的高强度项目。在学期开始后,受试者会接受为期 60 日的由经过培训的兼职辅助人员直接开展的训练。除此之外,老师会接受每 2 周 10～16 次的关于课堂行为管理策略的咨询。日常行为报告卡会寄到父母手中。与此同时,受试者家庭会参与 27 次团体治疗会议以及 8 次家庭个体会议。在接受药物治疗的儿童中,75%接受哌甲酯治疗,10%接受右旋苯丙胺(dextroamphetamine),而 15% 接受匹莫林(pemoline)、丙米嗪(imipramine)、可乐定(clonidine)、胍法辛(guanfacine)或安非他酮(bupropion)。在经过为期 14 个月的研究后,根据家长和老师对注意力的评分和老师对多动/冲动的评分,该研究得出结论:药物治疗比行为治疗更有效。虽然家长更愿意接受联合治疗(药物治疗联合行为矫正),但是与药物治疗相比,联合治疗并未显示出具有统计学差异的优势。根据老师和家长的报告,与行为治疗和集体支持治疗相比,联合治疗能够更加有效地改善 ADHD 症状。但针对共患其他疾病(品行障碍、对立违抗障碍、焦虑或情感障碍)的儿童的亚组分析发现行为治疗与单一治疗一样有效。一项为期 3 年的随访研究显示所有 4 种治疗方法在改善学业表现和社会功能方面同样有效,但是考虑到行为治疗的花费较高且耗费人力,药物治疗仍然是中到重度 ADHD 患儿的一线治疗选择[15]。目前已经有许多分别在学校、门诊或家中开展的干预项目来处理 ADHD 症状。大部分干预是有效的。除此之外,暑期治疗项目也得以开展,从而能够在学校学期之外的时间提供强度更高的干预[35]。

表 89-2

治疗 ADHD 的常用药物概述

药物		作用持续时间	儿童常用剂量	成人常用剂量	
中枢兴奋剂					
哌甲酯 C-Ⅱ	Aptenso XR	长	20~60mg/d	20~60mg/d	成人可能需要更高的剂量,可以根据耐受程度逐渐加量
	Concerta	长	18~72mg/d	18~72mg/d	
	Matadate CD	长	20~60mg/d	20~60mg/d	
	Matadate ER	中等	20~60mg/d	20~60mg/d	
	Methylin ER	中等	20~60mg/d	20~60mg/d	
	Quillichew ER	长	20~60mg/d	20~60mg/d	
	Quillivant XR	长	20~60mg/d	20~60mg/d	
	Ritalin IR	短	20~60mg/d	20~60mg/d	
	Ritalin SR	中等	20~60mg/d	20~60mg/d	
	Ritalin LA	长	20~60mg/d	20~60mg/d	
	Daytrana Transdermal Patch	长	10~30mg/9h	10~30mg/9h	
右旋哌甲酯 C-Ⅱ	Focalin	短	5~20mg/d	20mg/d	
	Focalin XR	长	5~20mg/d	20mg/d	
苯丙胺	Adzenys XR ODT	长	6.3~18.8mg/d	无推荐最大剂量	成人剂量类似儿童剂量,根据耐受程度进行剂量滴定
	Dynanavel XR	长	20mg/d	无推荐最大剂量	
	Evekeo	长	2.5~40mg/d	无推荐最大剂量	
苯丙胺/右旋苯丙胺 C-Ⅱ	Adderall	短	10~40mg/d	10~40mg/d	根据耐受程度调整剂量
	Adderall XR	长	10~30mg/d	10~20mg/d	
右旋安非他命 C-Ⅱ	Dexedrine	短	5~40mg/d	5~40mg/d	
	Dexedrine XR	长	5~40mg/d	5~40mg/d	
	Procentra	短	5~40mg/d	5~40mg/d	
	Zenzedi	短	5~40mg/d	5~40mg/d	
二甲磺酸赖右苯丙胺	Vyvanse	长	30~70mg/d	30~70mg/d	
甲基苯丙胺	Desoxyn	长	5~25mg/d	无推荐剂量	强烈建议不要使用本药
非兴奋剂					
去甲肾上腺素能药物					
托莫西汀	Strattera	长	40~100mg/d	40~100mg/d	
α₂-受体激动剂					
可乐定 胍法辛	Clonidine	短	0.1~0.3mg/d	0.1~0.3mg/d	关于成年人的使用的研究较少。高剂量用于控制血压。建议在使用过程中监测低血压
	Kapvay	长	0.1~0.4mg/d	0.1~0.4mg/d	
	Guanfacine	短	1~4mg/d	1~4mg/d	
	Intuniv	长	1~4mg/d	1~4mg/d	

IR,速释;SR,控释;ER 和 XR,缓释;ODT,口腔崩解片;CD,控释

药物治疗

中枢兴奋剂

60多年的临床经验证明中枢兴奋剂是治疗ADHD的最有效的药物。目前美国市场上有两大类中枢兴奋剂,分别为哌甲酯类和苯丙胺类。研究报道它们均可以改善ADHD患儿的学业表现和行为(表89-2)[32]。

一篇共纳入近6 000名儿童和成人ADHD患者的短期临床实验综述对中枢兴奋剂的有效性和安全性进行了评估。结果发现,中枢兴奋剂组中75%～85%的患者症状改善;而安慰剂组中仅5%～30%的患者症状改善[36]。虽然根据药理作用中枢兴奋性剂被归为一类,它们都能够增加突触间隙的去甲肾上腺素和多巴胺水平,但是产生这一作用的机制却不尽相同。这些作用机制的微小差别可以解释对某种中枢兴奋剂部分应答的患者对另一种药物却反应良好。事实上,20%～25%的对一种中枢兴奋剂反应欠佳的患者会对另一个药物反应良好[31],并且在先后尝试2种药物治疗后,超过90%的儿童都会产生治疗应答[37]。中枢兴奋剂起效快速,通常会在2小时内起效[38]。

哌甲酯(methylphenidate)和右旋哌甲酯(dexmethyl-phenidate)作用于多巴胺转运蛋白,从而阻断多巴胺由突触间隙被再摄取进入突触前神经元。哌甲酯经羧酸酯酶代谢成为利他林酸。这是一条非CYP450酶代谢途径[39,40]。

哌甲酯的最常见的不良反应包括食欲抑制、失眠、头痛、恶心、呕吐及腹痛[40]。

目前市场上还有长效哌甲酯透皮制剂供选择。由于不同温度及不同位置的皮肤通透性存在差别,与其他透皮给药系统一样,哌甲酯长效制剂的药物传输的个体差异较大。当贴片用于炎症皮肤表面,AUC和Cmax会增加300%。如果贴片覆盖区域的温度较高(例如在太阳下进行户外运动),AUC和Cmax会增加250%[2,41,43]。贴片可被贴于臀部9个小时。哌甲酯会稳定释放长达11.5个小时并被吸收进入循环。与口服长效渗透泵释放系统相比,2种系统的不良反应相似,但透皮系统的不良反应数量更多。皮肤刺激是仅限于透皮贴剂的不良反应。它的发生率约为3%～40%[41]。

苯丙胺,包括混合的苯丙胺盐、右旋苯丙胺和二甲磺酸赖右苯丙胺(lisdexamfetamine),可以促进突触前神经元中的储存囊泡释放多巴胺和去甲肾上腺素并阻断其在突触间隙的储存和再摄取。它们还能轻度抑制单胺氧化酶[44,45]。

右旋苯丙胺通过CYP2D6代谢。对CYP2D6的强效抑制可导致血药浓度升高2倍。长效制剂二甲磺酸赖右苯丙胺是一种前体药物。它需要在血液中经过酶水解来去掉L-赖氨酸基团,从而生成具有活性的右旋苯丙胺[46,47]。二甲磺酸赖右苯丙胺能够被快速吸收进入血液,但是水解是其限速步骤,可延缓右旋苯丙胺释放入血,因此允许每日给药1次。

对于大约2/3的ADHD患儿,哌甲酯和苯丙胺的有效性相当,因此确定首选药物应当基于药物作用持续时间、患者偏好的剂型及药物开支等因素[33]。如表89-2所示,根据作用持续时间和药物传递系统,中枢兴奋剂可以分为以下几类:短效(2～5小时)、中效(6～8小时)及长效(10～12小时)。长效制剂可以使孩子免于在学校服药,还可以避免2次给药间出现"疗效空窗",故首选长效制剂[48]。许多长效制剂具有二相性——给药后速释给药系统首先开始释放药物,数小时后长效给药系统开始释放。例如,Ritalin LA、Metadate CD、Focalin XR和Adderall XR均包含速释和肠包衣缓释微粒2种给药系统,从而达到速释剂型每日给药2次的血药浓度水平。虽然FDA已经批准甲基苯丙胺(meth-amphetamine)用于治疗ADHD,但是由于滥用风险和神经毒性非常高,没有任何专家指南推荐使用该药。

不良反应

两大类中枢兴奋剂的不良反应谱相似。失眠和食欲下降等不良反应通常程度较轻微,并且患者一般会在数日内耐受这些不良反应。如果必要,调整药物剂量和服药时间可以改善这些反应(表89-3)。一项比较哌甲酯和右旋

表89-3

中枢兴奋剂的不良反应的处理

不良反应	处理
食欲降低,恶心或生长迟缓	■ 在药效减退后安排晚饭 ■ 饭后服药 ■ 鼓励摄入高热量食物或营养补充剂 ■ 鼓励夜间(睡前)吃一些零食 ■ 将长效制剂换为短效制剂 ■ 如果不良反应严重,考虑药物假期或换药
睡眠障碍	■ 在白天较早的时候服药 ■ 如果在使用控释制剂,考虑换为短效制剂 ■ 停止在下午(晚上)服药
行为反跳	■ 如果在使用短效制剂,考虑换为长效制剂 ■ 交替重叠给药
易激惹	■ 评估症状出现的时间 　■ 与药物达峰时间相关:降低剂量或尝试使用长效制剂 　■ 与药物浓度降低相关:改为长效制剂 ■ 评估共患病
烦躁不安、心境不稳、焦虑不安、头昏或退缩行为	■ 降低剂量或换为长效制剂 ■ 考虑共病诊断
头晕	■ 监测血压 ■ 鼓励增加入量 ■ 降低剂量或换为长效制剂从而减弱药物达到峰浓度时的作用
引起或加重抽动障碍	■ 停药 ■ 考虑换用可乐定或胍法辛 ■ 考虑转诊

苯丙胺的不良反应的双盲交叉对照研究发现，与基线相比，服用哌甲酯的受试者出现了食欲下降，而服用右旋苯丙胺的患者出现了严重的失眠和食欲下降[49]。与右旋安非他命相比，哌甲酯引起的不良反应更为严重，包括失眠、食欲减退、易怒、经常哭泣、焦虑、烦躁不安和梦魇[49]。仅有3.2%的患者会因不良反应而停药[35]。另一项头对头研究显示哌甲酯速释制剂和右旋/左旋苯丙胺速释制剂引起的不良反应的类型和发生率相似[50]。

中枢兴奋剂的使用与生长迟滞具有一定的相关性，但影响轻微，并且能够通过药物假期来减轻或消除[51-53]。当患儿开始药物假期，在周末和夏天停止使用药物，药效似乎没有消失[54]。药物假期的风险在于症状加重。这可能对儿童的社会心理发育造成影响。

中枢兴奋剂的心脏安全性也引起了关注。然而，基于人群的研究显示使用中枢兴奋剂的患者发生猝死的风险与普通人群相同[55]。在使用哌甲酯和苯丙胺的患者中可见血压和心率的轻微升高，但是心电图的改变非常罕见[56-58]。医师应当遵循美国儿科学会（American Academy of Pediatrics）和美国心脏学会（American Heart Association，AHA）的建议：对所有ADHD患儿进行心血管疾病家族史或个人史的筛查，并对血压和心率进行常规的持续监测，从而实现对心血管事件风险的管控[59]。预防性心电图检查并不必要，但AHA推荐对所有儿童进行常规检查。中枢兴奋剂不适合用于那些存在心脏结构异常的患者[60]。

非中枢兴奋剂

对于无其他共患病的ADHD患者，起始治疗推荐使用哌甲酯或苯丙胺[2,32,34]。而对这两类中枢兴奋剂均反应不佳或不愿使用的患者可以尝试使用非中枢兴奋剂（见表89-2）。非中枢兴奋剂不如中枢兴奋剂有效，并且用药患者通常需要4周才能出现完全应答。一项纳入29个双盲安慰剂对照研究的meta分析对中枢兴奋剂和非中枢兴奋剂的有效性进行了评估。该分析包含了4 465名儿童，并采用了17个疗效测量指标[61]。研究发现苯丙胺和哌甲酯的疗效优于托莫西汀（atomoxetine）、莫达非尼（modafinil）和安非他酮（P=0.02）[61]。如果托莫西汀治疗失败或不适合患者使用，可以考虑使用α2-去甲肾上腺素能受体激动剂可乐定（clonidine）和胍法辛（guanfacine）[31-33]。

托莫西汀

托莫西汀能够抑制突触前的去甲肾上腺素转运体，被归为非中枢兴奋剂。临床研究显示，在改善儿童、青少年和成人ADHD的症状方面，托莫西汀优于安慰剂[62,63]。然而，比较托莫西汀和中枢兴奋剂的多个研究发现托莫西汀不如中枢兴奋剂有效[2,64~67]。

在给药后，托莫西汀可能会很快产生一些作用。但是，与中枢兴奋剂不同，它需要更长的时间（6~8周）来充分发挥疗效。为了避免恶心（12%）、呕吐（15%）和无力（11%）等不良反应，托莫西汀需要10~14日的剂量滴定来达到1~1.5mg/（kg·d）的治疗剂量[68]。除此之外，托莫西汀还能升高血压和加快心率。在儿童中，高收缩压和高舒张压

的发生率分别为8.6%和5.2%。3.6%的患者的心率超过110次/min并且比基线心率多25次/min以上[68]。托莫西汀通过CYP2D6来代谢。主要代谢产物4-羟托莫西汀是去甲肾上腺素再摄取的强抑制剂，但是其浓度很低。托莫西汀的半衰期为4~5小时，在高脂饮食下可再延长3小时[69]。

目前一些上市后的病例报道报告了与托莫西汀相关的可逆性肝损伤，但比较罕见[70]。在治疗开始前应当进行基线肝功能检查。如果患者出现黄疸或肝损伤，应当立即停药。托莫西汀的用药警告还包括它可能会增加自杀观念。所有抗抑郁药的标签均有此警告。然而，1个纳入14项研究的meta分析显示并没有受试者实施自杀。托莫西汀组出现自杀观念的比例为5/1 357（0.37%），而安慰剂组为0/851（0%）[71]。所以，虽然风险较低，但FDA仍然要求在治疗开始的最初3个月频繁监测自杀风险。

α2-去甲肾上腺素能受体激动剂

可乐定和胍法辛近年来一直被用于控制多动/冲动或攻击性症状以及改善失眠[72]。它们可以直接激动前额叶皮层和蓝斑核的突触后去甲肾上腺素能受体。胍法辛是α2a受体的最特异的激动剂；而可乐定的特异性稍低，可以激动α2a、α2b和α2c受体。FDA已经批准可乐定和胍法辛的缓释制剂用来单独治疗ADHD或与中枢兴奋剂联合使用治疗ADHD。可乐定和胍法辛也已经获得FDA的批准与中枢兴奋剂联合使用治疗ADHD。虽然它们可以用于单药治疗，但是一般不作为一线用药。因为它们不如中枢兴奋剂有效。不过这类药物对共患的行为症状特别有效，例如攻击行为和抽动[31-34,73-75]。

胍法辛主要通过CYP3A4代谢。当同时给予CYP3A4强效抑制剂，其血药浓度会增加200%。胍法辛缓释制剂的血药浓度约为速释制剂的60%。可乐定部分通过CYP2D6代谢，该通路的抑制剂只会轻度改变其血药浓度[76]。缓释制剂的AUC约为速释制剂的89%。

α2-去甲肾上腺素能受体激动剂的不良反应谱与中枢兴奋剂和托莫西汀差别较大。胍法辛和可乐定引起镇静及相关不良反应的发生率均为40%左右。两者还可能引起血压和心率下降，故需要对生命体征进行监测。高达20%的使用可乐定的儿童会出现心动过缓（HR<60bpm）。胍法辛也可能引起心动过缓，但程度较轻。这可能是由于胍法辛对α2a受体的特异性更高。突然停用这两个药物都会引起反跳性高血压[73]。

虽然研究证明速释制剂是有效的，但由于其作用持续时间较短，因此仅需每日给药1次的胍法辛缓释制剂和每日给药2次的可乐定缓释制剂更能够满足需求[32]。

> **案例89-1，问题4：**M. T. 的父母和儿科医生均同意使用药物来治疗她的ADHD症状。对于M. T. ，12岁女孩，哪个药物可以作为首选药物？

任何一类中枢兴奋剂均可作为一线治疗药物。这个病例首先尝试使用哌甲酯（10mg，每日早晨1次）。在稳步加

量至每日 30mg 后,其父母感到患者在注意力方面的改善甚微,反而出现了明显的不良反应——恶心和食欲下降。

案例 89-1,问题 5: 下一步,我们还可以为 M.T. 选择哪个药物进行治疗?

专家指南提到如果一致同意使用药物治疗,那么中枢兴奋剂最有效。但是没有任何一类中枢兴奋剂优于另一类中枢兴奋剂。初始药物选择主要基于临床医生的经验和患者及其家属的接受度。如果初始选择的中枢兴奋剂无效,推荐换用另一类中枢兴奋剂。经过以上治疗,90% 的患儿出现应答。因此,对于 M.T.,下一步治疗方案应从每日5mg 右旋苯丙胺(每日早晨服用 1 次)起始,根据患者的耐受情况,逐渐增加至最大量每日 40mg。

案例 89-1,问题 6: 当速释右旋苯丙胺的剂量达到每日10mg(每日早晨 1 次)时,M.T. 的症状有所改善,但在给药后 4 小时改善明显消失。在学校假期期间,M.T. 每日服药 2 次,每次 10mg。这些治疗有一定的效果。因此儿科医生决定换为右旋苯丙胺长效胶囊,每日早晨服用20mg。该治疗一直持续至 M.T. 的学期结束,但并未产生最佳疗效。注意力差以及多动等残余症状依然存在。应如何制订 M.T. 的下一步药物治疗方案?

增加剂量至 30mg 是一种选择。虽然换用托莫西汀也是一种选择,但研究数据显示托莫西汀并不比中枢兴奋剂更有效。专家推荐联合使用中枢兴奋剂和 α_2 受体激动剂。研究显示,与单药治疗相比,联合治疗的有效性更高。

共病

Tourette 综合征和抽动障碍

Tourette 综合征(Tourette syndrome)是一种以抽动为标志性症状的神经精神疾病。与普通人群相比,ADHD 患儿共患抽动障碍的风险更高。对于这类患者,中枢兴奋剂相对安全。Tourette 综合征研究组分别对哌甲酯、可乐定以及两者联用与安慰剂进行了比较。该研究纳入了 136 名 7~14 岁的共患 ADHD 和 Tourette 综合征的患儿[77]。在此之前,专家推荐避免在共患 ADHD 和 Tourette 综合征的患儿中使用哌甲酯,担心这样会恶化抽动症状。但该研究组称研究结果并不支持上述专家建议。该研究组推荐 ADHD 患儿在起始治疗时选择哌甲酯,如果出现抽动症状或抽动症状加重再换用托莫西汀或可乐定。一项纳入共患 ADHD 和Tourette 综合征患者的 meta 分析显示,在大部分患儿中,哌甲酯能够最大限度地改善症状,而且并不会加重抽动症状。与哌甲酯相比,α_2 受体激动剂在改善 ADHD 症状方面的有效性偏低,而对抽动症状的控制更佳。托莫西汀对 2 种症状的改善均有益处,也是一种治疗选择[32,74,75]。应当避免使用苯丙胺。虽然苯丙胺的确能够改善 ADHD 症状,但是与哌甲酯相比,苯丙胺引起抽动症状加重的风险

偏高[74,75]。

一篇综述推荐治疗不伴发 ADHD 的抽动障碍首选 α_2受体激动剂胍法辛和可乐定。由于胍法辛的镇静作用弱于可乐定,故优选胍法辛[78]。

焦虑障碍

与普通人群相比,焦虑障碍更常伴发于 ADHD 患儿(约 9 倍)和成人患者(约 4 倍)。虽然焦虑障碍是独立的一种疾病,但患儿的焦虑症状与 ADHD 引起的成绩不佳直接相关。给予中枢兴奋剂治疗能够改善焦虑,间接提高患儿的成绩。然而,在接受中枢兴奋剂治疗后,一些患儿的焦虑症状并未改善,有时甚至加重。这时推荐使用托莫西汀而不是 SSRI 治疗焦虑,同时继续使用中枢兴奋剂[2,79]。

物质滥用

虽然中枢兴奋剂具有滥用的风险,但是多项研究显示,在那些经过药物治疗后 ADHD 症状得以改善的患儿中,中枢兴奋剂反而能保护患儿,避免物质滥用的出现。一项纳入流行病学文献的 meta 分析显示接受中枢兴奋剂治疗的ADHD 患者患上物质滥用的风险低于那些未经中枢兴奋剂治疗的患者[80]。但是对于那些已经患上物质滥用的患者,使用中枢兴奋剂的结果恰恰相反。对于这些患者,中枢兴奋剂可以改善他们的 ADHD 症状,但效果不及那些未共患物质滥用的患者。中枢兴奋剂可能不会减轻物质滥用的症状,但也不会加重它们[81]。专家建议对于共患物质滥用的患者,首选非中枢兴奋剂,但并不完全禁忌使用中枢兴奋剂,可在严密监测下使用。越来越多的数据显示中枢兴奋剂在高校中的转售扩散率很高。一项研究报道提出中枢兴奋剂扩散使用率的增高与学业难度的增加有关[32,82,83]。

如果中枢兴奋剂的误用和转售扩散令人担忧,可考虑使用哌甲酯透皮贴剂。另外,右旋哌甲酯的前药二甲磺酸赖右苯丙胺的滥用风险较低[32,34,43,44,46]。

尽管不如中枢兴奋剂有效,对于某种特定亚型的患者,托莫西汀效果更优。由于它不是中枢兴奋剂,因此滥用和扩散的风险更低。对于那些有物质成瘾史的患者或当患者正与其他有物质成瘾问题的人(如父母、兄弟姐妹)居住在一起时,首选托莫西汀。

精神病性症状

中枢兴奋剂可能会引起精神症状的出现,这可能源于中枢多巴胺系统的增强。如果孩子承认存在幻觉或表现出怪异行为,应当停用中枢兴奋剂。当症状消失,可以尝试再次从小剂量开始使用。如果患儿在使用药物期间一直表现稳定,但突然开始出现精神症状,应当对药物相互作用进行评估。与口服制剂相比,哌甲酯透皮贴剂的血药浓度会发生更大程度的无法准确预计的波动[42,43]。这是由于透皮贴剂的吸收率波动更大。透皮贴剂的吸收率会受到贴剂放置部位和皮肤温度的影响。不推荐使用抗精神病药治疗精神症状等[32]。

其他 FDA 未批准的治疗药物

安非他酮

在治疗 ADHD 方面,与安慰剂相比,安非他酮是有效的,但有效性低于中枢兴奋剂[67]。随机对照研究已经证明安非他酮可以作为中枢兴奋剂的替代药物有效治疗儿童、青少年和成人 ADHD[84-86]。在 ADHD 研究中安非他酮的最为常见的 2 个不良反应是皮肤反应和癫痫。安非他酮引起皮肤反应的发生率是安慰剂的 2 倍。在一项研究中,5.5%(4/72)的患者因安非他酮引起的严重荨麻疹而停药[87]。在成人患者中,当缓释安非他酮制剂的剂量超过每日400mg 或控释安非他酮制剂的剂量超过每日 450mg 时,癫痫的发生率约增加 4 倍[88]。虽然目前没有病例报告报道治疗剂量的安非他酮引起患儿出现癫痫发作,但仍推荐在 ADHD 的治疗中安非他酮的剂量不要超过 6mg/(kg·d),并且避免在有癫痫病史的患者中使用安非他酮。

莫达非尼

莫达非尼已被证明可以有效治疗青春期前、青少年和成人 ADHD[89,90]。2006 年,FDA 儿科顾问委员会(Pediatric FDA Advisory Committee)评估了莫达非尼治疗 ADHD 的有效性和安全性,最终明确了莫达非尼的有效性,但基于安全性考虑并未批准其用于治疗 ADHD。933 例患者中有 12 例出现了皮疹,其中 1 例是 Stevens-Johnson 综合征[91]。

三环类抗抑郁药(TCA)和 5-羟色胺及去甲肾上腺素再摄取抑制剂(SNRI)

2007 年出版的指南提出 TCA 可作为 ADHD 的治疗药物。但是由于它们的耐受性较差以及对心脏传导的严重影响,2011 年和 2014 年出版的指南不再推荐这类药物[2,32-24]。

SNRI 类药物文拉法辛可以有效治疗成年和儿童ADHD。对于共病焦虑或抑郁的年龄较大的患者,文拉法辛可以成为合理的治疗选择。但是由于抗抑郁药具有增加儿童自杀观念的风险,在决定使用文拉法辛前应先尝试其他治疗选择。由于成人常共病焦虑或抑郁,文拉法辛在这类人群中的使用更为普遍[32]。

替代治疗

大量研究试图确定是否有某种饮食会导致 ADHD。最著名的疗法之一就是 Feingold 饮食疗法。最近的综述发现关于这一疗法的研究的质量都较低,并且疗效甚微。大部分研究都不是双盲研究。即使发现有效,有效率也低于FDA 批准的药物。除此之外,这类饮食疗法在实施执行方面存在局限性,因为它们去除了很多美国餐桌上常见的食物。一些假设认为儿童的 ADHD 样行为可能与他们对特定色素、人工甜味剂和香料的不耐受有关。我们不应当阻止父母为孩子选择更健康的食物,但并不确定这种做法是否能有效减轻儿童的 ADHD 症状。除此之外,如果孩子由于尝试不同饮食疗法而耽误了药物治疗的实施,则可能会导致症状比预期持续更久[92]。

许多公司已经开发出了膳食补充剂,声称可以有效治疗和预防 ADHD。但是目前仍缺乏来自严谨的研究的令人信服的数据支持,并且可能只有一小部分对特定食物过敏或不耐受的儿童会获益[92-94]。例如,高剂量的维生素或矿物质的摄入被升级为一种预防手段,但是目前所有的随机对照研究均未发现大剂量维生素能够有效治疗 ADHD[95]。一些人口学研究显示 ω-3 脂肪酸也可能能够治疗 ADHD。这些研究表明大量膳食补充 ω-3 脂肪酸与各种神经精神疾病的发生风险的降低相关。补充 ω-3 脂肪酸,特别是其中的 EPA,可能带来些许益处[96,97]。与之类似,还有一些关于锌、铁、镁、金丝桃属植物(圣约翰草)、银杏叶制剂缓解 ADHD 症状的报道,但是目前支持以上干预方法的证据非常有限[98]。

还有一些躯体治疗方法旨在缓解 ADHD 症状,并有可能在未来几年被证明有效[98]。几个小规模随机研究已报道了神经反馈治疗的有效性。在神经反馈治疗中,我们借助脑电图仪调节儿童特定脑区的活动(如增加慢波或 α波活动)。初步研究表明冥想能够有效改善 ADHD 症状,特别是正念疗法。正念疗法已经被证明有助于抑郁和慢性疼痛的治疗[99]。在门诊可以开展的干预治疗包括认知行为治疗,社会技能训练和基于计算机的认知训练。其中一些干预策略的早期研究结果令人充满信心。未来还需要进一步的研究来确认它们的有效性[35]。关于针灸,最近一篇系统性综述未能检索到足够严谨的研究来纳入分析[100]。

成人 ADHD

案例 89-2

问题 1: K. C.,27 岁女性,药学系的兼职教授。她来到零售药房购买右旋苯丙胺速释制剂(10mg,每日 3 次)。对于成人 ADHD,推荐的治疗是什么?

据估计 2/3 的 ADHD 患儿的症状会持续至成年[11]。进入青春期后,多动/冲动症状通常会变得不那么明显,但注意缺陷症状会一直持续至成年期[6]。虽然很多 ADHD患儿成年后可能不再满足 ADHD 严格的诊断标准,但是持续存在的严重的注意缺陷症状会继续导致显著的社会功能损伤。一项研究对 128 名 ADHD 患儿进行了为期数年的跟踪随访,结果显示多动/冲动症状的缓解率高于注意缺陷症状[6]。另一些研究者追踪 ADHD 患儿直到成年,并比较了对照组和 ADHD 组的学业成绩。后者发生留级、参加课外辅导、进入特殊班级和存在阅读障碍的比例显著高于前者[101,102]。与儿童期未患 ADHD 的成人相比,ADHD 患儿在成年后心理疾病的患病率以及出现教育方面的问题的风险更高[103]。研究发现患有 ADHD 的成人的社会经济地位更低,并会经历更多的工作困难和工作调动[104]。成年ADHD 患者出现心理适应不良、超速违法和更换工作的比例更高[105]。在患有 ADHD 的成人中被吊销驾驶证的、工作表现差的以及被解雇或辞职的人数更多,有多次婚姻经历的比例也更高[11]。

目前,成人 ADHD 的诊断标准与儿童和青少年的一致(DSM-5)[4]。但是确定诊断还需要在 2 个以上场合出现注意缺陷或多动/冲动症状中至少 5 项,持续至少 6 个月。成人 ADHD 的诊断还需要有证据证明这些症状在 12 岁前就存在。一项研究比较了 7 岁前即被诊断的成人 ADHD 和当时存在诊断必需的症状但缺乏童年起病证据的成人 ADHD 的功能结局,结果发现两者在学习障碍、拘留、机动车事故和离婚等主要结局方面并无差异[106]。

对于中到重度成人 ADHD,目前仍推荐药物治疗作为一线治疗选择[32]。虽然认知行为治疗和辩证行为疗法等心理治疗的优势已经逐渐引起了人们的注意,但这些干预手段目前仅被推荐用于那些药物治疗疗效不佳的患者[107,108]。

据报道多种药物可以有效治疗成人 ADHD,包括哌甲酯、右旋哌甲酯、复合苯丙胺盐[94]、二甲磺酸赖右苯丙胺、地昔帕明(desipramine)、安非他酮[54]、托莫西汀等 α₂ 受体激动剂,文拉法辛和莫达非尼[85,90,109-116]。其中中枢兴奋剂和托莫西汀已被 FDA 批准用于治疗成人 ADHD。总体上,这些 ADHD 治疗药物在成人中产生的疗效类似于儿童。一项 meta 分析发现长效中枢兴奋剂的疗效显著高于非中枢兴奋剂,但是短效中枢兴奋剂的疗效与后者相当[9]。研究者还注意到,与多动症状相比,较低剂量的药物似乎对注意缺陷症状更有效。例如,当注意缺陷症状为患者的主要症状时,哌甲酯速释制剂的剂量更加保守(成人 0.3mg/kg)。与之相反,当哌甲酯速释制剂的剂量超过 0.6mg/kg 时,通常用于治疗儿童的行为症状[117]。用于治疗成人 ADHD 的哌甲酯剂量与儿童的有效剂量[0.5~1.0mg/(kg·d)]一致[110]。苯丙胺的有效治疗剂量为每日 20~60mg[111]。地昔帕明的有效剂量约为每日 150mg[114]。安非他酮的常用剂量为 3mg/(kg·d)[85]。2 项大规模研究中托莫西汀的剂量为每日 60~120mg[114,115]。莫达非尼的平均有效剂量为每日 207mg[90]。

研究已经证明,在减少犯罪行为和驾驶事故方面,托莫西汀或中枢兴奋剂具有一定改善作用[118-121]。

案例 89-2,问题 2:在为 K. C. 配置处方时,药师对处方进行了审核,发现处方是在 30 日内开具的。他还检查了该州的处方监测系统,发现患者已经在 25、28 和 54 日前从其他药店购买了相同的药物。这 2 份处方是由不同的医生开具的。

药师应该如何处理 K. C. 的要求?

如上所述,许多儿童的 ADHD 症状会持续到成年。既往已经确诊 ADHD,或者儿童期存在未治疗的症状是确诊成人 ADHD 所必需的。然而,许多其他疾病可能导致假阳性症状。在进行精神检查的同时,必须进行全血细胞计数、尿毒理学分析和颅脑损伤评估[122]。同时,必须排除物质滥用障碍的可能性。与其他有滥用风险的药物一样,中枢兴奋剂也可能被患者滥用或者转销给那些想要利用药物获得极度兴奋体验的人群。越来越多的研究数据显示在校大学生存在为了提高学习成绩间断使用中枢兴奋剂的滥用情

况,而且还会同时使用镇静类药物。因此,药师应当与处方医师进行沟通,提醒他患者最近曾在其他药房取药。新处方可能是合法的,但也存在 K. C. 本人在滥用右旋苯丙胺或转销给他人的可能性。目前有必要对她的诊断进行重新评估。如果患者依然确定患有 ADHD,那么可以换用滥用风险更小的中枢兴奋剂,例如二甲磺酸赖右苯丙胺,或哌甲酯透皮贴剂。虽然上述这些中枢兴奋剂的滥用风险较小,但并非完全没有,因此还可以推荐换用无滥用风险的托莫西汀。托莫西汀和其他 FDA 未批准适应证的药物(如 α₂ 受体激动剂、安非他酮、文拉法辛和莫达非尼)可能不如中枢兴奋剂有效,但在药物滥用方面更安全。

（赵悦 译,司飞飞 校,姚贵忠 审）

参考文献

1. Palmer ED, Finger S. An early description of ADHD (inattention subtype): Dr. Alexander Crichton and 'mental restlessness' (1798). *Child Psychol Psychiatry Rev.* 2001;6:66.
2. Pliszka SR et al. Practice parameter for the assessment and treatment of children and adolescents with attention-deficit/hyperactivity disorder. *J Am Acad Child Adolesc Psychiatry.* 2007;46:894.
3. Biederman J et al. Functional impairments in adults with self reports of diagnosed ADHD: a controlled study of 1001 adults in the community. *J Clin Psychiatry.* 2006;67:524.
4. American Psychiatric Association. *Diagnostic and Statistical Manual of Mental Disorders (DSM 5).* 5th ed. Washington, DC: American Psychiatric Association Press; 2013.
5. Obioha O, Adesman A. Pearls, perils, and pitfalls in the assessment and treatment of attention-deficit/hyperactivity disorder in adolescents. *Curr Opin Pediatr.* 2014;26(1):119–126.
6. Biederman J et al. Age-dependent decline of symptoms of attention deficit hyperactivity disorder: impact of remission definition and symptom type. *Am J Psychiatry.* 2000;157:816.
7. Winterstein AG et al. Utilization of pharmacologic treatment in youths with ADHD in Medicaid database. *Ann Pharmacother.* 2008;42:24.
8. Doshi JA et al. Economic impact of childhood and adult attention-deficit/hyperactivity disorder in the United States. *J Am Acad Child Adolesc Psychiatry.* 2012;51(10):990–1002.
9. Faraone SV, Glatt SJ. A comparison of the efficacy of medications for adult attention-deficit/hyperactivity disorder using meta-analysis of effect sizes. *J Clin Psychiatry.* 2010;71:754.
10. Rosler M et al. A randomised, placebo-controlled, 24-week, study of low-dose extended-release methylphenidate in adults with attention-deficit/hyperactivity disorder [published correction appears in *Eur Arch Psychiatry Clin Neurosci.* 2009;259:36]. *Eur Arch Psychiatry Clin Neurosci.* 2009;259:120.
11. Kooij SJJ et al. European consensus statement on diagnosis and treatment of adult ADHD: the European Network Adult ADHD. *BMC Psychiatry.* 2010;10:67.
12. Molina BSG et al. Delinquent behavior and emerging substance in the MTA at 36 months: prevalence, course, and treatment effects. *J Am Acad Child Adolesc Psychiatry.* 2007;46:1028.
13. Wigal SB. Efficacy and safety limitations of attention-deficit hyperactivity disorder in children and adults. *CNS Drugs.* 2009;23(Suppl 1):21.
14. The MTA Cooperative Group. A 14-month randomized clinical trial of treatment strategies for attention-deficit/hyperactivity disorder. The MTA Cooperative Group. Multimodal Treatment Study of Children with ADHD. *Arch Gen Psychiatry.* 1999;56:1073.
15. Jensen PS et al. 3-year follow-up of the NIMH MTA Study. *J Am Acad Child Adolesc Psychiatry.* 2007;46:989.
16. Greenhill L et al. Efficacy and safety of immediate-release methylphenidate treatment for preschoolers with ADHD. *J Am Acad Child Adolesc Psychiatry.* 2006;45(11):1284–1293.
17. Riddle MA et al. The preschool attention-deficit/hyperactivity disorder treatment study (PATS) 6-year follow-up. *J Am Acad Child Adolesc Psychiatry.* 2013;52(3):264–278.
18. Biederman J, Faraone SV. Attention-deficit hyperactivity disorder [published correction appears in *Lancet.* 2006;367:210]. *Lancet.* 2005;366:237.
19. Kessler RC et al. The prevalence and correlates of adult ADHD in the

United States: results from the National Comorbidity Survey Replication. *Am J Psychiatry*. 2006;163:716.

20. Tarver J et al. Attention-deficit hyperactivity disorder (ADHD): an updated review of the essential facts. *Child Care Health Dev*. 2014;40(6):762–774.

21. Faraone SV et al. Validity of *DSM-IV* subtypes of attention-deficit/hyperactivity disorder: a family study perspective. *J Am Acad Child Adoles Psychiatry*. 2000;39:300.

22. Faraone SV et al. Molecular genetics of attention deficit/hyperactivity disorder. *Biol Psychiatry*. 2005;57:1313.

23. Li D et al. Meta-analysis shows significant association between dopamine system genes and attention deficit hyperactivity disorder (ADHD). *Hum Mol Genetics*. 2006;15:2276.

24. Friedman LA, Rapoport JL. Brain development in ADHD. *Curr Opin Neurobiol*. 2015;30:106–111.

25. Bush G et al. Anterior cingulate cortex dysfunction in attention-deficit/hyperactivity disorder revealed by fMRI and the Counting Stroop. *Biol Psychiatry*. 1999;45:1542.

26. Johnson S, Marlon N. Preterm birth and childhood psychiatric disorders. *Pediatr Res*. 2011;69(5):11R–18R.

27. Pliszka SR. Comorbidities of attention-deficit/hyperactivity disorder with psychiatric disorder: an overview. *J Clin Psychiatry*. 1998;59(Suppl 7):50.

28. Weiss G, Hechtman LT. *Hyperactive Children Grow Up: Empirical Findings and Theoretical Considerations*. New York, NY: Guilford Press; 1986.

29. Brod M et al. Comparison of the burden of illness for adults with ADHD across seven countries: a qualitative study. *Health Qual Life Outcomes*. 2012;10(47):1–17.

30. Martin et al, eds. *Pediatric Psychopharmacology: Principles and Practice*. New York, NY: Oxford University Press; 2011:398.

31. Seixas M et al. Systematic review of national and international guidelines on attention-deficit hyperactivity disorder. *J Psychopharmacol*. 2011;26(6):753–765.

32. Bolea-Alamanac B et al. Evidence-based guidelines for the pharmacologic management of attention deficit hyperactivity disorder: update on recommendations from the British Association for Psychopharmacology. *J Psychopharmacol*. 2014:1–25.

33. Clinical Practice Guideline ADHD: Clinical Practice Guideline for the Diagnosis Evaluation, and Treatment of Attention-Deficit/Hyperactivity Disorder in Children and Adolescents. *Pediatrics*. 2011;128(5):1–16.

34. Canadian Attention Deficit Hyperactivity Disorder Resource Alliance (CADDRA). *Canadian ADHD Practice Guidelines*. 3rd ed. Toronto, ON: CADDRA; 2011.

35. Faraone SV, Antshel KM. Towards and evidence-based taxonomy of nonpharmacologic treatments for ADHD. *Child Adolesc Psychiatric Clin N Am*. 2014;23(4):965–972.

36. Greenhill LL et al. Stimulant medications. *J Am Acad Child Adolesc Psychiatry*. 1999;38:503.

37. Ramtvedt BE et al. Clinical gains from including both dextroamphetamine and methylphenidate in stimulant trials. *J Child Adolesc Psychopharmacol*. 2013;23(9):597–604.

38. Pliszka SR et al. The Texas Children's Medication Algorithm Project: revision of the algorithm for pharmacotherapy of attention-deficit/hyperactivity disorder. *J Am Acad Child Adolesc Psychiatry*. 2006;45:642.

39. Sun Z et al. Methylphenidate is stereoselectively hydrolyzed by human carboxylesterase CES1A1. *J Pharmacol Exp Ther*. 2004;210(2):469–476.

40. Heal DJ, Pierce DM. Methylphenidate and its isomers. Their role in the treatment of attention-deficit hyperactivity disorder using a transdermal delivery system. *CNS Drugs*. 2006;20(9):713–738.

41. Anderson VR, Scott LJ. Methylphenidate transdermal system in attention-deficit hyperactivity disorder in children. *Drugs*. 2006;66(8):1117–1126.

42. Gonzalez MA et al. Effects of application to two different skin sites on the pharmacokinetics of transdermal methylphenidate in pediatric patients with attention-deficit/hyperactivity disorder. *J Child Adolesc Psychopharmacol*. 2009;19(3):227–232.

43. Daytrana [prescribing information]. Miami, FL: Noven Pharmaceuticals; 2015.

44. Hutson PH et al. Preclinical pharmacokinetics, pharmacology and toxicology of lisdexamfetamine: a novel d-amphetamine pro-drug. *Neuropharmacology*. 2014;87:41–50.

45. Markowitz JS, Patrick KS. Pharmacokinetic and pharmacodynamic drug interactions in the treatment of attention-deficit/hyperactivity disorder. *Clin Pharmacokinet*. 2001;40(10):753–772.

46. Vyvanse [prescribing information]. Lexington, MA: Shire US; 2015.

47. Pennick M. Absorption of lisdexamfetamine dimesylate and its enzymatic conversion to d-amphetamine. *Neuropsychiatr Dis Treat*. 2010;6:317–327.

48. Melmed RD. Drug delivery systems for ADHD: US Food and Drug Administration (FDA)-approved stimulant and nonstimulant medications for ADHD. *Medscape Psychiatry*. 2005;10(2):2–35.

49. Efron D et al. Side effects of methylphenidate and dexamphetamine in children with attention deficit hyperactivity disorder: a double-blind, crossover trial. *Pediatrics*. 1997;100:662.

50. Pliszka SR et al. A double-blind, placebo-controlled study of Adderall and methylphenidate in the treatment of attention-deficit/hyperactivity disorder. *J Am Acad Child Adolesc Psychiatry*. 2000;39(5):619–626.

51. MTA Cooperative Group. National Institute of Mental Health Multimodal Treatment Study of ADHD follow-up: changes in effectiveness and growth after the end of treatment. *Pediatrics*. 2004;113:762.

52. Spencer TJ et al. Growth deficits in ADHD children revisited: evidence for disorder-associated growth delays? *J Am Acad Child Adolesc Psychiatry*. 1996;35:1460.

53. Rapport MD, Moffitt C. Attention deficit/hyperactivity disorder and methylphenidate: a review of height/weight, cardiovascular, and somatic complaint side effects. *Clin Psychology Rev*. 2002;22(8):1–17.

54. Martins S et al. Weekend holidays during methylphenidate use in ADHD children: a randomized clinical trial. *J Child Adolesc Psychopharmacol*. 2004;14(2):195–205.

55. Rappley M et al. ADHD drugs and cardiovascular risk. *N Engl J Med*. 2006;354:2296.

56. Cooper WO et al. ADHD drugs and serious cardiovascular events in children and young adults. *N Engl J Med*. 2011;365(20):1896–1904.

57. Stiefel G, Besag FMC. Cardiovascular effects of methylphenidate, amphetamines and atomoxetine in the treatment of attention-deficit hyperactivity disorder. *Drug Saf*. 2010;33(10):821–842.

58. Martinez-Raga J et al. Risk of serious cardiovascular problems with medications for attention-deficit hyperactivity disorder. *CNS Drugs*. 2013;27:15–30.

59. Hammerness PG et al. Cardiovascular risk of stimulant treatment in pediatric attention deficit/hyperactivity disorder: update and clinical recommendations. *J Am Acad Child Adolesc Psychiatry*. 2011;50(10):978.

60. Vetter VL et al. Cardiovascular monitoring of children and adolescents with heart disease receiving medications for attention deficit/hyperactivity disorder. *Circulation*. 2008;117(18):2407–2423.

61. Faraone SV et al. Comparing the efficacy of medications of ADHD using meta-analysis. *Med Gen Med*. 2006;8:4.

62. Michelson D et al. Atomoxetine in the treatment of children and adolescents with attention-deficit/hyperactivity disorder: a randomized, placebo-controlled, dose-response study. *Pediatrics*. 2001;108:E83.

63. Michelson D et al. Once-daily atomoxetine treatment for children and adolescents with attention deficit hyperactivity disorder: a randomized, placebo-controlled study. *Am J Psychiatry*. 2002;159:1896.

64. Wigal SB et al. A laboratory school comparison of mixed amphetamine salts extended release (Adderall XR) and atomoxetine (Strattera) in school-aged children with attention deficit/hyperactivity disorder. *J Atten Disord*. 2005;9:275.

65. Gibson AP et al. Atomoxetine versus stimulants for treatment of attention deficit/hyperactivity disorder. *Ann Pharmacother*. 2006;40:1134–1142.

66. Dittman RW et al. Treatment response and remission in a double-blind, randomized, head-to-head study of lisdexamfetamine dimesylate and atomoxetine in children and adolescents with attention-deficit hyperactivity disorder. *CNS Drugs*. 2014;28:1059–1069.

67. Stuhec M et al. Comparative efficacy and acceptability of atomoxetine, lisdexamfetamine, bupropion and methylphenidate in treatment of attention deficit hyperactivity disorder in children and adolescents: a meta-analysis with focus on bupropion. *J Affect Disord*. 2015;178:149–159.

68. Strattera (Atomoxetine) [package insert]. Indianapolis, IN: Eli Lilly and Company; 2011.

69. Eiland LS, Guest AL. Atomoxetine treatment of attention-deficit/hyperactivity disorder. *Ann Pharmacother*. 2004;38:86–90.

70. Garnock-Jones KP, Keating GM. Atomoxetine. A review of its use in attention-deficit hyperactivity disorder in children and adolescents. *Pediatr Drugs*. 2009;11(3):203–226.

71. Bangs ME et al. Meta-analysis of suicide-related behavior events in patients treated with atomoxetine. *J Am Acad Child Adolesc Psychiatry*. 2008;47(2):209–218.

72. American Academy of Pediatrics. Clinical practice guideline: treatment of the school-aged child with attention-deficit/hyperactivity disorder. *Pediatrics*. 2001;108:1033.

73. Hirota T et al. Alpha-2 agonists for attention-deficit/hyperactivity disorder in youth: a systematic review and meta-analysis of monotherapy and add-on trials to stimulant therapy. *J Am Acad Child Adolesc Psychiatry*. 2014;53(2):153–173.

74. Bloch MH et al. Meta-analysis: treatment of attention-deficit/hyperactivity disorder in children with comorbid tic disorders. *J Am Acad Child Adolesc Psychiatry*. 2009;48(9):884–893.

75. Pringsheim T, Steeves T. Pharmacological treatment for attention deficit hyperactivity disorder (ADHD) in children with comorbid tic disorders.

Cochrane Database Syst Rev. 2011;(4):CD007990.

76. Cleassens AJ et al. CYP2D6 mediates 4-hydroxylation of clonidine in vitro: implication for pregnancy-induced changes in clonidine clearance. *Drug Metab Disp*. 2010;39(9):1393–1396.

77. Tourette's Syndrome Study Group. Treatment of ADHD in children with tics: a randomized controlled trial. *Neurology*. 2002;58:527.

78. Chadehumbe MA et al. Psychopharmacology of tic disorders in children and adolescents. *Pediatri Clin N Am*. 2011;58:259–272.

79. Kaplan G, Newcorn JH. Pharmacotherapy for child and adolescent attention-deficit hyperactivity disorder. *Psychiatr Clin North Am*. 2011;58: 99–120.

80. Wilens TE et al. Does stimulant therapy of attention-deficit/hyperactivity disorder beget later substance abuse? A meta-analytic review of the literature. *Pediatrics*. 2003;111:179.

81. Cunill R et al. Pharmacological treatment of attention deficit hyperactivity disorder with co-morbid drug dependence. *J Psychopharm*. 2015;29(1):15–23.

82. McCabe SE et al. Non-medical use of prescription stimulants among US college students: prevalence and correlates from a national survey. *Addiction*. 2005;99:96–106.

83. Webb JR et al. Prevalence of stimulant use in a sample of US medical students. *Ann Clin Psychiatry*. 2013;25(1):27–32.

84. Simeon JG et al. Bupropion effects in attention deficit and conduct disorders. *Can J Psychiatry*. 1986;31:581.

85. Kuperman S et al. Bupropion SR vs. methylphenidate vs. placebo for attention deficit hyperactivity disorder in adults. *Ann Clin Psychiatry*. 2001;13:129.

86. Barrickman LL et al. Bupropion versus methylphenidate in the treatment of attention-deficit hyperactivity disorder. *J Am Acad Child Adolesc Psychiatry*. 1995;34:649.

87. Conners CK et al. Bupropion hydrochloride in attention deficit disorder with hyperactivity. *J Am Acad Child Adolesc Psychiatry*. 1996;35:1314.

88. Davidson J. Seizures and bupropion: a review. *J Clin Psychiatry*. 1989;50:256.

89. Biederman J et al. A comparison of once-daily and divided doses of modafinil in children with attention-deficit/hyperactivity disorder: a randomized, double-blind, and placebo-controlled study. *J Clin Psychiatry*. 2006;67:727.

90. Taylor FB, Russo J. Efficacy of modafinil compared to dextroamphetamine for the treatment of attention deficit hyperactivity disorder in adults. *J Child Adolesc Psychopharmacol*. 2000;10:311.

91. Modafinil (CEP-1538) Tablets: Supplemental NDA20–717/S-019 ADHD Indication. http://www.fda.gov/ohrms/dockets/ac/06/transcripts/2006-4212T1-Part1.htm. Accessed July 19, 2017.

92. Nigg JT, Holton K. Restriction and elimination diets in ADHD treatment. *Child Adolesc Psychiatr Clin North Am*. 2014;23:937–953.

93. Stevens LJ et al. Dietary sensitivities and ADHD symptoms: thirty-five years of research. *Clin Pediatr*. 2011;50(4):279–293.

94. Millichap JG, Yee MM. The diet factor in attention-deficit/hyperactivity disorder. *Pediatrics*. 2012;129:330–337.

95. Marcason W. Can dietary intervention play a part in the treatment of attention deficit and hyperactivity disorder? *J Am Diet Assoc*. 2005;105:1161.

96. Hurt EA, Arnold LE. An integrated dietary/nutritional approach to ADHD. *Child Adolesc Psychiatr Clin North Am*. 2014;23:955–964.

97. Bloch MH, Qawasmi A. Omega-3 fatty acid supplementation for the treatment of children with attention-deficit/hyperactivity disorder symptomatology: systematic review and meta-analysis. *J Am Acad Child Adolesc Psychiatry*. 2011;50(10):991–1000.

98. Skokauskas N et al. Complementary medicine for children and young people who have attention deficit hyperactivity disorder. *Curr Opin Psychiatry*. 2011;24:291.

99. Krisanaprakornkit T et al. Meditation therapies for attention deficit/hyperactivity disorder (ADHD). *Cochrane Database Syst Rev* 2010;(6):CD006507.

100. doi:10.1002/14651858.CD006507.pub2.

101. Li S et al. Acupuncture for attention deficit hyperactivity disorder (ADHD) in children and adolescents. *Cochrane Database Syst Rev*. 2011;(4):CD007839.

102. Biederman J et al. Patterns of psychiatric comorbidity, cognition, and psychosocial functioning in adults with attention deficit hyperactivity disorder. *Am J Psychiatry*. 1993;150:1792.

103. Biederman J et al. Gender differences in a sample of adults with attention deficit hyperactivity disorder. *Psychiatry Res*. 1994;53:13.

104. Biederman J et al. Adult outcome of attention-deficit/hyperactivity disorder: a controlled 16-year follow-up study. *J Clin Psychiatry*. 2012;73(7):941–950.

105. Borland BL, Heckman HK. Hyperactive boys and their brothers: a 25-year follow-up study. *Arch Gen Psychiatry*. 1976;33:669.

106. Murphy K, Barkley RA. Attention deficit hyperactivity disorder adults: comorbidities and adaptive impairments. *Compr Psychiatry*. 1996;37:393.

107. Faraone SV et al. Neuropsychological studies of late onset and subthreshold diagnoses of attention-deficit/hyperactivity-disorder. *Biol Psychiatry*. 2006;60:1081.

108. Safren SA et al. Cognitive-behavioral therapy for ADHD in medication-treated adults with continued symptoms. *Behav Res Ther*. 2005;43:831.

109. Hesslinger B et al. Psychotherapy of attention deficit hyper-activity disorder in adults—a pilot study using a structured skills training program. *Eur Arch Psychiatry Clin Neurosci*. 2002;252:177.

110. Spencer T et al. A double-blind, crossover comparison of methylphenidate and placebo in adults with childhood-onset attention-deficit hyperactivity disorder. *Arch Gen Psychiatry*. 1995;52:434.

111. Spencer TJ et al. Efficacy and safety of dexmethylphenidate extended-release capsules in adults with attention-deficit/hyperactivity disorder. *Biol Psychiatry*. 2007;61:1380.

112. Weisler RH et al. Mixed amphetamine salts extended-release in the treatment of adult ADHD: a randomized, controlled trial. *CNS Spectr*. 2006;11:625.

113. Adler LA et al. Double-blind, placebo-controlled study of the efficacy and safety of lisdexamfetamine dimesylate in adults with attention-deficit/hyperactivity disorder. *J Clin Psychiatry*. 2008;69:1364.

114. Wilens TE et al. Six-week, double-blind, placebo-controlled study of desipramine for adult attention deficit hyperactivity disorder. *Am J Psychiatry*. 1996;153:1147.

115. Spencer T et al. Effectiveness and tolerability of tomoxetine in adults with attention deficit hyperactivity disorder. *Am J Psychiatry*. 1998;155:693.

116. Michelson D et al. Atomoxetine in adults with ADHD: two randomized, placebo-controlled studies. *Biol Psychiatry*. 2003;53:112.

117. Hedges D et al. An open trial of venlafaxine in adult patients with attention deficit hyperactivity disorder. *Psychopharmacol Bull*. 1995;31(4):779–783.

118. Sprague RL, Sleator EK. Methylphenidate in hyperkinetic children: differences in dose effects on learning and social behavior. *Science*. 1977;198:1274.

119. Lichtenstein P et al. Medication for attention deficit-hyperactivity disorder and criminality. *N Engl J Med*. 2012;367:2006–2014.

120. Verster JC et al. Methylphenidate significantly improves driving performance of adults with attention deficit hyperactivity disorder: a randomized crossover trial. *J Psychopharmacol*. 2008;22:230–237.

121. Gobbo MA, Louza MR. Influence of stimulant and non-stimulant drug treatment on driving performance in patients with attention deficit hyperactivity disorder: a systematic review. *Eur Neuropsychopharmacol*. 2014;24:1425–1443.

122. Sobanski E et al. Driving performance in adults with ADHD: results from a randomized, waiting list controlled trial with atomoxetine. *Eur Psychiatry*. 2013;28:379–385.

123. McGough JJ, Barkley RA. Diagnostic controversies in adult attention deficit hyperactivity disorder. *Am J Psychiatry*. 2004;161:1948–1956.

90

第 90 章　物质滥用

Michael C. Angelini

核心原则	章节案例
1 物质滥用是一种仅次于药物滥用的不断对身体和心理造成破坏的慢性疾病。这种慢性疾病会造成生活的诸多方面紊乱,因此需要采用多种治疗方式。	案例 90-1(问题 1) 案例 90-11(问题 1) 表 90-1
2 阿片类滥用包括毒品如海洛因和非医学用途使用处方镇痛药。阿片戒断综合征表现为流感样症状如恶心、呕吐、出汗、腹泻、疼痛、脉搏加速和血压升高。阿片受体完全激动剂美沙酮、部分激动剂丁丙诺啡和拮抗剂纳曲酮均可作为维持治疗,减少复发。如果母亲进入阿片类药物戒断或母亲成瘾行为复发,在怀孕期间的治疗需要考虑胎儿风险。如果母亲一直服用美沙酮或丁丙诺啡,新生儿就会出现新生儿戒断综合征。	案例 90-2(问题 1) 案例 90-3(问题 1) 案例 90-4(问题 1) 案例 90-5(问题 1) 表 90-2
3 镇静催眠药物滥用包括苯二氮䓬类、巴比妥类、肌松药(如卡利普多)和 γ-羟丁酸(γ-hydroxybutyric acid,GHB)。戒断症状与酒精戒断症状相似,包括震颤、失眠、焦虑、脉搏和血压上升、癫痫发作、幻觉,并可能危及生命。临床常采用 3 种治疗方案:逐渐降低成瘾药物的剂量;用苯巴比妥替代成瘾药物并逐渐减量;用长效苯二氮䓬类药物代替成瘾药物并逐渐减量。	案例 90-6(问题 1) 表 90-3
4 主要的中枢神经系统(central nervous system,CNS)兴奋剂滥用包括可卡因和苯丙胺。这些药物有严重的急性和慢性不良反应,如高热、妄想、精神病、高血压、心律失常、心肌梗死、癫痫和中风。停止服用兴奋剂与严重的症状无关。戒断反应主要包括疲劳和嗜睡。目前没有美国食品药品管理局批准用于兴奋剂使用障碍的戒断或维持治疗的治疗方案。	案例 90-7(问题 1 和 2)
5 致幻剂包括麦角酸二乙酰胺(LSD)、赛洛西宾、麦斯卡林、二亚甲基双氧苯丙胺(MDMA),可能会引起心理性依赖,但不会引起生理性依赖。中毒时产生的不良反应如焦虑、妄想、恐惧,可以使用苯二氮䓬类或抗精神病药物治疗,但最好使用"减压"方法进行治疗。	案例 90-8(问题 1~3)
6 大麻是一种广泛使用的物质。戒断症状比较轻,通常表现为焦虑、抑郁、躁动、失眠,　般不需要治疗。长期使用会增加车祸、肺部并发症、精神病和焦虑的风险。	案例 90-9(问题 1~3)
7 酒精使用障碍指急性或慢性摄入酒精,引起酒精中毒、戒断和成瘾。酒精中毒是一种急性的危及生命的疾病,需要积极的医疗救助。其症状包括浓烈的酒精气味、误吸风险、抑郁和浅呼吸及心脏骤停。治疗方式一般包括呼吸支持和一系列用于排除其他药物或潜在的任何可能需要关注的疾病问题的诊疗措施。	案例 90-10(问题 1) 表 90-4,表 90-5
8 酒精戒断是一种伴随着酒精耐受性增加或长期酒精摄入而导致生理依赖的神经生物学综合征。这一综合征包含了一系列症状或表现,包括感觉异常、头痛、恶心、焦虑、颤抖、心率加快、血压升高及癫痫。因为不经治疗的戒断可以导致死亡,所以对症状诱发因素的评估和对酒精戒断反应的治疗有着极其重要的作用。治疗的难点不仅是在于可能发生的身体状况或认知能力的退化,还在于缺乏对作为长期酒精摄入的原因或结果而存在的严重疾病状态或心理状态的关注。还应当启动包括液体(如生理盐水)、营养(如硫胺素、叶酸、多种维生素)和电解质替代(如镁、钾)的辅助治疗,以解决长期饮酒的生理后果。	案例 90-10(问题 2~4) 表 90-6

9 慢性酒精使用障碍(酒精依赖)是一种终身复发性障碍,包括酒精滥用(在发生酒精相关性生理、社交、心理或职业问题的情况下持续饮酒或在危险状况下——例如驾驶时——饮酒),甚至达到患者至少存在如下 7 种症状中 3 种的程度:忽视其他活动、过量饮酒、摄入酒精控制能力受损、坚持饮酒、花费大量的时间在酒精相关活动上、出现酒精戒断症状和酒精耐受。已批准的治疗药物有双硫仑(disulfiram)、纳曲酮(naltrexone)(片剂与注射剂)及阿坎酸(camprosate)。选择哪种取决于多因素,如家庭支持、医疗合并症和相关使用药物。

章节案例

案例 90-11(问题 1)
表 90-4,表 90-6

物质滥用

反复吸食毒品引起生理状态或神经适应性的改变就会出现生理依赖性。出现生理依赖性后,突然停药就会出现一系列典型的戒断症状。精神成瘾或精神依赖性是指“物质滥用后引起的临床意义上的严重损伤或痛苦”[1]。精神成瘾或精神依赖性是一种慢性或周期性用药的渴求(不是强迫)状态,尽管有时不存在生理依赖性,也不需要增加药物剂量。具体到每个药物会有不同的临床症状,但都包括一个继发于用药成瘾后导致的进展性生理或心理破坏的慢性过程。成瘾不是一种诊断,但被美国成瘾医学学会(American Society of Addiction Medicine)定义为一种大脑奖赏、动机、记忆和相关回路的慢性疾病。这些回路的功能障碍具有生物、心理、社会和精神方面的影响。有一种对物质的病理追求,即无法自制、失去控制、渴望以及对问题严重性的认识减弱。它是周期性的,有复发和缓解的时期。如果不进行治疗,它将严重致残,并将导致过早死亡。成瘾经常被用来描述一种最易致残性和最严重的物质滥用[2]。尽管所有药物成瘾过程的神经化学机制基本一致,但不同药物之间的社会心理学和药物动力学参数有差异。与酗酒的例子相似,具有成瘾性疾病相关遗传基因者暴露于某一类药物和其他成瘾性药物的精神刺激后,更易成瘾[3]。

案例 90-1

问题 1:R. L. ,26 岁,最近由于非法藏有和吸食羟考酮后驾驶而被逮捕。这已经是去年第二次犯罪记录了。R. L. 并不是每日都吸食羟考酮,但他承认每周都有服用。R. L. 的状况符合物质滥用的诊断吗?

《精神障碍诊断与统计(第 5 版)》(DSM-5)的引用标准将物质相关性障碍分为 2 组:物质滥用(表 90-1)和物质诱发障碍(中毒、戒断和其他)[1]。2014 年,预估有 2 700 万 12 岁或 12 岁以上的人被列为现有的非法吸毒者[4]。

药物治疗只是物质滥用管理的一部分。第一步是戒断治疗(根据滥用的物质),然后是个体化、多元化社会心理治疗,这种方式有效并且是限制最少和成本效益最好的方式。医疗服务人员和患者之间通过支持、共情、无偏见的、良好医患关系形成有效的治疗联盟可以达到良好的治疗效果。物质滥用是一个复杂的疾病,会破坏个人诸多方面的生活。因此多模式治疗是必要的。心理社会治疗可能包括也可能不包括药物治疗,包括个人和团体咨询、认知-行为疗法(学习使用触发器、新的应对机制、预防复发)、动机增强疗法、家庭咨询及基于凭证的强化治疗等。这些疗法通常通过参与支持小组得到加强,如 12 步计划[3]。

表 90-1

美国精神病学会,《精神障碍诊断与统计》,物质依赖和物质滥用的标准

患者在 12 个月内出现以下 2 项或多项表现:
经常使用比预期更大剂量或更长周期的物质a
减少物质滥用的坚定意愿或戒除或控制物质滥用的努力失败
大量时间花费于获取物质,滥用物质或从物质作用中恢复过来
滥用物质的渴望或强烈冲动
反复物质滥用导致不能履行工作、学校、家庭中的职责
尽管该物质的作用可造成也可加重顽固的社会或人际关系问题,仍然继续使用该物质
因为滥用物质,放弃或减少重要的社会、职业或休闲活动
当身体处于危险状况时仍反复滥用物质
尽管知道物质滥用可引发或加剧持续或反复发生的生理或心理问题,但仍然继续滥用物质
耐受,定义为以下任何一项
需要明显增加物质的使用量才能达到沉醉状态或渴望的效果
继续使用相同剂量的该物质,效果却明显减少
戒断,定义为以下任何一项
该物质的典型戒断综合征
戒断症状可通过使用同类相关药物减轻(例如,使用苯二氮䓬类药物用于酒精戒断)

a 物质可被定义为任何药物,包括酒精。

来源:American Psychiatric Association. *Diagnostic and Statistical Manual of Mental Disorders*, (DSM-5). 5th ed. Washington, DC: American Psychiatric Publishing; 2013.

R. L. 在明知对身体有害并且去年因为吸毒后驾驶而被逮捕 2 次的情况下仍吸食羟考酮,符合 DSM-5 中的物质滥用标准。

阿片类

阿片类滥用包括非法药物如海洛因和非医疗使用的处方镇痛药。根据缉毒局(Drug Enforcement Administration,DEA)的说法,处方镇痛药似乎越来越多的通过互联网从合法或不合法的供应来源获取[5]。2014 年美国针对药物使用和健康的全国调查数据表明,年龄在 12 岁及以上人群中,有 430 万非医疗使用处方镇痛药者[4]。非 FDA 批准的鸦片类药物海洛因主要源于四大产地,南美洲、墨西哥、东南亚和西南亚。墨西哥一直是美国西海岸的主要供应国,并且随着南美产量的下降,正在扩大在美国东部市场的分销[6]。墨西哥海洛因黑焦油的效力很强,纯度在 40% ~ 80%,但其植物杂质含量高于从亚洲或南美进口的白色粉末海洛因[7]。这种高纯度的海洛因滋生了一批年轻群体,他们通过抽烟或用鼻吸食高纯度的海洛因来避免针头注射的不便和危害。随着物质滥用加剧和使用者的习惯改变(每日使用量增加),通常使用者最终都会注射毒品。美国疾病预防控制中心(Centers for Disease and Prevention,CDC)预测,去年美国大约有 90 万人使用过海洛因。2014 年美国针对药物使用和健康的全国调查数据表明,自 21 世纪初以来的海洛因使用增加,主要由 18 ~ 25 岁年龄人群驱动[4]。一些处方类阿片药物滥用者最终会转向使用海洛因,主要还是因为海洛因成本更低。

阿片样物质滥用

连续使用阿片类数日,任何人都会产生生理依赖性。在急性疼痛的治疗中,阿片类药物依赖通常不具有临床意义,因为随着疼痛的缓解,患者会自然逐渐减少阿片类镇痛药量。如果阿片类突然停止使用,患者可能会出现戒断症状;但是,这些症状的强度个体差异较大,跟阿片类的剂量和疗程也有关系。尽管引起临床生理依赖性精确的阿片类剂量和疗程是未知的,但是可以确定的是剂量过大以及时间过长都会在阿片类停用的时候产生更加严重的戒断症状。

生理依赖是指在长期暴露过程中产生的神经生物学适应,无论是否有滥用潜力(如 β-受体阻滞剂、类固醇、SSRI),许多药物类别都会发生这种情况。在物质滥用进程中会出现生理依赖性和耐受性(为达到初始效果而不断增加剂量的需求),非长期使用阿片治疗的病理性后遗症。

许多报道表明治疗疼痛服用阿片类而导致的阿片类使用障碍发生率的风险较低[8]。历史上,由于疼痛治疗不足出现过很多问题。理论上说疼痛通过减弱阿片类的欣快感来降低成瘾性的风险。然而,那些在环境上或基因上有物质滥用风险的人可能首先通过合法的、治疗剂量的阿片类药物治疗急性疼痛综合征,这进而发展为阿片类药物的不当使用和由此产生的物质滥用。因此,使用阿片类药物治疗疼痛需要仔细监测(见第 55 章)。

某些药理学特性,如药效强、起效快、作用时间短和水溶性,可能会增加药物滥用的可能性。尽管所有的阿片类药物都有滥用的倾向,但有些药物本质上比其他药物更容易滥用。例如,由于阿片类药物的某些增强特性(如多个波峰和波谷)被降低,控制释放制剂被认为比直接释放制剂更不容易引起药物使用障碍。然而,当奥施康定等片剂被碾碎时,药物的控释性能受到损害,其剂量远远高于直接释药的普通制剂。尽管制造商试图改变奥施康定的配方,使其更难被篡改,但该产品仍有可能被滥用。混合激动剂拮抗剂阿片类药物(喷他佐辛、纳布啡、布托啡诺、丁丙诺啡)滥用的可能性低于纯 μ 激动剂(如吗啡、氢吗啡酮、羟考酮);然而,已经观察到这些药物对所有人的滥用状况[8]。减少转移和误用的其他选择是帮助临床医生限制阿片类药物处方的处方管理策略[9,10]。总的来说,减少这一问题的最佳方法是心理治疗、药物治疗和政策的结合。

"假性上瘾"一词被创造出来,用来描述对疼痛治疗不足的患者某些"药物寻求行为"的不准确解释。他们的专注实际上反映了减轻疼痛的需要,但是其被错误地解释为一种严重的物质滥用(成瘾)。

医疗并发症

通过公用注射器和针头会导致许多传染病的扩散。主要传染疾病有病毒性肝炎,尤其是丙肝(HCV)。据疾病预防控制中心称,在美国,2015 年有 6% 的人群由于注射毒品感染人类免疫缺陷病毒(HIV)[11]。其他传染病如梅毒、破伤风、肉毒杆菌、疟疾都会通过相似的途径传染,当遇到患有此类疾病患者时,应同时考虑到他是否吸毒。当自行服用海洛因时,棉花用于过滤杂质;因此,棉花中仍然残余一些毒品。将这些已用过的棉花保留,当没有钱或者找不到毒品的时候,就向棉花中加入水或其他溶剂,提取出剩余毒品供静脉注射。"棉花热"是一种急性的发热反应。会在注射后的 30 分钟内发作,表现为寒战、发汗、直立性低血压、心动过速、低热。这些症状初始会被认为败血症,但是即使没有治疗,大部分症状都会在 2 ~ 4 小时内缓解,1 日内完全恢复。过去认为由于体内被注入细小棉花絮而引起过敏性棉花发热,但是 1 个案例报告提示成团泛菌(一种早期肠杆菌)通过热稳定的细菌内毒素进入体内引起发热[12]。棉花和棉花类植物会感染成团泛菌[13]。静脉注射毒品者常将发烧、寒战、难受、痛苦这一类短期疾病通称为棉花热[14]。

阿片类药物毒性与过量

案例 90-2

问题 1:T. F.,21 岁,男性,过量服用海洛因后意识丧失。呼吸频率缓慢,每分钟 4 次,发绀、双瞳对称、血压略微下降(117/72mmHg)。在肘窝处有一针刺伤和几个旧针痕和愈合瘢痕。应立即对这个患者做哪些处理?

及时治疗包括呼吸道处理、心肺支持和给予阿片类拮抗剂纳洛酮。纳洛酮作为阿片类的完全拮抗剂可以迅速逆转毒品过量所致的呼吸道抑制和低血压。常见给药途径为静脉注射,如果不能静脉注射,也可以肌内注射、皮下、鼻内或气管内插管。急救人员和服用过量药物的人的朋友或家庭成员的鼻腔用药已证明可有效挽救生命[15,17]。

纳洛酮初始静脉注射剂量为 0.2~0.4mg,要缓慢注射,并在 T. F. 有反应的时候停止注射。没有必要直到出现阿片类戒断症状才停止;纳洛酮治疗的终点是患者的生命体征平稳。纳洛酮引起的突发的戒断综合征要比单独戒除阿片类的症状严重。若患者仍无反应,应当重复注射纳洛酮,最高剂量为 10mg[15]。如果注射纳洛酮到 10mg,患者仍无反应,应重新考虑阿片类服用过量的诊断是否有问题[15]。

根据剂量和给药途径,纳洛酮的作用时间在 20~60 分钟不等。治疗美沙酮过量服用时,需要每隔 20~60 分钟连续给予纳洛酮,针对长效阿片类毒性[15]。纳洛酮治疗结束后要密切监测患者是否再现阿片类中毒症状。如果需要高剂量纳洛酮或者患者重复出现呼吸抑制都应采用静脉注射纳洛酮。

治疗阿片类戒断综合征

阿片类戒断

案例 90-3

问题 1:D. J. 来到戒毒诊所,此刻离他上次吸食海洛因有 10 小时。他浑身出汗、震颤并且哈欠连天。脉搏 92,血压 130/86mmHg。他今年 28 岁,每日注射 2 个"1/4袋"(价值 25 美元)的海洛因约 1 个月。他解释说,他开始吸食海洛因,现在已经发展到注射海洛因。D. J. 养成了"大习惯"(耐受性增强了,他每日需要服用的维持欣快感的药物也增加了)。他买不起日常用品。当他试图停止时,他突然变成"涂鸦病"(典型的海洛因戒断症状)。请描述 D. J. 的戒断症状和可用于戒毒的治疗方案。

D. J. 停吸产生了戒断综合征;因此,他被认为生理上对海洛因成瘾。毒品能够快速减轻戒断症状进而引起复吸。D. J. 有着持续想获得海洛因的欲望,但是他无法负担费用,但整日想方设法要获得毒品的欲望构成了他对海洛因的心理依赖性。需要注意的是海洛因的生理依赖性变化较大,普遍认为即使几日后复吸也有可能出现戒断综合征[2,18]。

距离上次吸食吗啡或海洛因(二乙酰吗啡)6~12 小时,海洛因上瘾的患者会出现焦虑、多动、烦躁不安、失眠且哈欠连天、流涎、流涕、流泪的典型症状。会出汗伴随寒战、毛发竖起、鸡皮疙瘩。厌食、恶心、呕吐、腹部绞痛,有时也会发生腹泻。背痛伴随肌肉痉挛,出现踢腿运动。在末次吸毒后的 48~72 小时,这些症状最严重。D. J. 表现出典型的海洛因戒断症状,应当选择合适的支持性治疗。

在戒断症状出现时,心率、血压会升高。营养和水分不足同时伴随呕吐、出汗、腹泻会使体重迅速下降,出现脱水、酮症和酸碱代谢紊乱。在戒断症状的高峰阶段很少发生心血管衰竭。在戒断后的 7~14 日,即使没有治疗,戒断症状也会减轻。但如果想恢复到生理平衡就需要数月或更长的时间[2,3]。

阿片类药物戒断症状的特点、严重性和时间过程取决于诸多因素,包括特定的阿片类物质、日摄入总剂量、摄入间隔时间、用药年限、吸毒意图和吸毒者的健康及个性。与镇静催眠药的戒断症状不同,阿片类戒断症状极少对生命造成威胁。

所有阿片类药物的生理戒断综合征在定性上相似但在定量上如开始发作时间、持续时间和严重程度上有所不同。作用时间较短的阿片类药物倾向于短暂的、强烈的戒断症状。而在体内代谢较慢的阿片类会出现长而温和的戒断症状。

解毒治疗的选择通常包括突然停止阿片类药物与支持性非阿片类药物治疗的选择或阿片类替代。目前,美沙酮和丁丙诺啡是 FDA 批准的阿片类替代药物。非阿片类药物治疗包括停药的对症治疗。这种方法的主要成分是 α-2 激动剂可乐定。第三种方法是在全身麻醉下使用阿片类拮抗剂快速解毒[2,18]。

美沙酮脱毒

美沙酮是一种合成的口服阿片激动剂,作用时间在 12~24 小时。从药理作用上来说,美沙酮与吗啡和其他阿片类似物属于同一类。美沙酮脱毒疗法通过对客观戒断症状的判断来决定美沙酮的每日用量来治疗患者。这其中要用到戒断症状的评定标准,如临床戒断症状量表[19]。在开始的 24 小时内,美沙酮剂量从 5mg 增加至 10~20mg[19]。只有更大毒瘾的患者才会用大剂量的美沙酮初始剂量(如 20mg 的初始剂量)。若首次服用美沙酮后,戒断症状持续 2~4 小时,可额外增加美沙酮 5~10mg。联邦监察局规定美沙酮的初始剂量最高为 40mg,除非有医生明确表明 40mg 美沙酮起始剂量无法控制阿片类戒断症状[20]。一旦美沙酮达到稳定剂量(通常每日 40~60mg,可能高达每日 120mg),住院患者美沙酮剂量每日减少 20%,门诊患者美沙酮剂量每日减少 5%[15,19,20]。研究表明,缓慢减少剂量效果更好。减量后维持治疗时间不固定,但通常需要 3~4 周。缓慢减量的整个过程可能需要 6 个月。美沙酮最常见的副作用是便秘、出汗、性功能障碍[15,19]。一项美沙酮减量疗法与其他脱毒疗法(肾上腺素激动药和其他阿片类激动剂)对比的系统评价报告表明尽管不同机构在设计、周期、治疗目标上各有不同,但治疗的有效性是相似的[21]。A. X. 美沙酮治疗的合理起始剂量为 20mg 口服,若戒断症状持续,可在 2~4 小时后再增加美沙酮 5~10mg。每日剂量应每 3 日向上滴定 10mg,直至达到美沙酮剂量为每日 60mg 稳定。

丁丙诺啡脱毒

丁丙诺啡是一种合成的部分阿片激动剂,于 2002 年 10 月被 FDA 批准用于治疗阿片类药物依赖。它是 μ 受体的部分激动剂,在阿片类药物依赖的患者中,它可以预防戒断症状。由于其部分效应,它产生最大的"天花板"镇痛,舌下剂量为 24~32mg,相当于口服美沙酮的 60~70mg。与完全阿片类药物激动剂相比,丁丙诺啡与轻度戒断综合征有关[22]。

因为丁丙诺啡是一种附表Ⅲ类药物,所以根据 2000 年的《药物成瘾治疗法案》,它可以在以治疗药物成瘾治疗法的办公室环境中开处方。含有盐酸丁丙诺啡薄膜剂和片剂可单用或与纳洛酮合用。纳洛酮口服吸收较差,在复方片中加入纳洛酮是为了防止丁丙诺啡在静脉注射中的滥用。这两种形式都可以在住院环境中使用,但在门诊环境中首选组合产品,以减少转移的风险。当开始滴定丁丙诺啡时,第 1 次给药时间应在最后一次服用短效阿片类药物(如海洛因)4 小时后或长效阿片类药物(如美沙酮)24 小时后。如前所述,客观评价阿片类药物戒断症状可能涉及使用标准评定量表。诱导给药应从第 1 日的 2mg 或 4mg 开始,如果戒断症状消退然后重新出现,可每 2~4 小时重复 1 次,最多可达 8mg。然后,剂量可在第 2 日以 2~4mg 的增量滴定至 12~16mg[22]。诱导期间的高剂量可能会诱发戒断症状。在住院环境中,患者可能稳定在相对较低的每日剂量(如每日 8mg),然后在数日内以每日 2mg 的量逐渐减少[15]。在门诊环境中,患者最初应稳定在每日剂量(大约 8~32mg),以抑制戒断。然后应在 10~14 日内逐渐减少剂量。丁丙诺啡用于阿片类药物戒断时,与任何显著的不良反应无关[3]。丁丙诺啡和美沙酮解毒应配合上述心理治疗和支持小组。

Cochrane 综述发现,相对于可乐定,丁丙诺啡在缓解阿片类药物戒断症状方面更有效;服用丁丙诺啡的患者治疗时间更长,更有可能完成治疗[23]。使用丁丙诺啡或美沙酮出现的戒断症状的严重程度相似,但丁丙诺啡治疗后戒断症状可以更快解决。这项 meta 分析的作者总结说,虽然对丁丙诺啡和美沙酮进行比较的证据有限,但这两种药物在管理阿片类药物戒断方面效果相似。

阿片类药物戒断的非阿片类对症治疗

虽然阿片类药物替代品已显示可安全停药,但阿片类药物治疗并非总是必要的。由于 α_2 肾上腺素能激动剂可乐定能够改善阿片类药物戒断症状,因此它被广泛用作非阿片类药物的替代品。其他 α_2 肾上腺素能激动剂(洛非西定、胍法辛、醋酸胍苯乙酯)也被研究[2,3,24]。蓝斑去甲肾上腺素能神经在阿片类药物戒断过程中增加,并被 μ 受体激动剂阿片类药物阻断。因此,阿片类药物戒断症状的部分原因是蓝斑交感神经活动过度。中枢 α_2 肾上腺素能激动剂能在阿片类药物戒断过程中抑制蓝斑去甲肾上腺素能神经元递质流出,从而显著减轻部分症状。

因此,可乐定最好用于多药方案。使用可乐定的禁忌证包括舒张压小于 70mmHg,同时依赖镇静催眠药及可乐定过敏或既往不耐受。最常见的副作用是镇静和低血压。Cochrane 综述审查了比较可乐定减量和美沙酮减量对戒断的治疗,发现两者在海洛因或美沙酮戒断症状中的疗效无显著差异[24]。另一项 Cochrane 综述显示丁丙诺啡在缓解阿片类药物戒断症状方面比可乐定更有效[23]。

给药剂量为 0.1mg(>91kg,患者 0.2mg)的可乐定舌下或口腔试验剂量:如果舒张压保持在 70mmHg 以上,可给予额外剂量。口服可乐定每次 0.1~0.2mg,每日 2~4 次,最高每日 1mg,最高剂量在停用阿片类药物后仅可维持 2~4 日,之后 7~10 日逐渐减量并停药[24]。由于阿片类药物的戒断还包括肌肉骨骼疼痛、焦虑、失眠和胃肠道疾病等其他影响,因此通常使用双环维林、洛派丁胺和布洛芬作为辅助药物。当排毒治疗中不含阿片类物质时尤其需要加用辅助药物[2,18](表 90-2)。

表 90-2

阿片类药物戒断症状治疗

症状	药物
骨骼、肌肉、关节或其他疼痛	布洛芬、萘普生、其他非甾体抗炎药
失眠、焦虑	苯二氮䓬类药物
胃肠道功能亢进	洛派丁胺、双环维林
恶心	丙氯拉嗪、恩丹西酮

来源:Schuckit MA. Treatment of opioid-use disorders. *N Engl J Med.* 2016;375;357-368 and ASAM Public Policy Statement on Treatment for Alcohol and Other Drug Addiction, Adopted May 1,1980, Revised:January 1, 2010. http://www. asam. org/quality-practice/defnition-of-addiction.

对于可乐定的治疗,应评估 D. J. 的血压和药物史。如果在可乐定试验后,他的舒张压大于 70mmHg,他可以接受口服 0.1mg 可乐定,并辅以其他药物治疗其戒断症状,同时进行心理社会咨询。

超快速阿片脱毒

超快速阿片脱毒(ultrarapid opiate detoxification,UROD)是一种通过阿片拮抗剂诱发戒断来缩短阿片解毒周期的方法。阿片类拮抗剂引起阿片类受体激动剂的快速剥离。UROD 是在强镇静或全身麻醉下进行的,所以患者没有意识到急性脱瘾症状。UROD 的治疗方案因手术室的设置(住院或门诊)、阿片类拮抗剂(纳洛酮、纳美芬或纳曲酮)、麻醉剂、辅助药物和麻醉时间的长短而不同[25]。

UROD 治疗过程存在风险,例如有吸入性呕吐,心血管并发症,包括心脏骤停、肺水肿和死亡[25]。一些患者报告了几日的残留脱瘾症状[26]。对 5 项随机对照试验的回顾发现,与更安全、更便宜的治疗方法相比,UROD 无益处[26]。UROD 一直被批评为仅仅是一个快速的修复,不能解决恢复所需的基础行为更改。此外,当已经有更安全、已建立的程序时,UROD 会增加患者的发病率和死亡率。UROD 的高成本限制了它的可及性。美国成瘾医学协会建议不要用这种方法来治疗由心脏并发症和麻醉相关事件引起的阿片类药物戒断[2]。

阿片类毒品滥用者的维持治疗

维持疗法

门诊物质滥用干预计划的最终目标是帮助成瘾患者进

入无药健康的生活方式。这就减少了患者的医疗,减少了社会成员的犯罪和医疗费用。美沙酮用于阿片类药物滥用障碍的维持治疗是受联邦监管的,只能通过经特别许可的阿片类药物治疗项目获得。2000 年的《药物成瘾治疗法案》允许有资格的医生在办公室形式的环境下,为阿片类药物依赖的治疗开出经批准的附表Ⅲ、Ⅳ和Ⅴ类药物[27]。目前,只有丁丙诺啡一种附表Ⅲ药物,被批准用于这一适应证。

案例 90-4

问题 1:A. X. ,27 岁,男性,严重阿片类药物使用障碍,海洛因成瘾 3 年,但厌倦了街头场景,想戒毒。他无法承担毒资,但又不确定自己是否能够完全放弃使用阿片。他看起来愿意接受海洛因成瘾的治疗。有什么好的治疗建议呢?

消除非法使用鸦片剂的目标是金标准,然而,一个更现实的期望是减少使用和随后的伤害。即使是暂时减少海洛因的使用也是有好处的,因为它降低了发生重要健康(艾滋病毒、丙肝)和社会(犯罪)问题的风险[2]。阿片类药物依赖的医疗管理应伴随心理社会治疗,如认知行为治疗、行为治疗和自助组织,如麻醉品匿名协会(Narcotics Anonymous,NA)。

美沙酮维持是阿片类药物依赖最常见的药物治疗形式。在美沙酮维持期间,海洛因依赖的患者稳定在一剂美沙酮的剂量上,美沙酮的剂量足以抑制 12 ~ 24 小时的渴望,但不会产生欣快感。研究表明,维持美沙酮 60mg 或以上剂量的患者比维持低剂量的患者疗效更好[28]。大多数患者在每日 60 ~ 120mg 的剂量范围内效果很好,尽管有些患者需要更高剂量,而有些患者需要更低剂量[20]。由于美沙酮是通过 CYP4503A4 酶诱导代谢的,其 CYP4503A4 酶诱导剂可导致维持美沙酮治疗的患者突然出现戒断反应。抑制这一途径的药物延长了美沙酮作用的持续时间。美沙酮的半衰期一般为 25 小时(15 ~ 60 小时),但如果经常使用,可延长至 120 小时[29]。该药物每日在诊所以单次口服液体剂量给药。在日常咨询和康复的帮助下,我们的目标是最终减少患者对美沙酮的依赖。支持治疗后反复发作的患者需要长期的维持治疗。这可能需要数年时间,而且研究表明,治疗时间越长,效果越好。美沙酮之所以有效,是因为它能在不产生欣快感的情况下减少人们对它的渴望,这主要是因为它到达高潮的时间较慢。这就产生了对其他阿片类药物的高度交叉耐受,因此静脉注射其他阿片类药物获得欣快感是极其困难的。但是,通过同时给予其他阿片类药物的静脉注射,患者已经能够达到欣快的状态。如今使用的高纯度海洛因需要更高剂量的美沙酮才能达到交叉耐受[28]。它经常与芬太尼联用以增加阿片作用。

丁丙诺啡具有基于办公室的可用性的优势,因此消除了与去美沙酮诊所有关的缺点,并为患者提供了更多接受治疗的场所,因为美沙酮诊所对可登记的患者人数有限制,而且可能距离患者的家数百英里。将丁丙诺啡、大剂量美沙酮(60mg 和 100mg)治疗与小剂量美沙酮(20mg)治疗进行比较,3 种治疗均能有效治疗阿片类药物依赖,且优于小剂量美沙酮[30]。试验比较了每日 12 ~ 16mg 的丁丙诺啡与中等剂量的美沙酮(每日 50 ~ 60mg)的疗效相似,尽管更高剂量的美沙酮(>80mg)似乎优于丁丙诺啡[30]。与低剂量美沙酮相比,低剂量丁丙诺啡的疗效似乎更差[31]。与服用的美沙酮临床患者相比,服用丁丙诺啡的患者更容易就业,医学并发症少,用药时间短[32,33]。有多种口腔和舌下丁丙诺啡口服剂型,其中一些剂型的吸收率不同。所有药物均与原丁丙诺啡舌下片(Subutex 和 Suboxone)在药代动力学、血药浓度和药效方面进行比较。

还有一种可以使用的丁丙诺啡植入剂,它被发现与低剂量的丁丙诺啡舌下制剂同样有效[34]。对于维持治疗来说,丁丙诺啡联合纳洛酮是标准的护理方法,怀孕和对纳洛酮过敏是仅有的 2 个不联合使用的原因[2]。

丁丙诺啡的半衰期很长,约为 35 小时(24 ~ 60 小时),停药后会产生相对轻微的停药反应[35]。它被认为是一种比美沙酮更安全的替代品,因为危及生命的呼吸抑制比单纯的 μ 受体激动剂更不可能发生,除非同时服用另一种中枢神经系统抑制剂。大多数与丁丙诺啡有关的死亡是由于丁丙诺啡与苯二氮䓬类药物的合用或者注射配方制剂造成的[22,36]。纳洛酮推注剂量在逆转丁丙诺啡引起的呼吸抑制方面常常无效,因为它长期占用 μ 受体。持续注射纳洛酮是克服丁丙诺啡引起的呼吸抑制的必要条件[37]。与美沙酮相比,另一个安全优势是延长 QTc 的风险较低[29]。丁丙诺啡与美沙酮类似,也被 CYP450 3A4 代谢。

麻醉拮抗剂纳曲酮可阻断海洛因等阿片类药物的兴奋作用,防止身体依赖性的发展,并可预防阿片类药物过量致死。纳洛酮与纳曲酮相似,但作用时间短,口服吸收能力极差,不实用。纳曲酮具有口服活性,可提供剂量相关的阿片类药物阻断持续时间。口服 100mg 纳曲酮可阻断阿片作用 2 日,150mg 可阻断 3 日。因此,可以在周一、周三和周五给药;然而,建议每日午前服用 50mg,因为它更容易使患者记住,提供患者用药依从性。纳曲酮还可作为注射型缓释制剂,每月使用 1 次[38]。患者选择纳曲酮治疗必须停用阿片类药物,以免突然发生的戒断反应。对于海洛因或吗啡依赖的患者,建议等待 4 ~ 7 日,而较长的半衰期可能需要等待 10 ~ 14 日。这种药物最成功的治疗对象是那些有强烈戒毒动机的患者。

由于 A. X. 有短暂的阿片类药物滥用史,丁丙诺啡(纳洛酮)或纳曲酮是他作为门诊患者的理想选择。美沙酮同样有效,但它需要到诊所登记,这对他来说可能可行,也可能不可行。美沙酮诊所被认为比其他选择更有效,因为A. X. 的成瘾性变得更严重。

研究表明医生比普通人消耗更多的阿片类、镇定剂、酒精,但烟草消费量更少[39]。这是因为医生更容易接触到滥用物质。药物依赖性成为医务服务人员的职业危害。芬太尼(有注射剂和透皮贴剂)和哌替啶是医务人员的主要滥用药物。临终关怀员工和兽医也很容易得到高效能阿片类药物。研究表明精神科医生和急诊科医生此类药物用量最高,外科医生和儿科医生用量最低[39]。芬太尼容易产生快速依赖性,较强的耐受性和寻药行为,成瘾的医生会在数月内而不是数年就出现上述情况。

需要对成瘾的医务人员进行综合评估,是否存在专业障碍,是否涉及公共安全、健康和伦理争议,如出现职业违规或职业不当行为需要本人向医学委员会报告。应暂停向 FDA 进行医师资格证登记。通常认为医护人员成瘾需要更长时间的治疗期,人们普遍认为,卫生保健提供者需要较长时间的治疗,因为出于对公共安全的考虑,他们的康复水平较高,而且他们可能善于隐瞒自己的病情[39]。

卫生保健提供者通常是纳曲酮治疗(尤其是长效注射剂)的良好候选者,因为尽管在工作中能继续获得阿片类药物,但仍需要保持无药状态。

孕期阿片类毒品滥用者的治疗

案例 90-5

问题 1:J. R.,28 岁,女,过去一直采用每日 100mg 的美沙酮维持疗法。末次月经为 8 周前,昨日用早孕棒测试为阳性。临床医生应该如何解决她的问题?

从 1970 年起,美沙酮就用来治疗孕期阿片类滥用者[20]。美国国立卫生研究院 1998 年将美沙酮定为孕期妇女阿片类使用障碍治疗的金标准[40]。美沙酮也是目前 FDA 批准的唯一阿片类用于阿片类使用障碍孕妇的辅助治疗药物。接受美沙酮治疗的妇女有规律经期、排卵期、备孕、正常怀孕。但是海洛因成瘾的妈妈们通常要面对更复杂的怀孕状况,她们的生活方式会让自己的健康受损并没有足够的孕期护理[22]。海洛因成瘾的妈妈生出的婴儿由于受一些物质的影响(如酒精、可卡因、烟草)容易重量较轻,胎儿较小或者早产[22]。

孕期戒断治疗

J. R. 应继续维持美沙酮治疗,以避免诱发戒断综合征或鸦片成瘾复发。复发和脱瘾综合征都可能导致自然流产[20]。结构化的美沙酮维持项目提供咨询和围产期医疗保健,这是额外的好处。因为在妊娠期间发生的动力学变化,美沙酮的剂量应在整个妊娠期间单独滴定,甚至可能需要增加剂量,从每日 1 次改为每日 2 次的剂量[2]。如有需要,可以处理新生儿阿片类药物引起的中枢神经系统抑郁或美沙酮停药后反应。

美沙酮仍然是阿片类依赖孕妇的标准治疗药物;但是越来越多的证据表明丁丙诺啡有望成为替代药物[15]。一些证据表明丁丙诺啡维持治疗孕妇所产婴儿的新生儿戒断综合征发生率较低,住院时间较短[41-43]。

新生儿戒断综合征

案例 90-5,问题 2:因为美沙酮可以透过胎盘屏障,J. R. 的孩子出生后是否会出现阿片类戒断症状,如果出现应如何处置?

美沙酮可以透过胎盘屏障,会抑制中枢神经系统和呼吸,使新生儿出现阿片类戒断症状。常见的新生儿戒断症状有:躁动、颤动、高声尖叫、过度紧张、反射增加、反胃、呼吸急促、腹泻、打喷嚏。癫痫可能与阿片类戒断有关,但并不会直接导致戒断反应[44]。

针对新生儿戒断症状要同时兼顾对症处理和喂食。当出现症状时再进行处理,不推荐预防性治疗。轻微的戒断症状不需要治疗,中至重度症状需要 14 日以上的治疗[44]。

新生儿出生 48 小时内通常会出现生理性成瘾症状。这个时候,通常就要开始治疗。目前采用吗啡治疗新生儿戒断综合征[41,44-46]。吗啡起始剂量为 50μg/kg 口服,每日 4 次,剂量滴定到可以控制症状为止。当戒断症状稳定后,剂量可以按每日 20% 的速度减量,直到停止使用。苯巴比妥更适合用于混合型成瘾或者苯二氮䓬类的成瘾或者已使用了最大量的阿片类药物[41]。苯巴比妥的起始 24 小时剂量为 5~10mg/(kg·d),然后慢慢减量,每日减少 20%。

如果 J. R. 的新生儿出现阿片类戒断综合征(如不吃东西、颤栗或焦躁不安),合理的干预方案为口服 50μg/kg 的吗啡,每日 4 次。症状稳定后,第 2 周逐渐减量(如每日 20%)。研究表明,如果吗啡无法使用,丁丙诺啡可以作为替代选择[44]。

哺乳期

美沙酮可以进入乳汁。但是进入乳汁的美沙酮的量不会对婴儿产生影响[47]。其他研究也表明,只有少量的美沙酮进入乳汁[20]。对丁丙诺啡哺乳期治疗的安全性研究较少。一项研究表明在新生儿的尿液中可检测出少量的丁丙诺啡及其衍生物纳布啡[48]。母乳喂养对婴儿有利,应鼓励 J. R. 进行母乳喂养。

镇静催眠药

镇静催眠药是一大类化合物,有广泛的临床应用,包括麻醉、治疗焦虑、治疗失眠。乙醇也属于镇静催眠剂。乙醇在美国被大量滥用,具体将在后面章节讨论。苯二氮䓬类已经成为镇静催眠药滥用的典型药物。其他滥用药物包括卡立普多和 γ-羟基丁酸。卡立普多是一个非一线的骨骼肌松弛药,活性代谢物甲丙胺酯易产生滥用[49]。γ-羟基丁酸由于可以产生欣快和镇定催眠被认为是神经递质类滥用。尽管镇静催眠药会以单药形式滥用,但是他们更常被当作阿片类和乙醇类等其他化学物质的附加物。

与镇静催眠药相关的戒断综合征

案例 90-6

问题 1:B. J. 接受了 1 年的抗焦虑治疗,阿普唑仑的服药剂量已达到每日 1mg,每日 5 次。他承认有不良就医行为并在大街上购买阿普唑仑来维持他的每日剂量。他说他用苯二氮䓬类药物来获得快感,但如果超过一个下午不用阿普唑仑,他也会变得极度焦虑。如果他突然停用阿普唑仑会出现戒断症状吗?

长期接受镇静催眠药治疗的患者突然停药后通常会出现戒断综合征。与酒精戒断症类似，会出现失眠、焦虑、震颤、头痛、躁动、恶心、呕吐、高血压、心动过速、对光线、声音和触摸敏感、感觉异常[50]。全面性强直阵挛发作可以表现为单独癫痫发作也可以出现癫痫持续状态。酒精戒断会诱发精神病患者出现震颤性谵妄，表现为定向障碍、躁动、烦乱、幻觉。在精神错乱时，燥热和激动会引起筋疲力尽、横纹肌溶解症、心血管损害和死亡。作用时间较短的甲丙胺酯和巴比妥类药物戒断综合征峰值持续 1~5 日。作用时间短的苯二氮䓬类药物（如劳拉西泮、奥沙西泮、阿普唑仑、替马西泮）停药后，戒断症状会在末次服药后的 12~24 小时内出现。长效制剂，或者有活性代谢物的药物相比于短效制剂出现的戒断症状更温和。长效苯二氮䓬类药物戒断症状通常在末次服药的 5 日内出现，峰值在 1~9 日[50]。

B.J. 滥用阿普唑仑，服用量超过推荐的最大剂量。当停用阿普唑仑后，他极有可能出现戒断症状如癫痫。应该采取医疗措施控制他的戒断症状。

镇静药戒断综合征治疗

针对镇静催眠药的依赖性，临床常采用 3 种治疗方案：逐渐降低成瘾药物的剂量；用苯巴比妥替代成瘾药物并逐渐减量；用长效苯二氮䓬类药物代替成瘾药物并逐渐减量[51]。逐渐降低成瘾药物的剂量适用于患者对治疗剂量药物成瘾或者服用长效镇静催眠药成瘾，同时没有酒精滥用或其他物质滥用的状况。近期发表的一篇 meta 分析表明对单纯苯二氮䓬类成瘾者，逐渐减量要优于突然停药[52]。卡马西平可以作为苯二氮䓬类逐渐减量过程中的辅助药物，但需要大样本对照实验来进一步验证。镇静催眠药成瘾的患者通常对这种药物有着强烈的愿望。用长效制剂来取代这种药物可以避免成瘾的加剧。

苯巴比妥疗法应用于一些药物治疗项目中。苯巴比妥替代疗法的药理学原理为长效制剂的血浆药物浓度相对稳定，可以减少戒断综合征的爆发。致死剂量比毒性剂量高很多倍，并且剂量增加会伴随烦躁不安，减少患者的用药欲望。标准方法包括计算滥用镇静催眠药每日总剂量的苯巴比妥替代剂量。根据苯巴比妥的等量催眠剂量换算（表 90-3）。如果使用多种镇静催眠药，需要将每种药物和酒精的量加起来。换算出的苯巴比妥替换量每日要分 3~4 次服用（避免焦虑）。因为是根据患者的病史估算的剂量，所以未必准确，当估算剂量超过每日 180mg 时，建议先口服一个预剂量，预剂量为总剂量的 1/3，服用后观察 1~2 小时。观察患者的戒断综合征是否减轻，同时注意是否有治疗过度的状况，如出现嗜睡或不协调的动作等。当确定好一个合适的剂量，患者应在 1~2 周内都服用同样的剂量。然后逐渐减量，每周或隔周减少 15mg，或者每周减少当前剂量的10%。当降至总剂量的 25%~35% 的时候，要降低减量的速度，稳定患者的病情。如果一旦出现戒断症状，就停止减量[50]。

表 90-3

30mg 苯巴比妥的等量催眠剂量换算[43]

纯乙醇 30~60ml	氯硝西泮 1~2mg	戊巴比妥 100mg
阿普唑仑 0.5~1mg	地西泮 10mg	司可巴比妥 100mg
布他比妥 100mg	氟硝西泮 1~2mg[a]	替马西泮 15mg
卡立普多 700mg	劳拉西泮 2mg	三唑仑 0.25~0.5mg
甲胺二氯䓬 25mg	奥沙西泮 10~15mg	唑吡坦 5mg

[a] 美国禁止使用。

来源：Dickinson WE, Eickelberg SJ. Management of sedative-hypnotic intoxication and with drawal. In: Ries RK et al. eds. Principles of Addiction Medicine, 4th ed. Philadelphia, PA: Lippincott Williams & Wilkins; 2009: 5

B.J. 对阿普唑仑成瘾，降低阿普唑仑剂量或者用苯巴比妥替代疗法都可以做到安全戒断。他每日阿普唑仑用药量为 10mg，换算成苯巴比妥为每日 300mg，应分 3~4 次服用。在能够耐受的情况下，每周递减 10% 的苯巴比妥用药量。

γ-羟基丁酸

γ-羟基丁酸（γ-hydroxybutyric acid, GHB），又被称为液态快乐丸，是一种强效聚会药丸。曾经是非处方类营养补充剂，主要用于健美者，由于大量中毒报告，FDA 1990 年禁止 GHB 在零售市场流通。2000 年，GHB 被归类于 I 类药物。但是，含有 GHB 的制剂，羟丁酸钠用来治疗嗜睡引起的猝倒症，属于 III 类处方药。GHB 在哺乳动物脑组织中被发现，由前体神经递质 γ-氨基丁酸（GABA）转化而来[53]。GHB 也被认为是一种神经递质。实验数据表明外源性给予 GHB 可以激动 $GABA_B$ 受体[53]。

GHB 具有中枢神经系统镇静作用，由于能够引起欣快感、去抑制、增强性欲而被大量滥用。GHB 对心理的影响与酒精类似，性欲增加、短期顺行性遗忘，感觉异常或产生幻觉。GHB 的剂量-效应曲线非常陡峭，副作用包括眩晕、恶心、虚弱、躁动、幻觉、癫痫、呼吸抑制和昏迷。与酒精有协同效应。GHB 过量可以致命，目前没有解毒剂。主要采用支持疗法治疗 GHB 过量。

GHB 规律使用会引起成瘾、耐受性和生理依赖性。当每日剂量摄入较高（每日 18mg 或更高，液体制剂中含量变化较大），服用较频繁（每 1~3 小时吸 1 次）会出现戒断综合征[53]。戒断综合征表现为肌肉痉挛、恶心、呕吐、震颤、焦虑、失眠、心动过速、躁动、谵妄和严重精神病。有报道因肺水肿引起死亡。戒断综合征的治疗主要采用支持疗法，使用苯二氮䓬类（劳拉西泮或地西泮）进行镇定。戒断症状可持续 2 周[53]。

GHB 曾被虚假报道为天然安全的催眠药，由于治疗指数低，非法供应的制剂尤其是液体制剂中含量不明，使得 GHB 成为一个极为危险的药物。产生生理依赖性也是可能的。GHB，与苯二氮䓬类药物氟硝西泮均被认为是"约会强奸"药物，因为它们能引起深度催眠和失忆。GHB与酒精混合时药效会加强，这通常是性侵者迫害受害者的方式。

中枢神经兴奋剂

可卡因

可卡因是从天然古柯叶中提取出的生物碱。主要分布于南美的安第斯山脉。18世纪首次分离得到可卡因。19世纪被广泛用于滋补药和长生不老药。1914年通过的哈里森麻醉剂法案规定可卡因为非法药物。1970年可卡因划分为Ⅱ类管控药物。根据2014年全美药物滥用和健康调查数据，在过去的1年里美国大陆有100万人可卡因成瘾，这与2009年的数据相似[4]。可卡因属于中枢神经兴奋剂，能够引起血管收缩和局麻效应。可卡因主要通过阻断多巴胺、去甲肾上腺素、5-羟色胺的再摄取引起兴奋。可卡因还会促进多巴胺和去甲肾上腺素的释放。这些效应会引起神经递质的增多。可卡因对神经生理学有其他的间接效应，包括对内源性阿片系统的作用[54,55]。目前认为可卡因的强迫使用，是由于可卡因的强化效应，这种效应主要发生在脑内富含多巴胺神经终端的区域。

剂型和给药途径

在可卡因制作过程中，叶子中生物碱会溶解到有机溶剂中，然后浓缩形成黏状物质，称为糊或可卡因糊。将糊中的古柯碱(可卡因)与其他的植物类生物碱相分离，转化成盐酸盐或其他盐类，沉淀并干燥。在黑市中经常可以看到白色的可卡因盐酸盐粉末。最终的成品经常与各种掺杂物混合来增加利润。禁药取缔机构的数据表明可卡因的平均纯度从2006年的68.1%下降到2009年的46.2%[56]。粉末状的可卡因通常用来鼻吸。通常将10mg或25mg可卡因粉末放在平面上，摆成一条直线，用吸管或者美元卷成的筒吸入。低到中度可卡因成瘾者每周需要1~3g。可卡因粉末也可用来静脉注射。水溶性粉末与水混合后注射。当可卡因与海洛因同时注射时被称为"速球"。

盐酸可卡因在高温下溶解，并且其精神兴奋活性会在加热过程中被破坏。因此，像吸烟一样吸食盐酸可卡因是无效的。20世纪70年代，流行使用可卡因游离生物碱，因为游离生物碱熔点低，可以被吸食，能够带来强烈的快感。可卡因游离生物碱溶于乙醚，当把可卡因生物碱类加入乙醚后，盐酸盐便会被除掉。糖类、盐类以其他水溶性杂质都会从乙醚中析出，乙醚溶液中只剩下可卡因的游离生物碱。将乙醚挥干后就会得到可卡因游离生物碱的粉末。游离生物碱的提取很危险，并且会残留有机溶剂，因此容易挥发，使用者容易置入烧伤的危险中。

20世纪80年代，出现了一种更简便、更安全的提取生物碱方法。在制备过程中，将盐酸可卡因溶于水，加入可溶性无机盐(漂白剂或碳酸氢钠)，会使可卡因游离生物碱析出，将盐酸盐和其他水溶性杂质留在水中。析出的物质通

常称为"岩石"。岩石的尺寸不等，通常在0.1~0.5g。

药物动力学和药效

可卡因可以快速引起欣快感但持续时间较短。鼻吸可卡因欣快感持续大概2分钟；烟吸可卡因的欣快感持续6~8秒。可卡因可被血浆、肝、脑和其他组织中的酯酶快速代谢，半衰期约为30分钟[54]。当酒精与可卡因同时使用时，会出现可卡因的代谢物可卡乙碱。可卡乙碱可以加强快感，也可以增加可卡因的毒性。可卡乙碱引起的死亡率是单用可卡因的18~25倍[56]。

可卡因兴奋的初始表现为放松、欣快、多话、极度活跃的状态。另外也会增加性趣，减少短期记忆，注意力集中程度降低、饥饿感、警觉性降低、有灵魂出窍的感觉。如果不继续服用可卡因，兴奋过后的1~3小时就会进入抑郁、疲惫、饥饿和困倦的状态。生理症状包括散瞳、窦性心动过速、血管收缩引起高血压、磨牙症、重复性行为、高热、多语。几个小时后，继续吸食可卡因，欣快感会转变为烦躁不安、幻觉，进一步出现精神混乱。一些使用者会不间断地服用可卡因直到出现精神毒性[57]。

不良反应

2007年，美国报道了553 530例可卡因相关的急诊服务[58]。急慢性可卡因使用造成的不良反应众多，涉及体内各个器官。

与可卡因相关的心血管并发症包括高血压、心律失常、心肌缺血、心肌梗死、扩张型心肌病、肥厚型心肌病、心肌炎、主动脉夹层、加速动脉粥样硬化。无论是否有心脏病史，只要急性或慢性服用可卡因的各种剂型都有可能引起这些心血管疾病。这些心脏症状可能在其他毒性表现如癫痫发作前、发作中或者发作后出现，并且可能致命。可卡因引起的心肌梗死原因是多样化的，可能包括以下1个或多个过程：冠状动脉血管收缩、血压升高和心率加快引起心肌耗氧量增多、血小板聚集增加和血栓形成、冠状动脉痉挛、心律不齐。在服用可卡因后第1个小时危险度最高[59]。研究表明，服用可卡因后因胸痛被送到急诊的患者当中有6%出现心肌梗死[56,57,59]。

可卡因引起的急性冠脉综合征临床处理与正常情况不一样。尤其要注意，非选择性β-受体阻断剂(如普萘洛尔)由于无α受体抗衡效应被禁止使用，同时溶栓要谨慎，硝酸甘油和苯二氮䓬类药物是一线治疗用药[56,57,59]。可卡因引起的胸痛，需要观察12个小时，排除心肌梗死或心肌缺血后方可出院[57]。

可卡因与脑血管病变有关。血压升高、血管收缩、血栓形成会引起中风。另一种相关中枢神经系统并发症为癫痫。首次使用可卡因常出现癫痫，通常为单一性全面强直-阵挛性发作。通常在可卡因使用后90分钟内出现，因为这个时间段可卡因血药浓度最高[54]。

可卡因的给药途径也会影响其副作用。比如，吸食可卡因会引起肺部并发症包括纵隔气肿、气胸、心包积气、急性发作期支气管哮喘、弥漫性肺泡出血、肺水肿、肺挫裂伤。肺挫裂伤是与临床和组织学发现相关的急性肺浸润的症

状[56]。鼻吸可卡因会引起鼻中隔穿孔，由于可卡因有局麻和缩血管作用。静脉注射可卡因会引起肾梗死、伤口肉毒症、病毒性肝炎、HIV 感染、细菌性心内膜炎、败血症和其他感染并发症。C. H. 由于吸食可卡因，可能会出现心血管、脑血管或者肺部并发症。应该根据症状对他进行全面彻底的急诊相关检查。

可卡因滥用

一个不顾不良反应后果滥用可卡因的患者，在出现戒断症状（进急诊病房）的情况下仍然可以继续服用可卡因。通过继续吸食可卡因来缓解，根据 DSM-5，这可被诊断为可卡因成瘾。持续高强度的使用可卡因会引起中枢耐受性。这是由于脑部适应性变化引起的耐受性[54]。一旦出现戒断症状会继发性引起长时间吸食或爆发性吸食。急性期的症状包括抑郁、疲惫、渴求、嗜睡和焦虑。接着出现快感缺乏和食欲过盛。尽管大部分症状比较温和，可以在 1~2 周内解决，但是快感缺乏和烦躁可以持续数周。这些症状不会引起较强的生理性改变，通常也不会致命[57]。

戒断综合征的治疗

如果是简单的可卡因戒断综合征无需临床治疗。多种药物疗法进行可卡因脱毒治疗的研究一直在进行。一些研究得出不同的结果，但是至今也没有明确哪个药物可以有效治疗可卡因成瘾[15]。对多巴胺拮抗剂［金刚烷胺、司来吉兰、左旋多巴（卡比多巴）、培高利特］，抗抑郁药（盐酸地昔帕明、氟西汀、安非他酮），卡马西平的研究结果并不一致。对哌甲酯作为可卡因成瘾的维持疗法，满足情绪上的进一步需求进行了研究，结果发现哌甲酯并不能有效控制可卡因成瘾，患者仍然对可卡因带来的快感有强烈的需求，并且哌甲酯本身容易滥用。近期研究表明托吡酯、巴氯芬、塞加宾、莫达非尼可能有一定效果，但还需要重复试验验证[15]。目前正在研究可卡因疫苗。针对可卡因成瘾的心理学治疗是有效的[15]。可以采用认知-行为疗法和行为疗法，比如权变管理配合 12 步导向个体化心理咨询就是有效的，不同心理疗法效果差异较大。参与 12 步导向疗法小组可作为辅助疗法，似乎一定程度上可以减少可卡因的使用[3,15]。

苯丙胺

中枢神经系统兴奋剂无论是否得到社会的认可都已经有上千年的使用史了。中国从麻黄中提取出了含麻黄碱的物质[7]。东非和阿拉伯半岛的人们通过咀嚼阿拉伯茶的叶子来得到阿拉伯茶酮带来的兴奋感[54]。咖啡因以咖啡和可乐汽水的形式在世界范围内被广泛接受。1887 年合成了苯丙胺，1919 年合成了甲基苯丙胺。20 世纪 70 年代立法禁止苯丙胺的广泛使用，同时也促使了黑市的形成。20 世纪 90 年代，加利福尼亚和美国西海岸经历了一场由于苯丙胺滥用引发的系列入院、意外中毒中心及执法行为的加强。苯丙胺滥用自此成为一个全国性的问题。政府不得不限制麻黄素和伪麻黄素的零售，二者是合成苯丙胺的原料。狡猾的毒贩很快开发了新市场，通过向苯丙胺结晶中加入

颜色鲜艳的色素和矫味剂（草莓、可乐、樱桃、橘子）掩盖苯丙胺的苦味，来吸引年轻人和刚开始吸毒的人。根据 2014 年全美药物滥用与健康调查报告，目前美国苯丙胺使用者有 569 000 人[4]。

生理性和心理性效应

> **案例 90-7**
>
> 问题 1：D. C. 是个大学生，在过去的这个周末参加聚会时吸食了苯丙胺。2 日后他要参加期中考试，由于复习太累有些学不下去了，他的朋友便建议他多吸点苯丙胺提神帮助复习。D. C. 发现苯丙胺非常合他的意，并开始每日使用。他一连几日不睡觉不洗澡，因为他很少有食欲，体重也开始下降。他认为他的朋友们正在和缉毒署合作，窃听他的电话。这些症状是兴奋剂使用成瘾吗？

苯丙胺通过促进去甲肾上腺素、5-羟色胺、多巴胺的释放来刺激中枢神经系统。有促进释放和抑制再摄取的双重作用。对去甲肾上腺素和多巴胺的作用要强于 5-羟色胺[47]。

苯丙胺和甲基苯丙胺强烈的兴奋作用使其在各类人群中都广为流行，包括学生、运动员、军人、节食者、长途客运司机。刚吸的时候，会感觉到警觉、欣快、精力充沛，会有自信心倍增、善于交际的错觉，同时食欲下降。但是持续吸入刺激性会下降并伴有重复动作。生理效应包括磨牙、震颤、肌肉颤搐、瞳孔放大、高血压、发汗、体温升高、恶心、口干、体重减轻、营养不良。持续使用多日后，兴奋性会下降，出现思维混乱、偏执狂、神经病。持续使用会很快出现耐受性[54]。

苯丙胺通常吸入或注射，很少口服。与吸食可卡因类似。苯丙胺结晶最初在日本、台湾、美国西海岸流行，之后很快风靡全美国。通过加热苯丙胺的结晶产生蒸汽，吸入。也可以用烫吸法和静脉注射。吸食后起效迅速，可维持 24 小时。在吸烟者中，苯丙胺更容易引起精神病。

D. C. 刚吸食苯丙胺时可以保持清醒状态继续学习。但如果持续下去，缺乏睡眠，考试肯定是会受影响的。

不良反应和毒性

D. C. 逐渐表现出苯丙胺滥用的慢性毒性特征，并且随着他的使用会持续恶化。慢性中毒表现为精神不稳定、激进、情绪易变、不可预料的暴力行为，甚至杀人。持续多日未眠并吸食苯丙胺会产生妄想症，包括幻觉如蚁走感（有东西在皮肤表面爬行的感觉）。初始无需药物治疗，可以采用由旧金山 Haight-Ashbury 免费诊所所创立的 ART 方法：即接纳患者的及时需求；向患者保证这种症状是由药物产生的，最终会消失；安慰和以实际导向的交流[57]。情绪激动暴躁的精神病者需要给予苯二氮䓬类药物，如地西泮（口服 10~30mg 或肌内注射、静脉注射 2~10mg）或劳拉西泮（口服、肌内注射、静脉注射 2~4mg）。如果精神症状持续，需要高效安定剂如氟哌丁醇（口服、肌内注射、静脉注射 5~10mg）或利培酮（口服 2~4mg），这 2 种药物抗副交感神经

的作用较小。如果采用低效安定剂如氯丙嗪，会产生较强的抗副交感神经作用，会加重精神错乱和高热的症状[57]。

苯丙胺的中毒的生理症状表现为高血压、中风、癫痫、高热、性功能障碍、龋齿、横纹肌溶解、肾衰、心律不齐、心肌炎、营养不良。

动物实验已证实神经毒性的表现涉及多巴胺和5-羟色胺能神经元(可能通过干扰单胺载体增加活性氧的产生)。如果长期使用，也会引起永久性的神经毒性[60]。

戒断和治疗

案例90-7,问题2: D. C. 由于在酒吧斗殴中袭击他人被逮捕。他被关在县监狱并且不能通过提交保释金保释。在监禁期间会出现什么戒断症状吗?

D. C. 可能会有强烈寻求甲基苯丙胺的渴望，出现躁动、疲劳和嗜睡。突然停止慢性兴奋剂的使用出现的戒断症状与可卡因基本相似。与可卡因一样，阶段症状会出现显著的疲劳、抑郁和快感缺乏。大部分症状温和且在1~2周内缓和，快感缺乏和抑郁会持续得更久。

临床研究表明对甲基苯丙胺依赖的治疗与可卡因依赖的治疗方法类似。目前还没有对甲基苯丙胺依赖有效的药物治疗。目前认为比较有效的方式是心理治疗，如认知-行为疗法和权变管理[57]。

分离麻醉药物:苯环利定、氯胺酮和右美沙芬

苯环利定和氯胺酮属于苯基环氧烷基胺，分离麻醉剂。苯环利定(phencyclidine, PCP)曾被用做静脉注射麻醉剂，商品名为Sernyl[61]。用后因出现烦躁不安而在1965年被撤市。1967年以商品名Sernylan复出，直到1978年作为兽用麻醉药上市，制造和贩卖该药属违法行为。氯胺酮现为人用和兽用麻醉剂。有一些数据支持其用于治疗难治性抑郁症，但其常见的分裂副作用混淆并阻碍了研究的进行，而且分裂是该药显著的副作用。有必要进行更多的研究，也可能用于现有抗抑郁药物疗效滞后期间的短期治疗[62]。氯胺酮的作用时间较短，效果稍弱于苯环利定。

对苯基环氧烷基胺(arylcycloalkylamines)的滥用主要集中在大城市中。PCP 相对容易合成，成本低廉，因此，常用PCP 冒充其他黑市药物如麦角酸酰二乙胺(lysergic acid diethylamide, LSD)、苯丙胺、麦司卡林或者四氢大麻酚(Δ-9-tetrahydrocannabinol, THC)。氯胺酮(K粉)常用做俱乐部药物，有时冒充3,4-亚甲基二氧基甲基苯丙胺(3,4-methylenedioxymethamphetamine, MDMA)。氯胺酮常从兽用原料中提取。粉末状PCP 常与欧芹、大麻或香烟一同吸食。口服、鼻吸和静脉给药。可卡因和PCP 游离碱形成的混合物称为"空间碱"。尽管氯胺酮市售制剂为液体注射剂，人们常会用蒸发得到的粉末进行鼻吸或者压成片剂。

右美沙芬是非处方(over the counter, OTC)的止咳药，是复方制剂的感冒药中常见的止咳成分，近来被发现滥用，尤其是青少年人群。滥用可能与其廉价、合法、相比于其他

毒品没有那么多的社会反对意见有关，可以通过OTC 获得，是药厂制造的因此使用更安全。右美沙芬是可卡因类似物酒石酸左啡诺的D-异构体。右美沙芬的代谢副产物去甲右美沙芬，有较弱的N-甲级-D-天冬氨酸(N-methyl-D-aspartate, NMDA)拮抗剂活性[53]。当大量服用右美沙芬后会出现与苯环利定或氯胺酮相似的效果。右美沙芬滥用剂量从300~1 800mg 不等。一种市场上流行的"柯利西锭感冒制剂"(coricidin HBP cough and cold, C-C-C)因为右美沙芬含量最高(每剂量单位含有30mg)成为最常用的滥用制剂。网上可以买到右美沙芬的粉末制剂，可以直接口服或鼻吸。右美沙芬的兴奋性可以持续3~6小时，包括欣快、分裂、幻觉、感觉敏化、时间观念改变、兴奋过度、强制性思维、定向障碍;血压、心率、体温升高;视力模糊。OTC 药物制剂的其他成分如对乙酰氨基酚、氯苯那敏、愈创甘油醚、酒精，大剂量服用也会出现问题。PCP 是一种典型的解离性药物，对PCP 效果的综述性研究也适用于氯胺酮和右美沙芬。

苯环利定

苯环利定中毒

使用PCP 的人可能表现出烦躁、发汗、迷失方向。血压、脉搏和体温都会升高，患者可能会出现垂直型和水平型眼球震颤。这些症状符合PCP 中毒[61]。PCP 和氯胺酮是主要的兴奋型神经递质谷氨酸 NMDA 受体亚型的非竞争性拮抗剂。剂量、给药途径、血药浓度都对PCP 的药理作用和中毒症状有影响。低剂量PCP 引起酒醉、共济失调、体像障碍、麻木、身心分离感。可同时或分别出现垂直或水平型眼球震颤，PCP 的麻醉效应可以提高痛阈。中毒后可发生失忆。

随着PCP 剂量的增加，患者会表现出躁动、好斗、紧张症(氯胺酮使用者谓之K 洞)、精神错乱。PCP 对自主神经系统的作用尤其明显，表现出肾上腺素能、胆碱能、多巴胺能的混合效应。常出现高血压。中度中毒患者会出现心动过速、呼吸急促、高热。出现混乱感觉的患者会觉得自己力大无穷。加上PCP 的麻醉效应，会在受伤时没有明显痛感，所以不会停止打架。

大剂量PCP 会明显引起中枢神经系统的抑郁，不会再出现眼球震颤。除了早期的生理症状，呼吸抑制、惊厥、酸中毒、横纹肌溶解症会进一步加重患者的状况。横纹肌溶解症，尤其是酸中毒下出现的横纹肌溶解症容易引起急性肾衰竭[57]。重度中毒患者会出现强直角弓反张和肌肉强直。

对中毒的医疗处理

通过血液检测或者尿液检测可以判断是否为PCP 中毒。目前，临床没有有效的解毒剂，只能采用支持疗法。应尽量减少环境刺激。如果试图说服患者即可引发患者的好斗反应时，就要怀疑是否服用了违禁化学物质。身体约束会提高横纹肌溶解症的风险，只有当患者严重威胁自己或者别人的时候方采用。轻至中度PCP 中毒引起的焦虑、躁

狂可以采用苯二氮䓬类药物处理,但苯二氮䓬类会减慢高剂量 PCP 的肾清除。如果没有苯二氮䓬类,可以肌内注射 5mg 氟哌啶醇[57]。避免使用低效的神经松弛剂,容易诱发低血压和癫痫。

可以用 β-受体阻断剂或者钙离子通道阻断剂来治疗高血压。地西泮作为抗痉挛药(静脉注射 5～10mg,最高 30mg)可以有效处理 PCP 诱发的癫痫[57]。极度躁狂、癫痫和高热会引发横纹肌溶解症,其次会引起心肌缺血、肾功不良、肝功不良。因此给予相应的抗焦虑药物、神经松弛剂、抗惊厥药、降温处理是有必要的。

当尿液呈酸性时利于 PCP(碱性化合物)的排泄;但是,并不推荐这种方法,因可加重肌红蛋白尿性急性肾衰竭[51]。活性炭可以避免 PCP 在肠道的重吸收并促进 PCP 的排泄,初始剂量为 50～150g,之后每 6～8 小时服用 30～40g[57]。

心理和长期效应

PCP 长期使用会延长残留的心理症状,包括焦虑、抑郁和精神病[57]。对这些症状需要采用药物治疗。长时间的精神后遗症与发病前的精神病理学有关。可能出现感知障碍,包括听觉和视觉幻觉,如在后像中出现移动的物体("拖尾")。还有报道服药后出现幻觉重现(具体描述见下文 LSD 部分)。

DSM-5 不认可 PCP 戒断综合征;但是 PCP 大量使用者中有 1/4 在停药后出现相应症状[57]。这些症状包括抑郁、焦虑、易怒、嗜睡、发汗和震颤。动物实验表明 PCP 可产生戒断症状,但是仍然不确定人是否会产生[57]。目前,没有治疗 PCP 成瘾的药物。一些动物实验表明神经毒性;但是在人体的长期实验结果并不知道,需要进一步验证。长期用药者抱怨常会出现飘飘然感觉;他们会易怒、反社会、反人性的、远离人群。有的还会出现记忆差错、语言和视觉障碍、混乱。

致幻剂

致幻剂分为吲哚烷基胺(如 LSD、裸盖菇素、二甲基色胺)或苯乙胺(如麦司卡林、MDMA)。LSD 被认为是致幻剂的原型。尽管 MDMA(摇头丸)类属于苯乙胺,结构上却与安非他命和麦司卡林相似。MDMA 被定义为放心药,因有较强的安慰作用和轻微的致幻作用。entactogen 这个词可以翻译为"触碰内心"。致幻剂通常被称为迷幻剂。

2014 年,调查表明美国有 120 万在使用致幻剂。MDMA 的使用人群近年来迅速增长,部分原因是它被用作"俱乐部毒品"。2014 年,美国有 609 000 人在过去 1 个月用过 MDMA[4]。通常致幻剂可以自行服用,可以增强娱乐性,如跳舞、思维扩展。一些人会表现出心理依赖性并表现出更强的用药意愿和行为。

LSD(麦角二乙酰胺)

作用

LSD-25 是 1938 年由瑞士山德士制药公司艾伯特·霍夫曼首次合成,几乎算是最有名的致幻剂了。最初开发 LSD-25 是兴奋剂,但却发现伴有强烈的子宫刺激,会引起实验动物兴奋或者全身僵硬。5 年后,将 LSD-25 重合作用于其他药理活性的测定,霍夫曼博士在合成时感受到强烈的焦躁不安,以至于必须回家休息。随后出现了 2 个小时的图片和颜色千变万化的视幻觉。之后,他把 LSD-25 归类为强效致幻剂。近百篇文献报道了 LSD 可以协助心理治疗,尤其是对成瘾行为方面。许多人用 LSD 进行娱乐和自我释放,伴随而生的 LSD 心理副作用也开始引起越来越多人的关注。1965 年山德士停止生产 LSD-25(同时停产的还有裸盖菇素、盖菇素及相关副产品)。1970 年,由于市场需求大导致黑市大量非法供应,美国将 LSD 列入 I 类管控药。

尽管经典迷幻剂的机制还没有完全弄清。但普遍认为是 5-HT 受体,尤其是 5-HT$_2$ 受体的完全或部分激动剂[63]。LSD 作为最有名的致幻剂,有效剂量为 25～250μg。大部分使用者在服用 100～150μg LSD 即会产生显著作用。这个剂量会产生轻至中度拟交感神经效应,强烈的视幻觉以及混乱感。例如声音和音乐被认为是视觉意象,闻到特殊气味,把静物看成动物。除了这些感觉知觉变化外,对心理也有影响,如人格解体综合征、恍惚感、情感的快速改变。伴随躯体效应包括头晕、恶心、柔弱、震颤、皮肤刺痛[63]。LSD 服后 1 小时内会出现这些反应,2～4 小时到高峰。需要 10～12 小时才能恢复到正常状态[64]。一个人用药 1 小时后,会对周围环境的感觉发生变化,伴随一些精神和躯体症状。

不良反应

致幻剂最常见的不良反应是急性焦虑伴恐惧的精神症状,被称为"低谷期"。迷幻剂使用后的感受与主观条件(使用者的精神状态和对毒品的预期效果)和客观条件(吸毒时的环境包括社会因素)相关。不需要外界干预,吸毒者可自行安静下来。对这些吸毒者开始用的疗法被称为"现实疗法",包括劝说自己面对恐惧和焦躁。将患者置于安静、放松的环境,帮助他们集中注意力去思考那些引起他们焦虑的不确定因素。同时再次让患者确信他此刻所处的环境是安全的,药效会在几个小时后消失。这些不良体验大多在毒性期内消失(一般 6～12 小时),有时会持续到 24 小时或 48 小时[57]。

如果试图说服患者不要恐惧无效的话,就要考虑药物治疗。口服苯二氮䓬类镇定药(如 10～30mg 地西泮)或者静脉注射苯二氮䓬类药(如肌内注射 2mg 劳拉西泮),通常会有效缓解患者的紧张感[57]。支持性说服工作仍要继续,因为苯二氮䓬类药物无法阻止毒品带来的低谷期,只能起到镇静作用。如果没有苯二氮䓬类药物,可以考虑肌内注射 2mg 氟哌啶醇。吩噻嗪类药效较差,应避免使用[57]。

关于致幻剂的躯体不良反应,经典的致幻剂安全系数较高,需要监测患者的惊厥或者体温是否升高,可能存在潜在的高热危险。如果体温不降下来,抗惊厥治疗是无效的[57]。

幻觉重现和长期效应

使用致幻剂会引起短暂的精神病或者表现出潜在的精

神障碍;但是,真正的精神病发作还是很罕见的。致幻剂引起的精神疾病持续超过 1 个月就要怀疑潜在的精神病理学障碍[51]。致幻剂不会引起认知障碍[64]。

致幻剂持续性知觉障碍(hallucinogen persisting perceptual disorder,HPPD)又被称为幻觉重现,表现为致幻剂服用者恢复正常状态后会突然部分或完全重现当时的致幻感觉。幻觉重现时间从几分钟、几日到几个月不等(通常为几小时)。各项研究中幻觉重现的发病率差异较大,机制不清[65]。幻觉重现可能自发出现,也可能因为运动、压力或其他药物(大麻)[64]诱发。治疗方案仍存在争议。目前还没有针对 HPPD 有效的随机、对照研究。

LSD 和其他经典的致幻剂有较低的成瘾性。临床上也没有明显的戒断症状。常见的间歇使用模式源于这类药物容易产生快速耐受性。

摇头丸(MDMA)

案例 90-8

问题 1: R. X. 和他的朋友 P. B. 每周去通宵狂欢跳舞而且经常服用 MDMA,R. X. 说 MDMA 令她觉得"我爱周围的每个人",P. B. 喜欢能够"不觉疲倦地通宵跳舞"的状态。这些效果是否与 MDMA 的反应相同?

1914 年默克制药公司获得了 MDMA 的专利权,但直到 20 世纪 50 年代才进行动物实验,美国陆军情报中心把它当做洗脑剂使用。直到 70 年代末期,有一些研究表明 MDMA 可用于不同状况患者的治疗[66]。MDMA 可以产生可控的、舒服的内在接触效应,同时服用者感觉清晰。MDMA 产生的感觉可以完全回忆出来,在这个过程中经历的东西也可以完全融入正常生活中。大众赋予了 MDMA 几个不同的名字,比如摇头丸、XTC、亚当、M&Ms。媒体很快捕捉到精神病专家和用过 MDMA 药物者对于 MDMA 的各种轶事。1985 年,禁药取缔机构将 MDMA 列为管控 I 类药物。很快,MDMA 的黑市供应商如雨后春笋般冒出,MDMA 的受欢迎度也一路飙升。2001 年,在 MDMA 研究者的游说下,FDA 批准将 MDMA 用于创伤后应激障碍(PTSD)治疗的中试研究。安慰剂对照实验研究结果表明 MDMA 对 PTSD 显效(83% vs 25%)[67]。MDMA 主要有 3 种神经化学机制:阻断 5-HT 再摄取、刺激 5-HT 释放和刺激多巴胺释放[68]。MDMA 中毒后的潜在心理症状为高度的共情、亲密感、对他人的接纳程度和自我感觉极其良好[69]。主客观环境会影响这种感觉。安非他命样不良反应包括瞳孔散大、心动过速、发汗、精力和警觉性增加、磨牙、恶心和厌食[70]。MDMA 通常以片剂形式服用,服后 30~60 分钟起效。一些使用者会在 2 小时后补加 1 剂。MDMA 药效通常能够维持4~6 小时,半衰期约为 8 小时。服用者在狂欢的时候常会多剂量服用,也常常将不同种药物混合服用。摇头丸和 LSD 合用通常称为"糖果抛"[68]。

R. X. 感觉爱上了周围每一个人,这种感觉与 MDMA 的共情作用一致,P. B. 能够整夜跳舞不知疲倦,这与 MDMA 的安非他命样精力大增作用一致。

不良反应

案例 90-8,问题 2:服用 MDMA 几个小时后,P. B. 仍然在跳舞。她开始觉得热并且大汗淋漓。在去酒吧喝点东西的路上,她感觉眩晕,摔倒在门前。她的朋友目睹了她的系列反应并拨打了急救电话。P. B. 发生了什么?

狂欢的场景通常拥挤、温度较高再加上服用 MDMA,会同时导致多种不良反应。由于服药者在不断运动,会导致缺水。另外,MDMA 市面上是无法获得的,于是其他苯乙胺类药物如 3,4-亚甲二氧基苯丙胺(3,4-methylenedioxy-amphetamine,MDA)和对甲氧基苯丙胺(paramethoxyamphet-amine,PMA)、可卡因、鸦片、氯胺酮、右美沙芬开始冒充 MDMA。多药合用产生大量问题。大剂量的右美沙芬会竞争 MDMA 的肝代谢,同时抗胆碱能作用会抑制出汗,间接引起过热[66]。

MDMA 最危险的不良反应是高热。MDMA 对 5-HT₂ 有较弱的亲和力,体温增高可能与这个有关[68]。高热会导致横纹肌溶解、急性肾衰竭和急性肝衰竭、弥散性血管内凝血(disseminated vascular coagulopathy,DIC)和死亡[71]。DIC 是死亡最主要的原因。主要靠降温措施和静脉注射退热药来治疗高热。苯二氮䓬类(如肌内注射或静脉注射 2mg 劳拉西泮)和丹曲林(静脉注射 1mg/kg)有效。其他不良反应包括高血压、心律失常、惊厥、脑血管意外、肝炎和低钠血症(通过大量饮水来避免高热引起的伤害)[70,71]。2011 年,急诊接待了 22 498 名与 MDMA 服用有关的患者[72]。服用 MDMA 也会引起不良的心理症状,包括焦虑、抑郁、惊恐发作、躁动和妄想症,偶见精神病。处理方法与经典致幻剂相同,包括说服疗法和服用苯二氮䓬类药物。P. B. 出现了 MDMA 诱发的高热,需要进行紧急医疗评估。

长期影响

案例 90-8,问题 3:R. X. 在报纸上看到服用 MDMA 会导致脑损伤的报到,担心自己的大脑出现了永久性损伤。MDMA 的长期影响有哪些?

动物实验表明 MDMA 长期使用会诱发 5-羟色胺(5-HT)耗竭。表现为较低的 5-HT 浓度、代谢物水平降低、色氨酸羟化酶水平较低、5-HT 再摄取载体的缺失[66]。MDMA 会损害 5-HT 轴突投射;轴突萌生和再生能力尚存,但不清楚再生后是否受损[66,73]。MDMA 同时具有肝毒性和神经毒性,可能是由氧化应激、线粒体功能障碍和兴奋毒性引起的[60]。

针对人体的几项回顾性研究表明 MDMA 使用者的认知能力低于非使用者。但这些研究有一些混淆变量,如是否使用其他药物、混淆因素暴露和生活方式因素[66,73]。

MDMA 使用似乎并不会产生生理依赖性,但一些使用者会出现心理依赖性,并很快出现耐受性,持续 24~36 小时。这是零星服药后的常见现象[57,69]。没有出现需要药物处理的明显戒断症状。

大麻

大麻是美国使用最广的违禁品。2014 年,在美国过去的 1 年里有 3 510 万人报告使用大麻[4]。大麻中作用于精神的主要成分是 Δ-9-四氢大麻酚(Δ-9-tetrahydrocannabinol,THC),尽管该植物含有 70 多种大麻类物质[74]。在美国,大麻类植物的花、叶会被剁碎、干燥,卷成香烟纸(大麻香烟)或者装入烟斗或水烟中抽。每个烟卷重 0.5~1g,分为含 THC 5mg(轻型)、30mg(平均型)和 150mg(最高档次大麻)。生长技术涉及在授粉之前将雌性植物与雄性植物分开,会让雌性植物中 THC 含量增高,高达 14%[75]。

大麻属植物的树脂可以被压成饼状、球状和棒状,称为大麻树脂,可供吸食。大麻树脂含有高达 8% 的 THC。用有机溶剂将植物中的油萃取出来,其中效能较高的大麻衍生物 THC 含量高达 50%[75]。

大麻素神经生物学的研究者发现 CNS 有 2 种大麻素受体:CB_1 和 CB_2;可能还有别的受体。主要的药理学和副作用是由 CB_1 受体介导的[75]。另外,发现了 5 种作用于大麻受体的内源性大麻素[76]。其中花生四烯酸乙胺醇和 2-花生四烯酰甘油最有名[76]。有证据表明 THC 与阿片的相互作用可以增强镇痛效果。大麻素可以释放内源性阿片类物质,大麻素受体与 P 物质(能够传递疼痛信息的神经递质)受体共同定位于纹状体。接下来的研究将围绕将 THC 作为添加剂协助阿片类止痛,预防阿片类耐受性的产生以及依赖性等[75]。

大麻的治疗作用向来备受舆论争议。对大麻素的研究主要集中在几个方面,包括:减轻恶心呕吐,增强食欲,以及治疗疼痛、癫痫、青光眼和运动障碍(帕金森病、亨廷顿病、妥瑞症和多发性硬化病)[75,77]。1999 年,加利福尼亚州通过了 SB847 号法令,允许加利福尼亚大学成立大麻医学研究中心来进一步拓展大麻的疾病治疗应用。2010 年该中心经过加利福尼亚法律和政府批准的临床试验报告表明大麻对外伤或疾病的镇痛作用是次要的,大麻可以减少 MS 痉挛[78]。THC 的合成形式四氢大麻酚,有处方片剂;另外一种合成大麻素,大麻隆,有市售胶囊。医用大麻倡导者主张吸入,起效快并且容易滴定剂量。另外,恶心的患者应避免口服给药。安全、有效、快速的给药系统将是下一步研究方向。美国目前正在研究四氢大麻酚的口腔黏膜喷雾,四氢大麻酚是从大麻类物质中提取出来的。主要活性成分为 THC 和大麻二酚组成的大麻提取物喷雾剂在加拿大已经批准上市,英国也在使用。在德国可以买到由 THC 和大麻二酚按一定比例混合制备的胶囊[75]。其他可替代的给药形式包括气雾剂、贴剂和栓剂。

作用

案例 90-9

问题 1:P. H. ,16 岁,男,朋友给了 P. H. 一卷大麻。他吸食后有头晕和欣快感。他开始对周围的所有东西大笑。30 分钟后,他和他的朋友觉得非常饿并吃了几块糖。P. H. 的哪个症状与大麻相关?

印度大麻使用者主要感觉是镇静、精神放松、欣快和轻微的致幻效果。这些效果取决于周围主客观环境。其他常见的感觉有糊涂,主观感觉时间变慢、合群性、饥饿感,以及使人对音乐、食物、其他感知觉活动着迷等较温和的感知力变化。心理状态表现为恍惚、欣快、亢奋和憔悴。吸食大麻通常会在最初的 3~4 分钟引起肢体麻木感和刺痛感,以及头晕,精力不集中,漂浮感。一些症状是由于吸食大麻时要深吸气同时屏气来让大麻得到充分吸收导致换气过度引起的。在开始的 10~30 分钟,使用者会感觉到心动过速(可能心悸)、轻微发汗、结膜炎(红眼)、口干、虚弱、直立性低血压、发抖和共济失调伴随欣快感。症状会持续 1~3 小时,然后有 30~60 分钟困倦期,直到清醒。口服大麻会使起效时间延缓 45~60 分钟[75]。P. H. 表现出的欣快、眩晕、食欲增加与大麻中毒一致。

不良反应

案例 90-9,问题 2:P. H. 与他的朋友一同吸食了更多的大麻。第一次吸食后感觉非常好,这次他打算多吸几回。他觉得朋友们在嘲笑他,自己的心跳加速。他开始觉得恐慌,P. H. 的反应是由大麻引起的吗?

2007 年美国急诊接待的违禁品送诊中大麻位居第二,这间接验证了大麻的广泛使用。2007 年有 308 547 例大麻相关的急诊事件[58]。其中包括大麻与其他药物合用的情况。随着大麻中 THC 含量的提高,急诊接待量也随之增高。急诊接待患者大多出现了意外反应,如焦虑、妄想和惊恐发作。没有记录在案的因大麻吸食过量而致死的情况,大麻的副作用也是有自限性的,通常不需要药物处理。大麻最常见的不良反应就是由焦虑、妄想、人格解体、定向障碍、困惑引起的惊恐发作和无法适应的恐惧感。说服和减少压力性刺激可以减轻这种症状。烦躁和焦虑感会在几个小时内消失,如果采用上述方法可以缩短时间。当用安慰策略无法解决的恐慌反应可以口服苯二氮䓬类药物,相当于 5~10mg 地西泮[57]。初次吸食者、高剂量、同时服用其他精神药物和明显的应激状况下会出现这些不良的心理反应。需要药物治疗的严重反应比较少。有综述表明使用大麻可以增加脆弱易感个体的精神分裂危险性,对之前有慢性精神病的患者有不良影响[79]。其他不良反应可能包括减慢精神运动反应和短期记忆丧失。在某些急性中毒受试者和慢性使用者中已经显示出慢性的精神运动反应。甚至医用大麻用户也显示出汽车事故急剧增加。短期记忆丧失也是大麻中毒常见的急性可逆效应。P. H. 的偏执观念和恐慌反应可能是由于高剂量以及他对大麻的使用经验不足造成的。

长期影响

案例 90-9,问题 3:P. H. 每日都吸食大麻。大麻长期使用可能造成的影响有哪些?

长期使用大麻会引起"无动机综合征",表现为冷漠、缺少长期目标达成感、不能处理压力、产生惰性，但还缺少有效的证据支持这种症状[75,80,81]。大麻重度使用者会出现认知损害，但似乎停用后可以恢复[82]。然而，青少年大脑表现出与大麻相关的智商下降，即使停用1年后，智商也不会逆转[83]。使用时间越长，损害越严重[67]。其他与大麻相关的毒品也会引起认知损害。如上所述，在长期使用大麻的人群中，存在今后生活患上精神病剂量依赖性风险[79,84]。慢性病患者牙周健康状况较差[85]。长期大剂量吸食大麻者的肺部并发症也很显著。常见有久咳、痰、哮喘、支气管炎和慢性吸烟患者的典型细胞改变[75,85]。THC是强效支气管扩张剂，对于大剂量使用大麻者，无论口服还是吸食大麻都会引起强烈的支气管扩张作用。对于哮喘患者，THC的支气管扩张效应没有那么强烈[87]。几周后会出现耐受性，长期吸食大麻者气道阻力增加同时肺功能降低[75]。尼古丁香烟中的致癌物也存在于大麻中并且相比于不使用者一些癌症风险增加[75,81]。有报道称曲霉属真菌感染的大麻会引起免疫力低下者肺部真菌感染，而这些使用者可能是把大麻当做药物使用[88]。

大麻的精神作用会逐渐产生耐受性。长期使用者不会获得新手那么多感觉，需要戒断一段时间才能恢复灵敏度。长期使用者可以耐受更高的剂量，而相同的剂量下新手则会中毒。大麻的生理和心理耐受性出现得比较快。长期大剂量使用会产生依赖性，表现为生理性戒断症状。戒断症状包括焦虑、抑郁、易怒、躁动、厌食、失眠、逼真的或令人不安的梦、发汗、颤动、恶心、呕吐和腹泻[57,75,83]。焦虑和不适感与流感相似。能够产生依赖性的大麻累积使用量和使用疗程仍然是未知的。戒断症状通常温和并具有自限性，不需要药物治疗。

人们通常将大麻当做入门级毒品，意味着它可以诱导使用效应更强的毒品如可卡因、海洛因。大麻是使用最广的违禁品，当然酒精和香烟早在大麻使用之前就出现了。目前没有明确研究表明大麻与之后其他毒品使用之间的关系[75]。

使用大麻有明显的急性和慢性风险。随着越来越多的州将大麻用于娱乐和"医疗"目的合法化，研究人员将能够完整地定义和预测这些问题的。

吸入剂

19世纪早期麻醉药物（一氧化二氮、氯仿和乙醚）引入临床，进一步扩大了这些吸入剂，增强人们娱乐性的使用度。现在，吸入剂滥用包括大量的家庭、工作、零售店可见的化学物质。吸入剂通常可以分为三大类：挥发性溶剂（多为烃类化合物）；挥发性亚硝酸盐（戊基、丁基、异丁基、环己基）；一氧化二氮（笑气）。这些液体或胶体糊状物的废气或蒸汽，可以直接从容器中吸入或者倒入布上或手上直接吸食。气雾剂和气态物质如笑气可用来给气球充气，使用者可从气球里吸入笑气。这些物质可以直接口服或喷入嘴里。挥发性溶剂包括汽油、甲苯、煤油、乙醇、航模黏合胶、香蕉水、丙酮（洗甲水、混凝土模剂）、石脑油（打火机油）、塑料黏结剂和修正液（如立可白里含有$1,1,1,-$三氯

乙烷、三氯乙烯、四氯乙烯）等。挥发性亚硝酸盐已经被消费产品安全委员会禁止，但仍然可以找到，以小瓶子形式销售，标签写着视频头清洗剂或者房间增香剂。亚硝酸戊酯在医学上作为血管扩张剂治疗心绞痛，是处方药。挥发性亚硝酸盐又被称为"爆竹"，因为安瓿打开的时候会发出类似的响声。最常用的吸入剂是胶水、鞋油、甲苯和汽油[89]。常见多种物质混合使用。银色和金色的漆材比较受欢迎，因为比其他颜色含有更多的甲苯[90]。

与其他毒品滥用不同的是，吸入剂在年轻人群中非常受欢迎（始终是8年级学生的年度发病率为最高），并随着年龄增长使用率下降。下降是因为用其他毒品替代了吸入剂，吸入剂被认为是儿童毒品。由于吸入剂成本低、易获得、起效快、法律干预少，受到儿童和青春期人群的欢迎。另外，吸入剂方便隐藏。2009年的监测未来（Mornitoring the Future，MTF）研究指出8年级、10年级和12年级学生中有12.5%滥用过吸入剂[91]。MTF和其他青春期国家调查发现继大麻之后，吸入剂是8年级学生使用最多的违禁药品。大部分使用者在吸入剂使用前有饮酒史或者吸烟史[92]。这些调查大多针对在校生，有可能低估了实际数值，因为调查中没有包含小众但高危的人群（监禁中、流浪者和青春过渡期少年）。

吸入剂作用

吸入剂滥用包括大量化学物质，这些物质有不同的药理学效应。事实上，对挥发性吸入剂的作用机制仍不太清楚。基本都有中枢抑制作用。动物实验表明挥发性溶剂的作用机制与乙醇和镇静催眠药相似[93]。

气体和烟雾由于脂溶性高，易于分布于脂肪密集的组织如脑和肝脏，因此吸入后会被快速吸收[93]。呼气是主要的消除途径，大部分会被代谢。这些物质吸入后会产生短暂的刺激性并且能在中枢抑制出现前减少抑制。急性中毒与欣快感、眩晕、眼花、口齿不清、脚步不稳、困倦有关[90]。当严重影响到中枢神经系统时会出现幻觉、幻想。使用者在较短的睡眠时间中会感到兴奋、梦幻般的欣快感。中毒的时间可以持续几分钟，但是使用者可能会通过不断复吸使感觉持续几个小时。笑气是谷氨酸受体NMDA亚型的拮抗剂[61]。对它的药理作用知之甚少。中毒后的欣快感和症状与挥发性溶剂相似。

挥发性亚硝酸盐的主要作用是舒缓全身肌肉，包括血管。会使大量血涌入脑部。起效时间为7~8秒，持续30秒。紧接着会出现严重的头痛、眩晕和眼花。挥发性亚硝酸盐可以增加平滑肌的肿大和松弛，常用于性生活中[93]。

与吸入剂相关的急性和慢性中毒

许多化学吸入剂可以引起巨大的毒性。与化学物质的种类，暴露的幅度和时间有关。并发症源于溶剂或其他毒性成分如汽油中的铅等。挥发物的脂溶性进一步加重了毒性。可能出现对脑、肝、肾、骨髓，尤其是肺的损伤，严重暴露和超敏反应都会诱发。吸入剂使用者眼部、鼻子、口腔会出现刺激性反应包括鼻炎、结膜炎、皮疹[93]。高铁血红蛋白血症与挥发性亚硝酸盐的使用有关。

吸入剂使用引起的死亡可能源于过量或创伤(摔倒、溺水、上吊)。过量引起的死亡是因为呼吸道问题或中枢抑制而窒息[93]。急性毒性引起心搏骤停,被称为"吸气性猝死"[90],心肌对儿茶酚胺的敏化,运动会使病情恶化,引起致命性室性心律失常。

大部分吸入剂都有轻到重度的神经毒性。神经功能缺陷包括认知障碍、共济失调、视神经病、耳聋和体内平衡机制紊乱。长期使用吸入剂会引起脑白质缺失、脑萎缩和特定神经通路的损伤。当停止吸入后,部分对神经系统和其他器官的损伤可以恢复[90]。

吸入剂滥用和依赖性

尽管吸入剂滥用和依赖是被忽视的研究领域,仍然可以看到吸入剂的强迫用药行为相关报道。动物实验表明一些吸入剂有强化特性[93,94]。长期使用吸入剂是否出现戒断症状尚不清楚。慢性使用吸入剂时会出现综合征,实际上吸入剂的使用属于偶发行为,使用者不会多次暴露于高剂量以致于产生生理依赖性或耐受性的程度。

酒精滥用

酒精含量及其定义

含酒精(乙醇)饮料中乙醇所占的百分比很宽泛。标准酒精度数(proof)是一种表示酒精饮料中含有多少乙醇的衡量方式,它是酒精体积分数(alcohol by volume,ABV)的2倍,而酒精体积分数一般用百分数表示。这种系统可以追溯到18世纪,甚至可能追溯到人类发明火药的时候。用水与酒精的混合溶液倒在少量的火药上,而火药仍可被点燃的方式"验明正身"。如果火药没法被点燃,这种溶液里水的含量就太多了,所以这种溶液的酒度就被认为是"不足"的。一个经过"验明正身"的溶液被定义为100标准酒度(100)[95,96]。在美国,标准酒度在15.6℃(60℉)情况下2倍于以百分数表示的酒精体积分数。因此"80标准酒度"就是40%酒精体积分数,而纯酒精(100%)就是"200标准酒度"。纯乙醇不能保持在100%,这是由于纯酒精是吸水剂,可以从空气中吸收水分。

从法律角度来说,在美国,酒精体积分数低于0.5%可以被称为无酒精麦芽汁饮料。淡啤酒的酒精度为2%~4% ABV,啤酒的酒精度为4%~6% ABV,黄啤酒、黑啤酒和特种啤酒的酒精含量可以高达10% ABV。葡萄酒一般酒精含量为14%~16%(28~32标准酒度),因为当发酵过程达到这一酒精浓度时,就会使酵母变性。在发酵完全后,靠蒸馏分离含酒精的液体成分和糖分来源(如谷物和水果)可得到更烈的酒。蒸馏酒也因此不可能高于95%(190标准酒度)。在美国,一杯酒的标准被认为是14g(1盎司≈28g)或包括15g(0.5液体盎司纯酒精)酒精。这相当于340g(355ml)5%啤酒,141.7g(148ml)12%红酒,或42.5g(44ml)烈酒[95,96]。

流行病学

2014年国家药物使用与健康调查显示[4],在12岁以上的美国人群中,稍多于一半(52.7%)的人是目前有饮酒习惯者(在过去30日内至少饮用1杯酒)。这大概是1.37亿人,与2005年估计的1.26亿人(51.8%)结果相当。在2014年,有酗酒现象(在过去30日内,每5日或更多时间,一次饮用5杯或以上酒)的人则占据了12岁以上总人口的6.2%[4]。大约10%的美国人会在一生中受到过酒精依赖的影响[97,98]。酒精依赖的治疗主要包括以减少酒精相关问题为目标的心理干预、社会干预和药物干预[99]。治疗通常包括两阶段:排毒和保养。

药物治疗的合理性基于以下几点考虑。随着神经生物学的进展,确定了开始和维持饮用酒精的神经递质系统;这些神经递质或其受体在接受了药物改变后可能逆转依赖状态[100]。有前景的基因学研究证实了酗酒人群是一组异源群体,而且许多变异基因可以使人偏向于增加酒精使用,而另一些变异基因则可以提供对该行为的保护[100]。动物模型已经证实的可以使动物减少酒精摄入的物质,预示着相似的物质可以减少人类的酒精摄入。

酒精摄入的风险与获益

酒精对于增加诸如心血管疾病、肝硬化和胎儿发育异常的发生具有明确证据。酒精使用和滥用造成了数以千计的受伤事件、车祸和暴力事件[101]。酒精可以大大影响工人的生产率和缺勤率、家庭互动和在校表现[102]。反之,有研究表示,也有一些从不饮用酒精的人会比摄入少量或中量酒精的人面临更高风险的情况,尤其是患冠心病(coronary heart disease,CHD)的风险[103]。

若干研究记录了中等饮酒量与降低CHD和心肌梗死(myocardial infarction,MI)风险之间的联系[104,105]。但是,在MI后过量饮酒,会增加患者死亡率[106]。美国指南定义中低等饮酒量为在女性或65岁以上人群中,每日饮酒1杯以下,男性每日饮酒2杯以下[107]。中等饮酒量和CHD的风险降低之间存在联系并不意味着酒精是造成低风险的原因。一项人口研究的综述显示,戒酒者的死亡风险增高可能归因于社会经济和就业状况、心理健康和整体健康因素,而与戒酒无关[108]。中等饮酒量的人群在CHD死亡率上有优势;但在更大量的饮酒者身上这种优势消失,这是由于大量饮酒提高了其他心脏疾病、癌症、肝硬化和创伤的死亡率。在最终发生疾病的人群中风险在低到中等饮酒量的人群小于不饮酒或大量饮酒的人群。这一结果在酒精摄入量和全因死亡数的关系图中显示为一个U形曲线[103]。

酒精可能对CHD患者的保护作用的机制并不明确。一些证据显示不同品种的酒,例如红葡萄酒含有丰富的丹宁酸,可能能够提升抗氧化水平[106]以降低机体内血脂,减少体内脂肪。特别的,酒精降低CHD患者风险的机制包括增加高密度脂蛋白水平、降低低密度脂蛋白水平、预防血栓形成、减少血小板聚集及降低血浆载脂蛋白浓度,使得血管斑块形成减弱,减慢凝血速度[109,110]。不过,摄入酒精的方式也可能相关。举例来说,葡萄酒在随适量食物摄入时吸收更慢。但是对任何种类酒的暴饮都会增加CHD的死亡风险[106]。

药物代谢动力学和药理学

当饮用正常社交饮酒量时，乙醇在胃部、小肠和结肠吸收完全；但是，各处速率不同。空腹口服乙醇的血药浓度达峰时间一般为30~75分钟，但是多种因素都可以影响到吸收速率和吸收程度[111]。吸收最快的剂型是含有10%~30%酒精的碳酸饮品。相反的，高酒精浓度可以引起胃肠道（gastrointestinal，GI）黏膜内的血管收缩，导致乙醇吸收的减慢甚至不完全。小肠内乙醇吸收的速率明显快于GI内其他部分，而且不受食物影响。通过控制乙醇到达小肠的速度，可以控制胃排空的因素也同样控制着乙醇的吸收速度[112,113]。例如，胃内的食物会延缓乙醇的吸收，很可能是由于它减慢了胃的排空。酒精中毒的强度不是单与血浆浓度相关。对任何特定的血浆浓度，更严重的认知损害是在乙醇血浆浓度升高时而非被清除时被观测到的。中毒程度也直接与达到有效血浆药物浓度的速率有关联，酒精对认知能力有负面影响，也对血液中酒精浓度曲线的上升和下降存在一个差异化效应。后者可能与酒精中毒的严重后果有重大关系[114]。

血乙醇水平（blood alcohol level，BAL）或血乙醇浓度（blood alcohol concentration，BAC）中乙醇的重量以毫克计算，血液的体积以分升计算。这样BAC就可以用比例（如100mg/dl或1.0g/L）或百分比（如0.1%酒精）表达。基于标准化考虑，在其他体液中乙醇浓度通常被转换为等量的血液乙醇浓度。

酒精代谢的特异性影响到个人对酒精的敏感性以及更易受到酒精对具体行为和生理效应的影响。醇脱氢酶（alcohol dehydrogenase，ADH）途径是人体酶系统代谢酒精的主要途径。主要由胃部（ADH6和ADH7）和肝脏（ADH1、ADH2和ADH3）的ADH同工酶进行酒精代谢。这一途径通过ADH同工酶把乙醇转化为乙醛，导致了烟酰胺腺嘌呤二核苷酸（nicotinamide adenine dinucleotide，NAD）还原为NADH。在第二步，乙醛是通过乙醛脱氢酶转化为乙酸，也同样使NAD还原为NADH。这是乙醇代谢的限速步骤，而当大量的乙醇消耗NAD[115]，这条途径趋于饱和，乙酸最终被转化为二氧化碳和水。另外一个途径则在酒精依赖人群中更突出，包括了滑面内质网过氧化物酶的过氧化氢途径和微粒体乙醇氧化系统（microsomal ethanol oxidizing system，MEOS），MEOS中主要的功能成分是细胞色素酶P450（CYP）2E1。

乙醇进入体内后，90%~98%在肝脏被氧化，剩余部分经肺泡从呼吸和经尿液以原型排泄。乙醇代谢过程曾被认为是零级动力学；但实际上，米氏方程和其他非线性、浓度依赖性的模型更精确地描述了其代谢过程[116,117]。在一些情况下，一部分吸收的乙醇不会在循环系统中出现，暗示了首过效应的存在。但是，肝脏和胃部的ADH对这一效应的相关性大小还存在争议[118,119]。Levitt等用一个二室模型，米氏方程的药代动力学模型和实验数据显示了胃内的代谢过程对首过效应影响极小[120-122]。他们相信胃代谢导致首过代谢的性别和种族差异。对胃部ADH的估算显示了根据摄入的乙醇浓度，酶对乙醇的代谢速率由0.9~1.8g/h不

等[123]。酒精首过消除的（first-pass extraction）程度倾向于随着酒精的增加而下降。这可能是由于不论来源的酒精使ADH的饱和所致。当血浆乙醇水平大于0.2g/ml时，ADH系统饱和。而当肝脏ADH系统饱和时，就会增加未转化的乙醇排泄量。这就引起了当血浆乙醇浓度增加时，呼吸中酒精气味越重的现象。酒精的代谢同样由于CYP2E1的刺激，而更倾向于非线性过程，而这增加了长期酒精摄入者的耐受性。

在酒精依赖患者、女性、老年人和日本人群中发现较低的首过代谢率[120,122]。胃部ADH是使得食物可降低酒精生物利用度的原因之一。通过延缓胃排空，食物增加了胃部代谢量[123]。

在文献中，被公认的乙醇氧化率为男性0.15g/（ml·h），女性0.18g/（ml·h）[124]。虽然这一速率仍被广泛地用于法律和医学领域，也有数据显示了酒精代谢率的多样性。举例来说，遗传因素和其他因素可以用来解释ADH的不同活性[125,126]。多数重度长期饮酒者酒精氧化率是正常值的2倍，而他们的代谢在戒酒一段时间后会恢复到基线水平[127]。重度长期饮酒者的氧化率同样会随着血液乙醇水平的升高而升高[127]。与之相对的，终末期肝病患者可能发展至无代谢能力阶段。

长期酒精使用可以引起肝脏变性。多余的氢被转化为脂肪酸，乙醇而非脂肪直接氧化供给能量导致了高脂血症和肝脏脂肪沉积。脂肪肝是酒精性肝硬化的第一步。累积的乙醛导致微管变短和增厚，从而导致线粒体功能障碍是导致肝毒性过程中的机制之一。被损坏的微管抑制了肝细胞的分泌而导致了肝脏体积和重量的增加[128]。营养缺乏和肝蛋白代谢受损也成为长期饮酒者出现肝毒性的原因[129,130]。

乙醛被认为参与了酒精作用的大部分过程[131]。伴随着乙醛浓度升高的乙醇中毒导致了常见敏感反应，如血管扩张和脸红、皮温升高、心率呼吸增快及血压降低。乙醛同样导致了支气管收缩和过敏样反应，引起口腔和喉咙的干渴以及恶心和头痛。这些由乙醛介导的副反应是潜在的保护饮酒者过度饮酒的措施，但是乙醛同样也有引起欣快感的能力，可能加剧酒精摄入。乙醛同样也导致了胃肠道和上呼吸道的癌症发病率增加，这一发病率趋势可在重度酒精摄入者身上观察到，而乙醛的升高同时也是肝硬化发生过程中的一个环节[132]。

摄入乙醇后可以通过不同方式麻醉抑制中枢神经系统（central nervous system，CNS）。对这一影响耐受的情况通常发生于长期饮酒后，例如保持血液酒精含量0.150g/ml的人群不会在数年里每日饮酒1品脱（568ml）以上80标准酒度（或等价液体）时产生明显的行为和神经系统的功能障碍。

酒精依赖的神经生物学基础

对酒精敏感的蛋白包括离子通道，神经递质受体和信号转导过程涉及的酶类[133]。值得注意的神经递质、激素以及腺苷、大麻素受体、促肾上腺皮质激素释放激素（corticotropin-releasing factor，CRF）、多巴胺（dopamine，DA）、γ-氨基

丁酸(γ-aminobutyric acid,GABA)、食欲刺激素(ghrelin)、谷氨酸盐、神经激肽-1(neurokinin-1,NK1)、神经肽 Y(neuropeptide Y,NPY)、去甲肾上腺素、阿片样肽类和 5-羟色胺(serotonin,5-HT)等神经肽。CNS 内最重要的抑制性神经递质是 GABA,与它相关的氯离子通道会被低浓度的酒精影响。通常来说,当 GABA 与 GABA$_A$ 受体结合,氯离子通道打开,使带负电荷的氯离子进入细胞从而抑制神经元细胞活性[134]。酒精的存在使得 GABA 释放,增加了两者结合的抗焦虑作用[135]。由于酒精的持续抑制,受体的补偿机制就是减少 GABA$_A$ 受体亚基[135]。其他镇静药物,如苯二氮䓬类,也同样会结合于氯离子通道的不同位点促进 GABA 抑制。酒精和镇静催眠药这一作用的机制相同,解释了这些物质之间的交叉耐受性。

谷氨酸是 CNS 中主要的兴奋性神经递质。低剂量的酒精强力抑制 NMDA 受体,同时抑制神经元活动[136]。连续暴露于高剂量的酒精后,NMDA 受体上调,以试图平衡乙醇的抑制作用。因此,乙醇对 GABA 和谷氨酸的共同作用达到了抑制兴奋和促进镇静的作用。

酒精也会影响其他几种离子通道和受体。5-HT$_3$ 受体亚型对低剂量的酒精极为敏感,这可能导致 5-HT 和 DA 的激活。酒精还会影响 β 肾上腺素能和通过与膜结合的 G 蛋白连接于腺苷酸环化酶的腺苷神经递质受体的活动。低剂量的酒精可促进去甲肾上腺素、5-HT、DA、内源性大麻素信号系统和其他与 G 蛋白相关的神经递质受体的活性[137-139]。

在神经生物学行为水平,中脑边缘系统从腹侧被盖区到伏隔核区的多巴胺能通路可被包括酒精、可卡因、鸦片制剂和尼古丁在内的多数产生依赖性的药物激活[140,141]。所以推定,这种途径介导产生了药物奖赏感(drug reward),也产生了对所有可产生依赖的药物的滥用[142]。重复酒精使用会使该系统敏感,使得与酒精相关的行为刺激系统开始释放多巴胺,并促成更多的酒精使用[143]。由滥用药物释放的多巴胺是自然状态下的 2~10 倍[144]。这种敏感性解释了患者对药物滥用的渴望和专注。

长期饮酒后的戒断可以导致神经系统兴奋的一系列症状,如烦躁不安和负强化。它暗示了成瘾导致了对酒精的渴望和对酒精使用的执念,而酒精依赖者们会不断饮酒以避免这一感觉[145]。如前所述,长期饮酒会导致 GABA$_A$ 下调以及 NMDA 上调,引起 CNS 极度活跃。蓝斑,一种位于脑桥核的含有去甲肾上腺素的细胞,会在戒断过程中过度活跃,可以解释酒精戒断症状的不良反应。长期酒精和药物使用改变了基因表达和增加了腺苷酸环化酶的水平,上调环磷酸腺苷(cyclic adenosine Monophosphate,cAMP)-依赖性蛋白激酶,导致这一大脑区域 cAMP 反应元件结合蛋白(cAMP-response element binding protein,CREB)和几个磷蛋白的耐受和依赖[146]。

酒精中毒

毒理学

乙醇在髓质可通过类似于全身麻醉剂的机制抑制神经

元内外钠的流动来抑制呼吸[147]。使得 Na$^+$/K$^+$-腺苷三磷酸酶(Na$^+$/K$^+$-adenosine triphosphatase,ATPase)被抑制,cAMP 的浓度降低,GABA 合成受损。乙醇是一种中枢神经系统抑制剂,甚至使用中它产生的非抑制效果也是由于它优先抑制了抑制性神经元。在高浓度乙醇中出现更多的整体神经元抑制。

酒精中毒治疗本质上是支持治疗。然而在重度中毒患者中,呼吸速率的长时间减缓会导致心律失常、心脏骤停和死亡,且常伴有呕吐物的误吸。呼吸抑制是引起呼吸性酸中毒酸碱异常的原因。即使当血液中乙醇含量低于导致髓质麻痹的浓度,也仍会出现呼吸抑制导致的高碳酸血症和缺氧[148,149]。这使得严重醉酒的患者最优先考虑的问题是患者的呼吸情况。

重度中毒患者,他们出现的呼吸抑制需要立即进行支持治疗,其中包括利用气管插管进行呼吸支持。这应该足以将酸碱平衡恢复到正常范围内,当代谢性酸中毒是酸碱平衡紊乱的主要成分时,它可能需要加用碳酸氢钠。这应该与适当的呼吸支持共同使用,以防止高碳酸血症的发展。

血乙醇浓度

长期使用酒精可产生很强的耐受性;因此,血乙醇水平不能作为生理状态的唯一决定因素。相比之下,对于初次饮酒(alcohol naive)的人,在 300mg/dl 范围内的 BAC 即可能是致命的,但对于长期饮酒者可以在更高水平保持清醒和警觉。血液乙醇浓度通常与患者的临床表现相关(表 90-4),但是耐受能力因人而异。运动功能障碍可在 500mg/dl 的水平时观察到。中度的运动障碍,通常被认为在 800mg/dl 出现,这也是全美法律规定驾驶车辆时中毒的标准。呼吸抑制可能发生在乙醇浓度 450mg/dl 时[150]。被公认的乙醇对人半数致死量剂量(LD$_{50}$)是在血中的浓度 500mg/dl,虽然已报告乙醇致死的浓度范围为 295~699mg/dl[151,152]。

表 90-4

血液酒精浓度和临床状态的关系

血乙醇浓度	临床表现[a]
50mg/dl(0.05mg%)	可观察到的运动功能障碍
80mg/dl(0.08mg%)	中度受损;驾驶时中毒状态的法律定义
450mg/dl(0.45mg%)	呼吸抑制
500mg/dl(0.50mg%)	乙醇 LD$_{50}$

[a] 对酒精的耐受因人而异;LD$_{50}$,半数致死剂量

在较低的乙醇浓度死亡的相关因素包括了酒精不耐受、服用其他药物、心脏疾病及误吸。例如,死于乙醇和巴比妥类共同作用的患者的平均乙醇浓度为 359mg/dl,这一机制,也普遍适用于其他抑制呼吸的常用药物,如抗焦虑药和阿片类药物[152,153]。因此,临床医生应该对尿液进行一个毒理学筛查以排除可能服用的药物影响。

紧急处理

在面对紧急的中毒患者时,一般处理包括支持治疗和保护措施。乙醇中毒患者容易出现血容量不足导致低血压。低体温也是严重中毒的并发症,可以导致低血压。低血糖最常发生在减少碳水化合物摄入时。这个情况常见于营养不良的酗酒者身上,但如果现在处于节食期也极有可能发生。如果静脉注射给液,维生素 B_1 应该先于葡萄糖注射以避免韦尼克脑病。此外,应考虑在加用短效苯二氮䓬类药物,如劳拉西泮。

洗胃可能对预计服用其他药物或近期摄入大量酒精的患者有用。活性炭吸附乙醇的能力很差,但是在怀疑其他药物合并时应该使用。血液透析可以迅速清除体内乙醇[154]。通常情况下,当血液乙醇浓度大于 600mg/dl 时[70],应立即启动透析治疗。辅助通气和良好的支持治疗通常是最重要的,因为在乙醇中毒中,呼吸抑制是首要死亡原因。

有了良好的支持治疗,通常不需要透析。如果患者病情不平稳或者受其他的复杂因素影响,如合并疾病(如肾功能不全)或服用其他药物时,可以考虑透析(表90-5)。

表 90-5

急性酒精中毒:症状和治疗

症状	原因	治疗
呼吸性酸中毒	酒精引起的呼吸抑制;对高碳酸血症和低氧反应不敏感	气管插管呼吸支持
昏迷	酒精引起的中枢神经系统抑制;使用其他药物	洗胃,纳洛酮1mg,每2~3分钟重复1次,最多10mg,这取决于患者反应和摄入药物。条件允许可透析
低血压	低血容量	静脉液体疗法
低血糖	最常发生在营养不良的患者。丙酮酸通过糖异生转化为乳酸,而不是葡萄糖	50%葡萄糖(50ml)静脉推注

CNS:中枢神经系统;IV:静脉注射

酒精戒断

症状和体征

案例 90-10

问题 1:J. M. 是一家疗养院的厨师,他的妻子是那里的管理员。他在工作时喝酒,被发现昏迷后送到医院。他的妻子说 J. M. 每日喝 1.89L(半加仑)伏特加,过去曾经酗酒。J. M. 的妻子说,她不相信他滥用过毒品或处方药。他的入院血乙醇浓度(BAC)为 520mg/dl。J. M. 有肝功能不全继发肝硬化的病史。实验室结果报告如下:

钠:143mmol/L	白蛋白:4.7g/dl
钾:4.2mmol/L	胆固醇:423mg/dl
CO_2:25.2mmol/L	CK:1 344U/L
氯:107mmol/L	总胆红素:2.3mg/dl
BUN:18mg/dl	直接胆红素:0.3mg/dl
肌酐:0.8mg/dl	ALP:74U/L
血糖:101mg/dl	AST:288U/L
钙:9.9mg/dl	ALT:148U/L
镁:0.9mg/dl	GGT:992U/L
尿酸:6.3mg/dl	

临床诊断 J. M. 酒精戒断反应需要进行什么症状和体征的监测?

许多酒精依赖者有显著生理依赖性,他们在戒酒或减少饮酒量时出现的各种症状被称为"酒精戒断综合征"(alcohol withdrawal syndrome",AWS)。按照生理依赖程度,AWS 包括从显著不适、轻度震颤到酒精戒断有关的谵妄、幻觉、癫痫发作和可能的死亡[155,156]。J. M. 992U/L 的 GGT 和病史表明,他是一位重度饮酒者。J. M. 的 AST、ALT 和总胆红素升高,直接胆红素正常,这些指标表明他胆红素排泄功能存在问题,这与病毒性肝炎或肝硬化一致。

当酒精依赖患者因为其他原因入院,其酒精依赖的问题可能被忽略,导致其在不同环境下发生 AWS。例如,来自某初级医疗机构的数据表明,15% 患者存在危险性饮酒情况或发现酒精相关的健康问题[157]。手术患者应在术前筛查可能的酒精依赖,以预防和充分治疗手术期间和手术后 AWS 有关的并发症[158]。

诊断 AWS 的第一个标准:长时间重度饮酒患者停止饮酒或减少饮酒量;达到第一个标准后几个小时到几日之内出现 2 个或多个以下症状:自主神经亢进、手抖增加、失眠、恶心或呕吐、短暂性触觉、视觉、听觉方面的幻觉或错觉、精神运动性激越、焦虑及癫痫大发作[1]。这些症状必须造成显著的器官功能障碍或损害,并排除一般医学情况,确定非其他精神疾病引起。戒断相关的癫痫发作是一种更严重的戒断表现,同样的,酒精戒断谵妄(alcohol withdrawal delirium,AWD)或震颤性谵妄也被视为严重的戒断表现。在发生 AWS 的患者中,AWD 的致死率约 5%[159]。公认的 AWS 并发症预测因子包括饮酒的持续时间、解毒前乙醇摄入总量和以前的戒断相关癫痫的发作和 AWD 发作[160]。

案例 90-10,问题 2: 怎么对 J. M. 戒断症状的严重性进行定量评估?

目前,评价酒精依赖患者戒断反应严重程度的工具中,最常用的是临床机构酒精戒断状态评定量表(修订版)(the revised Clinical Institute Withdrawal Assessment,CIWA-Ar)[161],另外,镇静躁动量表(Sedation-Agitation Scale,SAS)可以用来评估兴奋状态[162]。CIWA-Ar 是用于 AWS 严重程度分级的 10 项量表,常被用作评估住院患者戒断症状严重程度的工具。CIWA-Ar 提供了一套总计 67 分的标准,评价头痛、恶心、颤抖、激动、感觉异常、出汗、听觉和视觉障碍、缺乏对时间或地点的认知程度。AWS 患者可基于 CIWA-Ar 评分启动治疗。当 CIWA-Ar 评分不高于 8,表示戒断反应轻微,几乎不需要药物治疗。当 CIWA-Ar 评分为 9~15,表示中度戒断反应,可能需要一些药物治疗。当 CIWA-Ar 评分超过 15,表示严重戒断反应,癫痫和 AWD 发生风险增加。解读 CIWA-Ar 分数时,也应考虑合并疾病和用药的影响。实际上,CIWA-Ar 评分的单个条目对 AWS 不具有特异性,同样,对戒断反应的一些症状也缺乏敏锐性。我们可以将 SAS 与 CIWA-Ar 联合使用,来评价患者的躁动和意识水平,并应当正确及时给予苯二氮䓬类药物治疗(用于分数>4 的 7 分量表)。

戒断管理

案例 90-10,问题 3: 对于像 J. M. 发生酒精戒断症状且有肝硬化表现的患者,哪些治疗药物疗效最好?

苯二氮䓬类

苯二氮䓬类通过刺激 GABA_A 受体缓解焦虑,可以实现酒精的替代治疗[163]。这些药物能预防酒精戒断期间的原发和继发癫痫发作[158,163,164]。长效的苯二氮䓬类药物在体内的代谢排泄是逐渐减少的,其血清药物浓度波动降低,有助于酒精戒断[157]。长效的苯二氮䓬类药物(如氯氮䓬和地西泮)在停药期间,导致更少的反跳作用和戒断性癫痫发作[165,166]。短效药物(如劳拉西泮和奥沙西泮)在肝脏中代谢,可被氧化为非活性代谢物,虽然给药频率增加,但可能更适合于合并肝脏疾病的酗酒者以及老年人,短效劳拉西泮和长效地西泮因其起效时间短而存在滥用风险[164,167]。当用药适宜时,所有的苯二氮䓬类药物在改善酒精戒断症状和体征方面效果相同;但是,实际治疗药物的选择取决于以下因素:药代动力学特性,给药剂量,是否存在肝功能不全,以及剂量滴定的简易性(表 90-6)[168]。

表 90-6

酒精戒断综合征的治疗建议

治疗方案	临床合理性	药物	给药方案(示例)	注意事项
固定剂量调整策略	无论患者严重程度如何,先接受 2~3 日固定剂量药物治疗。常用于严重的酒精戒断综合征患者	氯氮䓬	25~100mg/(2~6)h,PO 或 25mg/(2~4)h,IV	治疗前,确定固定剂量方案和时间参数。当症状难以控制时可按需加用药物(如 CIWA-Ar 评分持续在 8~10 分)
		地西泮	10mg/(1~2)h,PO(最大 60mg)或 5~10mg,IV,20~120 分钟(最大 100mg/h 或 250mg/8h)	
		劳拉西泮	前 2 日:2~4mg PO,每日 4 次;第 3、4 日:1~2mg PO,每日 4 次;第 5 日:1mg PO,每日 2 次,可 IV/IM(最大 20mg/h 或 50mg/8h)	
根据症状调整剂量策略	每小时对患者进行 CIWA-Ar 评分以决定药物治疗剂量。其主要的优势在于在相同的疾病控制情况下,减少药物使用,降低镇静不良反应的发生	氯氮䓬	50~100mg	减少门诊患者药物滥用的可能,成本低,24~48 小时长效作用

表 90-6

酒精戒断综合征的治疗建议(续)

治疗方案	临床合理性	药物	给药方案(示例)	注意事项
		地西泮	10~20mg	持续作用时间长(20~50 小时),减少症状突破发生,使治疗更平缓
		劳拉西泮	2~4mg	持续作用时间短,可能更加适合有迟发镇静作用风险的患者(如老人、肝功能不全患者)
替代疗法	对苯二氮䓬类药物过敏或有禁忌的患者	卡马西平	第 1 日 600~800mg 逐渐减量至第 5 日 200mg 400mg,PO 每日 3 次,3 日;然后 400mg,PO 每日 2 次,1 日;然后 400mg,PO,1 日	卡马西平和巴氯芬都无成瘾性;药物相互作用少;几乎不发生药物相关认知障碍
	可能与苯二氮䓬类药物等效	巴氯芬	5mg PO 每日 3 次,3 日,然后增加至 10mg,每日 3 次	已知可以降低癫痫发作的阈值;酒精戒断常规治疗还需更多信息
辅助治疗方法	肾上腺素受体功能亢进	可乐定	按需口服 0.1mg,每日 2 次	用于治疗轻、中度肾上腺素受体功能亢进
	肾上腺素受体功能亢进	β-受体阻滞剂:阿替洛尔,美托洛尔	每日 50mg,PO 2.5~5mg IV	可能比单独服用奥沙西泮更快改善生命体征。最多 3 剂,每次间隔约 2 分钟;使用心率和血压的参数
	焦虑、幻觉、谵妄	神经阻滞剂:氟哌啶醇 奥氮平	0.5~5mg/h,PO/IM/IV,最大每日 100mg 10mg,IM	起效迅速但需注意 QTc 延长(如>450ms)建议在使用静脉注射前进行基础心电图检查 最大剂量,3 次,10mg,间隔 2~4 小时;重复给药前监测直立性低血压

CIWA-Ar,临床机构酒精戒断状态评定量表(修订版);IM,肌肉注射;IV,静脉注射;PO,口服。

来源:Guirguis AB,Kenna GA. Treatment considerations for alcohol withdrawal syndrome. US Pharm. 2005;30:71;Mayo-Smith MF,et al. Management of alcohol withdrawal delirium. An evidence-based guideline [published correction appears in Arch Intern Med. 2004;164:2068. Dosage error in article text]. Arch Intern Med. 2004;164:1405.

剂量

酒精戒断治疗中,苯二氮䓬类药物的剂量调整策略有 2 种,分别是固定剂量调整策略和根据症状调整剂量策略。固定剂量调整策略包括确定所选药物的给药间隔与给药剂量,通常情况下,在治疗的第 2 日规定的时间点逐渐降低剂量。根据症状调整剂量策略是根据事先由 CIWA-Ar 评定的戒断症状严重程度,在设定的给药间隔内重复给药。只有在 CIWA-Ar 评分高于事先规定的治疗阈值时,才给予药物治疗。在该策略下,因为给药剂量是根据戒断症状的严重程度进行调整,所以,可以将治疗不足与过度治疗的风险降至最小。几个研究证明,相比固定剂量调整策略,根据症状调整剂量策略可以缩减疗程,减少总给药量,并且有不降低疗效的优势[168]。

有些酒精戒断者的治疗面临着合并疾病的挑战,比如,某 AWS 患者伴发冠状动脉疾病。对于这样的患者,戒断相关高血压的治疗可能更加主动,因此用 β 受体阻滞剂或可乐定进行治疗。这种辅助治疗由于可以掩盖患者戒断反应的自主神经表现,可能降低 CIWA-Ar 评分的敏感性,从而导致戒断反应患者的治疗不足,增加戒断反应相关的严重后遗症。鉴于这些排除标准,根据症状调整剂量方法并未在此类人群和既往发生过戒断反应相关严重癫痫和谵妄的人群中测试。因此,此类人群推荐使用传统固定剂量调整策略[168]。有效的治疗方案需要考虑这两种策略。例如,低风险患者(无 AWS 或 AWD 史,每周酒精摄取量小,无早期 AWS 的症状和体征)接受根据症状调整剂量策略(如劳拉西泮,1mg/h,按需)。或者高风险患者(有 AWS 或 AWD 史,戒断性癫痫发作,每周酒精摄取量大,有早期 AWS 的症状和体征)接受固定剂量的劳拉西泮,或剂量递减的地西泮和对酒精戒断反应症状和体征控制不佳时,按需服用的苯二氮䓬类药物。重要的是,如果住院患者有严重的症状,苯巴比妥、右美托咪定和丙泊酚是苯二氮䓬类药物的有效辅助药物[168]。

禁忌、警告与相互作用

老年人肝、肾功能不全以及服用治疗糖尿病或肝硬化等药物的患者或者其他精神疾病如痴呆,需要密切监测以防药物过量。正在服用钙离子通道阻滞剂、β-受体阻滞剂以及 α2-肾上腺素受体激动药的酒精戒断综合征患者,可能会掩盖高血压、心悸和震颤等症状。

不论症状轻重,存在以下危险因素者应入院治疗:伴严重的酒精戒断症状史、戒断性癫痫发作史或震颤性谵妄史、多次戒酒史、合并精神疾病或内科疾病、近期大量饮酒、妊娠或缺乏可靠人员的照护[168]。

劳拉西泮是唯一通过肌肉注射可预测性吸收度的苯二氮䓬类药物(如果必须肌内注射,可选用此药)。很少有必要使用极高剂量的苯二氮䓬类药物来控制 AWS。目前没有对照试验比较不同苯二氮䓬类药物治疗 AWS 的优缺点,也没有明确证据支持劳拉西泮作为治疗 AWS 的一线药物[168,169]。

对于大多数轻到中度 AWS 患者,门诊解毒治疗安全有效,且花费比住院治疗少。如果选择门诊治疗,应该指导患者和陪护人员如何服用这些药物、可能的副作用、预期的戒断症状以及病情恶化的应对措施。每次就诊时,只能处方低剂量的戒断药,尤其是苯二氮䓬类药物。由于门诊治疗中缺乏密切监测,应该使用固定剂量调整的给药方案。

鉴于 J. M. 的肝酶升高,开始劳拉西泮治疗是合理的。短效药物,如劳拉西泮,因经肝脏代谢比例低,更适用于有肝功能不全明确证据的患者。

辅助治疗

案例 90-10,问题 4: 对于 J. M. 可考虑什么样的辅助治疗?

评估患者水合作用,电解质(尤其是钾与镁)以及营养状态。在因呕吐、出汗和高热后过度丢失体液的患者中,静脉营养支持可能是必要的[170]。酒精戒断患者应定期服用维生素 B1、多种维生素以及 1mg 叶酸。如果给予静脉输液,为预防 Wernicke 脑病的突然发生,维生素 B1 的注射应

优先于葡萄糖[160]。酒精依赖患者缺乏维生素 B1 会增加 Wernicke 脑病的发生风险[171]。韦尼克脑病主要表现为急性精神错乱、共济失调和眼肌麻痹的三联症状。Korsakoff 综合征是 Wernicke 脑病后期的神经精神性表现:记忆减弱和虚构症,因此,这种症状又被称为 Wernicke-Korsakoff 综合征。常见于慢性酒精使用障碍患者,但也可见于营养不良相关的疾病的患者,如长期血液透析或获得性免疫缺陷综合征[172]。

维生素 B1 缺乏导致大脑对葡萄糖利用减少。机体通常储存 3 周的维生素 B1 需求量(每日需求量约 1.5mg)。大脑维生素 B1 缺乏时,仅可通过静脉迅速升高维生素 B1 血浆浓度。即使每日口服大剂量,维生素 B1 经胃肠道吸收很少(<5%),因此需要经非胃肠道供应维生素 B1[171]。患者应每日 3 次通过静脉注射至少 200~500mg 维生素 B1,连续治疗 3 日,以预防维生素 B1 缺乏对神经精神的影响[172]。

在 AWS 治疗,应对症选择使用除镇静催眠药的其他辅助药物,如 β-受体阻滞剂(如普萘洛尔[173]、阿替洛尔[174])或者 α2-肾上腺素受体激动剂(如在 ICU 中,可乐定[175]或右美托咪定)可用来调节重度高血压或其他自主神经症状。但是,这些药物有可能掩盖预示戒断性癫痫症发生的症状,以致未能提供对抗癫痫的措施。可用于中度至重度高血压或其他自主症状。α2-肾上腺素能激动剂是首选,因为它能减少神经的去甲肾上腺素流出神经细胞,并解决所有高肾上腺素能效应,而不仅仅是用 β-受体阻滞剂影响 β-受体,并且使用 β-受体阻滞剂导致谵妄似乎更常见[168,169]。抗精神病药物(如氟哌啶醇、喹硫平)能用于控制幻觉和严重焦虑,但因其可降低癫痫阈值,必须密切监测[163,168,176]。

酒精依赖的药物治疗

案例 90-11

问题 1: R. M. 55 岁,63.5kg,在酒精戒断之前每周喝大约 60 杯。R. M. 已婚,拥有一个好的工作,他如今承诺进行戒酒。R. M. 从朋友那打听到双硫仑这个药物,想要使用此药物帮助他戒酒。当日测得的实验结果如下:

钠:132mmol/L	天冬氨酸氨基转移酶(AST):30U/L
钾:3.3mmol/L	丙氨酸氨基转移酶(ALT):35U/L
CO_2:22.6mmol/L	尿酸:9.1mg/dl
氯:109mmol/L	钙:8.7mg/dl
血尿素氮:14mg/dl	镁:1.7mg/dl
肌酐:1.0mg/dl	白蛋白:4.0g/dl
血糖:123mg/dl	胆固醇:255mg/dl
总胆红素:0.3mg/dl	肌酸激酶:78U/L
直接胆红素:0.1mg/dl	谷氨酰转肽酶:30U/L
碱性磷酸酶:53U/L	

双硫仑适合 R. M. 吗?

为了评估酒精使用障碍的治疗,需要准确的病史和实验室检验结果。此外,几个工具可以用来筛查和描述患者的酒精摄入程度。最后,使用的时间和目的通常是影响工具选择的主要因素。筛查评估酒精滥用危险因素最简单的方法是询问患者:在过去的 1 年中有多少场合你一次性喝了 5 杯(男性)/4 杯(女性)酒[177]?如果回答是肯定的,还需要进一步随访患者的饮酒史。第二种方法 C-A-G-E 包括 4 个问题:

1. 你是否曾觉得你需要少喝酒?

2. 有人因批评你喝酒而激怒你吗?

3. 你曾因你的酗酒感到悲伤或羞愧吗?

4. 你曾有过清晨第一件事喝杯酒来稳定焦虑或消除宿醉(醒眼酒)?

2 个问题的肯定回答表明存在酒精摄入问题(表 90-7)[178]。由世界卫生组织制订的酒精滥用疾病鉴别测试(Alcohol Use Disorders Identification Test, AUDIT)也同样可以对个人进行筛选,并找出有问题的酗酒者[179]。

表 90-7

有效筛选评估酒精问题

C-A-G-E 筛选问题(CAGE)
你是否觉得你应该减少饮酒?
有人因批评你喝酒而激怒你吗?
你曾因你的酗酒感到悲伤或羞愧吗?
你曾有过清晨第一件事喝杯酒来稳定焦虑或消除宿醉(醒眼酒)?
确定近期酒精摄入量的方法
急性酒精摄入
■ 血液酒精浓度
■ 尿(乙基葡萄糖醛酸酐)
■ 唾液
■ 呼气酒精含量
近期重度酒精摄入
■ γ 谷氨酰胺转移酶(GGT)
■ 糖缺失性转铁蛋白(CDT)
■ 红细胞平均体积(MCV)

药物治疗

酒精依赖的药物治疗焦点在于戒酒疗程完成后,患者几日内不再饮酒,如何预防复发。药物治疗仅是心理治疗的辅助手段并且不单独使用[180]。到目前为止,双硫仑、阿坎酸和纳曲酮片剂和注射剂是经 FDA 批准用于治疗酒精依赖性的药物。此外,一些其他药物在治疗酒精依赖上显示出不同程度的成功,例如喹硫平、昂丹司琼等[180-202]。然而,很多问题至今尚未得到解答,如长期戒酒率、患者药物治疗应使用多长时间、最佳剂量以及药物是否对男性、女性或者其他特定亚群更加有效[203]。

双硫仑

双硫仑是一种不可逆转的乙醛脱氢酶抑制剂,可以阻止酒精代谢,导致乙醛积累。双硫仑通过调节乙醛水平升高来强化个体停止饮酒的欲望。患者摄入酒精可导致头痛、心悸、低血压、面部潮红、恶心和呕吐等反应。双硫仑治疗成功的主要预测因子是患者做出的完全戒酒的承诺。虽然成功的传闻很常见,临床证据表明,在酗酒者参与特殊高风险情况下(如婚礼、毕业典礼),对双硫仑使用进行监督,可得到最佳效果[3,180]。

双硫仑的对照临床试验明确显示了疗效,但这并不是一个一致的发现[180]。双盲、安慰剂对照的研究中使用双硫仑是困难的,因为 2 个治疗组在酒精摄入上存在心理震慑,同时对实验中发生药物相互作用复发酒精依赖的患者不再设盲。

在一个最严格的退伍军人中进行的临床试验中,患者服用安慰剂或 1mg 或 250mg 双硫仑在戒酒率之间无显著差异[181]。然而,随机分配接受 250mg 双硫仑的患者每日饮酒量更少(每年饮酒天数更少)。社会地位稳定的中年人更可能从双硫仑中获益。在另一个试验中,监督患者服用双硫仑,饮酒量更少频率更低,但是随机分配的患者对服用的药物是已知的[204]。

当患者被分配到支持性治疗以验证依从性时,双硫仑相对于阿坎酸和纳曲酮的疗效显示了双硫仑的明确疗效优势[205,206]。虽然在双重诊断酒精依赖患者中[207],双硫仑联合纳曲酮没有看出优势,但在一项研究中双硫仑联合阿坎酸可使累积戒酒天数增加[208]。

剂量

双硫仑推荐起始剂量为 250mg,每日 1 次,每日 125~500mg[207]。因为有显著比例的患者在日常每日剂量 250mg 时未能出现双硫仑反应[209,210],所以如果患者喝酒未发生双硫仑反应,剂量可增加至 500mg,需要注意的是,每日剂量超过 250mg 时副作用增加。在戒酒后至少 12~24 小时开始给药(当血液或呼吸酒精浓度为零)。治疗继续与否取决于个人需要,但一般至少需要 90 日,并且维持治疗可能需要数年。

禁忌证、警告与相互作用

发生双硫仑反应时,心血管和身体机能发生剧烈变化,因此,双硫仑是禁用于心脏病、冠状动脉闭塞、脑血管病、肾或肝衰竭患者。在较高的剂量,会发生精神病性反应。许多临床医生避免双硫仑用于老年患者或严重内科疾病(如糖尿病)。双硫仑导致妊娠胎儿异常尚不明确。但是,一些数据发现新生婴儿肢体短缺,与其母亲在怀孕最初 3 个月服用双硫仑有关[211,212]。

因此,仅在妊娠期母亲和胎儿的获益大于可能的风险时,使用双硫仑;孕妇在怀孕最初 3 个月应避免使用双硫仑

（C级）。哺乳期妇女使用此药物的安全性尚无定论。

双硫仑具有肝毒性，有肝脏基础疾病的患者应谨慎使用。使用双硫仑治疗前，建立肝功能基线，治疗14日后，重新测定肝功能。每6个月检测全血细胞计数（CBC）和肝功能（LFT）[213]。

R. M. 肝功正常；然而在基线和治疗期间应周期性监测LFT。虽然并不是所有医生都同意，大部分医生都推荐在最低基线LFT：ALT、AST和GGT，当LFT超过3倍正常上限降低双硫仑剂量[213]。如果肝酶升高，每1周或2周重复检测LFT直至正常；如果未升高，每3~6周检测LFT，随着LFT增高，我们应有酒精依赖复发而不是双硫仑中毒的意识[214,215]。持续的LFT升高也可能暗示病毒性肝炎（乙肝或丙肝），对于有高危因素的酗酒者，需要制订一套肝炎治疗计划。目前，指南指出，减少酒精使用将保持正常的LFT。精神疾病的不良影响包括定向障碍、焦虑、抑郁和行为改变，如偏执狂、戒断和奇怪的行为以及精神分裂症的恶化，尤其是每日服用超过250mg的剂量[216,217]。对于有这些症状的人，应该避免或非常谨慎地使用双硫仑，尽管在酒精依赖症患者中，包括精神分裂症患者，每日使用剂量为250mg的双硫仑是安全的[207,218,219]。双硫仑的常见副作用包括嗜睡（尤其是在治疗的前几周）、金属味或大蒜味以及性功能障碍。如果感到困倦或疲劳，可在睡前服用。

双硫仑是CYP2E1氧化酶的有效抑制剂，可与抗凝剂（华法林）、抗癫痫药（苯妥英、卡马西平）、一些苯二氮䓬类药物（如地西泮）和三环类抗抑郁药（阿米替林、德普拉明）相互作用，可能增加这些药物的毒性。联合使用单胺氧化酶抑制剂可使谵妄发生风险增加。类似酒精-双硫仑相互作用的双硫仑不良反应也可以在使用甲硝唑和奥美拉唑中发生[220]。

服用双硫仑的患者必须定期接受相关的咨询服务，并严格按医嘱定期复查肝功能，以使双硫仑发挥最佳疗效。让其他人参与帮助验证管理过程可以获得更好的结果。只有在咨询了处方医生和相关顾问后，才能停止使用双硫仑。患者在接触含有酒精的产品前，必须保证已经停药至少3日（有时候需停药达14日）。教育服用双硫仑的患者在食物、非处方药、漱口水和局部洗液中含有的即使是少量的酒精也会有危险，这是非常重要的。告知患者如果出现如呼吸困难、恶心、呕吐、食欲减退、尿颜色变深或皮肤或眼睛色素沉着改变（主要是变黄）等情况时，应及时报告。

总结

一般来说，考虑到成功所需的特殊条件，双硫仑并不是治疗酒精中毒的首选药物。在使用双硫仑时，患者的社会生活环境、生理和精神状况都是重要的考虑因素。R. M. 似乎是双硫仑的合理人选，因为他已经同意让他的药物管理部门监督（在这种情况下是由他的妻子监督）他的稳定工作以及他保持戒酒的动机。R. M. 仍需定期接受咨询和支持服务。

阿坎酸

阿坎酸（campral）有多种作用，但主要是作为谷氨酸和GABA的调节剂。其主要作用机制可能是作为一种谷氨酸NMDA受体的弱拮抗剂，通过拮抗mGluR5受体来间接调解谷氨酸NMDA受体位点[221]。一系列的meta分析和系统综述表明，当阿坎酸作为一种社会心理干预的辅助手段时，阿坎酸有助于改善戒酒的效果，比如：戒酒所需时间的长短以及戒酒的成功率等[180,222-224]，但是如果在患者出现酒精中毒后初始治疗并没有选用阿坎酸，那么它不大可能有上述疗效[225,226]。也有证据表明阿坎酸的戒酒效果在停止服药后的一段时间内依旧有效[227]。阿坎酸似乎在以促进患者戒酒为目标的治疗方案中特别有效，并可被用于初级保健机构以及专业的成瘾治疗项目中[228]。它几乎没有任何治疗禁忌证存在。还有研究发现少量共存于所有患者体内且可用来预测服用阿坎酸时患者病情改善程度的特征性信息。在一项包含了美国以及欧洲所有研究的meta分析中发现，可用来预测戒酒效果的因素有：患者戒酒的动机、愿意做出的改变、酒精使用障碍的严重程度、治疗起始1周内的依从性，以及是否和伴侣或孩子一起居住等[229]。然而，在一个包含了7个欧洲研究的meta分析中却没有发现特别有意义的可用于预测戒酒效果的因素[230]。总之，想要使用阿坎酸来治疗酒精使用障碍的患者应该自己有着想要戒酒的决心，并在停止饮酒后再开始服用阿坎酸[231,232]。

在一项有关阿坎酸有效性的系统评价中[231]，相关的研究数据证明了阿坎酸有着强大的疗效。此外，在几项有关阿坎酸的研究中也证明了阿坎酸的积极疗效，比如，在一项覆盖了272名严重酒精依赖患者的研究中，在最初2个月的戒酒治疗中，服用阿坎酸治疗的实验组中坚持下来的患者比例明显高于服用安慰剂的对照组患者[184]，并且在使用阿坎酸治疗的患者中有约40%的患者持续戒酒时间达到48周，而服用安慰剂的患者中仅有17%的患者达到。

对阿坎酸的研究目前已经持续了1年多，在试验完成后进行的长期随访（12个月）中发现，阿坎酸在治疗结束后依旧对患者的戒酒率有着一定的积极影响，但在患者不喝酒的时候未发现上述影响。也有一些研究显示类似的治疗结束后仍保持的积极效果很有限或者几乎没有[191,233-236]，但其中有2个实验的说服力较差[191,233-236]，其中一个研究仅基于一个较短周期的阿坎酸治疗，而另一个研究则在启动阿坎酸治疗上有较长的延迟[234,235]。总之，大部分的研究表明阿坎酸用于帮助患者戒酒时是安全的，且患者耐受性较好[237]。

剂量

阿坎酸的规格是333mg/片，常用剂量为每日666mg，每日3次[238]。患者无须滴定即可从常规剂量开始治疗。阿坎酸不能被胃肠道很好地吸收，且半衰期约30小时，达到治疗所需的血药浓度需要几日的时间[238]。阿坎酸对酗酒者安全有效,不良反应少,并且不会使患者产生镇静作用或药物依赖性。其主要的不良反应为胃肠道反应,包括恶心、腹泻及腹胀等,通常恶心呕吐的症状比较容易控制,但如果症状很严重或者经常反复,则需要将剂量减少 1/3～1/2,用药疗程一般取决于治疗的效果以及患者自己的意愿。

禁忌证、注意事项和相互作用

阿坎酸以原型从尿液中排出,所以不应该被用于重度肾功能损害[肌酐清除率(CrCl)<30ml/min]或者曾对阿坎酸过敏的患者[238]。对于中度肾功能损害(CrCl 30～50ml/min)的患者应该调整阿坎酸的剂量为每日 3 次,每次333mg。而对于妊娠期妇女,只有在权衡利弊后认为服用阿坎酸的获益将远超可能风险时才能使用,因为已在大鼠中发现致畸风险(FDA 分级 C 级)[238]。同时,应注意阿坎酸与四环素类药物同服时,阿坎酸制剂中的钙离子可能会导致四环素类药物吸收减少,疗效降低[238]。而其与纳曲酮同服时,纳曲酮会在一定程度上增加阿坎酸的血浆浓度,尽管这种相互作用的临床意义尚不明确,两种药物联用是安全的[238,239]。已经发现在服用阿坎酸的患者中有人出现了自杀倾向(包括企图自杀、自杀未遂、已自杀等),在进行阿坎酸药物治疗的同时,必须联合如认知行为治疗(cognitive-behavioral therapy,CBT)、定期参加匿名戒酒者(Alcoholics Anonymous,AA)聚会等社会心理治疗项目。服用阿坎酸的时间可以不安排在三餐时,但服用时必须整片吞服阿坎酸片剂,切不可嚼碎或碾碎后再服用。此外,尽管目前还没有发现阿坎酸与酒精的相互作用,但是在服用阿坎酸的同时停止饮酒并联合心理和社会支持有助于发挥其最佳的戒酒效果。若患者出现下列任何症状,必须及时告知医生:持续腹泻、体重增加过多或过快、四肢肿胀、呼吸困难、昏厥或出现自杀的念头等。

一项针对 353 名酒精依赖患者的长期回顾性研究中发现,相比于阿坎酸单独治疗,有监督的戒酒硫治疗能产生更好的效果,特别是在有较长的酒精依赖史的患者中[206]。

纳曲酮

当饮酒时,纳曲酮可以阻断内啡肽的作用,进而抑制伏隔核(在人体内被认为在大脑正强化、奖赏和渴求等活动中起到关键作用)的多巴胺释放[145]。尽管纳曲酮疗法已经被证实适用于所有酒精依赖且不存在治疗禁忌证的患者,但是在一项针对 1 388 名美国专业治疗成瘾性的医师们的调查中发现,他们开出的戒酒处方中,开具纳曲酮的处方仅占 13%[240]。而通过他们的自我反馈报告发现,他们不开具更多纳曲酮处方的主要原因为患者拒绝服用纳曲酮或拒绝遵从相应的治疗方案(23%)及患者无法负担使用纳曲酮治疗的费用(21%)。

有证据似乎支持纳曲酮作为社会心理干预治疗的辅助治疗,以帮助患者在较短的时间内获得较高的戒酒率,同时

还可以防止患者在戒酒治疗失败后完全复发[180,209,241-242]。相比较而言,纳曲酮与双硫仑(戒酒硫)的疗效类似,且可能比阿坎酸更有效[192,242-244]。

有少量研究表明,纳曲酮在治疗对酒精有强烈渴求[182,245]、研究开始时认知状态不佳[246]以及高依从性[247,248]的患者时效果最佳,这一观察结果也与已确认的纳曲酮能够减少患者对酒精的渴求感的作用相一致。此外,还有证据表明,对于有酗酒家族史、开始饮酒的年龄早以及合并使用其他药物的患者,更有可能通过使用纳曲酮治疗而获益[249]。

在对用于治疗酒精中毒的药物治疗方案的综合评述中发现,尽管口服纳曲酮不能明显提高戒酒率,但是它能持续作用于患者以减少重度饮酒者的复发率及饮酒的频率[232,250,251]。进一步来说,在几个使用纳曲酮的研究报告中发现,阿片类受体拮抗剂在减少复发率、增加不喝酒天数百分比[182,183,247]以及减少大量饮酒者对酒精的渴求程度[252]等方面的有效性较安慰剂有明显提升。但也有研究并未发现使用纳曲酮与安慰剂有显著差异[253,254]。至于不同的纳曲酮临床试验出现不同的结果,则可能是以下几个因素引起的:有些研究的样本量太小,或有些研究缺少了能证明治疗效果的统计检验力[235]。但也有几个大型的研究报告了消极结果[253-255]。

尽管如此,COMBINE 试验[191]还是通过试验发现服用纳曲酮联合其他药物治疗的患者较那些服用安慰剂同时联合除纳曲酮以外的其他药物治疗或者综合行为干预治疗(CBI)的患者有更高的不饮酒天数百分比,从而明确地表明了纳曲酮的有效性。同时,纳曲酮还有减少大量饮酒风险的作用,而其缓释型注射剂(380mg)对酒精依赖的患者而言也有很好的安全性和耐受性[256]。在 2 个随机双盲的安慰剂对照试验中发现,每月注射 1 次的纳曲酮缓释型注射剂或纳曲酮的其他长效制剂的疗效是值得肯定的[198,257,258],并且上述剂型还有助于提高患者的依从性。Garbutt 等[198]研究发现,男性使用纳曲酮注射剂的效果较女性更为明显,而女性使用纳曲酮的效果仅与使用安慰剂的效果相似。此外,由于在临床研究中发现,与安慰剂相比,纳曲酮注射剂的作用效果极强,所以 FDA 要求生产商需在他们的产品信息中标明在开始使用纳曲酮注射剂治疗时必须禁酒。在初级保健机构中也发现,使用纳曲酮注射剂治疗 3 个月并联合由医师提供的药物管理服务的治疗方案对酒精依赖患者是有效的[259]。

剂量

纳曲酮已经被批准用于具有高风险复发因素的酒精使用障碍患者最初 90 日的戒酒治疗,同时已有为期 1 年的观察实验证明纳曲酮对患者而言有着很好的安全性和耐受性。纳曲酮的后续治疗以及调整均须根据患者对药物的反应进行,并且只有在咨询医师或者其他医疗服务人员后才能决定是否停药,切忌自行停药。通常纳曲酮的剂量为每日 50mg,但是据报道每日 25～100mg 的剂量也是有效的,尤

其是对于那些服用纳曲酮后体内血药浓度较低的患者[259]。纳曲酮的不良反应,如恶心、头痛等,通常多见于开始治疗的最初几日,而将起始 2～4 日的剂量调整为每日 25mg(半片),可减少纳曲酮相关不良反应的发生。由于纳曲酮的半衰期很长(4 小时,纳曲酮的活性代谢物 6-β-纳曲酮的半衰期是 13 小时),一项研究以每周 3 次给药:周一 100mg,周三 100mg,周五 150mg(相当于每日 50mg)[202]。因为每周只需要 3 次(而不是 7 次)的观察,所以这种方法可能更有利于监测或观察纳曲酮的使用。但是,在大多数情况下不建议使用这种给药方法。

对于纳曲酮的缓释型注射剂(380mg)应该每 4 周注射 1 次,并保证每次都是深部肌肉注射(即注射到臀肌),并需注意在左右臀部交替注射,避免每次都在一侧臀部注射。对于轻中度肝肾功能损伤的患者不用调整纳曲酮的剂量,但对于严重肝肾功能损害的患者目前还没有充分的研究结果[198]。

禁忌证、注意事项和相互作用

纳曲酮禁用于下列患者:严重肝肾功能不全者;曾对纳曲酮敏感或过敏者;对阿片类药物成瘾的、正在服用阿片类镇痛药或处于急性阿片类药物戒断反应的患者。妊娠期妇女使用纳曲酮时必须权衡利弊。纳曲酮应严禁与阿片类药物同服,患者在开始服用纳曲酮前必须保证已脱离阿片类药物至少 7～14 日,并进行相关的检测,如尿液药物浓度测试等,以避免诱发急性戒断综合征。尽管很少发生,但还是应该在使用纳曲酮治疗之前进行纳洛酮催瘾试验,以避免同时服用纳曲酮与阿片类药物的现象发生。纳曲酮的 FDA 妊娠期药物分级为 C 级,而纳曲酮是否能经乳汁排泄目前尚不明确。

目前临床存在的一个与纳曲酮片剂或其长效注射剂有关的问题是疼痛管理问题,任何试图使用外源性阿片类药物来对抗纳曲酮引起的阿片类药物阻断作用的方法都可能导致阿片类药物过量且可能致命。如果有患者在使用注射剂后出现疼痛,首选止痛药物应该是非阿片类药物,如非甾体抗炎药(NSAID),当患者依旧感觉疼痛,才可以选择阿片类药物,但这很可能需要更大的剂量和更频繁的用药。当需要逆转纳曲酮的阻断作用来进行疼痛管理时,患者必须处在一个配备有可及时为患者进行心肺复苏术并监护患者呼吸抑制情况的设备及人员的环境中。

在一个为期 1 年的安全研究中发现,纳曲酮最常见的不良反应是恶心、头晕、镇静、头痛、焦虑及视力模糊[260]。假如患者在服药期间出现了上述不良反应,通常可以通过将药物剂量减少一半,来减少不良反应的发生。大剂量的纳曲酮(如 200mg)可能会导致肝功能衰竭。此外,当患者在服药期间出现下列情况,如过度疲劳、不寻常的出血或者擦伤、食欲缺乏、右上腹疼痛、皮肤或眼睛颜色改变、粪便或尿液颜色改变、出现自杀倾向与肺炎的前兆等时,也需及时告知医师。接受纳曲酮长效缓释注射剂型的患者还必须监测注射部位是否有任何不良反应,如肿胀、压痛、瘀伤或

69%的皮肤发红,与之相比的安慰剂 50%皮肤变红。如果这些不良反应在 2 周内无法恢复,可能导致硬化、蜂窝组织炎、脓肿、无菌脓肿或坏死。有些患者可能需要评估是否需要外科介入治疗[260]。

药物联合治疗

采用阿坎酸与纳曲酮联合治疗的原理主要是认为阿坎酸能够减少患者的负强化,而纳曲酮能够弱化患者的正强化[141]。为了验证这个假设,欧洲进行了一个包含 160 位患者的随机对照研究,但经研究发现,尽管纳曲酮联合阿坎酸治疗产生的治疗效果要优于单独使用安慰剂治疗或单独使用阿坎酸治疗产生的效果,但是与单独使用纳曲酮治疗产生的疗效相比并没有明显的优势[244]。在一项受试者超过 1 300 名的大型随机双盲研究中,研究者分别单独给予受试者安慰剂、纳曲酮、阿坎酸,或联合医疗管理或综合行为干预治疗(CBI)[191]。最终研究发现,不管是单独使用阿坎酸或安慰剂,还是联合研究中规定的其他治疗方法,2 种药物对受试者的戒酒效果并没有显著性差异。此外,接受安慰剂治疗并接受专业的健康护理人员提供的医疗管理(MM)的患者与单独接受综合行为干预治疗(CBI,一种包含 12 步简易步骤的、与认知行为治疗 CBT 类似的治疗方案)的患者相比,前者的效果更好。从现有的证据来看,将阿坎酸与纳曲酮联合使用是可以接受的,但是一些患者的预期疗效可能不会比单独使用纳曲酮更好。

托吡酯

托吡酯有多种作用机制,其中包括通过增强对 $GABA_A$ 的抑制作用,减少多巴胺在中脑的释放,这一机制被认为对治疗酒精使用障碍和维持治疗有潜在益处[261]。此外,它会拮抗红藻氨酸对红藻氨酸/2-氨基-3-羟基-5-甲基-4-异噁唑丙酸(AMPA)谷氨酸受体亚型的激动作用,并抑制碳酸酐酶同工酶 Ⅱ 型和 Ⅳ 型碳的作用[262]。托吡酯未被 FDA 批准用于治疗酒精使用障碍。

在一项随机双盲的安慰剂对照研究中,研究者设计了一个 12 周的治疗周期,在起初的 8 周中,研究者分别给予 150 位患有酒精依赖的受试者(包括男性和女性)起始剂量为每日 25mg 并逐渐加量至每日 300mg 的托吡酯或对应剂量的安慰剂[190],在研究的后 4 周,将所有受试者的托吡酯或安慰剂剂量均调整至相同剂量,并保证所有的受试者都在研究期间接受短暂的行为依从性强化治疗(rief behavioral compliance enhancement therapy,BBCET),即一个由专业健康护理人员提供的 10～15 分钟的咨询和交流时间以帮助受试者解决相应的不良反应问题同时促进受试者的依从性(见表 87-6)。最终发现,接受托吡酯治疗的受试者与接受安慰剂的受试者相比,平均每日的饮酒杯数、在饮酒的日子里平均每日的饮酒数量、饮酒的天数以及对酒精的渴求感均明显减少,并且接受托吡酯治疗的受试者不喝酒的天

数明显增加了。有证据表明,尽管戒酒率在托吡酯研究的起始阶段并没有被当做观察指标,但托吡酯很可能在戒酒治疗的起始阶段就已经发挥了很好的疗效[263]。在一个Ⅱ期临床试验中,接受托吡酯治疗的受试者大量饮酒天数的占比、在饮酒的日子里平均每日的饮酒数量均明显降低,并且不喝酒的天数占比明显提高,从而证实了托吡酯在戒酒治疗中的作用。

在治疗酒精依赖时,托吡酯的起始剂量一般为每日25mg并经过超过6周时间的剂量调整,将剂量逐渐增加至每日300mg(早上100mg,下午200mg)或增加至患者的最大耐受剂量。此外,托吡酯突然停药与诱发癫痫发作之间的关系已经在无癫痫发作史的患者中被证实了,所以推荐在准备停用托吡酯时逐渐减量直至完全停药(如每4日减少剂量的25%,直到16日完全停药)。

除感觉异常(四肢刺痛)外,其他明显的副作用包括精神错乱、思维迟缓、抑郁和嗜睡,这些副作用可以在开始治疗时通过滴定减弱。此外,约1.5%的患者出现肾结石[264],所以应鼓励患者每日补充足量的水来进行充分的水合作用,特别是对于那些患结石风险高的患者。托吡酯还可能导致患者出现睡眠过多、头晕、记忆改变、味觉改变(尤其是碳酸饮料的味道)、视力改变(尤其是与眼内压升高有关)、协调障碍、食欲减退或体重减轻及情绪多变等不良反应。

禁忌证、警告和相互作用

托吡酯禁用那些对药物过敏的人。对于有尿石症、感觉异常、继发性闭角型青光眼、肾脏或肝脏损害以及容易发生酸中毒的病症或治疗(如肾脏疾病、严重呼吸系统疾病、癫痫持续状态、腹泻、手术、生酮饮食或药物)的患者,应谨慎使用托吡酯。监测高氯非离子间隙性代谢性酸中毒是必要的,因此应该定期评估和监测化学酸碱性(如HCO_3^-和pH)。代谢性酸中毒可引起诸如疲倦和食欲缺乏的症状,或包括心律失常或糖尿病在内的更严重的病症。已发现托吡酯在动物研究中具有致畸作用,并且是妊娠期C级药物[264]。已发现伴随使用口服避孕药、苯妥英、卡马西平和丙戊酸与托吡酯相互作用[220]。共同给予另一种碳酸酐酶抑制剂,如乙酰唑胺,可能会增加肾结石形成的可能性,应予以避免。

酗酒导致的合并症

参与有害饮酒的患者常常出现共病问题。酒精与许多药物有显著的药物相互作用(表90-8)。临床医生还必须考虑合并精神疾病(也称为双重诊断,如抑郁症、双相情感障碍或精神分裂症)与物质使用障碍相结合的可能性。烟草和咖啡因的依赖很常见[265]。合并症状增加导致医疗和精神疾病的治疗预后较差。

表90-8

乙醇与药物的相互作用

对乙酰氨基酚	慢性过量饮酒会增加对乙酰氨基酚诱导的肝毒性的敏感性。急性中毒理论上可以防止对乙酰氨基酚的毒性,因为产生的肝毒性代谢物较少
抗凝血剂(口服)	慢性乙醇代谢诱导华法林的肝代谢,降低血小板减少血栓形成的作用。非常大的急性乙醇剂量(>每日3杯)可能损害华法林的代谢并增加降血栓形成作用。维生素K依赖性凝血因子可能在患有肝病的酗酒者中降低,也会影响凝血功能
抗抑郁药	可以增强酒精和精神运动障碍的镇静作用。急性乙醇会损害新陈代谢。氟西汀、帕罗西汀、氟伏沙明及其他可能的5-羟色胺再摄取抑制剂(SSRI)不会干扰乙醇的精神或主观的效应
抗坏血酸	抗坏血酸增加乙醇清除率和血清甘油三酯水平,并在乙醇代谢后改善运动协调性和颜色辨别力
巴比妥类药物	苯巴比妥降低血液乙醇浓度;急性酒精中毒抑制戊巴比妥代谢;慢性酒精中毒可增强肝脏戊巴比妥的代谢
苯二氮䓬类药物	精神运动性损伤随合用乙醇而增加
溴隐亭	乙醇可增加溴隐亭的胃肠道副作用
咖啡因	咖啡因对乙醇引起的精神运动障碍没有影响
钙通道阻滞剂	维拉帕米抑制乙醇代谢并增加中毒
头孢菌素类抗生素	乙醇会产生潮红、恶心、头痛、心动过速和低血压。具有乙基四唑硫醇侧链的头孢菌素抗生素产生这种双硫仑样反应(如头孢哌酮、头孢噻吩、头孢替坦)

表 90-8

乙醇与药物的相互作用（续）

水合氯醛	可能发生血浆三氯乙醇（水合氯醛代谢物）和血液乙醇的升高。合并中枢神经系统（CNS）抑郁症。血管扩张，心动过速，头痛
氯仿	乙醇会增加氯仿的肝毒性
多西环素	慢性消耗乙醇诱导多西环素的肝代谢并可降低抗生素的血清浓度
红霉素	乙醇可能干扰乙基琥珀酸盐的吸收。对其他配方的影响尚不清楚
呋喃唑酮	当摄入乙醇时，可能发生恶心、潮红、头晕和呼吸困难（即，双硫仑样反应）
H_2 拮抗剂	西咪替丁增强乙醇效应。在血浆乙醇浓度-时间曲线下增加血浆乙醇浓度峰值和面积。CNS 毒性来自西咪替丁血清浓度的增加。尼扎替丁和雷尼替丁还可通过抑制胃醇脱氢酶轻微增加血液酒精浓度（BAL）。法莫替丁不影响血液酒精浓度
异烟肼	用异烟肼消耗乙醇会增加肝毒性的风险。含酪胺的酒精饮料可能引起高血压反应
酮康唑和甲硝唑	当摄入乙醇时，可能发生恶心，潮红，头晕和呼吸困难（即，甲硝唑可能发生双硫仑样反应）。据报道，有乙醇消耗和酮康唑的类似晒伤的皮疹。伊曲康唑可能会发生类似的反应，但没有报
甲丙氨酯	可能发生协同中枢神经系统抑制
甲氧氯普胺	增强乙醇的镇静作用
单胺氧化酶抑制剂	含酪胺的酒精饮料（例如葡萄酒，啤酒）可能引起高血压危象。优降宁可抑制醛脱氢酶并引起与乙醇的双硫仑样相互作用
麻醉镇痛药	静脉内哌替啶的分布容积随着乙醇消耗的增加而增加。临床意义不明。增强 CNS 抑郁的可能性
口服降糖药	如果摄入酒精（即双硫仑样反应），氯磺丙脲，甲苯磺丁脲和妥拉磺脲可能引起潮红，头晕，恶心和呼吸困难。副醛可能发生代谢性酸中毒
吩噻嗪	增强乙醇的精神运动性效应
奎吖因	可能抑制乙醛氧化
水杨酸盐	增加与阿司匹林相关的胃出血；可能会增加胃肠道出血的机会
四氯乙烯	可能发生中枢神经系统抑制
三氯乙烯	当暴露于三氯乙烯饮用酒精的患者时，可能发生潮红，流泪，视力模糊和呼吸急促

来源：Adapted from Ciraulo D，Shader RI，Greenblatt DJ，Creelman WL. *Drug Interactions in Psychiatry*. 3rd ed. Philadelphia，PA：Lippincott Williams & Wilkins；2006，with permission.

双重诊断患者的最佳治疗原则包括：①灵活性（例如，尽管治疗的目标可能是戒酒，但对于某些情况，正确方向的措施对于提高患者依从性同样重要）；②重复（例如，不断反复强调远离酒精和对抗其精神症状是一个优先事项）；③咨询（例如，将患者与适当的干预措施相匹配）。这些因素都是长期治疗成功的基础。适当时使用药物（例如，早期和积极的药物干预和非药物治疗）也可以帮助患者提高依从性；但是，必须尽一切努力使用不会引起欣快感或引起依赖的药物，即使在复发期间也是有效和安全的[2,3]。

具有药物使用和精神疾病的患者构成了实质性且具有挑战性的亚群。单独治疗酗酒预示其他疾病（包括早期复发）的结果较差。应实施针对每种疾病的早期和积极治疗。此外，必须注意确保如果与酒精混合使用的药物是安全的[3]。

（梁硕 译，陶小妹 校，孙路路 审）

参考文献

1. American Psychiatric Association. *Diagnostic and Statistical Manual of Mental Disorders (DSM-5)*. 5th ed. Washington, DC: American Psychiatric Publishing; 2013.
2. ASAM Public Policy Statement on Treatment for Alcohol and Other Drug Addiction, Adopted May 1, 1980, Revised January 1, 2010. http://www.asam.org/quality-practice/definition-of-addiction. Accessed November 26, 2016.
3. Lingford-Hughes AR et al. BAP updated guidelines: evidenced guideline for the pharmacologic management of substance abuse, harmful use, addiction and comorbidity: recommendations from BAP. *J Psychopharmacol*. 2012;26(7):899–952.
4. Center for Behavioral Health Statistics and Quality. *Behavioral health trends in the United States: Results from the 2014 National Survey on Drug Use and Health* (HHS Publication No. SMA 15-4927, NSDUHSeries H-50); 2015. http://www.samhsa.gov/data/. Accessed November 26, 2016.
5. Substance Abuse and Mental Health Administration, Office of Applied Studies. *Results from the 2009 National Survey on Drug Use and Health: Volume I. Summary of National Findings*. Rockville, MD: Substance Abuse and Mental Health

Administration, US Dept of Health and Human Services; 2010. NSDUH Series H-38A, HHS Publication No. SMA 10–4586Findings.

6. U.S. Department of Justice National Drug Intelligence Center National Drug Threat Assessment 2010. February 2010. **https://www.justice.gov/ archive/ndic/pubs38/38661/heroin.htm**. Accessed January 31, 2017.

7. Inaba DS, Cohen WE. *Uppers, Downers, All Arounders: Physical and Mental Effects of Psychoactive Drugs*. 6th ed. Medford, OR: CNS Productions; 2007.

8. Savage SR, Horvath R. Opioid therapy of pain. In: Ries RK et al, eds. *Principles of Addiction Medicine*. 4th ed. Philadelphia, PA: Lippincott Williams & Wilkins; 2009:1329.

9. Sullivan MD et al. Trends in opioid dosing among Washington State Medicaid patients before and after opioid dosing guideline implementation. *J Pain*. 2016;17(5):561–568.

10. Garcia M et al. Implementation of an opioid management initiative by a state Medicaid program. *J Manag Care Pharm*. 2014;20(5):447–454.

11. HIV and Injection Drug Use. HIV Surveillance Report 2016;27 **http://www .cdc.gov/hiv/risk/idu.html**. Accessed November 26, 2016.

12. Ferguson R et al. Enterobacter agglomerans-associated cotton fever. *Arch Intern Med*. 1993;153(20):2381.

13. Deletoile A et al. Phylogeny and identification of Pantoea species and typing of Pantoea agglomerans strains by multilocus gene sequencing. *J Clin Microbiol*. 2009;47(2):300.

14. Torka P, Gill S. Cotton fever: an evanescent process mimicking sepsis in an intravenous drug user. *J Emerg Med*. 2013;44(6):e385–e387.

15. Kleber HD et al. Treatment of patients with substance use disorders, second edition. American Psychiatric Association. *Am J Psychiatry*. 2007;164(4 Suppl):5.

16. McAuley A et al. Exploring the life-saving potential of naloxone: a systematic review and descriptive meta-analysis of take home naloxone (THN) programmes for opioid users. *Int J Drug Policy*. 2015;26:1183–1188.

17. Rando J et al. Intranasal naloxone administration by police first responders is associated with decreased opioid overdose deaths. *Am J Emerg Med*. 2015;33(9):1201–1204.

18. Schuckit MA. Treatment of opioid-use disorders. *N Engl J Med*. 2016;375:357–368

19. Tetrault JM, O'Connor PG. Management of opioid intoxication and withdrawal. In: Ries RK et al, eds. *Principles of Addiction Medicine*. 4th ed. Philadelphia, PA: Lippincott Williams & Wilkins; 2009:589.

20. Batki SL et al. *Medication-Assisted Treatment for Opioid Addiction in Opioid Treatment Programs. Treatment Improvement Protocol (TIP) Series 43*. Rockville, MD: Center for Substance Abuse Treatment, Substance Abuse and Mental Health Services Administration, US Dept of Health and Human Services; 2005. DHHS Publication No. (SMA) 05–4048.

21. Amato L et al. Methadone at tapered doses for the management of opioid withdrawal. *Cochrane Database Syst Rev*. 2005;(3):CD003409.

22. McNicholas L. *Clinical Guidelines for the Use of Buprenorphine in the Treatment of Opioid Addiction. Treatment Improvement Protocol (TIP) Series 40*. Rockville, MD: Center for Substance Abuse Treatment, Substance Abuse and Mental Health Services Administration, US Department of Health and Human Services; 2004. HHS Publication No. (SMA) 04–3939.

23. Gowing L et al. Buprenorphine for the management of opioid withdrawal. *Cochrane Database Syst Rev*. 2009;(3):CD002025.

24. Gowing L et al. Alpha2-adrenergic agonists for the management of opioid withdrawal. *Cochrane Database Syst Rev*. 2009;(2):CD002024.

25. Collins ED et al. Anesthesia-assisted vs buprenorphine-or clonidine-assisted heroin detoxification and naltrexone induction. *JAMA*. 2005;294(8):903.

26. Gowing L et al. Opioid antagonists under heavy sedation or anaesthesia for opioid withdrawal. *Cochrane Database Syst Rev*. 2010;(1):CD002022.

27. Substance Abuse and Mental Health Services Administration, Center for Substance Abuse Treatment. Buprenorphine, Summary of Drug Addiction Treatment Act of 2000. **http://buprenorphine.samhsa.gov/titlexxxv .html**. Accessed June 16, 2010.

28. Stine SM, Kosten TR. Pharmacologic interventions for opioid addiction. In: Ries RK et al, eds. *Principles of Addiction Medicine*. 4th ed. Philadelphia, PA: Lippincott Wilkins & Williams; 2009:651.

29. Chou R et al. Methadone safety: a clinical practice guideline from the American Pain Society and College on problems of drug dependence, in collaboration with the Heart Rhythm Society. *J Pain*. 2014;15(4):321–337.

30. Johnson RE et al. A comparison of levomethadyl acetate, buprenorphine, and methadone for opioid dependence. *N Engl J Med*. 2000;343(18):1290.

31. Mattick RP et al. Buprenorphine maintenance versus placebo or methadone maintenance for opioid dependence. *Cochrane Database of Systematic Reviews* 2014;(2):CD002207. doi:10.1002/14651858.CD002207.pub4.

32. Baxter JD et al. Factors associated with Medicaid patients' access to buprenorphine treatment. *J Sub Ab Treat*. 2011;41:88–96.

33. Sullivan LE et al. The practice of office-based buprenorphine treatment of opioid dependence: is it associated with new patients entering into treatment? *Dug Alc Dep*. 2005;76:113–116.

34. Rosenthal RN et al. Buprenorphine implants for treatment of opioid dependence: randomized comparison to placebo and sublingual buprenorphine/ naloxone. *Addiction*. 2013;108:2141–2149.

35. Soyka M. New developments in the management of opioid dependence: focus on sublingual buprenorphine–naloxone. *Subst Abuse and Rehab*. 2015;6:1–14.

36. US Department of Justice, Drug Enforcement Administration, Office of Diversion Control. Drugs and Chemicals of Concern: Buprenorphine, July 2013. **https://www.deadiversion.usdoj.gov/drug_chem_info/buprenorphine .pdf** Accessed January 31, 2017.

37. van Dorp E et al. Naloxone reversal of buprenorphine-induced respiratory depression. *Anesthesiology*. 2006;105 (1):51.

38. The Medical Letter. Naltrexone (Vivitrol)—a once-monthly injection for alcoholism. *Med Lett Drugs Ther*. 2006;48 (1240):63.

39. Earley PH. Physician health programs and addiction among physicians. In: Ries RK et al, eds. *Principles of Addiction Medicine*. 4th ed. Philadelphia, PA: Lippincott Williams & Wilkins; 2009:531.

40. National Consensus Development Panel on Effective Medical Treatment of Opiate Addiction. Effective medical treatment of opiate addiction. *JAMA*. 1998;280(22):1936.

41. Ebner N et al. Management of neonatal abstinence syndrome in neonates born to opioid maintained women. *Drug Alcohol Depend*. 2007;87(2/3):131.

42. Jones HE et al. Buprenorphine versus methadone in the treatment of pregnant opioid-dependent patients: effects on the neonatal abstinence syndrome. *Drug Alcohol Depend*. 2005;79(1):1.

43. Lund IO et al. A comparison of buprenorphine and naloxone to buprenorphine and methadone in the treatment of opioid dependence during pregnancy: maternal and neonatal outcomes. *Subst Abuse: Res Treat*. 2013;7:61–74

44. Kraft WK, van den Anker JN. Pharmacologic management of the opioid neonatal abstinence syndrome. *Pedriatr Clin N Am*. 2012;59:1147–1165.

45. Jackson L et al. A randomised controlled trial of morphine versus phenobarbitone for neonatal abstinence syndrome. *Arch Dis Child Fetal Neonatal Ed*. 2004;89(4):F300.

46. Osborn DA et al. Opiate treatment for opiate withdrawal in newborn infants. *Cochrane Database Syst Rev*. 2010;(10):CD002059.

47. Jansson LM et al. Methadone maintenance and lactation: a review of the literature and current management guidelines. *J Hum Lact*. 2004;20(1):62.

48. Lindemalm S et al. Transfer of buprenorphine into breast milk and calculation of infant drug dose. *J Hum Lact*. 2009;25(2):199.

49. Ciraulo DA, Knapp CM. The pharmacology of nonalcohol sedative hypnotics. In: Ries RK et al, eds. *Principles of Addiction Medicine*. 4th ed. Philadelphia, PA: Lippincott Williams & Wilkins; 2009:99.

50. Dickinson WE, Eickelberg SJ. Management of sedative-hypnotic intoxication and withdrawal. In: Ries RK et al, eds. *Principles of Addiction Medicine*. 4th ed. Philadelphia, PA: Lippincott Williams & Wilkins; 2009:573.

51. Miller NS, Kipnis SS. *Detoxification and Substance Abuse Treatment. Treatment Improvement Protocol (TIP) Series 45*. Rockville, MD: Center for Substance Abuse Treatment, Substance Abuse and Mental Health Services Administration, US Department of Health and Human Services; 2006. HHS Publication No. (SMA) 06–4131.

52. Fatseas DC et al. Pharmacological interventions for benzodiazepine mono-dependence management in outpatient settings. *Cochrane Database Syst Rev*. 2006;(3): CD005194.

53. Snead OC 3rd, Gibson KM. Gamma-hydroxybutyric acid [published correction appears in N Engl J Med. 2006;354(5):537]. *N Engl J Med*. 2005;352(26):2721.

54. Gorelick DA. The pharmacology of cocaine, amphetamines, and other stimulants. In: Ries RK et al, eds. *Principles of Addiction Medicine*. 4th ed. Philadelphia, PA: Lippincott Williams & Wilkins; 2009:133.

55. Stefano GB et al. Nicotine, alcohol and cocaine coupling to reward processes via endogenous morphine signaling: the dopamine-morphine hypothesis *Med Sci Monit*. 2007;13(6):RA91.

56. Devlin RJ, Henry JA. Clinical review: major consequences of illicit drug consumption. *Crit Care*. 2008;12(1):202.

57. Wilkins JN et al. Management of stimulant, hallucinogen, marijuana, phencyclidine, and club drug intoxication and withdrawal. In: Ries RK et al, eds. *Principles of Addiction Medicine*. 4th ed. Philadelphia, PA: Lippincott Williams & Wilkins; 2009:607.

58. Substance Abuse and Mental Health Services Administration, Office of Applied Studies. *Drug Abuse Warning Network, 2007: National Estimates of Drug-Related Emergency Department Visits*. Rockville, MD: Substance Abuse and Mental Health Administration, US Dept of Health and Human Services; 2010.

59. McCord J et al. American Heart Association Acute Cardiac Care Committee of the Council on Clinical Cardiology. Management of cocaine-associated chest pain and myocardial infarction: a scientific statement from the Amer-

ican Heart Association Acute Cardiac Care Committee of the Council on Clinical Cardiology. *Circulation*. 2008;117(14):1897.

60. Turillazzi E et al. MDMA toxicity and pathological consequences: a review about experimental data and autopsy findings. *Curr Pharmaceutical Biotech*. 2010;11(5):500–509.

61. Domino EF, Miller SC. The pharmacology of dissociatives. In: Ries RK, Fiellin DA, Miller SC, Saitz R, eds. *Principles of Addiction Medicine*. 4th ed. Philadelphia, PA: Lippincott Williams & Wilkins; 2009:231.

62. Caddy C et al. Ketamine and other glutamate receptor modulators for depression in adults. *Cochrane Database Syst Rev*. 2015;(9):CD011612.

63. Glennon RA. The pharmacology of classical hallucinogens and related designer drugs. In: Ries RK et al, eds. *Principles of Addiction Medicine*. 4th ed. Philadelphia, PA: Lippincott Williams & Wilkins; 2009:215.

64. Pechinick RN et al, eds. *Substance Abuse: A Comprehensive Textbook*. 4th ed. Philadelphia, PA: Lippincott Williams & Wilkins; 2005:313.

65. Halpern JH, Pope HG Jr. Hallucinogen persisting perception disorder: what do we know after 50 years? *Drug Alcohol Depend*. 2003;69(2):109.

66. Grob CS, Poland RE. MDMA. In: Lowinson JH et al, eds. *Substance Abuse: A Comprehensive Textbook*. 4th ed. Philadelphia, PA: Lippincott Williams & Wilkins; 2005:374.

67. Mithoefer M et al. The safety and efficacy of {+/−}3,4-methylenedioxymethamphetamine-associated psychotherapy in subjects with chronic, treatment-resistant posttraumatic stress disorder: the first randomized controlled pilot study. *J Psychopharmacol*. 2011;25(4):439–452.

68. Malberg JE, Bonson KR. How MDMA works in the brain. In: Holland J, ed. *Ecstasy: The Complete Guide: A Comprehensive Look at the Risks and Benefits of MDMA*. Rochester, VT: Park Street Press; 2001:29.

69. Bravo GL. What does MDMA feel like? In: Holland J, ed. *Ecstasy: The Complete Guide: A Comprehensive Look at the Risks and Benefits of MDMA*. Rochester, VT: Park Street Press; 2001:21.

70. Henry JA, Rella J. Medical risks associated with MDMA use. In: Holland J, ed. *Ecstasy: The Complete Guide: A Comprehensive Look at the Risks and Benefits of MDMA*. Rochester, VT: Park Street Press; 2001:71.

71. Hall AP, Henry JA. Acute toxic effects of 'Ecstasy' (MDMA) and related compounds: overview of pathophysiology and clinical management. *Br J Anaesth*. 2006;96(6):678.

72. Substance Abuse and Mental Health Services Administration, Office of Applied Studies. Drug Abuse Warning Network: Emergency Department Visits Involving PCP. November 12, 2013. https://www.samhsa.gov/data/sites/default/files/DAWN143/DAWN143/sr143-emergency-phencyclidine-2013.htm Accessed January 31, 2017.

73. Baggott M, Mendelson J. Does MDMA cause brain damage? In: Holland J, ed. *Ecstasy: The Complete Guide: A Comprehensive Look at the Risks and Benefits of MDMA*. Rochester, VT: Park Street Press; 2001:110.

74. Ben Amar M, Potvin S. Cannabis and psychosis: what is the link? *J Psychoactive Drugs*. 2007;39(2):131.

75. Welch SP. The pharmacology of cannabinoids. In: Ries RK et al, eds. *Principles of Addiction Medicine*. 4th ed. Philadelphia, PA: Lippincott Williams & Wilkins; 2009:193.

76. Mechoulam R. Plant cannabinoids: a neglected pharmacological treasure trove. *Br J Pharmacol*. 2005;146(7):913.

77. Chong MS et al. Cannabis use in patients with multiple sclerosis. *Mult Scler*. 2006;12(5):646.

78. Center for Medicinal Cannabis Research, University of California. Report to the Legislature and Governor of the State of California presenting findings pursuant to SB847 which created the CMCR and provided state funding. February 2010. http://www.cmcr.ucsd.edu/CMCRREPORT_FEB17.pdf. Accessed September 18, 2010.

79. Andrade C. Cannabis and neuropsychiatry, 2: the longitudinal risk of psychosis as an adverse effect. *J Clin Psychiatry*. 2016;77(6):e739-e742

80. Martz ME, et al. Association of marijuana use with blunted nucleus accumbens response to reward anticipation. *JAMA Psychiatry*. 2016;73(8):838–844.

81. Reece AS. Chronic toxicology of cannabis. *Clin Toxicol* 2009;47:517–524.

82. Pope HG Jr et al. Neuropsychological performance in long-term cannabis users. *Arch Gen Psychiatry*. 2001;58(10):909.

83. Simpson AK, Magid V. Cannabis use disorder in adolescence. *Child Adolesc Psychiatric Clin N Am*. 2016;25:431–443.

84. Moore THM, et al. Cannabis use and risk of psychotic or affective mental health outcomes: a systematic review. *Lancet*. 2007;370:319–328.

85. Meier MH, et al. Associations between cannabis use and physical health problems in early midlife. A longitudinal comparison of persistent cannabis vs tobacco users. *JAMA Psychiatry*. 2016;73(7):731–740.

86. Tetrault JM et al. Effects of marijuana smoking on pulmonary function and respiratory complications: a systematic review. *Arch Intern Med*. 2007;167(3):221.

87. Tashkin DP. Airway effects of marijuana, cocaine, and other inhaled illicit agents. *Curr Opin Pulm Med*. 2001;7(2):43.

88. Szyper-Kravitz M et al. Early invasive pulmonary aspergillosis in a leukemia patient linked to aspergillus contaminated marijuana smoking. *Leuk Lymphoma*. 2001;42(6):1433.

89. Substance Abuse and Mental Health Services Administration, Office of Applied Studies. *Patterns and Trends in Inhalant Use by Adolescent Males and Females: 2002–2005. The National Survey on Drug Use and Health Report*. Rockville, MD: Office of Applied Studies, Substance Abuse and Mental Health Services Administration, US Dept of Health and Human Services; 2007.

90. National Institute on Drug Abuse, Research Report Series. *Inhalant Abuse*. Rockville, MD: National Institute on Drug Abuse, US Dept of Health and Human Services; 2005. NIH Pub. No. 05–3818.

91. Johnston LD et al. *Monitoring the Future: National Results on Adolescent Drug Use: Overview of Key Findings, 2009*. Bethesda, MD: National Institute on Drug Abuse. 2010. NIH Pub. No. 10–7583.

92. Substance Abuse and Mental Health Services Administration, Office of Applied Studies. *Characteristics of Recent Adolescent Inhalant Initiates*. Rockville, MD: National Survey on Drug Use and Health, Substance Abuse and Mental Health Services Administration, US Dept of Health and Human Services. 2006. The NSDUH Report, Issue 11.

93. Balster RL. The pharmacology of inhalants. In: Ries RK et al, eds. *Principles of Addiction Medicine*. 4th ed. Philadelphia, PA: Lippincott Williams & Wilkins; 2009:241.

94. Riegel AC et al. The abused inhalant toluene increases dopamine release in the nucleus accumbens by directly stimulating ventral tegmental area neurons. *Neuropsychopharmacology*. 2007;32(7):1558.

95. Heath DB, ed. International Handbook on Alcohol and Culture. Westport, CT: Greenwood Press; 1995.

96. Bardon S. *Brewed in America: A History of Beer and Ale in the* United States. Boston, MA: Little Brown; 1962.

97. Grant BF. Prevalence and correlates of alcohol use and DSM-IV alcohol dependence in the United States: results of the National Longitudinal Alcohol Epidemiologic Survey. *J Stud Alcohol*. 1997;58:464.

98. Regier DA et al. Comorbidity of mental disorders with alcohol and other drug abuse. *JAMA*. 1990;264:2511.

99. Kenna GA et al. Pharmacotherapy, pharmacogenomics and the future of alcohol dependence treatment. Part 2. *Am J Health Syst Pharm*. 2004;61:2380.

100. Kranzler HR, Edenberg HJ. Pharmacogenetics of alcohol and alcohol dependence treatment. *Curr Pharm Des*. 2010;16:2141.

101. Cherpitel CJ et al. The effect of alcohol consumption on emergency department services use among injured patients: a cross-national emergency room study. *J Stud Alcohol*. 2006;67:890.

102. Cox RG et al. Academic performance and substance use: findings from a state survey of public high school students. *J Sch Health*. 2007;77:109.

103. Thun MJ et al. Alcohol consumption and mortality among middle-aged and elderly U.S. adults. *N Engl J Med*. 1997;337:1705.

104. Zakhari S. Alcohol and the cardiovascular system: molecular mechanisms for beneficial and harmful action. *Alcohol Health Res World*. 1997;21:21.

105. Mukamal KJ et al. Alcohol consumption and risk for coronary heart disease in men with healthy lifestyles. *Arch Intern Med*. 2006;166:2145.

106. Mukamal KJ et al. Binge drinking and mortality after acute myocardial infarction. *Circulation*. 2005;112:3839.

107. U.S. Department of Health and Human Services. *Healthy People 2010: Understanding and Improving Health*. 2nd ed. Washington, D.C.: US Government Printing Office; 2000.

108. Fillmore KM et al. Alcohol consumption and mortality. I. Characteristics of drinking groups. *Addiction*. 1998;93:183.

109. Magrone T et al. Red wine consumption and prevention of atherosclerosis: an in vitro model using human peripheral blood mononuclear cells. *Curr Pharm Des*. 2007; 13:3718.

110. Agarwal DP. Cardioprotective effects of light-moderate consumption of alcohol: a review of putative mechanisms. *Alcohol*. 2002;37:409.

111. David DJ, Spyker DA. The acute toxicity of ethanol: dosage and kinetic nomograms. *Vet Hum Toxicol*. 1979;21:272.

112. Oneta CM et al. First pass metabolism of ethanol is strikingly influenced by the speed of gastric emptying. *Gut*. 1998;43:612.

113. Jones AW et al. Effect of high-fat, high-protein, and high-carbohydrate meals on the pharmacokinetics of a small dose of ethanol. *Br J Clin Pharmacol*. 1997;44:521.

114. Pihl RO et al. Alcohol affects executive cognitive functioning differentially on the ascending versus descending limb of the blood alcohol concentration curve. *Alcohol Clin Exp Res*. 2003;27:773.

115. Swift R. Direct measurement of alcohol and its metabolites. Addiction. 2003;98(Suppl 2):73.

116. Wilkinson PK et al. Blood ethanol concentrations during and following

constant-rate intravenous infusion of alcohol. *Clin Pharmacol Ther*. 1976;19:213.

117. Hammond KB et al. Blood ethanol: a report of unusually high levels in a living patient. *JAMA*. 1973;226:63.

118. DiPadova C et al. Effects of fasting and chronic alcohol consumption on the first-pass metabolism of ethanol. *Gastroenterology*. 1987;92:1169.

119. Ammon E et al. Disposition and first-pass metabolism of ethanol in humans: is it gastric or hepatic and does it depend on gender? *Clin Pharmacol Ther*. 1996;59:503.

120. Levitt MD, Levitt DG. The critical role of the rate of ethanol absorption in the interpretation of studies purporting to demonstrate gastric metabolism of ethanol. *J Pharmacol Exp Ther*. 1994;269:297.

121. Levitt MD et al. Use of measurements of ethanol absorption from stomach and intestine to assess human ethanol metabolism. *Am J Physiol*. 1997;273:G951.

122. Lieber CS. Ethnic and gender differences in ethanol metabolism. *Alcohol Clin Exp Res*. 2000;24:417.

123. Franke A et al. Alcohol-related diseases of the esophagus and stomach. *Dig Dis*. 2005;23:204.

124. Lands WE. A review of alcohol clearance in humans. *Alcohol*. 1998;15:147.

125. Crabb DW et al. Alcohol sensitivity, alcohol metabolism, risk of alcoholism, and the role of alcohol and aldehyde dehydrogenase. *J Lab Clin Med*. 1993;122:234.

126. Kopun M, Propping P. The kinetics of ethanol absorption and elimination in twins and supplementary repetitive experiments in singleton subjects. *Eur J Clin Pharmacol*. 1977;11:337.

127. Adachi J et al. Comparative study on ethanol elimination and blood acetaldehyde between alcoholics and control subjects. *Alcohol Clin Exp Res*. 1989;13:601.

128. Lieber CS. Alcoholic fatty liver: its pathogenesis and mechanism of progression to inflammation and fibrosis. *Alcohol*. 2004;34:9.

129. Lieber CS. Metabolism of alcohol. *Clin Liver Dis*. 2005;9(1):1–35.

130. DeFeo P et al. Ethanol impairs post-prandial hepatic protein metabolism. *J Clin Invest*. 1995;95:1472.

131. Eriksson CJP. The role of acetaldehyde in the actions of alcohol (update 2000). *Alcohol Clin Exp Res*. 2001;25 (5 Suppl ISBRA):15S.

132. O'Shea RS et al. Practice Guideline Committee of the American Association for the Study of Liver Diseases; Practice Parameters Committee of the American College of Gastroenterology. Alcoholic liver disease. *Hepatology*. 2010;51:307.

133. Substance Abuse and Mental Health Services Administration. Results from the 2007 National Survey on Drug Use and Health: National Findings. Rockville, MD: Office of Applied Studies; 2008. NSDUH Series H-34, HHS Publication No. SMA 8-4343.

134. Suzdak PD et al. Ethanol stimulates gamma-aminobutyric acid receptor-mediated chloride transport in rat brain synaptoneurosomes. *Proc Natl Acad Sci USA*. 1986;83:4071.

135. Kumar S et al. The role of GABA(A) receptors in the acute and chronic effects of ethanol: a decade of progress. *Psychopharmacology (Berl)*. 2009;205:529.

136. Vengeliene V et al. Neuropharmacology of alcohol addiction. *Br J Pharmacol*. 2008;154:299.

137. Nagy J. Changes in regulation of NMDA receptor functions. *Curr Neuropharmacol*. 2008;6:39.

138. Nestler EJ et al. Second messenger and protein phosphorylation mechanisms underlying possible genetic vulnerability to alcoholism. *Ann N Y Acad Sci*. 1994;708:108.

139. Basavarajappa BS, Hungund BL. Neuromodulatory role of the endocannabinoid signaling system in alcoholism: an overview. *Prostaglandins Leukot Essent Fatty Acids*. 2002;66:287.

140. Koob GF, Weiss F. Neuropharmacology of cocaine and ethanol dependence. *Recent Dev Alcohol*. 1992;10:201.

141. Söderpalm B, Löf E, Ericson M. Mechanistic studies of ethanol's interaction with the mesolimbic dopamine reward system. *Pharmacopsychiatry*. 2009;42(Suppl 1):S87.

142. Wise RA, Bozarth MA. A psychomotor stimulant theory of addiction. *Psychol Rev*. 1987;94:469.

143. Robinson TE, Berridge KC. The neural basis of drug craving: an incentive-sensitization theory of addiction. *Brain Res Brain Res Rev*. 1993;18:247.

144. Volkow ND, Li T-K. Drug addiction: the neurobiology of behaviour gone awry. *Nat Rev Neurosci*. 2004;5:963.

145. Koob GF, Volkow ND. Neurocircuitry of addiction [published correction appears in *Neuropsychopharmacology*. 2010;35:1051]. *Neuropsychopharmacology*. 2010;35:217.

146. Chao J, Nestler EJ. Molecular neurobiology of drug addiction. *Annu Rev Med*. 2004;55:113.

147. Melgaard B. The neurotoxicity of ethanol. *Acta Neurol Scand*. 1983;67:131.

148. Kupari I et al. Acute effects of alcohol, beta blockade and their combination on left ventricular function and hemodynamics in normal man. *Eur Heart J*. 1983;4:463.

149. Michiels TM et al. Naloxone reverses ethanol induced depression of hypercapnic drive. *Am Rev Respir Dis*. 1983; 128:823.

150. O'Neill S et al. Survival after high blood alcohol levels. Association with first-order elimination kinetics. *Arch Intern Med*. 1984;144:641.

151. Maldonado JR. An approach to the patient with substance use and abuse. *Med Clin North Am*. 2010;94:1169, x-i.

152. Poikolainen K. Estimated lethal ethanol concentrations in relation to age, aspiration, and drugs. *Alcohol Clin Exp Res*. 1984;8:223.

153. Golan D et al. *The Principles of Pharmacology. The Pathophysiologic Basis of Drug Therapy*. 2nd ed. Baltimore, MD: Lippincott Williams & Wilkins; 2008:171.

154. Jones AW, Hahn RG. Pharmacokinetics of ethanol in patients with renal failure before and after hemodialysis. *Forensic Sci Int*. 1997;90:175.

155. Kozak LJ et al. National Hospital Discharge Survey: 2000 annual summary with detailed diagnosis and procedure data. *Vital Health Stat 13*. 2000;(153):1.

156. Finn DA, Crabbe JC. Exploring alcohol withdrawal syndrome. *Alcohol Health Res World*. 1997;21:149.

157. Kosten TR, O'Connor PG. Management of drug and alcohol withdrawal. *N Engl J Med*. 2003;348:1786.

158. Spies CD, Rommelspacher H. Alcohol withdrawal in the surgical patient: prevention and treatment. *Anesth Analg*. 1999;88:946.

159. Trevisan LA et al. Complications of alcohol withdrawal: pathophysiological insights. *Alcohol Health Res World*. 1998; 22:61.

160. Asplund CA et al. 3 regimens for alcohol withdrawal and detoxification. *J Fam Pract*. 2004;53:545.

161. Sullivan JT et al. Assessment of alcohol withdrawal: the revised clinical institute withdrawal assessment for alcohol scale (CIWA-Ar). *Br J Addict*. 1989;84:1353.

162. Riker RR et al. Prospective evaluation of the Sedation-Agitation Scale for adult critically ill patients. *Crit Care Med*. 1999;27:1325.

163. Schatzberg AF et al. *Manual of Clinical Psychopharmacology*. 7th ed. Washington, D.C.: American Psychiatric Publishing; 2010.

164. Lejoyeux M et al. Benzodiazepine treatment for alcohol-dependent patients. *Alcohol*. 1998;33:563.

165. Hillbom M et al. Seizures in alcohol-dependent patients: epidemiology, pathophysiology and management. *CNS Drugs*. 2003;17:1013.

166. Ritson B, Chick J. Comparison of two benzodiazepines in the treatment of alcohol withdrawal: effects on symptoms and cognitive recovery. *Drug Alcohol Depend*. 1986;18:329.

167. Kraemer KL et al. Managing alcohol withdrawal in the elderly. *Drugs Aging*. 1999;14:409.

168. Perry EC. Inpatient management of acute alcohol withdrawal syndrome. *CNS Drugs*. 2014;28:401–410.

169. Carlson RW, et al. Alcohol withdrawal syndrome. *Crit Care Clin*. 2012;28:549–585.

170. Bayard M et al. Alcohol withdrawal syndrome. *Am Fam Physician*. 2004;69:1443.

171. Cook CC et al. Vitamin B deficiency and neuropsychiatric syndromes in alcohol misuse. *Alcohol*. 1998;33:317.

172. Isenberg-Grzeda E, et al. Wernicke-Korsakoff-Syndrome: Under-recognized and under-treated. *Psychosomatics*. 2012;53:507–516.

173. Sellers EM et al. Comparative efficacy of propranolol and chlordiazepoxide in alcohol withdrawal. *J Stud Alcohol*. 1977;38:2096.

174. Horwitz RI et al. The efficacy of atenolol in the outpatient management of the alcohol withdrawal syndrome. Results of a randomized clinical trial. *Arch Intern Med*. 1989; 149:1089.

175. Baumgartner GR, Rowen RC. Clonidine vs chlordiazepoxide in the management of acute alcohol withdrawal syndrome. *Arch Intern Med*. 1987;147:1223.

176. Mayo-Smith MF et al. Management of alcohol withdrawal delirium. An evidence-based practice guideline. *Arch Intern Med*. 2004;164:1405.

177. Vinson DC et al. Comfortably engaging: which approach to alcohol screening should we use? *Ann Fam Med*. 2004;2:398.

178. Ewing JA. Detecting alcoholism. The CAGE questionnaire. *JAMA*. 1984;252:1905.

179. Saunders JR et al. Development of the Alcohol Use Disorders Identification Test (AUDIT): WHO Collaborative Project on Early Detection of Persons with Harmful Alcohol Consumption. II. *Addiction*. 1993;88:791.

180. Garbutt JC et al. Pharmacological treatment of alcohol dependence: a review of the evidence. *JAMA*. 1999;281:1318.

181. Fuller RK et al. Disulfiram treatment of alcoholism. A Veterans Administration cooperative study. *JAMA*. 1986; 256:1449.

182. O'Malley S et al. Naltrexone and coping skills therapy for alcohol dependence. *Arch Gen Psychiatry*. 1992;49:881.

183. Volpicelli JR et al. Naltrexone in the treatment of alcoholism. *Arch Gen Psychiatry*. 1992;49:876.

184. Sass H et al. Relapse prevention by acamprosate. Results from a placebo controlled study on alcohol dependence. *Arch Gen Psychiatry*. 1996;53:673.

185. Pelc I et al. Efficacy and safety of acamprosate in the treatment of detoxified alcohol-dependent patients. A 90-day placebo-controlled dose finding study.

Br J Psychiatry. 1997;171:73.

186. Kranzler HR et al. Placebo-controlled trial of fluoxetine as an adjunct to relapse prevention in alcoholics. *Am J Psychiatry.* 1995;152:391.

187. Cornelius JR et al. Fluoxetine in depressed alcoholics. A double-blind placebo controlled trial. *Arch Gen Psychiatry.* 1997;54:700.

188. Pettinati H et al. Sertraline treatment for alcohol dependence. Interactive effects of medication and alcoholic subtype. *Alcohol Clin Exp Res.* 2000;24:1041.

189. Johnson BA et al. Ondansetron for reduction of drinking among biologically predisposed patients: a randomized controlled trial. *JAMA.* 2000;284:963.

190. Johnson BA et al. Oral topiramate for treatment of alcohol dependence: a randomised controlled trial. *Lancet.* 2003; 361:1677.

191. Anton RF et al. Combined pharmacotherapies and behavioral interventions for alcohol dependence. The COMBINE study: a randomized controlled trial. *JAMA.* 2006;295:2003.

192. Berglund M. Pharmacotherapy for alcohol dependence. In: Berglund M et al. eds. *Treating Alcohol and Drug Abuse: An Evidence Based Review.* Weinheim, Germany: Wiley-VCH; 2003:313.

193. Kranzler H et al. A double-blind, randomized trial of sertraline for alcohol dependence: moderation by age of onset and 5-HTTLPR genotype. *J Clin Psychopharmacol.* 2011;31:22.

194. Johnson BA et al. Topiramate for treating alcohol dependence: a randomized controlled trial. *JAMA.* 2007;298:1541.

195. Johnson BA et al. Improvement of physical health and quality of life of alcohol-dependent individuals with topiramate treatment: US multisite randomized controlled trial. *Arch Intern Med.* 2008;168:1188.

196. Johnson BA et al. Pharmacogenetic approach at the serotonin transporter gene as a method to reduce severe alcohol consumption. *Am J Psychiatry.* In press.

197. Anton RF et al. A randomized, multicenter, double-blind, placebo-controlled study of the efficacy and safety of aripiprazole for the treatment of alcohol dependence. *J Clin Psychopharmacol.* 2008;28:5.

198. Garbutt JC et al. Efficacy and tolerability of long-acting injectable naltrexone for alcohol dependence: a randomized controlled trial [published corrections appear in *JAMA.* 2005:293;2864; *JAMA.* 2005;293:1978]. *JAMA.* 2005; 293:1617.

199. George DT et al. Rimonabant (SR141716) has no effect on alcohol self-administration or endocrine measures in nontreatment-seeking heavy alcohol drinkers. *Psychopharmacology (Berl).* 2010;208:37.

200. Farren CK et al. A double-blind, placebo-controlled study of sertraline with naltrexone for alcohol dependence. *Drug Alcohol Depend.* 2009;99:317.

201. Veterans Administration Cooperative Study #1027. Quetiapine fumarate extended release (XR) for the treatment of alcohol dependency in very heavy drinkers. NIAAA/NIH Final Study Report, February 15, 2010.

202. Angelini M, Brahmbhatt Y. A review of the pharmacologic options for the treatment of alcohol dependence. *Formulary.* 2007;42:14–31.

203. Leggio L et al. Typologies of alcohol dependence. From Jellinek to genetics and beyond. *Neuropsychol Rev.* 2009;19:115.

204. Chick JK et al. Disulfiram treatment of alcoholism. *Br J Psychiatry.* 1992;161:84.

205. De Sousa A, De Sousa A. A one-year pragmatic trial of naltrexone vs disulfiram in the treatment of alcohol dependence. *Alcohol.* 2004;39:528.

206. Diehl A et al. Why is disulfiram superior to acamprosate in the routine clinical setting? A retrospective long-term study in 353 alcohol-dependent patients. *Alcohol.* 2010;45:271.

207. Petrakis IL et al. VA New England VISN I MIRECC Study Group. Naltrexone and disulfiram in patients with alcohol dependence and comorbid psychiatric disorders. *Biol Psychiatry.* 2005;57:1128.

208. Besson J et al. Combined efficacy of acamprosate and disulfiram in the treatment of alcoholism: a controlled study. *Alcohol Clin Exp Res.* 1998;22:573.

209. Fuller RK, Gordis E. Does disulfiram have a role in alcoholism treatment today? *Addiction.* 2004;99:21.

210. Brewer C. Recent developments in disulfiram treatment. *Alcohol.* 1993;28:383.

211. Helmbrecht GD, Hoskins IA. First trimester disulfiram exposure: report of two cases. *Am J Perinatol.* 1993;10:5.

212. Reitnauer PJ et al. Prenatal exposure to disulfiram implicated in the cause of malformations in discordant monozygotic twins. *Teratology.* 1997;56:358.

213. Saxon A et al. Disulfiram use in patients with abnormal liver function test results. *J Clin Psychiatry.* 1998;59:313.

214. Wright C et al. Screening for disulfiram-induced liver test dysfunction in an inpatient alcoholism program. *Alcohol Clin Exp Res.* 1993;17:184.

215. Wright C 4th et al. Disulfiram-induced fulminating hepatitis: guidelines for liver-panel monitoring. *J Clin Psychiatry.* 1988;49:430.

216. Daniel DG et al. Capgras delusion and seizures in association with therapeutic dosages of disulfiram. *South Med J.* 1987;80:1577.

217. Amini M, Runyon BA. Alcoholic hepatitis 2010: a clinician's guide to diagnosis and therapy. *World J Gastroenterol.* 2010;16:4905.

218. Larson EW et al. Disulfiram treatment of patients with both alcohol dependence and other psychiatric disorders: a review. *Alcohol Clin Exp Res.* 1992;16:125.

219. Mueser KT et al. Disulfiram treatment for alcoholism in severe mental illness. *Am J Addict.* 2003;12:242.

220. Ciraulo DA et al. *Drug Interactions in Psychiatry.* 3rd ed. Philadelphia, PA: Lippincott Williams & Wilkins; 2006.

221. Mason BJ, Heyser CJ. Acamprosate: a prototypic neuromodulator in the treatment of alcohol dependence. *CNS Neurol Disord Drug Targets.* 2010;9:23.

222. Slattery J et al. Prevention of relapse in alcohol dependence. Health Technology Assessment Report 3. Glasgow: Health Technology Board for Scotland; 2003.

223. Miller WR et al. Mesa Grande: a methodological analysis of clinical trials of treatments for alcohol use disorders. *Addiction.* 2002;97:265.

224. Mann K et al. The efficacy of acamprosate in the maintenance of abstinence in alcohol depending individuals: results of a meta-analysis. *Alcohol Clin Exp Res.* 2003;28:51.

225. Chick J et al. United Kingdom Multicentre Acamprosate Study (UKMAS): a 6-month prospective study of acamprosate versus placebo in preventing relapse after withdrawal from alcohol. *Alcohol.* 2000;35:176.

226. Gual A, Lehert P. Acamprosate during and after acute alcohol withdrawal: a double-blind placebo-controlled study in Spain. *Alcohol.* 2001;36:413.

227. Poldrugo F. Acamprosate treatment in a long-term community-based alcohol rehabilitation programme. *Addiction.* 1997;92:1537.

228. Kiritze -Topor P et al. A pragmatic trial of acamprosate in the treatment of alcohol dependence in primary care. *Alcohol.* 2004;39:520.

229. Mason B. Individual patient data meta-analysis of predictors of outcome including U.S. and European studies in acamprosate: new preclinical and clinical findings. Presented at the Research Society on Alcoholism; June 26, 2005; Santa Barbara, CA.

230. Verheul R et al. Predictors of acamprosate efficacy: results from a pooled analysis of seven European trials including 1485 alcohol-dependent patients. *Psychopharmacology (Berl).* 2005;178:167.

231. Carmen B et al. Efficacy and safety of naltrexone and acamprosate in the treatment of alcohol dependence: a systematic review. *Addiction.* 2004;99:811.

232. Kenna GA. Pharmacogenomics and the future of alcohol dependence treatment. In: Sher L, ed. *Research on the Neurobiology of Alcohol Use Disorders.* New York, NY: Nova Publishers; 2008:79.

233. Mason BJ et al. Effect of oral acamprosate on abstinence in patients with alcohol dependence in a double-blind, placebo-controlled trial: the role of patient motivation. *J Psychiatr Res.* 2006;40:383.

234. Chick J et al. A multicentre, randomized, double-blind, placebo-controlled trial of naltrexone in the treatment of alcohol dependence or abuse. *Alcohol.* 2000;35:587.

235. Namkoong K et al. Acamprosate in Korean alcohol dependent patients: a multi-centre, randomized, double blind, placebo-controlled study. *Alcohol.* 2003;38:135.

236. Roussaux JP et al. Does acamprosate diminish the appetite for alcohol in weaned alcoholics? [in French]. *J Pharm Belg.* 1996;51:65.

237. Rosner S et al. Acamprosate for alcohol dependence. *Cochrane Database Syst Rev.* 2010;(9):CD004332.

238. Mason BJ et al. A pharmacokinetic and pharmacodynamic drug interaction study of acamprosate and naltrexone. *Neuropsychopharmacology.* 2002;27:596.

239. Johnson BA et al. Dose-ranging kinetics and behavioral pharmacology of naltrexone and acamprosate, both alone and combined, in alcohol-dependent subjects. *J Clin Psychopharmacol.* 2003;23:281.

240. Mark TL et al. Physicians' opinions about medications to treat alcoholism. *Addiction.* 2003;98:617.

241. Kenna GA et al. Pharmacotherapy, pharmacogenomics, and the future of alcohol dependence treatment, part 1. *Am J Health Syst Pharm.* 2004;61:2272.

242. Srisurapanont M, Jarusuraisin N. Opioid antagonists for alcohol dependence. *Cochrane Database Syst Rev.* 2005;(1): CD001867.

243. Kranzler HR, Van Kirk J. Efficacy of naltrexone and acamprosate for alcoholism treatment: a meta-analysis. *Alcohol Clin Exp Res.* 2001;25:1335.

244. Kiefer F et al. Comparing and combining naltrexone and acamprosate in relapse prevention of alcoholism: a double-blind, placebo-controlled study. *Arch Gen Psychiatry.* 2003;60:92.

245. McCaul ME et al. Naltrexone alters subjective and psychomotor responses to alcohol in heavy drinking subjects. *Neuropsychopharmacology.* 2000;22:480.

246. Jaffe AJ et al. Naltrexone, relapse prevention and supportive therapy with alcoholics: an analysis of patient-treatment matching. *J Consult Clin Psychol.* 1996;64:1044.

247. Monti PM et al. Naltrexone's effect on cue-elicited craving among alcoholics in treatment. *Alcohol Clin Exp Res.* 1999;23:1386.

248. Volpicelli JR et al. Naltrexone and alcohol dependence. Role of subject compliance. *Arch Gen Psychiatry.* 1997;54:737.

249. Rubio G et al. Clinical predictors of response to naltrexone in alcoholic patients: who benefits most from treatment with naltrexone? *Alcohol.* 2005;40:227.

250. Ray LA et al. Naltrexone for the treatment of alcoholism: clinical findings,

mechanisms of action, and pharmacogenetics. *CNS Neurol Disord Drug Targets.* 2010;9:13.

251. Soyka M, Rosner S. Opioid antagonists for pharmacological treatment of alcohol dependence—a critical review. *Curr Drug Abuse Rev.* 2008;1:280.

252. Davidson D et al. Effects of naltrexone on alcohol self-administration in heavy drinkers. *Alcohol Clin Exp Res.* 1999; 23:195.

253. Kranzler HR et al. Naltrexone vs. nefazodone for treatment 5 of alcohol dependence. A placebo-controlled trial. *Neuropsychiatry.* 2000;22:493.

254. Krystal JH et al; Veterans Affairs Naltrexone Cooperative Study 425 Group. Naltrexone in the treatment of alcohol dependence. *N Engl J Med.* 2001;345:1734.

255. Gastpar M et al. Lack of efficacy of naltrexone in the prevention of alcohol relapse: results from a German multicenter study. *J Clin Psychopharmacol.* 2002;22:592.

256. Galloway GP et al. Pharmacokinetics, safety, and tolerability of a depot formulation of naltrexone in alcoholics: an open label trial. *BMC Psychiatry.* 2005;5:18.

257. Kranzler HR et al. Drug Abuse Sciences Naltrexone Depot Study Group. Naltrexone depot for treatment of alcohol dependence: a multicenter, randomized, placebo controlled clinical trial. *Alcohol Clin Exp Res.* 2004;28:1051.

258. Lee JD et al. Extended-release naltrexone for treatment of alcohol dependence in primary care. *J Subst Abuse Treat.* 2010;39:14.

259. Rohsenow DJ. What place does naltrexone have in the treatment of alcoholism? *CNS Drugs.* 2004;18:547.

260. Vivitrol (naltrexone). Silver Spring, MD.: US Food and Drug Administration, US Department of Health and Human Services; Last updated August 12, 2013. http://www.fda.gov/safety/medwatch/safetyinformation/ucm208449 .htm. Accessed January 31, 2017.

261. Gerasimov MR et al. GABAergic blockade of cocaine associated cue-induced increases in nucleus accumbens dopamine. *Eur J Pharmacol.* 2001;414:205.

262. Gryder DS, Rogawski MA. Selective antagonism of Glu R5 kainate-receptor-mediated synaptic currents by topiramate in rat basolateral amygdala neurons. *J Neurosci.* 2003;23:7069.

263. Swift RM. Topiramate for the treatment of alcohol dependence: initiating abstinence. *Lancet.* 2003;361:1666.

264. Topamax [package insert]. Raritan, NJ: Ortho-McNeil-Janssen Pharmaceutical Inc.; 2009.

265. Di Sclafani V et al. Psychiatric comorbidity in long term abstinent alcoholic individuals. *Alcohol Clin Exp Res.* 2007;31:795

91

第91章　烟草依赖

Andrea S. Franks and Sarah E. McBane

核心原则	章节案例
1 在美国,吸烟是导致过早死亡的最可预防的原因。吸烟几乎对身体的每个器官都有害,导致许多疾病(包括但不限于心血管疾病、肺病和癌症),并且通常会降低吸烟者的健康。戒烟具有直接和长期的益处,降低了吸烟引起的疾病风险,并改善了整体健康状况。	案例91-2(问题1和4) 案例91-3(问题1) 案例91-5(问题1) 案例91-6(问题1)
2 烟草产品是药物尼古丁的有效递送系统。尼古丁是一种高度成瘾的药物,可激活大脑中的多巴胺奖励途径,从而增强持续的烟草使用。当尼古丁停药时,通常会出现尼古丁戒断症状(例如,烦躁、焦虑、注意力不集中、烦躁不安、情绪低落、失眠、表现受损、食欲增加或体重增加、渴望)。	案例91-1(问题2和4) 案例91-3(问题1) 案例91-6(问题1和2)
3 烟草烟雾中的成分与许多临床上显著的药物相互作用有关。	案例91-4(问题1和3) 案例91-6(问题3)
4 烟草依赖是一种慢性疾病,通常需要反复干预和多次戒烟,其特点是生理依赖(尼古丁成瘾)和使用烟草的行为习惯。	案例91-1(问题5) 案例91-2(问题3) 案例91-3(问题1)
5 如临床实践指南中所述,许多有效的药物可用于治疗烟草使用和依赖。应鼓励大多数患者使用1种或多种一线药物,包括尼古丁贴片、尼古丁口香糖、尼古丁含片、尼古丁鼻腔喷雾剂、尼古丁口服吸入剂、缓释安非他酮和伐尼克兰。所有一线药物的戒烟率大约是2倍,因此,治疗的选择主要基于禁忌证,预防措施,患者偏好和耐受性。在某些情况下,药物可以合并或延长使用的时间。尽管可以使用替代疗法,但由于疗效证据不足,不建议使用这些疗法。	案例91-1(问题1~3) 案例91-2(问题3和4) 案例91-3(问题1) 案例91-4(问题2) 案例91-6(问题1和4)
6 根据临床实践指南的定义,综合咨询包括询问烟草使用情况,建议患者戒烟,评估戒烟准备情况,协助患者戒烟,以及安排随访。这种方法被称为"5A"。咨询和支持可以通过各种方式提供,例如通过个人咨询,小组计划,电话或互联网。咨询的2个组成部分特别有效,应该在协助患者戒烟时应用:实际咨询(解决问题或技能培训)和作为治疗的一部分提供的社会支持。复发是常见的,临床医生应该在整个戒烟期间与患者一起工作,以增加长期戒烟的机会。	案例91-1(问题2和5) 案例91-3(问题1) 案例91-5(问题1) 案例91-6(问题1、2和4)
7 简短的烟草依赖治疗(<3分钟)是有效的。在没有时间或专业知识的情况下,询问烟草使用情况,建议患者戒烟,并将患者转诊到其他资源(例如电话戒烟热线,基于网络的支持,当地计划)以获得额外帮助。这种方法被称为"询问-建议-介绍(ask-advise-refer)"。	案例91-5(问题1)
8 患有精神疾病的患者表现出较高的烟草使用率和与烟草相关的高发病率和死亡率	案例91-6(问题1)
9 卷烟是美国最常用的卷烟形式;然而,也存在其他形式的烟草(吐烟草、烟斗、雪茄、比迪烟、水烟)。所有形式的烟草都是有害的。	案例91-2(问题2)

烟草是一种有害物质,它的使用极大地增加了人们依赖、疾病、残疾和死亡的概率。香烟是唯一上市的消费品,如果按预期使用,将导致一半或更多用户死亡[1]。烟草制品是经过精心设计的配方,可优化尼古丁的输送,尼古丁是一种符合成瘾物质标准的化学品:①尼古丁诱导精神活性作用;②以高度控制或强迫的方式使用;③尼古丁的药理作用强化了烟草使用的行为模式[2]。作为多种疾病(包括心血管疾病、癌症和肺病)的主要危险因素,烟草是我们社会中已知的可预防的过早死亡和疾病的原因[3]。自1964年外科医生关于吸烟的首次报告以来,美国有超过2000万人死于吸烟或二手烟暴露[3]。在全球范围内,每年有近700万人死于吸烟(600万)或接触二手烟(89万)[4]。

在美国,吸烟导致每年超过480 000人过早死亡[3]。除了对烟草使用者造成的伤害外,二手烟暴露每年导致约50 000人死亡[5,6]。根据美国外科医生办公室的说法,没有无风险的接触烟草烟雾的程度[2]。由于其带来的健康和社会负担,因此在与所有吸烟者进行每次临床接触时应解决烟草使用和依赖性问题[7]。

烟草使用和依赖的流行病学

在美国,卷烟是最常见的烟草形式,但其他形式也很普遍:无烟烟草(嚼烟、口鼻烟)、烟斗、雪茄、丁香烟、比迪烟和水烟。电子香烟越来越受欢迎。电子烟,一种电子尼古丁传递系统(electronic nicotine delivery systems,ENDS),含有由尼古丁和其他物质组成的液体,这些物质由雾化器加热并作为蒸汽吸入。在成年人中,吸烟流行率因社会人口因素而异,包括性别、种族或民族、教育程度、年龄和贫困程度。美国疾病预防控制中心(Centers for Disease Control and Prevention,CDC)报告称,2014年,美国有21.3%的成年人每日或某些天使用烟草产品,17%的人报告使用过卷烟[8]。精神疾病患者的吸烟率增加,超过1/3的精神病患者吸烟[9]。

导致烟草成瘾的因素

烟草成瘾是由于尼古丁依赖维持的[10,11]。尼古丁诱导多种药理作用导致依赖[12]。然而,烟草依赖不仅仅是尼古丁药理学的问题——它是复杂过程相互作用的结果,包括渴望尼古丁的直接药理作用、戒断的减轻、学习的联想和环境线索(如广告、烟的气味或观察吸烟的其他人)[11]。生理因素,如先前存在的疾病(如精神病合并症[9,11]和一个人的遗传特征),也可能使个人易于吸烟[12,13]。

尼古丁是烟草的成瘾成分,被迅速吸收并通过血-脑屏障,有助于其成瘾性。吸入后,尼古丁会在几秒内到达大脑[10]。因此,吸烟者几乎立即体验到尼古丁的积极作用,包括快感、减轻焦虑、改善任务表现、改善记忆力、调节情绪和松弛骨骼肌[10]。通过改变神经递质水平介导的作用,加强了对含尼古丁产品的继续使用[10,11]。

尼古丁药理学

尼古丁(nicotine)是少数存在于液态的天然生物碱之一。尼古丁是一种透明的弱碱物质,pKa为8.0[14]。在酸

性介质中,尼古丁被电离并且吸收不良;相反,在碱性介质中,尼古丁是非离子化的并且被很好地吸收。在生理条件下(pH=7.4),大部分尼古丁是非离子化的形式并且容易穿过细胞膜[14]。鉴于pH和吸收之间的关系,烟草业和制药公司能够滴定其烟草产品和尼古丁替代品治疗(nicotine replacement therapy,NRT)产品的pH,以最大限度地提高尼古丁的吸收能力[14-16]。

一旦被吸收,尼古丁就会诱发一系列中枢神经系统,心血管和代谢功能的效应。尼古丁刺激几种神经递质的释放,诱导一系列药理作用,如愉悦(多巴胺),唤醒(乙酰胆碱,去甲肾上腺素),认知增强(乙酰胆碱),食欲抑制(多巴胺,去甲肾上腺素,血清素),学习(谷氨酸),记忆增强(谷氨酸),情绪调节(血清素),减少焦虑和紧张[(β-内啡肽和γ-氨基丁酸(GABA)][17]。多巴胺的反馈通路,一种引起某些刺激的愉悦感的网络,是药物诱导反馈的核心。腹侧被盖区的神经元含有神经递质多巴胺,其在伏隔核和前额皮质中释放。吸入后立即大量的尼古丁进入大脑,刺激多巴胺的释放,从而引起几乎立即的愉悦感,同时缓解尼古丁戒断的症状。这种快速剂量反应加强了药物的重复给药并使吸烟行为长期存在[11,17]。

尼古丁的长期应用已被证明可以增加大脑特定区域中尼古丁受体的数量[18]。这可能表示对尼古丁介导的受体脱敏反应的上调,并可能在尼古丁耐受和依赖中发挥作用[17,18]。慢性尼古丁给药也导致在一天中对其行为和心血管作用的耐受性;然而,烟草使用者在从尼古丁过夜戒烟后恢复了对尼古丁影响的敏感度,如图91-1所示[19]。吸烟后,吸烟者经历了明显的药理作用,尤其是唤醒。全天吸的所有支香烟中没有任何一支香烟能产生第一支香烟同样程度的愉悦或唤醒。出于这个原因,许多吸烟者将第一支香烟描述为当天最重要的香烟。初始吸烟后不久,耐受性开始发展。因此,快乐或唤醒和戒烟的阈值水平在一日中逐渐上升,因为吸烟者变得耐受尼古丁的影响。随着持续吸烟,尼古丁会累积,从而导致更大程度的耐受。当日晚些时候,每根香烟只产生有限的快感或唤醒;相反,吸烟主要是减轻尼古丁戒断症状。过夜暴露于尼古丁导致药物反应的重新敏感(即,耐受性丧失)。大多数依赖吸烟者倾向于每日吸一定数量的香烟,并且往往每日消耗足够的尼古丁以达到所需的吸烟效果并最大限度地减少尼古丁戒断症状[11,19]。戒断症状,包括愤怒、焦虑、抑郁难以集中注意力、注意力不集中、失眠和烦躁不安,通常在戒烟后几日内出现,1周内达到高峰,并在2~4周内消退[20]。烟草使用者擅长滴定全天的尼古丁含量以避免戒断症状,保持愉悦和唤醒,调节情绪。

尼古丁在肝脏中广泛代谢,并且在较小程度上在肾脏和肺中代谢。大约70%至80%的尼古丁代谢成可替代的可替宁[14]。尼古丁(半衰期[$t_{1/2}$]=2小时)对非活性化合物的快速代谢是烟草使用者频繁重复给药的需要的基础。然而,可替宁的半衰期要长得多($t_{1/2}$=18~20小时),因此,可替宁通常用作烟草使用的标志物以及暴露于二手烟的标记物[14]。然而,可替宁的测量不能区分来自烟草产品的尼古丁和来自NRT产品的尼古丁和其他代谢物在尿液中排泄。

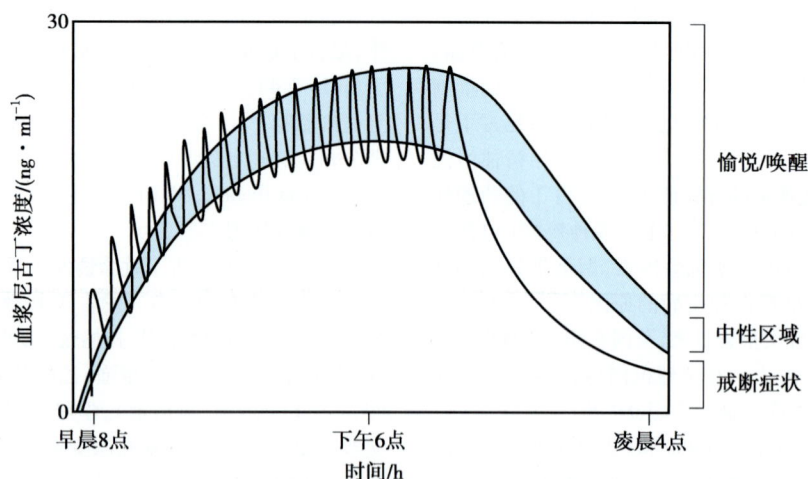

图 91-1　全天尼古丁成瘾周期。锯齿线表示尼古丁的静脉血浆浓度,因为在早晨 8 点至晚上 9 点每 40 分钟抽吸 1 支香烟。上面的实线表示尼古丁产生愉悦或唤醒的阈值浓度。低位的实线表示出现尼古丁戒断症状(即撤药症状)的浓度。阴影区域代表尼古丁浓度区域(中性区域),吸烟者在该区域内感到舒适,既没有快感和兴奋感,也没有戒断症状。(来源:Reprinted with permission from Benowitz NL. Cigarette smoking and nicotine addiction. *Med Clin North Am.* 1992;76(2):415)

尿排泄依赖于 pH;酸性尿液中排泄率增加[14]。尼古丁穿过胎盘并积聚在母乳中[14]。

药物与吸烟的相互作用

人们普遍认为烟草烟雾中的多环芳烃(polycyclic aromatic hydrocarbons,PAH)是导致大多数药物与吸烟相互作用的原因[21,22]。多环芳烃是由烟草不完全燃烧产生的,是几种肝细胞色素 P450 微粒体酶(CYP1A1,CYP1A2,可能还

有 CYP2E1)的强诱导剂。虽然烟草烟雾中的其他物质,包括丙酮、吡啶、苯,尼古丁、一氧化碳和重金属(如镉),也可能与肝酶相互作用,但它们的作用似乎不那么显著。大多数药物与烟草烟雾的相互作用是发生在药代动力学方面,这是由烟草烟雾中的化合物诱导药物代谢酶(尤其是 CYP1A2)引起的。表 91-1 总结了药物与烟草的主要相互作用[21,22,23]。开始吸烟、戒烟或显著改变吸烟水平的患者可能需要对某些药物进行调整。

表 91-1

药物与烟草烟雾的相互作用

药物/分级	药效及相互作用机制
药代动力学相互作用	
阿普唑仑(Xanax)	■ 显著性不确定,但可能导致 ↓ 血浆浓度(高达 50%);↓ 半衰期(35%)
苯达莫司汀(Treanda)	■ 由 CYP1A2 代谢。制造商建议,由于苯达莫司汀浓度可能与其两种活性代谢物浓度有关,因此在吸烟者中谨慎使用
咖啡因	■ ↑ 代谢(诱导 CYP1A2);↑ 清除率(56%) ■ 咖啡因水平在停止吸烟后可能会增加
氯丙嗪(Thorazine)	■ ↓ AUC(36%)和血清浓度(24%) ■ ↓ 吸烟者可能出现镇静和低血压;吸烟者可能需要 ↑ 剂量
氯吡格雷(Plavix)	■ ↑ 氯吡格雷及其活性代谢产物(诱导 CYP1A2) ■ 吸烟者氯吡格雷的作用增强(≥每日 10 支):显著 ↑ 抑制血小板,↓ 血小板聚集;虽然已经显示出改善的临床结果,但也可能有出血的风险
氯氮平(Clozaril)	■ ↑ 代谢(诱导 CYP1A2);↓ 血浆浓度(18%) ■ ↑ 可能会出现戒烟水平;密切监测药物水平并根据需要减少剂量,以避免毒性
厄洛替尼(Tarceva)	■ ↑ 清除率(24%);↓ 血清浓度(2 倍)
氟卡尼(Tambocor)	■ ↑ 消除(61%);↓ 血清浓度(25%) ■ 吸烟者可能需要 ↑ 剂量

表 91-1

药物与烟草烟雾的相互作用(续)

药物/分级	药效及相互作用机制
氟伏沙明(Luvox)	■ ↑代谢(诱导 CYP1A2);↑清除(24%);↓AUC(31%);↓Cmax(32%)和 Css(39%) ■ 通常不推荐剂量调整,但吸烟者可能需要↑剂量
氟哌啶醇(Haldol)	■ ↑清除率(44%);↓血清浓度(70%);数据不一致,因此临床意义尚不清楚
肝素	■ 机制未知,但观察到↑清除和↓半衰期。吸烟有促血栓形成的作用 ■ 由于 PK 和 PD 方面的相互作用,吸烟者可能需要↑剂量
胰岛素,皮下注射	■ 可能↓胰岛素吸收继发于外周血管收缩;吸烟可能会导致内源性物质的释放,导致胰岛素抵抗 ■ PK 和 PD 相互作用可能不具有临床意义,但吸烟者可能需要↑剂量
伊立替康(Camptosar)	■ ↑消除(18%);↓活性代谢产物 SN-38 的血清浓度(~40%;通过葡萄糖醛酸化的诱导);↓全身暴露导致较低的血液学毒性并可能降低疗效 ■ 吸烟者可能需要↑剂量
美沙酮	■ 可能↑代谢(诱导 CYP1A2,美沙酮的次要途径),在停止吸烟时仔细监测反应
美西律(Mexitil)	■ ↑清除率(25%;通过氧化和葡萄糖醛酸化);↓半衰期(36%)
奥氮平(Zyprexa)	■ ↑代谢(诱导 CYP1A2);↑清除率(98%);↓血清浓度(12%) ■ 通常不推荐剂量调整,但吸烟者可能需要↑剂量
普萘洛尔(Inderal)	■ ↑清除率(77%;通过侧链氧化和葡萄糖醛酸化)
利奥西呱(Adempas)	■ ↓血浆浓度(50%~60%) ■ 吸烟者每日 3 次可能需要高于 2.5mg 的剂量;考虑停止吸烟时减少剂量
罗匹尼罗(Requip)	■ 患有不安腿综合征患者的研究中↓C_{max}(30%)和 AUC(38%) ■ 吸烟者可能需要↑剂量
他克林(Cognex)	■ ↑代谢(诱导 CYP1A2);半衰期缩短(50%);血清浓度降低 3 倍吸烟者可能需要增加剂量
他司美琼(Hetlioz)	■ 增加代谢(诱导 CYP1A2);药物暴露下降 40%。吸烟者可能需要增加剂量
茶碱(Theo-Dur 等)	■ ↑代谢(诱导 CYP1A2);↑清除(58%~100%);↓半衰期(63%) ■ 开始、停止或更改吸烟量,应监控药物水平 ■ 二手烟雾暴露者增加清除 ■ 吸烟者的维持剂量要高得多
替扎尼定(Zanaflex)	■ 在男性吸烟者中观察到↓AUC(30%~40%)和↓半衰期(10%)
三环类抗抑郁药(如丙咪嗪,去甲替林)	■ 与三环类抗抑郁药相互作用可能在↓血液浓度,但临床意义尚未确定
华法林	■ ↑R-异构体的代谢(CYP1A2 的诱导);然而,S-异构体更有效,对 INR 的影响尚无定论。考虑监测戒烟的 INR
药效学相互作用	
苯二氮䓬类药物(地西泮,氯氮䓬)	■ ↓镇静和嗜睡,可能由尼古丁刺激中枢神经系统引起
β-受体阻滞剂	■ 降低抗高血压和心率控制效果;可能由尼古丁介导的交感神经激活引起 ■ 吸烟者可能需要↑剂量
皮质类固醇,吸入	■ 患有哮喘的吸烟者对吸入皮质类固醇的反应可能较小

表 91-1

药物与烟草烟雾的相互作用(续)

药物/分级	药效及相互作用机制
荷尔蒙避孕药(合并)	■ ↑吸烟和使用联合激素避孕药的女性患心血管不良反应(如中风、心肌梗死和血栓栓塞)的风险 ■ ↑随着年龄增长和严重吸烟(每日 15 支或更多支烟)的风险,35 岁及以上的女性非常明显
5-羟色胺 5-HT1 受体激动剂(曲坦类)	■ 此类药物可能引起冠状动脉痉挛;由于可能无法识别的 CAD,吸烟者请谨慎使用

粗体行表示临床上最重要的相互作用。AUC,曲线下面积;C_{max},最大浓度;Css,稳态浓度;INR,国际标准化比率;PD,药效学;PK,药代动力学。

来源:Adapted with permission from *Rx for Change*: *Clinician-Assisted Tobacco Cessation*. Copyright © 1999-2017. The Regents of the University of California. All rights reserved.

烟草使用的健康后果

所有形式的烟草都是有害的,并且没有安全的烟草产品暴露水平。吸烟在各种疾病的发展中具有因果或促成作用,几乎影响身体的每个器官[2,3]。

二手烟的暴露

暴露于二手烟,其中包括燃烧烟草的烟雾和吸烟者呼出的烟雾,影响了估计在美国年龄超过 3 岁的 8 800 万不吸烟者[24]。接触二手烟会导致不吸烟的儿童和成年人患病和过早死亡,每年估计造成 5 万人死亡。尽管烟草控制取得了实质性进展,但仍有数百万美国儿童和成人在家中和工作场所接触二手烟。证据表明,没有无风险的二手烟暴露水平。只有完全消除室内空间的吸烟才能完全防止不吸烟者接触二手烟。将吸烟者与不吸烟者分开,清洁空气和通风建筑物不能消除不吸烟者接触二手烟的风险。

戒烟的益处

戒烟后不久(如 2 周~3 个月),戒烟的好处就会出现,包括改善肺功能,循环系统功能。戒烟可导致肺功能的显著改善(见第 19 章)。停止吸烟 1 年后,冠心病的过度风险降至持续吸烟者的一半。戒烟 5~15 年后,中风的风险降低到与终身不吸烟者相似的水平,戒烟 10 年后,肺癌死亡的概率大约是持续吸烟者的一半。此外,患口腔、咽喉、食管、膀胱、肾脏或胰腺癌的风险降低。最后,在戒烟 15 年后,冠心病的风险降低到与从未吸烟的人相似的水平[25]。同样,最近的数据表明,在一段持续时间内戒烟的吸烟者总体而言与心血管疾病,缺血性心脏病和中风相关的死亡率与从未吸烟的人相似。相比之下,成功戒烟但后来又恢复吸烟的人死亡风险明显高于终身不吸烟者[26]。

在 30 岁、40 岁、50 岁和 60 岁时戒烟会分别延长 10 年、9 年、6 年和 3 年的寿命[1]。平均而言,吸烟者比不吸烟者寿命短了大约 10 年。至少有一半继续吸烟的人最终会因与烟草有关的疾病而死亡。35 岁以前戒烟的人增加了 10 年的寿命,其预期寿命与从未吸烟的男性相似[1]。减少吸烟并不等同于减少伤害[27],甚至低吸烟水平(例如每日吸 1~4 支香烟)都有风险记录[28,29]。因此,减少每日吸烟数量应被视为戒烟的积极步骤,但不应被推荐为目标终点。对于任何使用烟草的患者,目标是完全,长期禁用所有含尼古丁的产品。

烟草使用和依赖:治疗方法

大多数烟草使用者试图在没有援助的情况下戒烟,尽管接受援助的人更有可能成功戒烟[7,30]。鉴于烟草依赖综合征的复杂性以及导致烟草使用的因素群,治疗需要多方面的方法。为了帮助临床医生和其他专家为使用烟草的患者提供戒烟治疗,美国公共卫生服务局发布了《治疗烟草使用和依赖的临床实践指南》。该文件代表了超过 8 700 篇已发表文章的精华[7],指出临床医生可以对患者的戒烟能力产生重要影响。对 29 项研究的 meta 分析[7]估计,接受临床医生或非临床医生戒烟干预的患者,与未接受临床医生干预的患者相比,更有可能戒烟(停止后 5 个月或更长时间)的概率分别为 2.2 和 1.7 倍。虽然,即使是临床医生的简短建议也会导致戒烟的可能性增加,但更多的强化咨询会使戒烟率大幅提高[7]。提供咨询服务的其他有效方法包括小组计划[7,31]和电话咨询[32]。互联网干预措施近年来变得越来越普遍,但对 28 项试验的 meta 分析显示结果不一致[33]。

有许多有效的药物可用于治疗烟草依赖,临床医生应鼓励所有试图戒烟的患者使用,除了在医学上有禁忌或有效证据不足的特定人群(即孕妇、无烟烟草使用者、很少吸烟者、青少年)[7]。虽然药物治疗和行为咨询都是独立有效的,但当 2 种方法同时使用时,患者的戒烟概率会大大增加[34]。临床医生可以通过推荐药物治疗剂和补充药物使用与行为咨询,如本章后面所述,对患者戒烟成功的可能性产生重大影响。

协助患者戒烟

行为咨询战略

根据临床实践指南[7],5 个关键组成部分构成了戒烟综合咨询:①询问(Ask)患者是否使用烟草;②建议(Advise)烟草使用者戒烟;③评估(Assess)患者戒烟的准备情况;④协助(Assist)患者戒烟;⑤安排(Arrange)后续护理。

这些步骤被称为"5A"并且简要地描述如下。图91-2可用作构建咨询互动的指南。

第一步:询问烟草使用情况

➲ 建议对话

– "你有没有吸烟或使用任何类型的烟草,比如电子烟?"
– "我花时间与所有患者谈论烟草使用,因为它很重要。"
– "药物X通常用于与吸烟有关或由吸烟引起的疾病。你或你家里有人吸烟吗?"
– "症状X经常由于暴露于烟草烟雾而引起或恶化。你或你家里有人吸烟吗?"

第二步:强烈建议戒烟

➲ 建议对话

– 戒烟是您现在和将来保护自己健康的最重要的事情。我接受过培训,以帮助我的患者戒烟,当你准备好时,我很乐意与你一起设计治疗方案
– 你有什么关于戒烟的想法吗?
– 你有考虑在下个月某个时候戒烟吗?
– 在给予建议之前,请考虑让患者同意这样做,例如,"我可以告诉你为什么这会引起我的注意吗?"(然后详细阐述患者特定的问题)

第三步:评估戒烟的准备情况

患者现在使用烟草吗?

是 → 患者现在愿意戒烟吗?
　否 → 培养动力　5R
　是 → 提供治疗　5A或转诊

否 → 患者曾经使用过烟草吗?
　是 → 预防复发*
　否 → 鼓励继续

*对于未使用烟草多年并且没有重新开始吸烟风险的成年人,不需要复发预防干预措施。

来源:Fiore MC, Jaen CR, Baker TB, et al. Treating Tobacco Use and Dependence: 2008 Update. Clinical Practice Guideline. Rockville,MD:U.S. Department of Health and Human Services, Public Health Service. May 2008.

第四步:协助戒烟

√ 评估烟草使用历史
• 目前使用:所用烟草的种类,品牌,数量
• 过去使用:
　– 烟草使用期限
　– 最近使用水平的变化
• 过去戒烟尝试:
　– 尝试次数,最近尝试的日期,持续时间
　– 以前用过的方法——什么方法有用或无用?为什么有用或者无用?
　– 先前给药,剂量,依从性,治疗持续时间
　– 复发的原因

√ 讨论关键问题(针对即将到来或当前的戒烟尝试)
• 想要戒烟(或避免复发)的原因(动机)
• 对戒烟(或避免复发)能力的信心
• 烟草使用的诱因
• 与烟草使用相关的常规和情况
• 与压力有关的烟草使用
• 戒烟的社会支持
• 对体重增加的担忧
• 对戒断症状的担忧

√ 促进戒烟过程
• 讨论戒烟方法:不同方法的利弊
• 设置戒烟日期:理想情况下,距离不到2周
• 建议完成烟草使用日志
• 讨论关键问题的应对策略(认知,行为)
• 讨论戒断症状
• 讨论"失败"与复发的概念
• 提供药物咨询:依从,适当使用和示范
• 在整个戒烟尝试过程中提供协助

√ 评估戒烟尝试(在跟进时)
• 尝试的状态
• 询问"失败"和复发
• 药物依从性和停药计划

第五步:安排后续咨询

√ 在整个戒烟尝试中监控患者的进度。跟进接触应在检测后的第1周内进行。第1个月建议进行第2次后续联系。应安排其他联系方式。咨询联系人可以面对面,通过电话或电子邮件进行。保持患者进度记录
√ 解决诱惑和触发;讨论防止复发的策略。
√ 祝贺患者继续取得成功

图91-2 戒烟咨询指南。(来源:Reprinted with permission from *Rx for Change*:*Clinician-Assisted Tobacco Cessation*. Copyright © 1999—2017. The Regents of the University of California. All rights reserved.)

■ **问题**:筛查烟草使用是必不可少的,是临床护理的常规组成部分。以下问题可用于识别烟草使用者:"您是否吸烟或使用任何类型的烟草?"至少烟草使用状态(当前、以前、从不使用者)和使用水平(如每日吸烟的数量)应评估并记录在病历中。此外,应询问患者是否接触二手烟。

■ **建议**:应建议烟草使用者考虑戒烟;建议应该清晰,引人注目,但要敏感地传达关注和协助戒烟的意愿。在可能的情况下,应将建议与患者的健康状况,药物治疗方案,想要戒烟的个人原因或烟草使用对他人的影响等因素联系起来,对消息进行个性化。例如,"我很担心你的情况,因为你的肺气肿使用了2种不同的吸入剂。而戒烟是改善呼吸的最重要的治疗方法。我强烈建议你戒烟,你有兴趣让我帮你吗?"

■ **评估**:提供适当的咨询干预措施的关键是评估患者是否准备戒烟。患者应归类为:①未准备好在下个月戒烟;②准备在下个月戒烟;③最近戒烟的人,在过去6个月内戒烟;或者④戒烟超过6个月的患者[7,35]。该分类定义了临床医生的下一步措施,即提供适合患者戒烟准备的咨询。作为当前吸烟者的一个例子:"Malkin先生,您对戒烟的想法是什么,您会考虑在下个月的某个时间戒烟吗?"准备戒烟的患者的咨询干预措施与不考虑戒烟的患者的咨询干预措施不同。

■ **协助**:在为烟草使用者提供咨询时,临床医生和患者认为戒烟是一个可能需要数月甚至数年才能实现的过程,是很重要的。目标是促进戒烟过程中的前进,目标终点是对所有含尼古丁产品的持续禁欲。

当咨询不准备戒烟的患者时,第一步培养动机非常重要。一些患者不相信戒烟是重要的,但大多数人认识到戒烟的必要性,只是不准备承诺这样做。很多患者都曾多次尝试戒烟,但都以失败告终,因此他们因太过气馁而不再尝试。通过临床医生与患者密切合作设计治疗计划,"5R"可用于增强戒烟动机[7](表91-2)。虽然对患者进行关于药

物治疗的教育可能是有用的,但为那些没有准备好戒烟的患者制订治疗方案是不合适的。

不准备在接下来的 30 日内戒烟的患者,鼓励他们认真考虑戒烟并提出以下问题:

1. 你有没有打算戒烟? 如果患者回答"否",临床医生应该问:"需要发生什么改变您才会决定戒烟?"如果患者回答"什么都没有",那么在患者改变主意的时候提供帮助。如果患者回答"是",则临床医生应该继续问题 2。

表 91-2
加强戒烟动机:戒烟咨询的"5R"方法

- **相关性(Relevance)**——鼓励患者思考戒烟的重要原因。咨询的框架应与患者的疾病风险或疾病,家庭或社会情况(例如,患有哮喘的儿童),健康问题,年龄或其他患者因素(例如先前的戒烟经历)相关

- **风险(Risks)**——要求患者识别吸烟可能带来的负面健康后果,如急性风险(呼吸急促,哮喘急性发作,妊娠危害,不孕),长期风险(癌症,心脏病和肺病)以及环境风险(通过作为负面榜样促进儿童吸烟;二手烟对其他人的影响,包括儿童和宠物)

- **奖励(Rewards)**——让患者确定他们预期戒烟所带来的潜在益处,例如改善健康状况,增强体能,增强味觉和嗅觉,减少烟草支出,减少浪费的时间或错过的工作,减少对他人的健康风险(胎儿、儿童、室友),减少皮肤老化

- **障碍(Roadblocks)**——帮助患者识别戒烟的障碍,并协助制订应对策略(表 91-4)以解决每个障碍。常见的障碍包括尼古丁戒断症状,对失败的恐惧,戒烟时需要社会支持,抑郁,体重增加以及剥夺或丧失感

- **重复(Repetition)**——继续与戒烟尝试成功的患者合作。讨论吸烟发生的情况,以确定复发的触发因素;这是学习过程的一部分,将成为下次戒烟尝试的有用信息。尽可能重复干预

来源:Reprinted from Fiore MC et al. *Treating Tobacco Use and Dependence*;2008 *Update*. Clinical Practice Guideline. Rockville,mD;Public Health Service,U. S. Department of Health and Human Services;2008.

2. 比起以后再戒烟,现在戒烟可能有什么好处? 患者吸烟的时间越长,戒烟通常变得更加困难。大多数患者会同意,从来没有一个理想的戒烟时间,拖延戒烟日期的负面影响大于积极影响。

3. 你决定尽早戒烟的话会发生什么变化? 这个问题探讨了患者对戒烟的看法,揭示了戒烟的一些障碍,然后可以进行讨论。

对于准备戒烟的患者(即下个月),目标是与患者一起设计个性化治疗计划,解决图 91-2 中"协助"部分列出的关键问题[23]。第一步是讨论患者的烟草使用历史,询问吸烟水平,吸烟年数,以前用于戒烟的方法(哪些有效、哪些不起作用及其原因),以及先前戒烟尝试失败的原因。临床医生应引出患者对戒烟药物的意见,并应与患者一起选择戒烟方法(例如,药物治疗,行为咨询计划)。虽然重要的是要认识到,药剂可能并不适合所有患者,也不是所有患者都能负担得起,但临床医生应该教育患者,如果服用正确的药物,可以大大增加成功的可能性。

患者应选择戒烟日期,最好是在接下来的 2 周内。这样可以有足够的时间为戒烟做准备,包括心理准备,环境准备,从家里,汽车里和工作场所清除所有烟草制品和烟灰缸以及向家人,朋友和同事寻求支持。表 91-3 列出了应对戒烟的其他策略。应告知患者戒断症状,药物使用,以及在整个戒烟尝试中接受行为咨询的重要性。最后,应该赞扬患者采取重要措施改善他们的健康状况。

- **安排:**由于在提供多种咨询互动时患者的戒烟能力会增加,安排后续咨询是治疗烟草依赖的重要因素。后续接触应在戒烟日期后不久进行,最好在第 1 周内进行。在戒烟后的第 1 个月内建议进行第 2 次随访[7]。应进行额外的随访,以监测患者的进展,评估药物治疗方案的依从性,并提供额外的支持。

预防复发咨询应该是与最近戒烟的患者的每次随访接触的一部分。在咨询最近的戒烟者时,重要的是要解决在戒烟症状和使用烟草的渴望或诱惑方面的挑战。表 91-3 列出了烟草使用的主要诱因或诱惑策略清单[23]。重要的是,由于烟草使用是一种习惯性行为,应建议患者改变日常生活习惯;这有助于解除特定行为与使用烟草的关系。应鼓励"失改"和吸烟(或使用任何形式的烟草)或完全复发回到习惯性烟草使用状态的患者思考首次发生烟草使用的情景并确定复发的触发因素。此过程为将来的退出尝试提供有价值的信息。

表 91-3
烟草戒断的认知和行为策略

认知策略	
专注于重新培训患者的思维方式。通常,患者会考虑他们正想要吸烟的事实,这会导致复发。患者必须认识到,想要一支香烟并不意味着他们需要一支香烟	
回顾戒烟的承诺	每日早上,说:"我很自豪我在没有烟草的情况下度过了另一天!"提醒自己,渴望和诱惑是暂时的,并且会过去。默默地或者大声地宣布,"我是一个不吸烟者,诱惑会过去"
转移注意力	当出现烟草使用的想法时,刻意,立即,将思维重新聚焦于其他想法
积极地自我对话"鼓舞人心的谈话"	说"我能做到这一点"并提醒自己以前避免吸烟的困难情况
通过想象放松	把意识集中于积极和放松的想法

表 91-3

烟草戒断的认知和行为策略（续）

精神演练,具象化	通过设想如何最好地处理事情,来为可能出现的情况做准备。例如,想象一下,如果朋友提供香烟,在你的精神演练中会出现什么反应,甚至可以通过大声说出来练习它

行为策略

采取具体行动以降低复发风险。在确定与烟草使用相关患者的特异性触发因素和惯例或情况后,在戒烟前考虑这些策略。以下是几种常见线索或复发原因的策略	
压力	预测即将到来的工作,学校或个人生活中的挑战。在压力期间制定烟草使用的替代计划(例如,使用深呼吸,休息或离开当前的情景,打电话给朋友或家人寻求支持,或使用尼古丁替代疗法来管理情境渴望)
酒精	饮酒可导致复发。考虑在戒烟的早期阶段限制或戒除酒精
其他烟草使用者	当患者身边围绕着其他烟草使用者时,戒烟更加困难。如果家庭中有另一个烟草使用者,这尤其困难。在戒烟的早期阶段,限制与使用烟草的人长时间接触。要求同事,朋友和室友不要在你面前吸烟或使用烟草
满足口头需要	有非烟草口服替代品(如口香糖、无糖糖果、吸管、牙签、润唇膏、牙刷、尼古丁替代疗法、瓶装水)随时可用
自动吸烟习惯	预测与烟草使用相关的惯例并制订替代计划 例如: 每日早上喝咖啡:改变早晨的惯例,喝杯茶来代替咖啡,喝咖啡前冲个澡,在起床后进行快步走 驾驶时:从车上取下所有烟草,车里的角落都仔细检查好,听有声读物或谈话收音机,使用口服替代品代替烟草 在通话时:通话时站立,限制通话时间,更改电话位置,通过涂鸦或素描来保持双手占用 饭后:起床后立即做饭或吃完后快步走,打个电话给支持你戒烟的朋友
后期体重增加	不要尝试一次修改多个行为。如果体重增加是戒烟的障碍,参加定期的身体活动并坚持健康饮食(而不是严格节食)。仔细制订计划和准备膳食,增加水果和水的摄入量,以创造饱腹感,咀嚼无糖口香糖或吃无糖糖果。考虑使用可以延迟体重增加的药物疗法(例如,尼古丁口香糖、锭剂或安非他酮缓释剂)
对烟草的渴望	对烟草的渴望是暂时的,通常在 5~10 分钟内就会过去。通过转移注意力处理渴望,休息一下,做别的事情,深呼吸

药物治疗方案

应鼓励所有试图戒烟的吸烟者使用 1 种或多种美国食品药品管理局(FDA)批准的辅助药物来戒烟。需要特别考虑的潜在例外情况包括医学禁忌证或在特定人群中使用,因为没有足够的有效证据(即孕妇、无烟烟草使用者、轻度吸烟者、青少年)[7]。药物治疗应始终与行为支持和咨询相结合。目前,FDA 批准的一线药物已被证明可有效促进戒烟,包括 5 种 NRT 剂型,缓释安非他酮和伐尼克兰[7]。治疗方案的选择取决于患者对药物的偏好。要根据以前戒烟药物的经验,当前的医疗条件,以前的吸烟水平,药物依从性问题以及患者的自付费用来给予药剂。表 91-4 列出了一线药剂的剂量信息、注意事项和不良反应。

一线治疗

尼古丁替代疗法

尼古丁替代疗法(nicotine replacement therapy, NRT)是通过减少与戒烟相关的身体戒断症状来提高戒烟率,而患者则侧重于行为矫正和应对戒烟带来的心理问题。此外,由于 NRT 的起效不像通过吸烟获得的尼古丁那样快,因此患者不太习惯这种接近于立刻起效,增强了尼古丁吸入后的作用。一项 meta 分析发现,与安慰剂相比,所有 NRT 制剂在戒断率方面都有统计学意义。使用 NRT 的患者戒烟的可能性是接受安慰剂患者的 1.6 倍[36]。图 91-3 描绘了与无烟的香烟和鼻烟相比的各种 NRT 配方的浓度-时间曲

表 91-4

药理学产品指导：FDA 批准的戒烟药物

NRT 剂型					安非他酮	伐尼克兰
产品	口香糖	含片	透皮贴剂	鼻腔喷雾剂	口腔吸入剂	
力克雷戒烟糖（Nicorette^a）雷诺尼古丁口香糖 ZONNIC^b 非专利	Nicorette Lozenge^a；NicoretteMini Lozenge^a（标准和迷你）非专利	NicoDerm CQ^a 非专利	Nicotrol NS^c	Nicotrol inhaler^c	Zyban^a	Chantix^c
OTC	OTC	OTC（NicoDermCQ^a 非专利）	处方药	处方药	处方药	处方药
		处方药（非专利）				
2mg,4mg	2mg,4mg	7mg,14mg,21mg 24 小时释放	计量喷雾剂	10mg 弹药筒	150mg 缓释片	0.5mg,1mg 片剂
原味,肉桂味,水果味,薄荷味	樱桃味,肉桂味,薄荷味		10mg/ml 水溶液	每吸含 4mg 尼古丁		

预防措施、警告和禁忌证

口香糖	含片	透皮贴剂	鼻腔喷雾剂	口腔吸入剂	安非他酮	伐尼克兰
■ 近期（≤2 周）心肌梗死 ■ 严重的潜在心律失常 ■ 严重或恶化的心绞痛 ■ 颞下颌关节病 ■ 怀孕^d 和哺乳期 ■ 青少年（<18 岁）	■ 近期（≤2 周）心肌梗死 ■ 严重的潜在心律失常 ■ 严重或恶化的心绞痛 ■ 怀孕^d 和哺乳 ■ 青少年（<18 岁）	■ 近期（≤2 周）心肌梗死 ■ 严重的潜在心律失常 ■ 严重或恶化的心绞痛 ■ 怀孕^d（处方剂型，D 级）和哺乳期 ■ 青少年（<18 岁）	■ 近期（≤2 周）心肌梗死 ■ 严重的潜在心律失常 ■ 严重或恶化的心绞痛 ■ 潜在的慢性鼻病（鼻炎、鼻息肉、鼻窦炎） ■ 严重的反应性气道疾病 ■ 怀孕^d（D 级）和哺乳期 ■ 青少年（<18 岁）	■ 近期（≤2 周）心肌梗死 ■ 严重的潜在心律失常 ■ 严重或恶化的心绞痛 ■ 支气管痉挛性疾病 ■ 怀孕^d（D 级）和哺乳期 ■ 青少年（<18 岁）	■ 同时使用已知降低癫痫发作阈值的药物或医疗治疗 ■ 肝功能损害 ■ 妊娠（C 类）和母乳喂养 ■ 青少年（<18 岁） ■ 神经精神症状^e **■ 禁忌证：** ■ 癫痫发作 ■ 合并安非他酮（例如，Wellbutrin）治疗 ■ 当前或既往先诊断为贪食症或神经性厌食症 ■ 同时突然停用酒精或镇静剂（包括苯二氮草类药物） ■ 治疗前 14 日单胺氧化酶抑制剂治疗	■ 严重的肾功能损害（需要调整剂量） ■ 怀孕^d（C 类）和哺乳期 ■ 青少年（<18 岁） ■ 紧急神经精神症状治疗^e

表 91-4　药理学产品指导：FDA 批准的戒烟药物（续）

NRT 剂型					安非他酮	伐尼克兰
口香糖	含片	透皮贴剂	鼻腔喷雾剂	口腔吸入剂		
剂量						
睡醒后第 1 支香烟 ≤30 分钟：4mg 睡醒后第 1 支香烟 >30 分钟：2mg ■ 第 1～6 周：每 1～2 小时 1 块 ■ 第 7～9 周：每 2～4 小时 1 块 ■ 第 10～12 周：每 4～8 小时 1 块 ■ 最大剂量，每日 24 块 ■ 缓慢慢咀嚼 ■ 当出现辛辣或刺痛的感觉时（约咀嚼 15～30 下后），须将咀嚼胶置于唇颊旁或颊边 ■ 当刺痛感消失时继续咀嚼 ■ 重复咀嚼和放置步骤，直至大部分尼古丁消失（刺痛感不再出现，通常 30 分钟） ■ 放置在口腔内不同位置 ■ 使用 15 分钟前或使用过程中不可进食或喝饮料 ■ 疗程：长达 12 周	睡醒后第 1 支香烟 ≤30 分钟：2mg 睡醒后第 1 支香烟 >30 分钟：4mg ■ 第 1～6 周：每 1～2 小时 1 锭 ■ 第 7～9 周：每 2～4 小时 1 锭 ■ 第 10～12 周：每 4～8 小时 1 锭 ■ 最大剂量，每日 20 锭 ■ 允许慢慢溶解（标准版：20～30 分钟；迷你版：10 分钟） ■ 尼古丁释放可引起温热感、刺痛感或咳嗽 ■ 不要咀嚼或吞咽锭 ■ 会偶尔旋转到口腔的不同区域 ■ 使用 15 分钟前或在使用过程中不可进食或喝饮料 ■ 疗程：长达 12 周	>每日 10 支烟：21mg/d×4 周（通常的）×6 周（NicoDerm CQ）14mg/d×2 周 7mg/d×2 周 ≤每日 10 支烟：14mg/d×6 周 7mg/d×2 周 ■ 每日轮换贴片部位，至少 1 周内不要在同一皮肤部位使用新贴片 ■ 贴片需要贴 16 个小时，如果出现睡眠障碍可以在睡前揭下 ■ 疗程：8～10 周	1～2 剂/小时（每日 8～40 剂） 1 剂 = 2 喷（每个鼻孔 1 喷）；每喷含有 0.5mg 的尼古丁，要喷到鼻腔黏膜 ■ 最大剂量： － 每小时 5 剂或 － 每日 40 剂 ■ 为了获得最佳效果，初始使用需至少 8 剂 ■ 作为喷雾剂使用，不可嗅，吞咽，或通过鼻子吸入 ■ 疗程：3～6 个月	每日 6～16 弹药筒 个体化给药；初始使用每 1～2 小时 1 个弹药筒 ■ 最佳效果需连续吸入 20 分钟 ■ 初始使用需至少每日 6 弹药筒 ■ 主动吸入 20 分钟后，尼古丁在弹药筒中耗尽 ■ 吸入喉后部或短呼吸 ■ 不要吸入肺部（像"一根烟"，但"吸"，就像照相机保管道） ■ 打开弹药筒可保持效力 24 小时 ■ 使用 15 分钟前或在使用过程中不可进食或喝饮料 ■ 疗程：3～6 个月	150mg，每日早上口服，连续 3 日，然后增加到 150mg，每日 2 次 不要超过 300mg/d ■ 在戒烟日期前 1～2 周开始治疗 ■ 剂量间隔服用至少 8 小时 ■ 避免睡前服用，以减少失眠 ■ 剂量逐渐减少是没有必要的 ■ 可与 NRT 安全使用 ■ 疗程：7～12 周，维持最多 6 个月	第 1～3 日： 0.5mg，每日早上口服 第 4～7 日： 0.5mg，每日 2 次，口服 第 2～12 周： 1mg，每日 2 次，口服 ■ 在戒烟日期前 1 周开始治疗 ■ 吃完后用一整杯水服用 ■ 没有必要逐渐减少剂量 ■ 建议对严重肾功能不全患者进行剂量调整 ■ 疗程：12 周；在选定的患者中可以使用额外的 12 周 ■ 可以在目标戒烟日期前最多 35 日内开始戒烟，或者在戒烟前的 12 周内减少吸烟，并继续治疗 12 周

表 91-4

药理学产品指导：FDA 批准的戒烟药物（续）

NRT 剂型					安非他酮	伐尼克兰
口香糖	含片	透皮贴剂	鼻腔喷雾剂	口腔吸入剂		
不良反应						
■ 口腔或下巴疼痛 ■ 打嗝 ■ 消化不良 ■ 睡液分泌过多 ■ 与错误咀嚼方法相关的不良反应： ■ 头晕 ■ 恶心或呕吐 ■ 喉咙和口腔刺激	■ 恶心 ■ 打嗝 ■ 口腔刺激 ■ 胃灼热 ■ 头痛 ■ 咽喉痛 ■ 头晕	■ 局部皮肤反应（红斑，瘙痒，灼热） ■ 头痛 ■ 睡眠障碍（失眠，异常或多梦境）；与夜间尼古丁吸收有关	■ 鼻腔或咽喉刺激（热，辛辣或灼烧感） ■ 鼻炎 ■ 撕裂 ■ 打喷嚏 ■ 咳嗽 ■ 头痛	■ 口腔或喉咙刺激 ■ 咳嗽 ■ 头痛 ■ 鼻炎 ■ 消化不良 ■ 打嗝	■ 失眠 ■ 口干 ■ 神经紧张或难以集中 ■ 皮疹 ■ 便秘 ■ 癫痫发作（风险约为 0.1%） ■ 神经精神症状（罕见；见注意事项）	■ 恶心 ■ 睡眠障碍（失眠，异常或梦境） ■ 便秘 ■ 肠胃胀气 ■ 呕吐 ■ 神经精神症状（罕见；见注意事项）

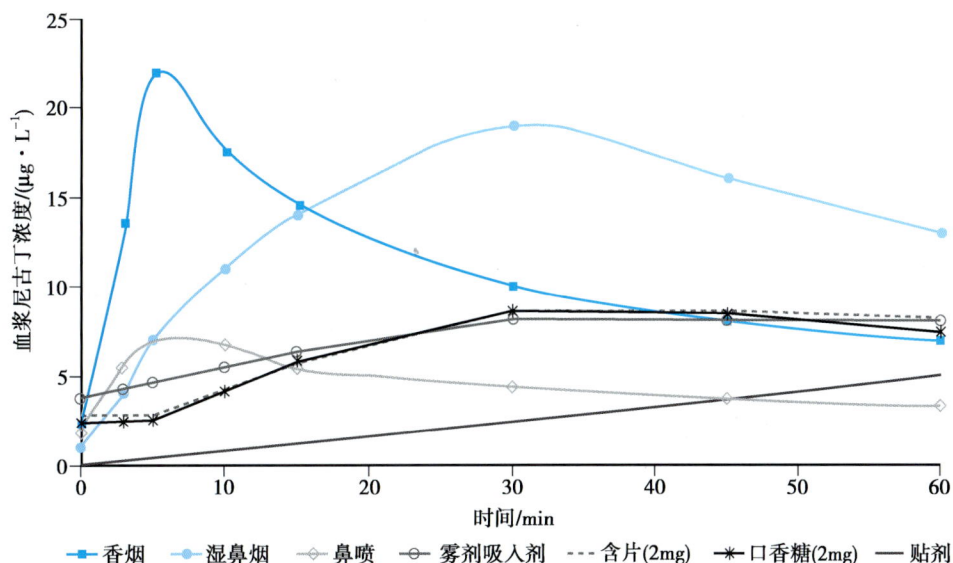

图 91-3　各种含尼古丁产品的血浆尼古丁浓度。[来源：Reprinted with permission from *Rx for Change*：*Clinician-Assisted Tobacco Cessation*. Copyright © 1999—2017. The Regents of the University of California. All rights reserved. Plasma nicotine concentration curves derived from Choi JH et al. Pharmacokinetics of a nicotine polacrilex lozenge. *Nicotine Tob Res*. 2003；5（5）：635；Schneider NG et al. The nicotine inhaler：clinical pharmacokinetics and comparison with other nicotine treatments. *Clin Pharmacokinet*. 2001；40（9）：661；and Fant RV et al. Pharmacokinetics and pharmacodynamics of moist snuff in humans. *Tob Control*. 1999；8（4）：387.]

线[37-39]。尼古丁鼻喷雾剂最快地达到其峰值浓度。尼古丁口香糖，锭剂和口服吸入剂具有相似的浓度曲线，尼古丁透皮贴剂起效最慢，但在持续的一段时间内可以保持更稳定的尼古丁血药浓度水平。虽然理想情况下，在 NRT 开始使用时停止使用烟草，但一些患者在开始 NRT 后可能会偶尔使用烟草制品。如果患者放松自律并使用烟草制品，或者开始使用 NRT 来减少完全戒烟前吸烟的数量，这样，患者就可以更加灵活地继续使用 NRT（"从减少吸烟到戒烟"方法）[34,40,41]。在尝试戒烟之前使用尼古丁贴片可能比在戒烟那一日开始再使用更加有效，然而研究数据表明仍然存在争议，并且没有证据支持在戒烟之前使用其他形式的NRT[41]。

缓释安非他酮

缓释安非他酮是一种非典型的抗抑郁药，其可能作为尼古丁受体[42]拮抗剂，通过阻断中枢神经系统[7]中多巴胺和去甲肾上腺素的再吸收来帮助戒烟。这些刺激神经的化学物质调节多巴胺奖赏效应途径并降低对尼古丁的渴望和戒断症状[7]。与安慰剂相比，缓释安非他酮大约使长期戒烟率增加 1 倍[7,43]。

伐伦克林

伐尼克兰是一种部分受体激动剂，在 $\alpha_4\beta_2$ 神经元尼古丁乙酰胆碱受体上高亲和力和选择性结合[44]。伐尼克兰在戒烟中的功效被认为是受体部位持续的低水平激动剂活性与尼古丁结合的竞争性抑制的结果。部分激动剂使受体受到适度的刺激，导致多巴胺水平增加，减弱了尼古丁戒断

的症状。此外，伐尼克兰通过阻断尼古丁激活 $\alpha_4\beta_2$ 烟碱乙酰胆碱受体，抑制多巴胺释放，认为这与强化和奖赏效应导致吸烟相关[44,45]。与安慰剂相比，使用伐尼克兰可使戒烟的概率增加 1 倍以上[7,46]。应监测患者的神经精神症状，包括行为，情绪或自杀念头和行为的变化[47]。

二线治疗

虽然没有经 FDA 批准专门用于戒烟，但可以推荐使用处方药可乐定和去甲替林作为二线药物[7]。缺乏 FDA 批准的戒烟指征和一些副作用使他们不能成为一线药物[7]。

烟草使用和依赖的治疗药物

尼古丁透皮贴片

案例 91-1

问题 1：T. B. 是一名 32 岁的女性，她参加了一个戒烟计划的小组。在之前的小组期间，戒烟顾问讨论了各种戒烟药物。T. B. 从今日开始将戒烟日期设定为 1 周，她开始使用尼古丁透皮贴剂。目前每日吸烟 1.5 包（PPD），这比她过去 10 年 2 包的量要少。T. B. 说她在早上醒来后马上抽了几根。她不吃药，也没有医疗问题。T. B. 应该选择哪种尼古丁透皮贴剂，应该如何使用？

透皮尼古丁输送系统由不可渗透的表面层、尼古丁储存器、黏合剂层和可移除的保护层组成。虽然透皮给药技术各个厂家有所不同，但尼古丁都可以被很好地吸收，24

小时贴剂释放 68%~82% 的剂量可以透过皮肤。来自贴剂的血浆尼古丁浓度在 1~4 小时内缓慢上升，并在 3~12 小时内达到峰值[14]。

使用透皮贴剂获得的尼古丁水平较低且波动小于使用烟草制品或其他 NRT 制剂（图 91-3）。与安慰剂相比，透皮尼古丁贴剂能显著改善戒断率[7,35]。对 25 项随机对照试验进行的 meta 分析发现，尼古丁贴片治疗（6~14 周）使得长期戒烟有效性比安慰剂增加了约 1 倍[7]。

剂量

各个厂家推荐的剂量列于表 91-4 中。一般而言，吸烟时间长数量大的人需要使用高强度制剂和更长的治疗时间。最终，治疗的起始剂量、减量的速度和总持续时间必须根据患者的基线吸烟水平、副作用的发生（如恶心、消化不良、神经质、头晕、出汗）及是否存在戒断而个体化设计。T. B. 目前每日吸 30 支，因此她应该使用贴剂（每日 21mg）开始治疗。

患者教育

T. B. 应该按照指示每日在同一时间将贴剂贴在上半身或手臂上部外侧的干净、干燥、无毛的皮肤区域上。为了尽量减少局部皮肤反应的可能性，贴剂应用部位应每天移动，同一区域在 1 周内不应重复使用。应确保贴剂粘附在皮肤上，特别是边缘周围。临床医生应该告知 T. B. 如果正确使用，水不会降低尼古丁贴剂的有效性，她可以在贴着的同时洗澡、淋浴、游泳或锻炼。最后，如果使用贴剂出现皮肤发红且 4 日后无法消退；出现皮肤肿胀或皮疹；出现心律不齐或心悸；或者出现尼古丁过量的症状，如恶心、呕吐、头晕、腹泻、出汗、虚弱或心跳加快等，应停止使用并请联系医务人员。

不良反应

> 案例 91-1,问题 2：10 日后，T. B. 身上出现了皮疹，她认为是由尼古丁贴剂引起的。昨天，当她从左上臂取下第一片贴剂时，她发现贴合处出现皮疹。今日早上，从右上臂取下第二片贴剂后，她又发现了类似的皮疹。T. B. 描述她右臂上的皮肤略带红色但没有肿胀；左臂上的皮疹只有微弱的粉红色。她的最后一次吸烟是 2 日前。此时应该对 T. B. 进行怎样的处理？

与尼古丁贴剂相关的最常见的副作用是皮肤应用部位的局部反应（红斑，灼热和瘙痒）。这些反应通常由皮肤堵塞或对贴剂黏合剂敏感引起的。每日变换贴剂使用部位可以最大限度地减少皮肤刺激；但是贴剂黏合剂带来的皮肤反应仍多达 50%。小于 5% 的患者由于皮肤反应停止治疗[7]。

T. B. 出现了轻微的皮肤反应，不过在去除贴剂 24~48 小时内皮肤出现红肿是常见的。她可以外用氢化可的松乳膏（0.5% 或 1%）或曲安奈德乳膏（0.5%），或者口服抗组胺药进行对症治疗[7]。也可以尝试不同品牌的贴剂，因为黏合剂可能会有所不同。由于左臂上的皮疹几乎已经消退，因此在红斑不影响生活的情况下 T. B. 可以继续使用尼古

丁透皮贴剂。

与尼古丁透皮贴剂相关的其他不太常见的副作用包括做噩梦、失眠和头痛。睡眠障碍可能是由夜间尼古丁吸收引起的。应告知睡眠障碍的患者在睡前取下贴剂，并在第 2 日醒来后尽快使用新的贴剂[7]。

医生还应通过询问 T. B. 目前的戒烟情况来提供行为指导和支持。需要解决的问题包括她对于坚持戒烟的信心，她想要吸烟的概率以及复发的潜在诱因，尼古丁戒断症状，帮助她戒烟的社会支持以及她可能的其他问题或疑虑。审查潜在的应对措施（行为和认知，见表 91-4）并安排之后的随访是合理的。医生应该表扬 T. B. 戒烟的决定，称赞她在 48 小时内没有吸烟，并向她说明皮肤刺激通常容易治疗，这是一种常见的尼古丁贴剂并发症。

选择此产品考虑的因素

与其他 NRT 制剂相比，透皮尼古丁贴剂的主要优点是易于使用，全天连续释放尼古丁，并且每日仅需要给药 1 次。贴剂的缺点包括与贴剂黏合剂导致的皮肤刺激的高发生率以及尼古丁的剂量不能迅速调节以减轻戒断症状。最后，患有潜在皮肤病的患者（如牛皮癣、湿疹、特应性皮炎）不应该使用贴剂，因为他们出现皮肤刺激的可能性更大。

> 案例 91-1,问题 3：T. B. 想停止尼古丁透皮贴剂。她想购买非处方戒烟药，并且想知道口香糖或锭剂是否是一种有效的替代品。你会推荐哪一种？应该考虑哪些因素？

尼古丁口香糖

尼古丁离子交换树脂口香糖是尼古丁和波拉克林的树脂复合物，尼古丁在口腔黏膜上缓慢释放和吸收。该产品有 2mg 和 4mg，并有多种口味。口香糖是独特的烟草状，略带胡椒味、薄荷味或果味，并含有缓冲剂以增加唾液 pH，从而增强尼古丁在口腔的吸收。每个部分吸收的尼古丁量是可变的，但如果使用得当，2mg 和 4mg 的口香糖中大约能吸收大约 1.6mg 和 2.2mg 的尼古丁。在咀嚼 1 片口香糖后，约 90 分钟达到尼古丁的峰值血浆浓度，然后缓慢下降（图 91-3）。与接受安慰剂的患者相比，使用尼古丁口香糖的患者更可能保持节制状态[7,35]。

剂量

表 91-4 概括了制造商推荐的尼古丁口香糖给药方案。尼古丁口香糖的推荐剂量基于当天的"首次吸烟时间"（time to first cigarette，TTFC）。睡醒后不久就有强烈的吸烟欲望或需要是尼古丁依赖的关键指标[48]。因此，在醒来后 30 分钟内吸入当日第 1 支烟的患者可能更依赖于尼古丁，并且需要的剂量比那些在醒来后 30 分钟内不吸烟的患者更高（见表 91-4）。"在口中咀嚼和停留"方法（见表 91-4）可以缓慢，匀速地释放尼古丁。如果在给定剂量之内出现吸烟的渴望，患者可以使用口香糖（每日最多 24 片）。一般来说，每日吸烟较多的患者比吸烟较少的患者需要更多的尼古丁口香糖以减轻他们对吸烟的渴望。最好选用以固定

的给药方案来使用口香糖,在 1~3 个月内逐渐减量,而不是仅在有吸烟的渴望时用它来控制[7]。

患者教育

使用"咀嚼和停留"的方法(见表 91-4),对于使用尼古丁口香糖至关重要。咀嚼和停留的步骤应该重复,直到大部分尼古丁被释放出来。

应告知患者,酸性饮料(如咖啡、果汁、葡萄酒、软饮料)可以短暂地降低唾液的 pH,减少尼古丁口香糖的吸收从而降低其有效性,为防止这种相互作用,应建议患者在使用尼古丁口香糖前或使用尼古丁口香糖 15 分钟内不要进食或饮品(水除外)。

不良反应

通过使用适当的咀嚼技术,可以最大限度地减少或预防大多数常见的副作用(见表 91-4)[7]。应提醒患者过快咀嚼口香糖使尼古丁过量释放,导致头晕、恶心、呕吐、喉咙和口腔刺激、呃逆和消化不良等。

选择此产品考虑的因素

尼古丁口香糖的优点包括该配方可用于满足口腔渴望,以及 4mg 强度可能控制体重增加[7]。由于这些原因,口香糖可能对有体重增加问题的患者或厌倦有吸烟诱因的患者特别有益。对于需要灵活给药并且喜欢自我调节尼古丁水平以控制戒断症状的能力的患者,口香糖也可能是有利的。一些患者可能会发现由于口香糖的粘性稠度影响牙齿工作而难以使用。其他人可能会觉得如此频繁地咀嚼口香糖很困难或不可接受。患有颞下颌关节(temporomandibular joint,TMJ)病的患者不应使用尼古丁口香糖。

尼古丁含片

尼古丁离子交换树脂含片是一种无糖,有特殊味道的复合物,它由尼古丁和波拉克林组成。该产品有 2mg 和 4mg 的强度,可以像硬糖或其他药用锭剂一样(例如,吸入并在口腔中从一侧移动到另一侧直至完全溶解)。也有迷你含片。因为尼古丁含片完全溶解,所以尼古丁比同等剂量的尼古丁口香糖多含有大约 25% 的尼古丁[35]。与尼古丁口香糖一样,锭剂还含有缓冲剂(碳酸钠和碳酸氢钾)以增加唾液 pH,从而增强尼古丁的口腔吸收。使用 30~60 分钟后,达到尼古丁峰值浓度,然后缓慢下降(见图 91-3)。与安慰剂相比,尼古丁含片可以使 6 个月戒烟率增加大约 1 倍[35]。

剂量

表 91-4 概述了制造商推荐的尼古丁含片剂量计划。与尼古丁口香糖一样,锭剂基于"首次吸烟时间"给药。如果患者按固定时间表而不是根据需要使用锭剂,更有可能戒烟成功。如果在预定剂量之内出现吸烟的渴望,患者可以额外使用锭剂(在 6 小时内最多 5 个锭剂或每日最多 20 个锭剂)。

患者教育

与口香糖类似,尼古丁含片是一种特殊配方的尼古丁输送系统,必须正确使用才能获得最佳效果。应该让锭剂

慢慢溶解在口中,当尼古丁被释放时,患者可能会有温热、刺痛的感觉。患者应将锭剂放置到口腔的不同区域,以减少黏膜刺激的可能性。如果使用得当,锭剂应在 30 分钟内完全溶解。应该建议患者不要咀嚼或吞服锭剂,因为这会增加胃肠道副作用的发生率。

应提醒患者,尼古丁含片与口香糖一样,有效性可能会被酸性饮料(如咖啡、果汁、葡萄酒或软饮料)降低[49]。患者应在使用尼古丁含片前 15 分钟内不要进食或饮水(水除外)。

不良反应

通常,尼古丁锭剂耐受性良好。最常见的副作用包括恶心、呃逆、咳嗽、消化不良、头痛和胃肠胀气。一次使用 1 个以上锭剂,连续使用锭剂,或咀嚼或吞服锭剂的患者更容易出现消化不良或呃逆。

选择此产品考虑的因素

尼古丁含片类似于尼古丁口香糖配方,这种配方可用于满足患者吸烟的渴望,4mg 强度可能减慢体重增加[7,49],患者可自己进行剂量滴定以获得精确的剂量以控制戒断症状。因为含片不需要咀嚼,许多患者认为这是一种更加严谨的尼古丁输送系统。含片的缺点在于它需要频繁给药,并且有胃肠道副作用(恶心、打嗝和胃灼热)。

T. B. 表示对尼古丁口香糖或含片用于戒烟的尝试感兴趣。这两种药物都是有效的,治疗的选择取决于患者对治疗的看法和期望,包括依从性、以往戒烟药物的经验以及其他问题(如不良反应、体重增加、成本药物)。T. B. 将成为任何一种药的候选者。如果她能够遵守频繁的给药时间表(醒来后每 1~2 小时使用 1 片含片或 1 片口香糖)。T. B. 在早晨醒来后立即抽她的第 1 支烟,每日抽大约 30 支,这种吸烟模式表明尼古丁依赖程度更高,因此 T. B. 需要更高剂量的 NRT。T. B. 应在清醒时按照表 91-4 中列出的时间表,每隔 1~2 小时开始给予 1mg 的尼古丁含片或尼古丁口服治疗,并逐渐减量。

后期体重增加

案例 91-1,问题 4: T. B. 戒烟后非常担心体重会增加。戒烟后体重增加是否常见,如果是,如何预防?

大多数烟草使用者在戒烟后体重增加,医生既不应否认体重增加的可能性,也不应极度轻视戒烟的重要性[7]。对几乎所有患者而言,与持续吸烟带来的风险相比,过度增重相关的健康风险可以忽略不计。

大多数戒烟者的体重增加不到 4.54kg,但体重增加的范围很广,高达 10% 的戒烟者体重增加了 13.62kg[7]。一般而言,女性的体重增加的往往比男性多。在一项对近 6 000 名吸烟者戒烟后随访 5 年的研究中,随访期间的平均体重增加为女性 8.72kg 和男性 7.58kg[50]。

烟草对体重的抑制效果是众所周知的。但是,大多数成功的戒烟者体重增加的机制尚不完全清楚。吸烟者的代谢率与非吸烟者相比高出约 10%[51]。增加的热量可能是由于食欲增加、味觉改善,或通过从手到口的改变用食物替代烟草。

一般而言,如果患者尝试一次改变多种行为,则成功的可

能性较小。对于大多数患者,通常不建议用节食的方法来防止体重增加,特别是在戒烟的早期阶段[7]。应该告知 T. B.,平均体重增加不到 4.54kg 对她健康状况的影响小于持续吸烟的危害。虽然还没有明确证据证明运动干预措施可以减少戒烟者的体重增加,但也应该推荐给 T. B.,因为她对体重增加表示非常担忧,这可能是她戒烟的障碍。适度增加活动有助于控制体重增加,而且运动可以作为行为的方式替代烟草的使用。此外,应该建议 T. B. 控制饮食,避免暴饮暴食,增加水摄入量,以产生饱腹感,咀嚼无糖口香糖,并限制酒精饮料。可能会考虑给予 T. B. 已经证明可以延缓体重增加的药物治疗方案,包括 NRT、伐尼克兰或缓释安非他酮[7,52]。然而,要注意的是,没有一种药物能够长期预防体重增加[7,52]。

重新开始吸烟

> 案例 91-1,问题 5:在后续接触过程中,医生得知 T. B. 周末在聚会上吸了半包香烟,并且在戒烟 1 个月后复发到她以前的吸烟情况。医生应该如何应对?

医生应该感谢 T. B. 对于自己的吸烟情况是诚实的,并询问她是否愿意讨论吸烟时的情况。在她吸烟的时候,她在哪儿,和谁一起,她是如何获得香烟的,她当时的感受如何? 具体来说就是她复吸的诱因(如酗酒、沮丧、在她身边有吸烟的朋友)? 重要的是,医生帮助患者将这些信息用作学习过程的一部分,但重点关注"积极方面",例如 T. B. 能够保持无烟 1 个月以上的能力。戒烟 4 周后,尼古丁戒断的大部分物理效应已经完全解决,因此,她的复发可能是心理或情境因素导致,可以通过有效的应对来减轻。在关于吸烟发生的情况的讨论之后,医生与患者一起制订避免复发的计划是很重要的(见表 91-3)。

吸烟与心血管疾病

案例 91-2

> 问题 1:P. J. 是一名 62 岁的男性,接受选择性冠状动脉旁路移植术(coronary artery bypass graft,CABG)手术。他有心绞痛,高血压,血脂异常,外周血管疾病(peripheral vasculardisease,PVD)和过敏性鼻炎病史,这些很重要。他在 2 年前接受了双侧颈动脉内膜切除术,并在 5 年前进行了髂动脉血管成形术和支架植入术治疗 PVD。P. J. 的个人社会史对于烟草使用(2PPD)和酒精(每日 3~4 次饮酒)非常重要。他超重约 4.54kg。他的术前实验室结果显示,总胆固醇为 270mg/dl(理想值<200),低密度脂蛋白胆固醇(LDL-C)为 163mg/dl(最佳值<70),高密度脂蛋白胆固醇(HDL-C)为 35mg/dl(偏低<40),甘油三酯为 350mg/dl(正常值<150)。入院前服用药物包括:阿替洛尔每日 50mg,阿司匹林每日 81mg,硝酸异山梨酯 20mg,每日 3 次,阿托伐他汀每日 20mg,氟替卡松鼻喷雾剂(50μg/喷雾剂),每日 1 次,根据需要舌下含服 0.4mg 硝酸甘油。烟草的使用可能引起或加剧了 P. J. 的哪些慢性疾病?

大量证据表明吸烟史是导致心血管疾病的主要原因,并且每年导致大约 128 000 例与心血管疾病相关的死亡[3,5,53]。

吸烟导致心血管疾病发生发展有许多合理的病理生理机制。烟草的烟雾中的氧化剂和其他化合物会引起血小板聚集和血栓形成增加的高凝状态,这大大增加了心肌梗死(myocardial infarction,MI)和猝死的风险[53,54]。烟雾中的一氧化碳减少了组织和器官(包括心肌组织)可利用的氧气量,并降低心室颤动阈值[53]。吸烟可能通过影响血脂而加速动脉粥样硬化;与非吸烟者相比,吸烟者的总胆固醇、LDL-C 和甘油三酯水平往往更高,HDL-C 水平更低[3]。吸烟会增加炎症介质(C-反应蛋白、白细胞和纤维蛋白原)的水平,这可能有助于动脉粥样硬化的发展[55]。最后,吸烟刺激神经递质(如肾上腺素、去甲肾上腺素)的释放,增加心肌负荷并诱导冠状血管收缩,导致缺血、心律失常和猝死[3,53]。

P. J. 入院接受的冠状动脉心脏病和心绞痛的 CABG 手术及之前的外周血管疾病(支架置入血管成形术)和脑血管疾病(双侧颈动脉内膜切除术)都是与慢性烟草使用相关的疾病。他的总胆固醇、LDL-C 和甘油三酯升高,HDL-C 水平降低与吸烟引起的血脂异常一致。吸烟与 P. J. 其他已经确定的心血管危险因素(高血压、血脂异常)相结合,增加了他患严重心血管疾病的风险[3,53]。幸运的是,吸烟对血脂、凝血、心肌负荷和冠状动脉血流的影响似乎是可逆的,如果能够戒烟,P. J. 进一步发生心血管相关并发症的风险将显著降低[25,56]。戒烟会使冠心病患者死亡风险降低 36%。戒烟相关的死亡风险降低与其他二级预防方法(如高脂血症和高血压的治疗方法)相一致[57]。医生应该将此次住院治疗作为帮助 P. J. 戒烟的机会[7]。此外,有数据表明,为住院患者启动强化戒烟咨询干预措施对于长期减少吸烟的欲望是有效的[58]。

非香烟形式的烟草

> 案例 91-2,问题 2:胸外科医生强烈建议 P. J. 戒烟。P. J. 想知道每日减少到 1~2 支雪茄是否可以替代他现在每日 1~2 包的香烟。

雪茄对健康的不良影响已被充分描述,包括肺癌、口腔癌、喉癌、食道癌和胰腺癌的风险增加。此外,吸入雪茄时常深吸气会导致患心血管疾病和慢性阻塞性肺病的风险增加[59,60]。只吸雪茄的吸烟者患肺癌的风险会降低,但仍明显高于他们完全戒烟时[60]。

雪茄的重量和尼古丁含量因品牌而异。大多数雪茄的重量约为 1~22g,香烟一般不到 1g。1996 年研究的 10 种市售雪茄的尼古丁含量范围为 10~444mg。相比之下,美国卷烟的总尼古丁含量范围相对较窄(平均值为 13.5±0.1mg)/卷烟[61]。1 支大雪茄可能含有与整包香烟一样多的烟草,并提供足够的尼古丁来建立和维持依赖[62]。

每日 1~2 支雪茄的尼古丁含量能够维持他对尼古丁的依赖。此外,以前的吸烟者容易吸入的更深,这进一步增加了患癌症和心血管疾病和肺病的风险。医生应该强烈建议 P. J. 戒烟,换用雪茄是一种不安全的选择。

案例 91-2,问题 3: P. J. 愿意戒烟,但他很担心,因为他试图戒烟"数百次"但是从未能戒烟超过 1 周。在戒烟期间他希望服用药物来帮助他。在之前的 3 次戒烟尝试中,他尝试过尼古丁口香糖和透皮贴剂。他不喜欢口香糖,因为咀嚼口香糖使他下巴酸痛。虽然尼古丁贴片有短暂的效果,但它使用的灵活性比口香糖差。例如,当他压力过大需要缓解需要额外的尼古丁时,无法使用第二片贴剂。什么治疗方案对 P. J. 来说是合理的?

P. J. 对透皮贴剂的治疗反应不佳,并且使用尼古丁口香糖导致难以忍受的下颌疼痛。与早期的口香糖配方相比,新型尼古丁口香糖配方的粘度较低,因此更容易咀嚼;但是,还有其他选择。他没有尝试过的一线治疗方案包括尼古丁含片(见案例 91-1,问题 3),尼古丁鼻腔喷雾剂,尼古丁吸入剂,缓释安非他酮,伐尼克兰或一线药物的有效组合(见案例 91-3,问题 1)。

尼古丁鼻腔喷雾剂

尼古丁鼻腔喷雾剂是尼古丁的水溶液,可在计量喷雾泵中获得,在鼻黏膜给药。每次会提供含有 0.5mg 尼古丁的 50ml 喷雾。鼻喷剂中的尼古丁比其他 NRT 制剂能更快被吸收(图 91-3),在给药后 11~18 分钟内达到静脉尼古丁浓度峰值[14]。与安慰剂相比,使用尼古丁鼻喷剂使戒烟率增加 1 倍以上[7,35]。

剂量

表 91-4 概述了制造商推荐的尼古丁鼻喷雾剂计量。2 次喷雾含一个剂量尼古丁(1mg),每个鼻孔中喷 1 次(0.5mg)。为了获得最佳效果,应鼓励患者在治疗的最初 6~8 周内至少使用每日 8 剂,因为较低频率的给药可能效果较差。根据需要,可以将初始方案增加至最大推荐剂量:每小时 5 个剂量或每日 40mg。6~8 周后,剂量应在另外 4~6 周内逐渐减少。

患者教育

在第一次使用鼻腔喷雾剂前,必须要将尼古丁喷雾泵启动并准备好,这个过程需要将装置制动到组织中,直到可见细微的喷雾(约 6~8 次)才算完成。给药时,患者应该头部稍微向后倾斜并将瓶子的尖端插入鼻孔。喷雾增加了流泪,咳嗽和打喷嚏的可能性,因此患者应等待 5 分钟再开车或操作重型机械。

不良反应

在临床试验中,94% 的患者在治疗的前 2 日出现中度至重度鼻刺激;81% 的患者在治疗 3 周后仍然有轻度至中度的鼻腔刺激。还报道了鼻塞和味觉和嗅觉的短暂变化[7]。尽管局部不良反应发生率很高(见表 91-4),但大多数患者在第 1 周内对喷雾的刺激作用有耐受性[63]。

选择此产品考虑的因素

使用尼古丁鼻喷雾剂的优点是能够快速滴定治疗以控制戒断症状。然而,因为来自喷雾的尼古丁更快地穿透中枢神经系统,所以在治疗期间可能存在出现更高的依赖性的可能。尼古丁鼻喷雾剂中具有一种介于烟草制品和其他 NRT 之间独立的潜在中间产物,因此对于患有慢性鼻病(如鼻炎、息肉、鼻窦炎)或严重反应性气道的个体疾病不应该使用尼古丁鼻喷雾,因为它有刺激作用。有报道称在使用尼古丁鼻喷雾剂后哮喘恶化[64]。

尼古丁吸入剂

尼古丁口腔吸入剂(nicotine inhaler)装置包括塑料吸嘴及含有 10mg 尼古丁及 1mg 薄荷脑的一次性多孔药盒。加入薄荷脑是为了减轻尼古丁的刺激作用。

每日吸烟 1 包的人每日需重复手到嘴的动作 200 次,很多吸烟者发现他们会想念吸烟的动作和伴随吸烟的相关行为。尼古丁吸入剂的设计目的是提供尼古丁替代治疗,同时解决了对吸烟者来说非常重要的感觉和仪式因素[36]。

患者通过吸嘴吸入时,尼古丁蒸气从药盒释放并分布于整个口腔。当正确使用吸入剂时,药盒中释放约有 4mg 的尼古丁喷雾,其中 2mg 经口腔黏膜吸收[65]。尼古丁的血浆浓度达峰时间大约是 30 分钟[14],随后缓慢消除(见图 91-3)。尼古丁吸入剂的长期戒烟率约是安慰剂的 2 倍[7,35]。

剂量

表 91-4 概述了尼古丁吸入剂的生产企业推荐剂量。在初始治疗的 3~6 周,患者应于清醒状态下每 1~2 小时使用一药盒的剂量。剂量按需增加,直至最大剂量每日 16 盒。生产企业建议,每盒尼古丁的耗竭时间是持续喷射 20 分钟。推荐治疗疗程为 3 个月,之后的 6~12 周随着每日用量递减患者可脱离吸入剂。

患者教育

为了减少可能的咽喉刺激,应教育患者缓慢吸入(就像吸烟斗)。正确使用时,20 分钟内轻吸 100 口吸入剂与 5 分钟内吸 10 口烟近似[36]。吸入器中尼古丁的释放为温度依赖型,在 4.4℃ 以下释放会显著减少[7,36]。在低温条件下,患者应将其保存在温暖的环境中(如口袋里)[7]。相反地,在温暖条件下,每吸释放的尼古丁含量增加。然而,在高温条件下使用尼古丁吸入剂,即使使用最大量,尼古丁的血浆浓度一般也不超过吸烟的水平[36]。

正如所有的 NRT 一样,尼古丁吸入剂经口腔黏膜吸收,酸性食物及饮料会降低其有效性,如咖啡、果汁、白酒或无酒精饮料。因此,应教育患者在使用尼古丁吸入剂前 15 分钟或使用时不应进食或饮用任何饮品(白水除外)。

不良反应

尼古丁吸入剂最常见的副作用包括口腔或咽喉刺激

(40%)及咳嗽(32%)[7]。大多数患者上述症状轻微,继续使用逐渐减轻。其他罕见的副作用包括鼻炎、消化不良、呃逆以及头痛。少于5%的患者会由于不良反应的发生不得不中断治疗。

产品选择注意事项

倾向于此种治疗的患者通过滴定的方式很容易处理戒断症状;由于可模仿手-口吸烟动作,患者发现尼古丁吸入剂是非常好的选择。由于尼古丁喷雾可刺激并诱发支气管痉挛,潜在支气管痉挛的患者应慎用尼古丁吸入剂。

丁胺苯丙酮缓释制剂

丁胺苯丙酮缓释制剂(sustained-release bupropion)长期戒烟率高于安慰剂(RR 1.62,见表91-4)[7,43]。

剂量

由于丁胺苯丙酮缓释制剂大约在治疗1周后才能达到稳态血药浓度,所以在患者仍在吸烟时即应开始治疗(见表91-4)。患者应该在治疗的前2周设定目标戒烟日期,通常是在第2周。前3日丁胺苯丙酮缓释制剂的初始剂量是150mg,早晨服用。如果患者对初始剂量产生耐受,应在第4日增加至最大推荐剂量,即每日300mg(150mg,每日2次)。在戒烟日后应继续治疗7~12周。

患者教育

建议既往有失眠症的患者避免在睡前2次服药。应告知患者丁胺苯丙酮会引起头晕(dizziness)、嗜睡(drowsiness),提醒患者在驾驶及操作机械时应谨慎行事。由于酒精会增加癫痫发作(seizures)的可能性,服用丁胺苯丙酮的同时,患者应避免或仅适量饮酒。服用丁胺苯丙酮时突然停止饮酒可能增加癫痫发作的风险。此外,避免丁胺苯丙酮剂量相关的不良反应(包括癫痫发作),建议患者不宜同时服用Zyban[66]、Wellbutrin或丁胺苯丙酮的普通剂型。

不良反应

丁胺苯丙酮最常见的不良反应包括失眠(35%~40%)和口干(10%)[8];上述症状会随着服药时间的延长逐渐减轻。每日傍晚服用第2次剂量,但服药时间应在第1次服药的8小时后,可能会减少失眠。罕见的副作用包括头痛、恶心、震颤和皮疹。癫痫发作为丁胺苯丙酮治疗的剂量相关毒性,为此,潜在癫痫发作的患者及接受丁胺苯丙酮其他剂型(Wellbutrin,Wellbutrin SR,Wellbutrin XL)治疗的患者禁用。厌食症或神经性贪食症患者、突然停止饮酒或突然停用镇静药(包括苯二氮䓬类)的患者及正在服用单胺氧化酶抑制药的患者也应禁用丁胺苯丙酮,因为会增加上述人群潜在的癫痫发作[67]。

在戒烟相关的临床试验中,丁胺苯丙酮缓释制剂导致癫痫发作的频率小于0.1%(在8 000位接受丁胺苯丙酮治疗的患者中共有7位发生癫痫发作),与报道的丁胺苯丙酮缓释制剂用于治疗抑郁症时发生癫痫发作的发生率相当(0.1%)[68]。

因此,有癫痫发作史或颅骨创伤史的患者、服用药物可降低癫痫发作阈值的患者及患有潜在的严重肝硬化的患者,应极度谨慎服用丁胺苯丙酮。生产企业建议患者2次服药间隔至少为8小时,并且限制每日总剂量不超过300mg。虽然已取消了黑框警告,但临床医生在患者服用丁胺苯丙酮时应监测患者是否出现严重的精神症状。

选择产品注意事项

丁胺苯丙酮缓释制剂可能是倾向服用口服药品的患者的选择(另一种可以选择的口服品种是伐尼克兰,详见下文)。由于丁胺苯丙酮缓释制剂需要每日2次给药,因此可很好地解决依从性问题(例如,无法持续服用需每日多次给药的短效NRT制剂的患者)。丁胺苯丙酮缓释制剂可能对合并抑郁症的患者或在既往的戒烟尝试中有抑郁症史的患者有益。最后,丁胺苯丙酮缓释制剂减少治疗期间发生的戒烟后体重增加[7,52],这使担忧戒烟后体重增加的患者可能获得短期效益。丁胺苯丙酮缓释制剂的劣势包括失眠的高患病率,以及一些禁忌、注意事项会限制某些患者的服用。

伐尼克兰

多篇meta分析的数据显示,与安慰剂[7,46]、NRT(尼古丁替代疗法)[46]及丁胺苯丙酮缓释制剂[7,46]相比,伐尼克兰显著提高长期戒烟率。伐尼克兰与安慰剂的长期戒烟(≥6个月)合并风险比为2.24(95% CI,2.06~2.43)。经过1年的随访,伐尼克兰与丁胺苯丙酮缓释制剂的合并风险比为1.39(95% CI,1.25~1.54)。在24周时,伐尼克兰与NRT(尼古丁替代疗法)的合并风险比为1.25(95% CI,1.14~1.37)[46]。更低剂量和更长时间的伐尼克兰已被在临床试验中证明是安全有效的[46]。

药代动力学

伐尼克兰口服后完全吸收,口服生物利用度(bioavailability)不受食物影响。一旦吸收,伐尼克兰极少代谢,其中92%以原型经尿排泄。伐尼克兰主要通过肾小球滤过与肾小管分泌作用消除[69]。伐尼克兰的半衰期约为24小时,多剂量口服给药后4日内达到稳态血药浓度[69]。

剂量

伐尼克兰的治疗应于患者停止吸烟的前1周开始(表91-4)。剂量应逐步滴定以减少治疗相关的恶心及失眠。伐尼克兰的推荐剂量滴定如下:第1~3日,每日0.5mg;第4~7日,0.5mg,每日2次;第2~12周,1mg,每日2次。另一种方法是在开始服用伐尼克兰后8~35日设定戒烟日期。应建议患者在前12周内减少吸烟,然后继续服用伐尼克兰12周[69]。对于在12周结束时戒烟成功的患者,可额外增加12周的治疗以增加长期戒烟的可能性。肾功能受损的患者应慎用伐尼克兰。对于严重肾功能障碍的患者（估算肌酐清除率<30ml/min），伐尼克兰的最大推荐剂量为 0.5mg，每日 2 次[69]。对于正进行血液透析的终末期肾病患者，最大推荐剂量为 0.5mg，每日 1 次[69]。

患者教育

伐尼克兰应于餐后用 230ml 的水送服。恶心、失眠的副作用通常发生短暂。如果患者出现情绪激动、敌对、情绪低落，行为或思想的改变等不典型副作用，应立即停药并告知医护人员（见以下不良反应部分）。

不良反应

伐尼克兰通常耐受性良好。常见副作用（发生率为 5%，是安慰剂组的 2 倍）包括恶心（30%）、睡眠障碍（失眠 18%；噩梦 13%），便秘（8%），气胀（6%）及呕吐（5%）。恶心的副作用为剂量依赖性，通常为轻中度且发生短暂；然而，对于某些患者，恶心会持续几个月。初始剂量滴定有利于减少恶心的发生。大约 3%接受伐尼克兰剂量为 1mg、每日 2 次的患者由于恶心的发生过早终止治疗。对于不耐受恶心的患者，应考虑降低给药剂量[69]。

FDA 推荐：①在服用伐尼克兰之前，患者应告知医护人员其精神疾病史；②在服用伐尼克兰期间，医师及患者应监测心情、行为变化[69]。一项大型随机、对照试验，一组包括目前或过去精神疾病的吸烟者，评估伐尼克兰、丁胺苯丙酮、尼古丁贴片和安慰剂的神经精神安全性。组间报告的神经精神不良事件无差异[70]。此外，在精神分裂症和分裂情感障碍患者中使用伐尼克兰的已发表病例和临床试验的综述得出结论，在患有这些疾病的稳定情况下，仔细监测的患者中，精神症状并未显著恶化[71]。近期对伐尼克兰的说明书进行了修订，包括稳定性心血管疾病患者增加可能的心血管事件风险（如心肌梗死、缺血性及出血性脑卒中）的警告[69]。然而，一项公布的 meta 分析研究结果表明，伐尼克兰在戒烟期间发生严重心血管事件的风险没有显著增加[72]。据报道，使用伐尼克兰治疗的患者癫痫发作，最常见于治疗的第 1 个月内。这些事件发生在没有癫痫发作史的人群中，也发生在患有远程病史或控制良好的癫痫病症的人群中[69]。

产品选择注意事项

伐尼克兰是烟草使用和依赖的一线治疗药物[7,23]。因其口服给药方案方便以及新的作用机制，尤其适合服用其他一线药物（如 NRT 或丁胺苯丙酮缓释制剂）治疗失败的患者。考虑到伐尼克兰会导致潜在的神经精神副作用，现有精神疾病或有精神疾病史的患者服用伐尼克兰时应特别谨慎。

P. J. 在既往的戒烟治疗中已经尝试过尼古丁咀嚼胶及透皮贴剂。因为他不耐受尼古丁咀嚼胶（下颌疼痛），这种治疗方式不合适。尼古丁透皮贴剂的按需动态给药及剂量滴定使 P. J. 减轻戒断症状和对吸烟的渴望，既往使用效果表明，短效的尼古丁替代制剂可能有效。其他一线治疗包括尼古丁鼻喷剂、吸入剂、含片、丁胺苯丙酮缓释制剂及伐尼克兰。P. J. 患有过敏性鼻炎，可能会对喷雾的刺激作用更加敏感，所以不宜使用尼古丁鼻喷剂。此外，一些数据表明，患有鼻炎患者，尼古丁的生物利用度会降低[63]。而且，对于慢性鼻炎的患者，尼古丁鼻喷剂的安全性及有效性的证据尚不充分。因此，P. J. 合理的选择包括丁胺苯丙酮缓释制剂、尼古丁含片、尼古丁吸入剂及伐尼克兰。任何一种选择都是合理的，治疗方案应取决于 P. J. 的个人偏好。如果选择伐尼克兰，考虑到 P. J. 患有潜在的心血管疾病，医护人员应要求其及时告知新发或加重的心血管症状，如果他出现心肌梗死的症状和体征，应立即就医。最后，可以考虑联合治疗方案（见案例 91-3，问题 1）。

心血管疾病患者 NRT 的安全性

案例 91-2，问题 4：如果 P. J. 选择尼古丁吸入剂，NRT 对心血管疾病患者是安全的吗？

尼古丁激动交感神经系统（sympathetic nervous system），导致心率增加、血压升高及心肌收缩力增加。同时，尼古丁可引起冠状动脉血管收缩[74]。上述血流动力学效应使心血管疾病的患者应用 NRT 的安全性遭到质疑，尤其是严重心律失常（serious arrhythmias）、不稳定心绞痛（unstable angina）及近期发生心肌梗死的患者。

尼古丁透皮贴剂被批准不久之后，媒体就报道了与 NRT（贴剂及咀嚼胶）相关的心血管不良事件（如心律失常，心肌梗死及卒中）。此后，一些随机对照试验证实了心血管疾病患者使用 NRT 的安全性问题，包括经血管造影证实的冠状动脉狭窄、心肌梗死、稳定性心绞痛以及既往的冠状动脉旁路移植术（coronary artery bypass grafting，CABG）或血管成形术[75-77]。试验结果表明，与安慰剂组相比，心血管事件的发病率或死亡率没有显著增加。然而，这些试验明确地排除了不稳定心绞痛、严重心律失常以及近期发生心肌梗死的患者，NRT 相关制剂的生产企业建议，心肌梗死后期（2 周内）、严重心律失常及不稳定心绞痛患者应谨慎服用[7]。

尽管 2 个小样本量的回顾性研究质疑 NRT 在重症监护室使用的安全性[77,78]，NRT 在心血管疾病患者中的应用成为大量研究的主体，专家普遍认为 NRT 在所研究人群的风险低于继续吸烟带来的风险[2,53,72,74,75]。2008 年的临床实践指南指出，并没有服用这些药物增加心血管风险的证据[7]。与 NRT 也许会增加像 P. J. 这类患者的理论风险相比，吸烟对他的健康更加有害。不同于 NRT，香烟含有大量的有毒物质，可引起高凝状态，减少血红蛋白携氧能力，对血脂产生不利影响。P. J. 使用任何 NRT 产品的推荐剂量，所摄入尼古丁的含量均不超过既往吸 2 包香烟所摄入的尼古丁含量。医师应强烈鼓励在 P. J. 的戒烟治疗中应用药物疗法。P. J. 体重增加 4.5kg；在戒烟后适度的体重增加所带来的额外风险与持续吸烟相比，可能无临床意义。

对烟草依赖的联合治疗

案例 91-3

问题 1：J. B.，男性，60 岁，为进一步评价和管理慢性阻塞性肺病（chronic obstructive pulmonary disease，COPD）被送到呼吸门诊。他主诉运动耐量下降，最低运动量后（如在打高尔夫球或爬楼梯时），气短增加（shortness of breath，SOB）。他目前规律应用沙丁胺醇吸入剂（90μg/喷），每 4 小时 2 喷规律治疗气短。既往病史仅为骨关节炎，服用对乙酰氨基酚控制病情，剂量为 1g，每日 3 次。有 40 年的吸烟史，每日约 1.5~2 包。J. B. 在过去的 1 年做了几次戒烟尝试。第 1 次戒烟尝试（"冷火鸡"疗法）时，2 日内复吸。第 2 次戒烟尝试时，J. B. 成功的戒烟 2 周（含服 4mg 尼古丁含片），但是，他对频繁给药的依从性差，并于停用尼古丁含片后复吸。最近一次戒烟尝试是 6 个月前曾服用伐尼克兰。在服药 1 月后自认为不再需要服用伐尼克兰后中断，并于 1 周内复吸。进一步询问后，J. B. 自述他在任何一次戒烟尝试中没有参加行为咨询项目（behavioral counseling program），也未寻求额外的帮助（除了药物治疗）。他戒烟欲望强烈，但由于既往的戒烟失败望而却步。体格检查：呼吸音粗，咳嗽后音清；胸片提示无浸润。J. B. 担心他的肺功能恶化，因此再次尝试戒烟。适合 J. B. 的治疗方案是什么？

吸烟是 COPD 发展的最重要危险因素[3]，几乎所有诊断为 COPD 的患者现在吸烟或有吸烟史[79]。考虑到他持续恶化的肺功能症状，他应尽快戒烟。应告知 J. B. 治疗 COPD 的药物只能有限地缓解症状，戒烟对于治疗来说至关重要[79,80]。医师应赞扬他戒烟的意愿，并为其制订一个个体化的治疗方案。

使用标准剂量的 NRT 时尼古丁的血浆浓度一般比规律吸烟要低得多[63,81]。常规剂量的 NRT 可能对于一些患者来说仅达到亚治疗浓度，尤其是中至重度的吸烟者。

NRT 的联合治疗方案是将一种长效制剂（尼古丁透皮贴剂）与一种短效制剂（如尼古丁咀嚼胶、含片、吸入剂及鼻喷剂）联合作为初始治疗方案。长效制剂以相对恒定的浓度预防严重戒断症状的发生，短效制剂以更快的速度释放尼古丁，用来控制潜在复吸情形下的戒断症状（如餐后、压力时期及周围有其他吸烟者时）。

对照试验表明与安慰剂组相比，尼古丁透皮贴剂联合短效 NRT 制剂（如尼古丁口香糖、含片、鼻喷剂或吸入剂）显著增加戒烟率。多个试验中，在丁胺苯丙酮缓释制剂与尼古丁贴剂的联合治疗的结果相似。积极的二联疗法包括 NRT 的三代制剂（如贴剂、吸入剂及鼻喷剂）联合或不联合丁胺苯丙酮缓释制剂及三联疗法（如贴剂、吸入剂、丁胺苯丙酮缓释制剂）[82]或许是安全、有效的治疗方案。一些数据表明，单独添加伐尼克兰[83]或添加丁胺苯丙酮缓释制剂

和伐尼克兰混合的尼古丁贴片[84,85]治疗可提高戒烟率；然而，在伐尼克兰中加入安非他酮缓释剂对长期禁欲和抑郁症和焦虑症的发生率几乎没有影响[85]。

医师应意识到尽管 FDA 已经批准尼古丁贴剂与丁胺苯丙酮缓释制剂的二联疗法用于戒烟治疗，但联合第三代 NRT 制剂的三联疗法尚未通过 FDA 的批准。此外，目前 NRT 联合用药的最佳制剂、剂型及疗程未知。

考虑到 J. B. 患病的严重程度及戒烟的意愿，医师应尽快开始戒烟治疗。他的治疗方案应包括药物治疗、行为咨询及适当的随访。

药物治疗

医师应与 J. B. 一起共同选择合适的药物治疗方案。如前所述，合适的选择包括各种 NRT 制剂、丁胺苯丙酮缓释制剂、伐尼克兰或一线制剂的有效联合。J. B. 既往尼古丁含片单药治疗的依从性差，此次治疗应选择长效的戒烟药物如尼古丁贴剂、丁胺苯丙酮缓释制剂或伐尼克兰。联合治疗也可能是合适的。

行为咨询

尽管单独的药物治疗对于戒烟是有效的，但联合疗法可以最大限度地提高患者长期成功戒烟的机会。J. B. 既往 1 个月的戒烟尝试中显示伐尼克兰对其疗效良好。然而，J. B. 的复吸可能是由于疗程的缩短及缺少行为改变计划。应该告知 J. B. 药物会使其在戒烟治疗时感到更舒适，而行为咨询通过帮助其处理困境及复吸的因素从而改变坏"习惯"。应建议 J. B. 除药物治疗外还应寻求行为治疗方案。应提醒 J. B. 坚持药物治疗方案，每日及整个疗程的坚持会增加他戒烟的机会。医生提供的咨询服务可包含个体化信息，以进一步提高他戒烟的积极性。例如：医师可对其进行肺功能测试，将 J. B. 的肺量测定结果转化为一个有效的"肺龄"（例如，类似于平均健康个体年龄所对应的肺功能值）。在一项最近的对照试验中，这种方法显著地增加了长期（12 个月）戒烟率[86]。

吸烟与药物的相互作用

案例 91-4

问题 1：M. K. 是前来购买诺孕酯（炔雌醇）的新患者。该患者的历史表格显示年龄 32 岁，体重 65kg，身高 178cm。她既往未服用过处方药，偶尔服用氯雷他定 10mg 治疗过敏，布洛芬 400mg 治疗痛经。她没有严重的既往病史。她的父亲患有高血压，并于去年发生心肌梗死；母亲患有 2 型糖尿病及血脂异常。患者有吸烟史（15 年，每日 1 包）及饮酒史（每晚 1 杯白酒），咖啡因摄入史（每日 3~4 杯咖啡）。M. K. 的新处方是否有任何潜在的药物相互作用？

吸烟与激素复合避孕药

服用口服避孕药的注意事项包括烟草与复合避孕药中的雌激素存在潜在的相互作用（见第47章）。已知雌激素通过改变凝血因子水平和增加血小板聚集来促进凝血。如案例91-2，问题1中所述，烟草烟雾中的物质引起的高凝状态，会增加急性心血管事件的风险。同时暴露于2种因素中（吸烟及高浓度的雌激素）会增加血栓栓塞和血栓性疾病的风险。大量的流行病学证据表明，正在口服避孕药的女性吸烟增加其严重不良心血管事件的风险，包括卒中、心肌梗死和血栓栓塞[87,88]。年龄在15～34岁的每100 000位吸烟的女性口服避孕药时，其心血管疾病死亡的绝对风险为3.3，相比较年龄在35～44岁的每100 000位女性，其心血管疾病死亡的绝对风险为29.4，所以这种风险是与年龄相关的[89]。由于心血管不良事件的风险增加，现有的指南[89]中指出复合避孕药不应在年龄大于35岁的吸烟女性中使用，并建议在此人群中使用仅含孕激素或非激素的避孕药。M. K.，32岁，尽管每日吸烟20支，说明书中的禁忌并不包括口服避孕药。然而，医师应强烈建议M. K.戒烟，并评估其意愿。医师应告知M. K.如果继续吸烟，服用口服避孕药时，血块形成、卒中或心脏病的发作风险将不断增加。

补充疗法

案例91-4，问题2： M. K.想知道电子香烟或vapes是否对戒烟有效？

一些患者或临床医生可能会询问电子尼古丁传递系统（ENDS）在戒烟中的功效。这些装置似乎提供了一种有吸引力的解决方案，因为它们可以消除烟草在香烟中燃烧时吸入的有毒物质的暴露。很少有数据支持使用ENDS作为戒烟疗法。系统评价得出结论，ENDS可能有助于吸烟者成功戒烟，但需要更强大的ENDS安全性和有效性数据[90]。初步数据表明，将ENDS用于香烟不会增加戒烟功效[91]。关于ENDS作为戒烟方法的安全性的数据尚不清楚，尽管迄今为止报道的不良事件很少[90,91]。M. K.应该被告知ENDS作为戒烟疗法的功效尚未确定，目前不建议使用这些药物。

尽管可以购买有助于患者戒烟的草药和顺势疗法产品，但缺乏安全性及有效性的相关数据。此外，应提醒患者，草药香烟不是安全的替代品，因为它们会吸入烟雾中存在的其他毒素。

案例91-4，问题3： M. K.不打算在接下来的30日内戒烟。她目前处于性活跃期，需要一种可靠的避孕方式，所以不能停服口服避孕药。她想知道低剂量的避孕药或其他制剂（如贴剂、阴道避孕环）对吸烟者来说是否更安全。

在美国，可口服复方避孕药含20～50μg炔雌醇。较高剂量的炔雌醇似乎具有更大的促凝血作用[92-94]。

2001年，美国公共卫生部发布了相比于高剂量口服避孕药，低剂量口服避孕药可降低冠心病（coronary heart disease，CHD）的发生风险。尽管如此，报告警示，使用口服避孕药的重度吸烟者仍有较高的冠心病发生风险[94]。

使用阴道避孕环的血清雌激素水平显著低于透皮或口服复方避孕药，并且数据没有显示透皮贴或避孕环是吸烟女性更安全的选择。目前的指南对含有雌激素的所有避孕药采用相同的预防措施[89]。

为M. K.开具的口服复方避孕处方药（Ortho Tri-Cyclen）含有35μg乙炔雌二醇和0.25mg诺孕酯。仍然有些医师推荐吸烟者使用低剂量（20μg）雌激素制剂，但现有的证据表明，现有的处方方案不会对M. K.带来额外的风险。医师应告知M. K.目前尚未有研究表明吸烟者使用含低剂量雌激素（如20μg）的口服避孕药或新的透皮和阴道避孕环制剂时，心血管不良事件风险降低[95]。在现有的数据中，服用复合激素类避孕药的吸烟女性，只有戒烟可以明确降低卒中、心肌梗死及血栓栓塞的风险。

行为咨询

尽管M. K.尚未考虑戒烟，医师采用5R's（见表91-2）激发其戒烟的积极性是合适的。该咨询应与M. K.的状况相关，应突出继续吸烟的风险，如血栓栓塞和血栓性疾病的风险升高（与继续服用口服避孕药有关）。M. K.应充分考虑戒烟的受益及潜在障碍。随后，医师应审慎地评估M. K.吸烟情况及戒烟的积极性，并于M. K.准备充分时提供戒烟帮助。如果M. K.决定戒烟，应再次评估其咖啡因的摄入情况，因为咖啡因是通过CYP450 1A代谢的，据报道戒烟的患者体内咖啡因浓度会增加56%[21]。

帮助戒烟的简单干预措施

案例91-5

问题1： J. C.，52岁，男性，有哮喘史，医师为其开具处方药沙丁胺醇吸入剂。这是其在过去的2个月内第3次开具沙丁胺醇吸入剂（200剂量/吸入器）。在此之前，最后一次处方是在1年以前。J. C.主述每周的大部分时间都用沙丁胺醇来控制咳嗽及气短（SOB）的症状。他没有其他身体异常，未服用其他药物。患者有吸烟史（每日1.5包；在"所有人都吸烟"的地方开始新工作后又再次吸烟）。20年前，J. C.曾使用"冷鸡尾酒"疗法戒烟（例如没有任何治疗药物或咨询），尽管戒烟成功，但是经历了痛苦的几周后，他不愿意在一个充满压力的择业环境中"再经历戒烟"。

在时间不充裕的情况下医师能够提供哪些简短的戒烟干预协助他戒烟？

戒烟热线电话

医师应意识到当地以社区为基础的戒烟资源,包括热线电话。在患者访问期间,当时间不足或专业知识不足以提供全面的戒烟辅导时,鼓励医师应用 5A 模型,通过询问(ask)患者吸烟情况,建议(advise)吸烟者戒烟,并介绍(refer)准备戒烟的患者拨打热线电话。一般可以不到 3 分钟内完成简短有效的干预。电话服务可以提供低成本的干预措施,覆盖由于地理位置或缺乏保险或财政资源而有限获得医疗的患者。在临床试验中,戒烟咨询在促进戒烟方面有功效[30,32]。戒烟热线咨询中增加药物治疗部分与单独药物治疗相比显著提高戒烟率[7]。此外,初步证据表明,戒烟热线对无烟烟草戒烟也有效[96]。

J.C. 的哮喘控制不好(例如,随着他短效支气管扩张剂的使用量的增加)。J.C. 哮喘控制情况的变化与他近期换工作和每日吸烟有关。暴露于烟草烟雾环境中是触发哮喘发作和哮喘控制不佳的一个重要原因。鉴于医师此时不能提供全面的戒烟咨询,一个简短的干预是合适的。医师应该强烈建议 J.C. 戒烟,这是哮喘管理的关键部分,然后向他提供免费的戒烟热线电话或向社区内的其他资源(如当地的个体或群体咨询计划)寻求帮助。临床医生应该简要解释一下,与他之前的"冷火鸡"经历相比,药物治疗与支持相结合应该会增加成功戒烟尝试的可能性。临床医生可以通过教育减少尼古丁戒断症状的药物的益处,来解决 J.C. 之前的戒烟消极经历。

精神疾病患者吸烟

案例 91-6

问题 1: J.D.,女,42 岁,为跟进抑郁症管理就诊。9 个月前,她开始每日服用文拉法新缓释剂(venlafaxine XR)75mg。3 个月的跟进随访后,每日服用文拉法新缓释剂 150mg,抑郁症状控制平稳且有所改善。患者自述睡眠有所改善。J.D. 无其他用药史,且没有同时服用其他药物。社会史为吸烟(每日 1 包,25 年)、摄入咖啡因(每日 1~2 罐可乐)、无饮酒。J.D. 有戒烟的意愿,她现在身体条件良好,如果戒烟成功,她的身体状况会得到整体改善。J.D. 自述她在上一次戒烟尝试时(7 年前使用尼古丁咀嚼胶)感到心情低落、注意力不集中并难以入睡。她担心戒烟后抑郁症会复发。此时,J.D. 戒烟合适吗?适合她的治疗建议是什么?

心理疾病患者占美国人口的 22%,吸烟者占美国人口的 36%[9]。过去,精神卫生社区并未解决患者的戒烟问题,但越来越多的证据表明,戒烟是可能的,应积极提倡。戒烟干预是心理疾病患者整体健康监护计划的基本要素[97]。

鉴于 J.D. 目前有戒烟的意愿,且抑郁症已稳定 4 个月以上,医师应与 J.D. 共同讨论戒烟计划及初始治疗方案。治疗方案应包括咨询及药物治疗,并持续监测戒烟进程及抑郁症状。

治疗方案选择

药物治疗

因为 J.D. 无用药禁忌证,任何 FDA 批准的戒烟药物都是合适的。尽管在精神疾病患者中,伐尼克兰的风险是不确定的[98],但伐尼克兰似乎是安全的。在一篇无心理疾病患者的合并分析中,睡眠紊乱及障碍只在服用伐尼克兰的患者中发病率较高[98]。

无论选择丁胺苯丙酮缓释制剂、伐尼克兰或 NRT 产品,医师均应密切监测并评估抑郁症状的发生率。如果 J.D. 选择丁胺苯丙酮缓释制剂和伐尼克兰后产生激惹、抑郁情绪及任何行为改变等不典型的尼古丁戒断症状,或有自杀想法或行为时,应建议她停药并立即就医。

行为咨询

因为 J.D. 已决定戒烟,医师应赞扬她做出对自己身体健康积极的重要决定。应告知 J.D.,戒烟是一个过程,在即将到来的几个月,他们应紧密合作,以解决戒烟所带来的生理及心理方面的问题。

案例 91-6,问题 2: 因为上一次戒烟尼古丁咀嚼胶并未起作用,与医师讨论各种治疗方案后,J.D. 决定将丁胺苯丙酮缓释制剂加入她的治疗方案中。她还认为,文拉法辛和与丁胺苯丙酮联合用药可能有助于"使她的抑郁症更稳定"。她告诉医生,她最大的恐惧是面对工作压力时她戒烟的能力。她是一位调查研究人员,必须在客户要求的最后期限前完成工作。J.D. 该如何处理这种压力状况?

在压力大的情况下或暴露于其他触发吸烟环境需吸烟缓解情况下,通常有多种解决办法(见表 91-3)。医师应鼓励 J.D. 去思考有效的策略,如深呼吸或寻找朋友提供支持。此外,医师应考虑建议她按需使用短效的 NRT 产品(如尼古丁咀嚼胶、含片、吸入剂或喷鼻剂)来缓解吸烟的渴望。对于丁胺苯丙酮缓释片的使用量应复查(见表 91-4)。在戒烟日期后约 3 个月,应安排一次随访,并且在随访前她遇到任何困难应联系医师。

案例 91-6,问题 3: 4 周后,J.D. 打电话报告说她有口干,失眠,紧张和焦虑的症状。目前她也在使用尼古丁咀嚼胶(2mg),每日约 4 片。此时应如何处理?

如上所述,失眠、口干通常与丁胺苯丙酮缓释制剂的治疗有关,持续使用一般应减量[67]。低剂量的尼古丁咀嚼胶不可能导致这种情况。为了改善失眠,可建议她提前服用第二剂量,但于当日第1次给药后不少于8小时。或者,医师可考虑早上减少日剂量至150mg只于早晨服用,晚上不服。虽然药品生产企业推荐剂量为每日300mg,但是150mg的剂量已被证明与300mg的剂量产生类似的效果且耐受性好[99,100]。医师也应评估 J. D. 咖啡因的体内消除方式,适当建议她降低50%的咖啡因摄入量,并且中午12点钟后,不喝含咖啡因的饮料,所以睡觉之前身体已经清除刺激成分[22]。

戒烟的扩展用药

案例 91-6,问题 4: 3 个月后, J. D. 回到医师办公室,她自述表现良好,但有一些"波动",共吸烟4次,她一直通过深呼吸练习来处理工作上的压力。她1周几次使用尼古丁咀嚼胶,尚未准备好停用丁胺苯丙酮缓释制剂。她想知道她能否延长治疗疗程,直至像不吸烟者那样情绪稳定。

延长药物治疗的疗程似乎是安全、有效的。长期随访数据表明,大约15%的长期戒烟患者继续尼古丁咀嚼胶的治疗没有严重的副作用[101]。2008 版临床实践指南指出,延长药物的使用可能会使治疗期间有持续戒断症状的患者、停药后不久又复吸的患者或对长期治疗感兴趣的患者受益[7]。

医师应意识到,虽然很多药物(丁胺苯丙酮缓释制剂、伐尼克兰、尼古丁喷鼻剂、尼古丁吸入剂)被 FDA 批准用于长期(6 个月)戒烟治疗,增加治疗疗程的有效性尚未确定。近期一篇纳入 8 个临床试验的 meta 分析发现延长伐尼克兰的治疗可防止复吸,延长丁胺苯丙酮的治疗不会产生重要的临床效果,延长尼古丁替代治疗的效果有待继续研究[102]。鉴于 J. D. 目前的抑郁症,并且因为她对继续治疗感兴趣,临床医生建议继续治疗 12 周,并重新评估当时的进展情况是合理的。如果 J. D 决定停止使用丁胺苯丙酮,那么应该由她的心理健康专家进行密切监测,以评估任何反弹的抑郁症状。

(程小强 译,陶小妹 校,孙路路 审)

参考文献

1. Doll R et al. Mortality in relation to smoking: 50 years' observations on male British doctors. *BMJ*. 2004;328:1519.

2. U.S. Department of Health and Human Services. *How Tobacco Smoke Causes Disease—The Biology and Behavioral Basis for Smoking Attributable Disease: A Report of the Surgeon General*. Atlanta, GA: U.S. Department of Health and Human Services, Centers for Disease Control and Prevention, National Center for Chronic Disease Prevention and Health Promotion, Office on Smoking and Health, 2010.

3. U.S. Department of Health and Human Services. *The Health Consequences of Smoking—50 Years of Progress: A Report of the Surgeon General*. Atlanta, GA: U.S. Department of Health and Human Services, Centers for Disease Control and Prevention, National Center for Chronic Disease Prevention and Health Promotion, Office on Smoking and Health, 2014.

4. World Health Organization Tobacco Fact Sheet. http://www.who.int/mediacentre/factsheets/fs339/en/. Accessed August 12, 2017.

5. Centers for Disease Control and Prevention. Smoking-attributable mortality years of potential life lost, and productivity losses—United States, 2000–2004. *MMWR Morb Mortal Wkly Rep*. 2008;57(45):1226.

6. National Center for Chronic Disease Prevention and Health Promotion, Office on Smoking and Health. *The Health Consequences of Involuntary Exposure to Tobacco Smoke: A Report of the Surgeon General*. Atlanta, GA: Office on Smoking and Health, National Center for Chronic Disease Prevention and Health Promotion, Centers for Disease Control and Prevention, U.S. Department of Health and Human Services; 2006.

7. Fiore MC et al. *Treating Tobacco Use and Dependence: 2008 Update. Clinical Practice Guideline*. Rockville, MD: Public Health Service, U.S. Department of Health and Human Services; 2008.

8. Hu SS, Neff L, Agaku IT, et al. Tobacco Product Use Among Adults—United States, 2013–2014. *MMWR Morb Mortal Wkly Rep*. 2016;65:685–691.

9. Centers for Disease Control and Prevention. Vital signs: current cigarette smoking among adults aged ≥18 years with mental illness—United States, 2009–2011. *MMWR Morb Mortal Wkly Rep*. 2013;62(5):81–87.

10. Benowitz NL. Clinical pharmacology of nicotine: implications for understanding, preventing, and treating tobacco addiction. *Clin Pharmacol Ther*. 2008;83(4):531–541.

11. Benowitz NL. Nicotine addiction. *N Engl J Med*. 2010;362(24):2295–2303.

12. Lessov-Schlaggar CN et al. Genetics of nicotine dependence and pharmacotherapy. *Biochem Pharmacol*. 2008;75(1):178.

13. Li MD et al. A meta-analysis of estimated genetic and environmental effects on smoking behavior in male and female adult twins. *Addiction*. 2003;98(1):23–31.

14. Benowitz NL et al. Nicotine chemistry, metabolism, kinetics and biomarkers. *Handb Exp Pharmacol*. 2009;(192):29.

15. Kessler DA. The control and manipulation of nicotine in cigarettes. *Tob Control*. 1994;3:362.

16. Stevenson T, Proctor RN. The secret and soul of Marlboro: Phillip Morris and the origins, spread, and denial of nicotine freebasing. *Am J Public Health*. 2008;98(7):1184.

17. Benowitz NL. Neurobiology of nicotine addiction: implications for smoking cessation treatment. *Am J Med*. 2008;121(4, Suppl 1):S3.

18. Govind AP et al. Nicotine-induced upregulation of nicotinic receptors: underlying mechanisms and relevance to nicotine addiction. *Biochem Pharmacol*. 2009;78(7):756.

19. Benowitz NL. Cigarette smoking and nicotine addiction. *Med Clin North Am*. 1992;76(2):415.

20. Hughes JR. Effects of abstinence from tobacco: valid symptoms and time course. *Nicotine Tob Res*. 2007;9(3):315.

21. Zevin S, Benowitz NL. Drug interactions with tobacco smoking. An update. *Clin Pharmacokinet*. 1999;36(6):425.

22. Kroon LA. Drug interactions with smoking. *Am J Health Syst Pharm*. 2007;64(18):1917.

23. University of California. *Rx for Change: Clinician-Assisted Tobacco Cessation*. San Francisco, CA: The Regents of the University of California; 2004–2015.

24. Centers for Disease Control and Prevention. Vital signs: nonsmokers' exposure to secondhand smoke—United States, 1999–2008. *MMWR Morb Mortal Wkly Rep*. 2010; 59(35):1141.

25. Centers for Disease Control and Prevention, Office on Smoking and Health. *The Health Benefits of Smoking Cessation: A Report of the Surgeon General*. Rockville, MD: Office on Smoking and Health, Centers for Disease Control and Prevention, U.S. Department of Health and Human Services; 1990. DHHS Publication No. (CDC) 90–8416.

26. Bjartveit K, Tverdal A. Health consequences of sustained smoking cessation. *Tob Control*. 2009;18(3):197.

27. Schane RE et al. Health effects of light and intermittent smoking: a review. *Circulation*. 2010;121(13):1518.

28. Bjartveit K, Tverdal A. Health consequences of smoking 1–4 cigarettes per day. *Tob Control*. 2005;14(5):315–320.

29. Tverdal A, Bjartveit K. Health consequences of reduced daily cigarette consumption. *Tob Control*. 2006;15(6):472.

30. Zhu S et al. Smoking cessation with and without assistance: a population-based analysis. *Am J Prev Med*. 2000;18(4):305.

31. Stead LF, Carroll AJ, Lancaster T. Group behaviour therapy programmes for smoking cessation. *Cochrane Database of Sys Rev*. 2017;(3):CD001007.

32. Stead LF et al. Telephone counselling for smoking cessation. *Cochrane Database Syst Rev*. 2013;(10):CD002850.

33. Civljak M et al. Internet-based interventions for smoking cessation. *Cochrane Database Syst Rev*. 2013;(7):CD007078.

34. Stead LF, Koilpillai P, Fanshawe TR, Lancaster T. Combined pharmacotherapy and behavioural interventions for smoking cessation. *Cochrane Database of Sys Rev.* 2016;(3):CD008286.

35. Prochaska JO, Di Clemente CC. *The Transtheoretical Approach: Crossing Traditional Boundaries of Therapy.* Homewood, IL: Dow Jones-Irwin; 1984.

36. Stead LF et al. Nicotine replacement therapy for smoking cessation. *Cochrane Database Syst Rev.* 2012;(11):CD000146.

37. Choi JH et al. Pharmacokinetics of a nicotine polacrilex lozenge. *Nicotine Tob Res.* 2003;5(5):635.

38. Schneider NG et al. The nicotine inhaler: clinical pharmacokinetics and comparison with other nicotine treatments. *Clin Pharmacokinet.* 2001;40(9):661.

39. Fant RV et al. Pharmacokinetics and pharmacodynamics of moist snuff in humans. *Tob Control.* 1999;8(4):387.

40. Shiffman S et al. Quitting by gradual smoking reduction using nicotine gum a randomized controlled trial. *Am J Prev Med.* 2009;36(2):96.

41. Carpenter MJ et al. Clinical strategies to enhance the efficacy of nicotine replacement therapy for smoking cessation: a review of the literature. *Drugs.* 2013;73(4):407.

42. Slemmer JE et al. Bupropion is a nicotinic antagonist. *J Pharmacol Exp Ther.* 2000;295(1):321.

43. Hughes JR et al. Antidepressants for smoking cessation. *Cochrane Database Syst Rev.* 2014;(1):CD000031.

44. Coe JW et al. Varenicline: an alpha4beta2 nicotinic receptor partial agonist for smoking cessation. *J Med Chem.* 2005;48(10):3474.

45. Foulds J. The neurobiological basis for partial agonist treatment of nicotine dependence: varenicline. *Int J Clin Pract.* 2006;60(5):571.

46. Cahill K, Lindson-Hawley N, Thomas KH, Fanshawe TR, Lancaster T. Nicotine receptor partial agonists for smoking cessation. *Cochrane Database of Sys Rev.* 2016;(5):CD006103.

47. Postmarket Reviews. The smoking cessation aids Varenicline (marketed as Chantix) and Bupropion (marketed as Zyban and generics): suicidal ideation and behavior. *FDA Drug Saf Newsl.* 2009;2(1):1–4.

48. Heatherton TF et al. Measuring the heaviness of smoking: using self-reported time to the first cigarette of the day and number of cigarettes smoked per day. *Br J Addict.* 1989;84(7):791.

49. Henningfield JE et al. Drinking coffee and carbonated beverages blocks absorption of nicotine from nicotine polacrilex gum. *JAMA.* 1990;264(12):1560.

50. O'Hara P et al. Early and late weight gain following smoking cessation in the Lung Health Study. *Am J Epidemiol.* 1998;148(9):821.

51. Perkins KA et al. Acute effects of tobacco smoking on hunger and eating in male and female smokers. *Appetite.* 1994;22(2):149.

52. Farley AC et al. Interventions for preventing weight gain after smoking cessation. *Cochrane Database Syst Rev.* 2012;(1):CD006219.

53. Benowitz NL. Cigarette smoking and cardiovascular disease: pathophysiology and implications for treatment. *Prog Cardiovasc Dis.* 2003;46(1):91.

54. Adamopoulos D et al. New insights into the sympathetic, endothelial and coronary effects of nicotine. *Clin Exp Pharmacol Physiol.* 2008;35(4):458.

55. Bazzano LA et al. Relationship between cigarette smoking and novel risk factors for cardiovascular disease in the United States. *Ann Intern Med.* 2003;138(11):891.

56. Tonstad S, Andrew Johnston J. Cardiovascular risks associated with smoking: a review for clinicians. *Eur J Cardiovasc Prev Rehabil.* 2006;13(4):507.

57. Critchley JA, Capewell S. Mortality risk reduction associated with smoking cessation in patients with coronary heart disease: a systematic review. *JAMA.* 2003;290(1):86.

58. Rigotti NA et al. Smoking cessation interventions for hospitalized smokers: a systematic review. *Arch Intern Med.* 2008;168(18):1950.

59. Baker F et al. Health risks associated with cigar smoking. *JAMA.* 2000;284(6):735.

60. National Cancer Institute. *Cigars: Health Effects and Trends.* Bethesda, MD: National Cancer Institute; 1998.

61. Connolly GN et al. Trends in nicotine yield in smoke and its relationship with design characteristics among popular US cigarette brands, 1997–2005. *Tob Control.* 2007;16(5):e5.

62. Henningfield JE et al. Nicotine concentration, smoke pH and whole tobacco aqueous pH of some cigar brands and types popular in the United States. *Nicotine Tob Res.* 1999;1(2):163.

63. Benowitz NL et al. Sources of variability in nicotine and cotinine levels with use of nicotine nasal spray, transdermal nicotine, and cigarette smoking. *Br J Clin Pharmacol.* 1997;43(3):259.

64. Roth MT, Westman EC. Asthma exacerbation after administration of nicotine nasal spray for smoking cessation. *Pharmacotherapy.* 2002;22(6):779.

65. Molander L et al. Dose released and absolute bioavailability of nicotine from a nicotine vapor inhaler. *Clin Pharmacol Ther.* 1996;59(4):394.

66. Zyban [prescribing information]. Research Triangle Park, NC: GlaxoSmith-Kline; May 2017.

67. Dunner DL et al. A prospective safety surveillance study for bupropion sustained-release in the treatment of depression. *J Clin Psychiatry.* 1998;59(7):366.

68. Chantix [prescribing information]. New York, NY: Pfizer; December 2016.

69. Ebbert JO et al. Effect of varenicline on smoking cessation through smoking reduction: a randomized clinical trial. *JAMA.* 2015:313:687.

70. Anthenelli RM, Benowitz NL, West R, et al. Neuropsychiatric safety and efficacy of varenicline, bupropion, and nicotine patch in smokers with and without psychiatric disorders (EAGLES): a double-blind, randomised, placebo-controlled clinical trial. *Lancet* 2016;387:1507.

71. Lunell E et al. Relative bioavailability of nicotine from a nasal spray in infectious rhinitis and after use of a topical decongestant. *Eur J Clin Pharmacol.* 1995;48(1):71.

72. Mills EJ et al. Cardiovascular events associated with smoking cessation pharmacotherapies. *Circulation.* 2014;129(1):28.

73. Benowitz NL, Gourlay SG. Cardiovascular toxicity of nicotine: implications for nicotine replacement therapy. *J Am Coll Cardiol.* 1997;29(7):1422.

74. Joseph AM et al. The safety of transdermal nicotine as an aid to smoking cessation in patients with cardiac disease. *N Engl J Med.* 1996;335(24):1792.

75. Tzivoni D et al. Cardiovascular safety of transdermal nicotine patches in patients with coronary artery disease who try to quit smoking. *Cardiovasc Drugs Ther.* 1998;12(3):239.

76. Working Group for the Study of Transdermal Nicotine in Patients with Coronary Artery Disease. Nicotine replacement therapy for patients with coronary artery disease. *Arch Intern Med.* 1994;154(9):989.

77. Lee AH, Afessa B. The association of nicotine replacement therapy with mortality in a medical intensive care unit. *Crit Care Med.* 2007;35(6):1517.

78. Paciullo CA et al. Impact of nicotine replacement therapy on postoperative mortality following coronary artery bypass graft surgery. *Ann Pharmacother.* 2009;43(7):1197.

79. Global Strategy for the Diagnosis, Management and Prevention of COPD, Global Initiative for Chronic Obstructive Lung Disease (GOLD) 2017. http://www.goldcopd.com. Accessed August 29, 2017.

80. Anthonisen NR et al. Effects of smoking intervention and the use of an inhaled anticholinergic bronchodilator on the rate of decline of FEV1. The Lung Health Study. *JAMA.* 1994;272(19):1497.

81. Lawson GM et al. Application of serum nicotine and plasma cotinine concentrations to assessment of nicotine replacement in light, moderate, and heavy smokers undergoing transdermal therapy. *J Clin Pharmacol.* 1998;38(6):502.

82. Steinberg MB et al. Triple-combination pharmacotherapy for medically ill smokers: a randomized trial. *Ann Intern Med.* 2009;150(7):447.

83. Koegelenberg CFN et al. Efficacy of varenicline combined with nicotine replacement therapy vs varenicline alone for smoking cessation. *JAMA.* 2014;312(2):155.

84. Rose JE, Behm FM. Combination treatment with varenicline and bupropion in an adaptive smoking cessation paradigm. *Am J Psychiatry.* 2014;171:1199.

85. Ebbert JO et al. Combination varenicline and bupropion SR for tobacco-dependence treatment in cigarette smokers. A randomized trial. *JAMA.* 2014;311(2):155.

86. Parkes G et al. Effect on smoking quit rate of telling patients their lung age: the Step2quit randomised controlled trial. *BMJ.* 2008;336(7644):598.

87. Burkman R et al. Safety concerns and health benefits associated with oral contraception. *Am J Obstet Gynecol.* 2004;190(4 Suppl):S5.

88. Schwingl PJ et al. Estimates of the risk of cardiovascular death attributable to low-dose oral contraceptives in the United States. *Am J Obstet Gynecol.* 1999;180(1, Pt 1):241.

89. Curtis KM, Tepper NK, Jatlaoui TC, et al. U.S. Medical Eligibility Criteria for Contraceptive Use, 2016. *MMWR Recomm Rep.* 2016;65(3):[3-103].

90. Hartmann-Boyce J, McRobbie H, Bullen C, Begh R, Stead LF, Hajek P. Electronic cigarettes for smoking cessation. *Cochrane Database of Sys Rev.* 2016(9):CD010216. .

91. Manzoli L et al. Electronic cigarettes efficacy and safety at 12 months: Cohort Study. *PLoS One.* 2015;10(6):e0129443.

92. Fruzzetti F. Hemostatic effects of smoking and oral contraceptive use. *Am J Obstet Gynecol.* 1999;180(6, Pt 2):S369.

93. Aldrighi JM et al. Effect of a combined oral contraceptive containing 20 microg ethinyl estradiol and 75 microg gestodene on hemostatic parameters. *Gynecol Endocrinol.* 2006;22(1):1.

94. Office on Smoking and Health, National Center for Chronic Disease Prevention and Health Promotion. *Women and Smoking: A Report of the Surgeon General.* Atlanta, GA: Centers for Disease Control and Prevention, U.S. Department of Health and Human Services; 2001.

95. Van Den Heuvel MW et al. Comparison of ethinylestradiol pharmacokinetics in three hormonal contraceptive formulations: the vaginal ring, the transdermal patch and an oral contraceptive. *Contraception.* 2005;72(3):168.

96. Schroeder SA. A 51-year-old woman with bipolar disorder who wants to

quit smoking. *JAMA*. 2009;301(5):522.

97. Kishi T, Iwata N. Varenicline for smoking cessation in people with schiz-ophrenia: systematic review and meta-analysis. *Eur Arch Psychiatry Clin Neurosci*. 2015;265(3):259.

98. Tonstad S et al. Psychiatric adverse events in randomized, double-blind, placebo-controlled clinical trials of varenicline: a pooled analysis. *Drug Saf*. 2010;33(4):289.

99. Swan GE et al. Effectiveness of bupropion sustained release for smoking cessation in a health care setting: a randomized trial. *Arch Intern Med*. 2003;163(19):2337.

100. Hurt RD et al. A comparison of sustained-release bupropion and placebo for smoking cessation. *N Engl J Med*. 1997;337(17):1195.

101. Murray RP et al. Safety of nicotine polacrilex gum used by 3,094 participants in the Lung Health Study. Lung Health Study Research Group. *Chest*. 1996;109(2):438.

102. Hajek P et al. Relapse prevention interventions for smoking cessation. *Cochrane Database Syst Rev*. 2009;(1):CD003999.

药物索引

Z